社区药学专业人员岗位培训教材

实用调剂学

主　编　邵志高

副主编　王蔚青　潘　峥

编　者（以姓氏笔画为序）

王　轶　王蔚青　邵　华

邵志高　潘　峥

东南大学出版社

·南京·

图书在版编目(CIP)数据

实用调剂学/邵志高主编. —南京:东南大学出版社,2013.11

社区药学专业人员岗位培训教材

ISBN 978-7-5641-4620-7

Ⅰ.①实… Ⅱ.①邵… Ⅲ.①调剂学—岗位培训—教材 Ⅳ.①R942

中国版本图书馆 CIP 数据核字(2013)第 267774 号

东南大学出版社出版发行

(南京市四牌楼 2 号 邮编 210096)

出版人:江建中

江苏省新华书店经销 扬中市印刷有限公司

开本:787 mm×1092 mm 1/16 印张:30.5 字数:830 千字

2013 年 11 月第 1 版 2013 年 11 月第 1 次印刷

ISBN 978-7-5641-4620-7

印数:1～3000 定价:58.00 元

(凡因印装质量问题,可直接向我社发行科调换。电话:025-83791830)

社区药学专业人员岗位培训教材

编委会

序

　　社区卫生服务是城市卫生工作的重要组成部分,是实现人人享有初级卫生保健目标的基础环节。为了适应蓬勃发展的社区卫生服务事业,全面提高社区卫生服务机构各岗位人员的职业道德水平和业务技术能力,更好地为社区居民提供高质量的社区卫生服务,我厅按照卫生部制定的社区药学专业人员岗位培训大纲,委托江苏省药师协会负责制定全省统一的培训大纲、教学计划和教材(苏卫科教〔2009〕18号),并会同各市卫生局确定培训单位,组织实施城市社区卫生服务机构、乡镇卫生院从事药学工作人员岗位培训。江苏省药师协会在制定培训大纲、教学计划的基础上,组织编写社区药学专业人员岗位培训相关教材,旨在通过系统学习、培训,使社区药师掌握《国家基本药物目录(基层医疗卫生机构配备使用部分)》收载的药物作用、应用、注意事项、不良反应、评价等内容,保证及时、熟练、正确地完成药品调剂,同时能够提供基层医疗卫生机构配备的国家基本药物使用有关的药学服务,如介绍药品的用法用量、使用注意事项等;回答医护人员、社区公众、患者等提出的与药品相关的问题,促进基本药物的合理使用,减轻群众的医疗费用负担;开展安全用药宣传教育:指出遵照医嘱或按说明书正确服用药物、安全有效用药的重要性,提高病人用药依从性,从而提高药物治疗的安全、有效、经济、适当,以适应社区公众多层次的药学服务需求。

　　由于我国目前的社区药学服务刚刚起步,从事社区药学服务人员的水平参差不齐,按照《优良药房工作规范(GPP)》和《处方管理办法》完成处方的审核、药品调配、查对和发放,并能提供药学服务、社区常用药物咨询,必须对现有专业人员进行药学知识和相关技能的系统培训。为此,我们根据社区药学专业技术人员的岗位标准,结合社区公众对药学服务的需求,组织编写《社区药学专业人员岗位培训教材》。教材的编写以社区药师应当具备的"基本理论、基本知识、基本技能"为目标,力求内容上尽量体现"全面、新颖、简明、实用"。所谓"全面",是指内容涵盖社区药学人员应具备的职业道德观念,业务技术能力、社区药学服务的基本概念和药学服务的基本内容,现有施行的医疗卫生法律、法规、规章、规范、规程、标准等;所谓"新颖",是指社区药学专业岗位的新理论、新知识、新方法、新技术，适应医疗体制改革有关法律、法规的新规定、新要求、新举措；所谓"简明"，是指药学基本理论由浅入深，通俗易懂，条理清晰，便于查阅；所谓"实用"，是指从当前社区的药事管理和药师职责的实际出发，力求切实可行，同时又适当考虑到社区卫生服务事业发展的前景，既是社区药学专业人员岗位培训教材，又是社区药学专业人员日常药事服务的工具书，以便更好地适应社区药事管理和药学服务工作的需要。《社区药学专业人员岗位培训教材》是社区药师今后一段时期学习和工作的向导、服务与管理的规范，对深化医药卫生体制改革、加强社区药事管理、提高药学服务水平、规范药学人员行为、保障安全用药必将发挥重要作用。

参与《社区药学专业人员岗位培训教材》编写的人员都是长期从事医院药学、临床药学、临床医学和医院药事管理的专家、教授，对他们付出的辛勤劳动和奉献精神，在此深表谢意！

江苏省卫生厅
2010 年 12 月

前　　言

　　调剂学(Dispensing Pharmacy or Science of Prescription)是一门研究药物安全、合理、经济、适当的应用、处方调配技术和药学服务技能的综合应用科学,是药学科学与药学实践的重要组成部分。

　　调剂学是一门传统又年轻的学科,随着医药科学的发展,医学模式的转变和临床药学的兴起,她不仅讲述传统的处方审核、调配、复核、发药,向患者提供安全、有效及经济的药品,交代清楚药物合理应用方法及相关的知识,而且赋予调剂学深厚的内涵:调剂技术和业务研究新成果的应用、调剂信息化和智能化、静脉药物集中配置技术、用药咨询、开展安全用药宣传与教育,为患者提供优质药学服务。因此,调剂学涉及药学诸多方面的内容,并与药学专门学科如药物学、药理学、制剂学、生物药剂学与药物动力学、药物经济学、药事管理学以及临床医学、临床药物治疗学、人文科学等在内容上相互交叉、渗透,形成以药学、法学、人文学、经济学与管理学为基础的药学类综合应用学科。

　　为了贯彻落实国务院《关于发展城市社区卫生服务的指导意见》,加强社区卫生服务队伍建设,积极开展岗位规范化培训,提高人员素质和专业技术能力。江苏省药师协会受江苏省卫生厅委托,负责制定江苏省社区药学专业人员岗位培训大纲、教学计划和编写"社区药学专业人员岗位培训教材",《实用调剂学》就是该培训教材之一。通过学习使社区药学专业人员熟练掌握药学基础理论、基本知识、基本技能,为药学服务奠定坚实基础。

　　本书以从事调剂工作的药师"三基"训练为核心,融药学新理论、新知识、新技术与"三基"训练内容于一体,有利于基层药学人员"三基"训练,以便提高他们的药学理论知识、技术水平和分析问题、解决问题的能力。

　　本书共二十章,第一部分为调剂学的基本概念,讲述调剂学定义、性质与任务以及与其相关的法律法规,医院药房与社会药房设置、基本设施、人员要求;调剂工作岗位职责与规章制度。第二部分调剂学的基础理论,重点讲述药理学与临床药理学、药剂学、生物药剂学与药物动力学、化学基础理论、相关医学(生理学、病理生理学、微生物学与医学微生物学)等。第三部分药学综合知识,包括药物相互作用、药品不良反应及其监测、用药错误及其防范措施、特殊人群的用药原则、药物剂型、药物制剂的稳定性、药物溶解、药剂稀释与表面活性剂、药物制剂的配伍变化、药物经济学基本知识、常用临床医学实验室检查指标及临床意义。第四部分调剂业务技能，主要内容包括处方调剂、药品的计量、药品名称与说明书、药品包装与标签、药袋、药品外观质量检查、药物过敏及药物过敏试验方法、药学信息与服务、药品分类管理等。

　　本书按照国家卫生部社区药学专业人员岗位培训大纲和江苏省社区药学专业人员岗位培训计划，内容注重药师的素质教育和实践能力培养，也适用于药师、执业药师考试和基层医疗卫生机构医师、护士参考。

　　本书应用到的有关文献资料，在此恭敬谢忱！

　　由于调剂学进展迅速，内容广泛，难免有疏漏与不足，希望读者及时指出，以便再版时修正。

邵志高

2013 年 10 月

目　　录

第一章　绪　论

　　调剂学(Dispensing Pharmacy or Science of Prescription)是一门研究药物安全、合理、经济、适当地使用,处方调配技术和药学服务技能的综合应用科学,是药学科学与药学实践的重要组成部分。调剂学包含药学诸多方面的内容,并与药学专门学科如药物化学、药物分析、制剂学、药物学、药理学与临床药理学、生物药剂学与药物动力学、药物经济学、药事管理学以及临床医学、临床药物治疗学、人文科学等在内容上相互交叉、渗透,形成以药学、临床药物治疗学、法学、人文学、经济学与管理学为基础的药学科学的重要分支。因此,它几乎涉及药学领域各个方面,具有相当的广度,但深度往往不如各有关药学专门学科。尽管如此,调剂学仍然是一门实践性很强的学科,因为它关系到药物治疗效果、用药安全,关系到人性化服务和社会和谐。当前在我国药学教育部门一般没有开设调剂学课程,也很少有其专著。国家新的医药卫生体制改革重点之一就是加强基层医疗卫生机构建设,以病人为中心,提高社区医疗服务能力,保障大众用药安全,增进社会和谐。这决定了调剂学占有重要地位并将发挥巨大作用。

第一节　调剂学的定义、性质与内容

一、调剂学的定义

　　依据执业医师或助理执业医师(以下简称为医师)专为某一病人的用药指示或处方并明确指出用法和用量的药剂称为方剂。方剂的调配在医疗、预防、保健机构药房调剂部门或社会药房(市售药店),由取得药学专业技术职务任职资格的人员(以下简称为药师)按照操作规程和原则调配处方药品,及时、准确地调配并明确标示用法用量和注意事项,交付患者使用的一项操作技术。简言之,即研究方剂调配、服用等有关调剂技术、药学服务的学科称为调剂学。

二、调剂学的性质

　　调剂学是药学与医学、法学、人文学、经济学与管理学交叉渗透研究方剂的调配、服用、药学服务等相关理论与操作技术综合应用的药学分支学科。它与临床医学联系密切,直接与患者交流,是确保药物安全、有效、经济、适宜应用的重要环节,是医院药学和社会药学(市售药房)的重要组成部分。

三、调剂学的任务

　　随着我国临床药学的兴起和发展,医院药学的内涵发生了重大变化,由传统的药品"保障供应"型向以病人为中心的"药学服务"型转变,调剂学的任务发生质的变化。药师不仅按照医师处方准确、及时调配,更重要的是帮助患者正确认识药物,使用药物,熟悉用药技巧,保证药物发挥应有的疗效,帮助患者适当了解药物的作用与不良反应,预防或避免不必要的困扰与危险,提高患者用药依从性,提高治疗效果。

第二节 法 律 法 规

药品调剂是药品交付患者使用的终端,直接关系到用药安全和疗效,涉及的法律法规如下:

一、《中华人民共和国药品管理法》

《中华人民共和国药品管理法》(以下简称为《药品管理法》)是经 1984 年 9 月 20 日第六届全国人民代表大会常务委员会第七次会议通过,2001 年 2 月 28 日第九届全国人民代表大会常务委员会第二十次会议修订、国家主席发布的大法。《药品管理法》制定的目的:一是加强药品监督管理;二是保证药品质量,保障人体用药安全,维护人民身体健康;三是维护药品直接使用者的合法权益。凡在中华人民共和国境内从事药品的研制、生产、经营、使用和监督管理的单位或者个人,都必须遵守。

《药品管理法》分为总则、药品生产企业管理、药品经营企业管理、医疗机构的药剂管理、药品管理、药品包装的管理、药品价格和广告的管理、药品监督、法律责任、附则共十章一百零六条。

药品是用于预防、治疗、诊断人的疾病,有目的地调节人的生理机能并规定适应证或者功能主治、用法和用量的特殊商品。药品是否安全有效以及其价格的高低、市场供应的充裕程度、使用是否正确合理等,都直接关系到广大群众的身体健康和生命安全。为保证人民群众用药的安全有效、价格合理,国家对药品的研制、生产、经营和使用等各个环节,药品的质量、价格、广告等各个方面,实施必要的监督管理。对药品实施监督管理,需要综合运用法律的、经济的和必要的行政手段,而法律的手段更具有权威性、强制性和稳定性的特点,是更为重要和有效的手段。同时,按照依法治国、建设社会主义法治国家的要求,采用经济的和必要的行政手段,也要以法律、法规为依据。全国人大常委会于 1984 年 9 月 20 日审议通过了新中国成立以来的第一部《药品管理法》,从 1985 年 7 月 1 日起施行,这是我国较早制定的经济法律之一。药品管理法的颁布施行,将药品的生产、经营活动和国家对药品的监督管理纳入了法制化的轨道。为了保证药品管理法的有效施行,依照药品管理法的有关规定,国务院先后发布了药品管理法实施办法等行政法规;原卫生部、原国家医药管理局先后发布了多项行政规章和规范性文件。各省级地方人大常委会和政府也相继制定了有关药品管理的地方性法规和规章。依照药品管理法和相关的配套法规、规章,有关部门加强了对药品生产、经营活动的监督管理,打击生产、销售假劣药品的行为。经过各方面的共同努力,《药品管理法》的贯彻实施取得了比较明显的成效,对于依法规范药品生产、经营活动,打击制售假药、劣药的违法行为,保证人民群众用药的安全有效,促进医药事业健康发展,发挥了重要作用。但从实际情况看,药品监督管理工作面临的形势仍然十分严峻,主要表现在:(1)制售假劣药品的现象屡禁不止,严重威胁着人民群众用药安全。(2)药品生产经营企业质量管理水平不高,药品质量状况仍不容乐观。在药品生产、经营活动中分别执行国家药品监督管理部门制定的《药品生产质量管理规范》(GMP)和《药品经营质量管理规范》(GSP),是国际上对药品生产企业、药品经营企业的基本要求,是保证生产、经营过程中药品质量的有效措施。我国现有 6 000 多家药品生产企业,难以保证药品质量的可控性和安全性。药品经营企业普遍存在着经营规模小、水平低、人员素质差的问题,如不加以规范,既不能充分保证药品的安全,又难以抵挡加入世贸组织后国外带来的冲击。(3)药品流通秩序尚未得到根本好转,一些地方还相当混乱。(4)药品广告过多过滥,一些虚假药品广告对群众造成严重误导。(5)药品价格虚高现象严重,药品购销中的大折扣、高回扣,造成药品价格居高不下,加重了患者和企业的负担,滋生腐败,社会反映强烈。这些问题的存在,既有执法不力的原因,也有《药品管理法》本身还不够完善的因素。针对实际上存在的这些新情况、新问题,为依法加强对药品的监督管理,按照法律程序经过反复调查研究,对草案进行了多次重要修改。于2001 年 2 月 28 日举行的第九届全国人大常委会第二十次会议的全体会议通过了新修订的《中华人民共和国药品管理法》。并于 2001 年 12 月 1 日起施行。修改后的药品管理法为加强对药品的监督管理提供了法律依据。

新的《药品管理法》明确药品管理及药品监督的制度:(1)国家实行中药品种保护制度;(2)国家对药品实行处方药和非处方药分类管理制度;(3)国家实行药品储备制度,国内发生重大灾情、疫情及其他突发事件时,国务院规定的部门可以紧急调用企业药品;(4)国家实行药品不良反应报告制度。药品生产企业、药品经营企业和医疗机构必须经常考察本单位所生产、经营、使用的药品质量、疗效和反应。发现可能与用药有关的严重不良反应,必须及时向当地省、自治区、直辖市人民政府药品监督管理部门和卫生行政部门报告。具体办法由国务院药品监督管理部门会同国务院卫生行政部门制定。对已确认发生严重不良反应的药品,国务院或者省、自治区、直辖市人民政府的药品监督管理部门可以采取停止生产、销售、使用的紧急控制措施,并应当在五日内组织鉴定,自鉴定结论作出之日起十五日内依法作出行政处理决定。

二、《中华人民共和国药品管理法实施条例》

现行的《中华人民共和国药品管理法实施条例》(以下简称《药品管理法实施条例》)是由国务院总理朱镕基于 2002 年 8 月 4 日颁布的第 360 号中华人民共和国国务院令公布,自2002 年 9 月 15 日起施行。

1. 经营处方药和甲类非处方药的药品零售企业,应当配备执业药师或者其他依法经资格认定的药学技术人员。

2. 实行政府定价或者政府指导价的这两类药品分别是:列入国家基本医疗保险药品目录的药品;国家基本医疗保险药品目录以外具有垄断性生产、经营的药品。

3. 六类违法行为将被"从重处罚":①以麻醉药品、精神药品、医疗用毒性药品、放射性药品冒充其他药品,或者以其他药品冒充上述药品的;②生产、销售以孕产妇、婴幼儿及儿童为主要使用对象的假药、劣药的;③生产、销售的生物制品、血液制品属于假药、劣药的;④生产、销售、使用假药、劣药,造成人员伤害后果的;⑤生产、销售、使用假药、劣药,经处理后重犯的;⑥拒绝、逃避监督检查,或者伪造、销毁、隐匿有关证据材料,或者擅自动用查封、扣押物品的。

4. "药品抽查检验,不得收取任何费用。"这是《药品管理法实施条例》中的明确规定。

5. 申请开办药品零售企业时,申办人应当向拟办企业所在地设区的市级药品监督管理机构或者省、自治区、直辖市人民政府药品监督管理部门直接设置的县级药品监督管理机构提出申请。受理申请的药品监督管理机构应当自收到申请之日起 30 个工作日内,依据国务院药品监督管理部门的规定,结合当地常住人口数量、地域、交通状况和实际需要进行审查,作出是否同意筹建的决定。

三、国家基本药物制度

"基本药物"的概念是世界卫生组织(WHO)于 20 世纪 70 年代提出的,指的是能够满足基本医疗卫生需求,剂型适宜、保证供应、基层能够配备,国民能够公平获得的药品,主要特征是安全、必需、有效、价廉。WHO 希望通过确定基本药物,使其成员国,尤其是发展中国家的大部分人口得到基本药物供应,降低医疗费用,促进合理用药。

我国建立国家基本药物制度,是党中央、国务院为维护人民群众健康、保障公众基本用药权益而确立的一项重要的国家医药卫生政策,是国家药品政策的核心和药品供应保障体系的基础。主要内容包括合理确定基本药物品种,完善基本药物的生产、供应、使用、定价、报销等政策,保障群众基本用药。为保障群众基本用药,减轻医药费用负担,原国家卫生部等 9 部委于 2009 年 8 月 18 日发布《关于建立国家基本药物制度的实施意见》,明确指出:基本药物是适应基本医疗卫生需求,剂型适宜,价格合理,能够保障供应,公众可公平获得的药品。政府举办的基层医疗卫生机构全部配备和使用基本药物,其他各类医疗机构也都必须按规定使用基本药物。

国家基本药物制度是对基本药物的遴选、生产、流通、使用、定价、报销、监测评价等环节实施有效管理的制度,与公共卫生、医疗服务、医疗保障体系相衔接。

四、处方药和非处方药分类管理制度

《药品管理法》第三十七条"国家对药品实行处方药与非处方药分类管理制度"的规定,国家药品监督管理局负责处方药与非处方药分类管理办法的制定:《处方药与非处方药分类管理办法》(试行)于 1999 年 6 月 11 日经国家药品监督管理局审议通过,并由国家药品监督管理局于 1999 年 6 月 18 日公布。该管理办法自 2000 年 1 月 1 日起施行。《处方药与非处方药分类管理办法》对于处方药的调配、购买和使用以及非处方的标签、说明、包装印刷和销售都进行了明确的规定。

根据药品品种、规格、适应证、剂量及给药途径不同,对药品分别按处方药与非处方药进行管理。处方药必须凭执业医师或执业助理医师处方才可调配、购买和使用;非处方药不需要凭执业医师或执业助理医师处方即可自行判断、购买和使用。

(一)处方药与非处方药分类管理的意义

1. 有利于保证大众用药安全有效 处方药与非处方药分类管理,处方药必须凭执业医师或助理执业医师处方才能购买,且在医师、药师指导下使用,减少药品的滥用,促进合理用药,提高药物治疗的效果。

2. 有利于医药事业的健康发展 推动医药卫生制度改革,增强人们自我保健、自我医疗用药意识,促进我国"人人享有初级卫生保健"目标的实现,为医药行业调整产品结构,促进医药工业发展提供良好机遇。

3. 有利于推动医疗保险制度的改革与发展 实行非处方药管理制度能够节约药品资

源,降低医疗费用,减轻国家在公费医疗方面的财政负担。国家根据经济水平,实时规定某些常见病、多发病的用药报销范围,医疗费用实行大病统筹、小病自付的原则,逐步由国家、单位和个人合理分担,从而减少大处方、人情方及开不必要的贵重药,这对推动医疗保险制度将起到重要作用。

4. 有利于提高大众自我保健意识　随着经济和文化水平的提高,人们自我保健、自我医疗意识也不断增强,单纯依靠医生和社会保障健康的心态有所转变,逐步形成"大病去医院、小病进药店"的自我保健意识,明白小病去药店既节省医院的挂号、诊断治疗费,又省时、省力、方便。因此,为大众提供质量可靠、安全有效的非处方药,是解决"看病难,看病贵"社会热点问题的重要举措。

5. 有利于与国际通行的药品管理模式接轨　处方药与非处方药分类管理已成为国际上药品管理行之有效的重要措施。西方发达国家早在20世纪60年代就开始实行药品分类管理制度,将一批处方药转化为非处方药。经过几十年的发展,现今国际药品分类管理制度已走向成熟,并在世界许多国家,包括一些发展中国家相继实施。我国实施处方药与非处方药分类管理有利于国际间合理用药的学术交流,提高药品管理水平和用药水平。

(二)处方药与非处方药分类管理的基本原则

根据我国社会和经济发展的实际,采取"积极稳妥、分步实施、注重实效、不断完善"的方针,保证社会安定和社会秩序,严格处方药监督管理,规范非处方药监督管理,确保大众用药安全、有效,加强依法监督,加大执法力度,做好宣传、普及、培训工作。

(三)处方药

处方药(Prescription)是指必须凭执业医师或执业助理医师处方才可调配、购买和使用的药品,简称R。R表示医生须取用其药,一般标注在处方左上角。

处方药的要求包括:

1. 具有依赖性潜力或者易导致滥用的,例如吗啡类镇痛药及某些催眠安定药物等。
2. 因药物的毒性或者其他潜在风险,患者自行使用不安全的,例如抗癌药物等。
3. 用药方法有特殊要求,必须在医药卫生专业人员指导下使用的,如心血管疾病的药物。
4. 注射剂、上市不满5年的由新活性成分组成的新药。
5. 其他不适合按非处方药管理的。

此外,处方药只准在专业性医药报刊进行广告宣传,不准在大众传播媒介进行广告宣传。

(四)非处方药

非处方药(Nonprescription Drug;Over the Counter Drug,OTC)是指一些不需要医生处方,患者自己根据药品说明书,自选、自购、自用的药物。

非处方药是为方便公众用药,在保证用药安全的前提下,经国家卫生行政部门规定或审定后,不需要医师或其他医疗专业人员开写处方即可购买的药品,一般公众凭自我判断,按照药品标签及使用说明就可自行使用。非处方药在美国又称为柜台发售药品(Over the Counter Drug),简称OTC,已成为国际通用。这些药物大都用于多发病、常见病的自行诊治,如感冒、咳嗽、消化不良、头痛、发热等。为了保证人民健康,我国非处方药目录中明确规定药物的使用时间、疗程,并强调指出"如症状未缓解或消失应向医师咨询"。

非处方药具有以下基本特点:

1. 药品成分毒性低,不良反应发生率低,无依赖性。

2. 适应证或者功能主治适于自我判断,病症不严重,疗效易于观察。

3. 用药方法无特殊要求,可以自我使用。

4. 一般都经过较长时间的全面考察,具有良好的安全性记录。

5. 使用方便,易于储存等。

表 1-1 处方药与非处方药的主要区别

	处 方 药	非 处 方 药
疾病类型	病情较重、需要医生确诊	小伤小病或解除症状
疾病诊断者	医师	患者自我认识和辨别,自我选择
取药凭据	医师处方	不需处方
主要取药地点	医院药房、社会药店	药店(甲类)、超市(乙类)
剂量	依据临床需要	较小,剂量有限定
服药天数	医嘱指导	短,有限定
品牌保护方式	新药保护、专利保护期	品牌
宣传对象	医师	消费者
广告	只准在专业性医药报刊进行广告宣传,不准在大众传播媒介进行广告宣传	大众传播媒介进行广告宣传

五、《医疗机构药事管理规定》

2011 年 3 月 1 日起由卫生部、国家中医药管理局、总后勤部卫生部颁布的《医疗机构药事管理规定》(以下简称《规定》)正式施行,取代已暂行 8 年的《医疗机构药事管理暂行规定》。《规定》明确指出医疗机构药事管理的宗旨是"以病人为中心,以临床药学为基础,对临床用药全过程进行有效的组织实施与管理,促进临床科学、合理用药的药学技术服务和相关的药品管理工作"。其工作重点是促进药物合理应用,保障公众身体健康。

为了保障用药安全,《规定》做了一系列新的规定。

1. 医院药学的地位与性质 《规定》强调"医疗机构药事管理和药学工作是医疗工作的重要组成部分",药学部门具体负责药品管理、药学专业技术服务和药事管理工作,开展以病人为中心,以合理用药为核心的临床药学工作,组织药师参与临床药物治疗,提供药学专业技术服务。并明确"三级医院设置药学部,并可根据实际情况设置二级科室"。

2. 临床用药安全的责任 《规定》指出"医疗机构应当遵循有关药物临床应用指导原则、临床路径、临床诊疗指南和药品说明书等合理使用药物;对医师处方、用药医嘱的适宜性进行审核","医疗机构应当建立由医师、临床药师和护士组成的临床治疗团队,开展临床合理用药工作","医疗机构应当配备临床药师。临床药师应当全职参与临床药物治疗工作,对患者进行用药教育,指导患者安全用药",并规定"三级医院临床药师不少于 5 名,二级医院临床药师不少于 3 名"。这些不仅仅是医生和药师的工作职责,更应归属于医疗机构负责人的职责。

3. 医疗机构药学专业技术人员不得少于本机构卫生专业技术人员的8％。建立静脉用药调配中心(室)的,医疗机构应当根据实际需要另行增加药学专业技术人员数量。

医疗机构应当建立药品不良反应、用药错误和药品损害事件监测报告制度。

六、《处方管理办法》

《处方管理办法》(以下简称《办法》)已于2006年11月27日经卫生部部务会议讨论通过,并于2007年5月1日起施行。《办法》分八章六十三条。《处方管理办法(试行)》(卫医发〔2004〕269号)和《麻醉药品、精神药品处方管理规定》(卫医发〔2005〕436号)同时废止。

《处方管理办法》是我国首次以法规的形式明确规定处方标准,规范处方管理,规范与发挥医师、药师在促进合理用药方面的专业作用,从而保障患者用药利益。

《办法》给予处方的准确定义:"是指由注册的执业医师和执业助理医师(以下简称医师)在诊疗活动中为患者开具的、由取得药学专业技术职务任职资格的药学专业技术人员(以下简称药师)审核、调配、核对,并作为患者用药凭证的医疗文书。处方包括医疗机构病区用药医嘱单",即医嘱单要按处方进行管理。当前,大部分医院实行了微机网络化管理,但住院病人的处方采取医嘱领药单的形式,没有真正的电子处方。为提高合理用药水平,增加病人用药的安全性,病区用药医嘱单纳入处方管理更加规范。

《办法》突出处方法律性、技术性和经济性。处方是医师为病人作出诊断后开写的用药单和调剂人员配药、发药的书面凭证,是医疗用药的医疗文书,是医务人员诊疗活动的真实记录,是医疗责任的法律凭证。同时可作为药品统计、结账的依据。通过查验处方,可以证明医务人员是否遵循用药原则、是否符合诊疗规范,也便于责任追究和划分责任归属。

新修订的《处方管理办法》与2004年的《处方管理办法(试行)》比较增加了或强化了如下内容:

1. 医师开具处方必须取得处方权,即要符合以下规定:

(1)第八条"经注册的执业医师在执业地点取得相应的处方权。经注册的执业助理医师在医疗机构开具的处方,应当经所在执业地点执业医师签名或加盖专用签章后方有效"。

(2)第九条"经注册的执业助理医师在乡、民族乡、镇、村的医疗机构独立从事一般的执业活动,可以在注册的执业地点取得相应的处方权"。

(3)第十条"医师应当在注册的医疗机构签名留样或者专用签章备案后,方可开具处方"。

(4)第十二条"试用期人员开具处方,应当经所在医疗机构有处方权的执业医师审核、并签名或加盖专用签章后方有效"。

(5)第十三条"进修医师由接收进修的医疗机构对其胜任本专业工作的实际情况进行认定后授予相应的处方权"。

(6)严格管理麻醉药品和第一类精神药品处方权及药师麻醉药品和第一类精神药品调剂资格。《办法》第十一条规定"医疗机构应当按照有关规定,对本机构执业医师和药师进行麻醉药品和精神药品使用知识和规范化管理的培训。执业医师经考核合格后取得麻醉药品和第一类精神药品的处方权,药师经考核合格后取得麻醉药品和第一类精神药品调剂资格。

医师取得麻醉药品和第一类精神药品处方权后,方可在本机构开具麻醉药品和第一类精神药品处方,但不得为自己开具该类药品处方。药师取得麻醉药品和第一类精神药品调剂资格后,方可在本机构调剂麻醉药品和第一类精神药品"。

2.《办法》第十五条"医疗机构应当根据本机构性质、功能、任务,制定药品处方集",所有医疗机构要制定处方的规范和指南。

3.《办法》第十六条规定"医疗机构应当按照经药品监督管理部门批准并公布的药品通用名称购进药品。同一通用名称药品的品种,注射剂型和口服剂型各不得超过2种,处方组成类同的复方制剂1~2种。因特殊诊疗需要使用其他剂型和剂量规格药品的情况除外"。体现了既要规范化管理,又遵循"以病人为中心"的原则。

4.《办法》第十七条规定"医师开具处方应当使用经药品监督管理部门批准并公布的药品通用名称、新活性化合物的专利药品名称和复方制剂药品名称";"医师开具院内制剂处方时应当使用经省级卫生行政部门审核、药品监督管理部门批准的名称";"医师可以使用由卫生部公布的药品习惯名称开具处方"。

5.《办法》第四十四条规定"医疗机构应当建立处方点评制度,填写处方评价表(参见《办法》附件2),对处方实施动态监测及超常预警,登记并通报不合理处方,对不合理用药及时予以干预"。2010年2月10日卫生部发布《办法》的配套文件《医院处方点评管理规范》(试行),对处方点评组织、人员资质、点评数量提出了具体要求,要求"三级以上医院应当逐步建立健全专项处方点评制度。专项处方点评是医院根据药事管理和药物临床应用管理的现状和存在的问题,确定点评的范围和内容,对特定的药物或特定疾病的药物(如国家基本药物、血液制品、中药注射剂、肠外营养制剂、抗菌药物、辅助治疗药物、激素等临床使用及超说明书用药、肿瘤患者和围手术期用药等)使用情况进行的处方点评"。

(1) 处方点评的法律依据:"《药品管理法》、《执业医师法》、《医疗机构管理条例》、《处方管理办法》等有关法律、法规、规章"。

(2) 处方点评的目的:"为规范医院处方点评工作,提高处方质量,促进合理用药,保障医疗安全","根据相关法规、技术规范,对处方书写的规范性及药物临床使用的适宜性(用药适应证、药物选择、给药途径、用法用量、药物相互作用、配伍禁忌等)进行评价,发现存在或潜在的问题,制定并实施干预和改进措施,促进临床药物合理应用的过程"。

(3) 处方点评的组织与实施部门 《医院处方点评管理规范》(试行)规定"医院处方点评工作在医院药物与治疗学委员会(组)和医疗质量管理委员会领导下,由医院医疗管理部门和药学部门共同组织实施",医院要"建立由医院药学、临床医学、临床微生物学、医疗管理等多学科专家组成的处方点评专家组,为处方点评工作提供专业技术咨询"。同时要求由"医院药学部门成立处方点评工作小组,负责处方点评的具体工作"。

处方点评是医疗机构药事管理和药物临床应用管理的重要组成部分,各级医疗机构药学部门应针对本单位临床用药中的问题,特别是用药安全隐患的环节和问题,进行有效清理并针对性地整顿和改进,药学部门应定期将处方点评结果报告医院药物与治疗学委员会(组)和医疗质量管理委员会,医疗管理部门负责依据医疗机构相关制度进行行政管理和奖惩。

6. 加强监督管理 《办法》在第六章规定"医疗机构应当加强对本机构处方开具、调剂和保管的管理","县级以上地方卫生行政部门应当定期对本行政区域内医疗机构处方管理情况进行监督检查",增加了违反本《办法》规定的处罚内容。

7. 强化法律责任 《办法》第七章法律责任明确医疗机构、医师、药师执行《办法》各自应承担的法律责任,对违反《办法》规定不但可处以经济罚款,并根据情节严重程度给予吊销《医疗机构执业许可证》、医师吊销执业证书、药师责令改正、通报批评,给予警告直至给予纪律处分。县级以上地方卫生行政部门未按照本办法规定履行监管职责的,由上级卫生行政部门责令改正。

8. 统一处方标准 《办法》附件细化处方内容和处方颜色。

七、药品不良反应报告制度

依据《药品管理法》规定国家实行药品不良反应报告制度,国家卫生部颁布新的《药品不良反应报告和监测管理办法》(2011 年 7 月 1 日实施)共 8 章 67 条,明确规定:药品生产企业(包括进口药品的境外制药厂商)、药品经营企业、医疗机构应当按照规定报告所发现的药品不良反应。药品生产、经营企业和医疗机构应当主动收集药品不良反应,获知或者发现药品不良反应后应当详细记录、分析和处理,填写《药品不良反应/事件报告表》。药品生产、经营企业和医疗机构应当建立并保存药品不良反应报告和监测档案。

有关药品不良反应报告及其监测参见第五章。

第三节 药典与药品标准

一、药典

药典(Pharmacopoeia)是一个国家记载药品标准、规格的法典,由国家药品监督管理部门组织的药典委员会编辑、出版,由国家政府颁布、执行,具有法律约束力。药典所收载的品种为药效确切、副作用小、质量稳定的常用药物及其制剂,并明确规定了这些品种的质量标准、制备要求、鉴别、杂质检查与含量测定、储存条件与有效期限等,作为药品生产、检验、供应与使用的依据。一个国家的药典在一定程度上反映该国的药品生产、医疗和科学技术水平。药典在保障公众用药安全有效,促进药物研究和生产方面起到重要作用。随着科技进步,药典需要经常定期修改(如检测方法及限度、品种增减),其间需出版增补本。

(一)《中华人民共和国药典》

《中华人民共和国药典》(Pharmacopoeia of the People's Republic of China)简称《中国药典》,英文简称为 Chinese Pharmacopoeia,英文缩写为 Ch. P. 。

《中国药典》收载的品种是医疗必需、临床常用、疗效肯定、质量稳定、副作用小、我国能工业化生产并能有效控制(或检验)其质量的品种。

新中国成立后,1953 年颁布了第一部《中国药典》(1953 年版),收载各类药品 531 种,其中化学药 215 种,植物药与油脂类 65 种,动物药 13 种,抗生素 2 种,生物制品 25 种,各类制剂 221 种。1957 年出版了《中国药典》1953 年第一增补本。1963 年颁布了《中国药典》(1963 年版)。从这一版开始,《中国药典》分为一、二两部,一部专门收载中药,二部收载化学药品、抗生素、生物制品及其制剂,共收载中西药品 1 310 种。1977 年颁布 了《中国药典》(1977 年版),共收载中西药品1 925种,并增加了气雾剂、冲剂、滴丸剂和滴耳液等剂型。1985年后,每5年再版一次,即《中国药典》1985年版、1990年版、1995年版、2000年版、2005年版、2010年版。从药典再版的内容来看,其中收载的药物品种和剂型有较大的更新,检验的项目和方法也日趋科学,检验标准也更加严格。《中国药典》由凡例、正文和附录等主要部分构成,凡例是药典的总说明,正文是药典的主要内容,附录包括制剂通则和通用的检查方法。

2010年版《中国药典》分为三部出版,共收载品种4 567种,新增1 386种。药典一部为中药,收载品种2 165种,其中新增1 019种、修订634种;药典二部收载化学药品、抗生素、生化药品、放射性药品以及药用辅料等,收载品种共计2 271种,其中新增330种、修订1 500种;药典三部收载生物制品,收载品种131种,其中新增37种、修订94种。本版药典收载的附录亦有变化,其中药典一部新增14个、修订47个;药典二部新增15个、修订69个;药典三部新增18个、修订39个。各部内容主要包括凡例、正文和附录三部分,其中附录由制剂通则、药用辅料、一般鉴别试验、通用检测方法、指导原则等内容构成。新版药典在凡例、品种的标准要求、附录的制剂通则和检验方法等方面均有较大的改进和发展,特别是对药品的安全性、有效性和质量可控性方面尤为重视。新版药典在继承前版药典的基础上,做了大量发展和创新性的工作。

2010年版药典具有以下几个特点:

1. 新增与淘汰并举,收载品种有较大幅度的增加,基本覆盖国家基本药物目录品种范围和社会医疗保险报销药品目录品种。

2. 现代分析技术得到进一步扩大应用,广泛吸取国内外先进技术和实验方法,扩大了对药品质量控制成熟技术方法的收载。药品检测项目和检测方法增加,标准提高。

3. 药品的安全性保障得到进一步加强。不仅在凡例和附录中加强安全性检查总体要求,而且在品种正文标准中增加或完善安全性检查项目,中药标准也有突破和创新。特别提高了对中药注射剂、儿童常用药、生物制品等高风险品种的标准要求。

4. 提升了药品质量可控性、有效性的技术保障。新版药典在凡例、品种的标准要求、附录的制剂通则等方面均有较大的变化和进步,增加或完善了药品有效性检查项目,大幅度增加了符合中药特点的专属性检测鉴别方法。

5. 药品标准内容更趋科学规范合理。为便于药品监督管理,制剂通则中新增了药用辅料总体要求;可见异物检查法中进一步规定抽样要求检测次数和时限等;不溶性微粒检查法中进一步统一了操作方法等。药典一部规范和修订中药材拉丁名;明确入药者均为饮片,从标准收载体例上明确了〔性味与归经〕、〔功能与主治〕、〔用法与用量〕为饮片的属性。

6. 鼓励技术创新,积极参与国际协调。本版药典积极推进自主创新,建立了中药整体特性的色谱指纹图谱方法,保证质量的稳定、均一。同时积极引入了国际协调组织在药品杂质控制、无菌检查法等方面的要求和限度,实现了部分品种的控制指标与欧美药典一致。

2010年版药典不仅保持其科学性、先进性、规范性和权威性,而且着力解决制约药品质量与安全的突出问题,提高药品标准质量控制水平,既借鉴国际先进技术和经验,又客观反映我国当前医药工业、临床用药及检验技术水平,对提高药品质量必将发挥重要作用。

(二)外国药典

1.《美国药典/国家处方集》(U. S. Pharmacopoeia / National Formulary,简称 USP/

NF),由美国药典委员会编辑。《美国药典》(USP)于1820年出第一版,1950年以后每5年出一次修订版。《国家处方集》(National Formulary)收载了美国药典(USP)尚未收入的新药和新制剂。1883年第一版,1980年15版起并入USP,但仍分两部分,即标示为USP/NF,最新版为USP36/NF31。美国药典是美国政府对药品质量标准和检定方法作出的技术规定,也是药品生产、使用、管理、检验的法律依据。

2.《英国药典》(British Pharmacopoeia,简称BP)是由英国药典委员会(British Pharmacopoeia Commission)编制的正式出版物,是英国制药标准的重要来源。英国药典不仅为读者提供了药用和成药配方标准以及公式配药标准,而且也向读者展示了许多明确分类并可参照的欧洲药典专著,最新版本为2013版。

3.《日本药局方》(The Japanese Pharmacopoeia,简称JP)由日本药局方编集委员会编纂,由厚生省颁布执行。分两部出版,第一部收载原料药及其基础制剂,第二部主要收载生药、家庭药制剂和制剂原料,日本药典最新版是2011年出版的第十六改正版。

4.《欧洲药典》缩写为Ph.Eur.,由欧洲药典委员会编制,为27个成员国及欧共体所认可,现已经出版到EP 7,有英文和法文两种法定文本。

二、药品标准

(一) 国家药品标准

国家药品标准是指国家食品药品监督管理局颁布的《中华人民共和国药典》、药品注册标准和其他药品标准,其内容包括质量指标、检验方法以及生产工艺等技术要求,是国家对药品的质量、规格和检验方法所作的技术规定,是药品生产、供应、使用、检验和药品管理部门共同遵循的法律依据。

(二) 我国药品标准的主要类型

国家药品标准是指《中华人民共和国药典》(简称《中国药典》)和《药品标准》(简称局标准),二者均属于国家药品标准。均由国家食品药品监督管理局(SFDA)负责颁布和实施。

1.《中华人民共和国药典》标准。

2. 局颁药品标准,包括所有未收载入药典的由国务院药品监督管理部门批准颁布的药品标准等。

3. 国家注册标准,是指国家食品药品监督管理局批准给申请人特定药品的标准、生产该药品的药品生产企业必须执行该注册标准,但也是属于国家药品标准范畴。药品注册标准不得低于中国药典的规定。

药品注册标准的项目及其检验方法的设定,应当符合《中国药典》的基本要求、国家食品药品监督管理局发布的技术指导原则及国家药品标准编写原则。

第二章 医院药房与社会药房

第一节 概 述

药房包括医院药房和社会药房。医院药房是医疗机构药学部（科）下设的药品调剂部门。社会药房又称零售药房或零售药店，指经药品监督管理部门批准，取得《药品经营许可证》后直接向消费者销售药品的药店。医院药房和社会药房虽然都是负责药品调剂、用药交待，回答患者用药咨询的服务过程，但究其服务项目与内容，由于受药房的属性、规模、服务区域影响，差异较大。因此，研究药品调剂实践与技术，必须对医疗机构、医院药学部门、医院药房和社会药房的性质、任务和作用特点逐一分析。

一、医疗机构

医疗机构是指依据《医疗机构管理条例》和《医疗机构管理条例实施细则》的规定，经登记取得《医疗机构执业许可证》的机构。医疗机构是以救死扶伤，防病治病，为公民的健康服务为宗旨，从事疾病诊断、治疗等活动的特定机构。依据《医疗机构管理条例实施细则》，我国医疗机构分为十二大类：

1. 综合医院、中医医院、中西医结合医院、民族医医院、专科医院、康复医院。
2. 妇幼保健院。
3. 中心卫生院、乡（镇）卫生院、街道卫生院。
4. 疗养院。
5. 综合门诊部、专科门诊部、中医门诊部、中西医结合门诊部、民族医门诊部。
6. 诊所、中医诊所、民族医诊所、卫生所、医务室、卫生保健所、卫生站。
7. 村卫生室（所）。
8. 急救中心、急救站。
9. 临床检验中心。
10. 专科疾病防治院、专科疾病防治所、专科疾病防治站。
11. 护理院、护理站。
12. 其他诊疗机构。

医疗机构（除临床检验中心，以下所指医疗机构均不包含临床检验中心）的任务主要是医疗、教学、科研、预防和社会卫生服务，这些工作大多涉及疾病诊断和防治疾病的药品，因此，药学技术工作在医疗机构中占有重要的地位。

二、医院药学

医院药学，是指研究医疗机构内的药品储存与供应、药学技术、临床用药等药事管理的一门涉及药学、医学、经济学、管理学、社会学、伦理学等多学科的综合应用学科。2011 年 3

月1日起施行的《医疗机构药事管理规定》规定医院药学是"以病人为中心,以临床药学为基础,对临床用药全过程进行有效的组织实施与管理,促进临床科学、合理用药的药学技术服务和相关的药品管理工作"。包括药品的调剂调配、药物制剂配制、药品检验和质量控制、临床药学、新药与制剂的研究、药物信息、药物经济学、药学研究与教学、药学人才的培养和药学人员的职业道德建设等。医院药学是医疗机构医疗行为不可缺少的重要组成部分。

三、医院药学的特点

医院药学具有药学专业性、药品使用监督管理职能性、制剂配制企业性以及临床合理用药服务性等特点。因此,医院药学部(科)是集技术、管理和服务于一体的专业技术职能部门,也是医院的重要经济部门。

四、医院药学的组织结构

医疗机构(各类各级医院、社区卫生服务中心、卫生院)是药品的终端使用环节,其药事工作的质量和药事服务直接关系患者用药安全、有效。《医疗机构药事管理规定》明确定位"医疗机构药事管理和药学工作是医疗工作的重要组成部分。医疗机构应当根据本规定设置药事管理组织和药学部门",并规定"医疗机构应当根据本机构功能、任务、规模设置相应的药学部门,配备和提供与药学部门工作任务相适应的专业技术人员、设备和设施。三级医院设置药学部,并可根据实际情况设置二级科室;二级医院设置药剂科;其他医疗机构设置药房"。

(一)医院药学部(科)组织结构设置原则

医院药学部(科)组织结构设置应根据医院的任务、功能、规模性质和药学部门专业发展等因素综合考虑,一般遵循以下原则:

1. 根据功能的需要 医疗机构组织结构设置应根据其规模、功能、级别、专业设置等实际情况和发展框架而设置。

2. 根据工作量的大小 医疗机构的工作量主要指医疗、教学、科研服务任务量,决定药学部(科)组织机构的设置及规模。

3. 医院药学的发展和人才成长需要 医疗机构组织结构设置应有利于医院药学的发展和人才成长,有利于"四新",即新理论、新知识、新技术和新方法的引进与应用,有利于医院药学的发展与提高。

4. 医疗卫生体制改革的需要 《中共中央、国务院关于深化医药卫生体制改革的意见》指出:城乡和区域医疗卫生事业发展不平衡,资源配置不合理,公共卫生和农村、社区医疗卫生工作比较薄弱,造成城镇医疗机构尤其大型综合医院门诊工作量大。《医疗机构药事管理规定》明确指出:医疗机构应当配备临床药师。临床药师应当全职参与临床药物治疗工作,对患者进行用药教育,指导患者安全用药。

5. "以病人为中心"的服务理念 各级医疗机构(除临床检验中心)药学部(科)直接面对患者,为患者提供全方位的药学服务,不仅保证药品供应,而且应正确指导患者安全、有效合理用药及提供有关用药咨询服务,以满足患者的需要,提高医院社会效益,同时取得合理的经济效益。

(二)医院药学部(科)组织结构

医院药学部(科)组织结构应符合该医疗机构的规模,配备与其功能、任务、规模相适应的药学专业技术人员,配置适宜的场所、设施与设备,制定相关的规章制度和岗位职责及绩效考核评价体系。

依据《医疗机构药事管理规定》,"三级医院设置药学部,并可根据实际情况设置二级科室;二级医院设置药剂科;其他医疗机构设置药房"。

三级医院根据规模设中、西药调剂,制剂,中、西药库,药品检验,临床药学与临床药理学研究,临床药学,药学信息等专业科(室),并设科(室)主任(图2-1)。

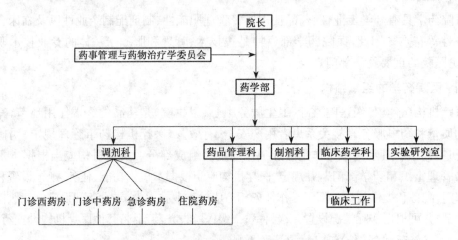

图2-1 三级综合医院药学部组织机构示意图

第二节 医院药房

医院药房(Hospital Pharmacy)是医疗机构药学部(科)重要的组成部门,按照本医疗机构的规模、任务需要设立门诊药房、急诊药房、住院药房以及特殊专科药房,如感染科药房、儿科药房等,主要负责处方调剂,亦称为"调剂部门"。

医院药房是医院药品供应工作的终端,负责药品的调剂,直接面对患者或患者家属。调剂工作是医院药学部(科)的常规工作,是医院药学服务最基本、最重要的组成部分,是临床药物治疗的最后环节,服务质量直接关系患者安全、有效、经济与适宜的药物治疗。因此,药房调剂工作,必须严格遵照《处方管理办法》,认真地按医师处方或医嘱调配药品,有条不紊地调剂每张处方或医嘱,包括审核、调配、核对、交付病人,同时通过发药,仔细交代用药注意事项,指导患者正确地使用药物。

一、门诊药房调剂工作特点与任务

(一)门诊药房调剂工作特点

1. 随机性 门诊药房调剂直接服务于门诊病人,调剂工作随病人的数量、病种、外界环境等变化而不断变化,病人来源的随机性,导致调剂工作的随机性。

2. 被动性 门诊调剂业务是常规式的、被动式的。药师有审方权,但药师必须按照医师的处方调剂配发,不得任意更改处方内容,药师审方时如发现有疑问,必须经医师修改签字后方可调配。就此而论,调剂业务带有辅助性和从属性,从而决定了它的被动性。

3. 规律性 虽然门诊调剂业务表现一定的随机性,但经历实践探索,根据医院的规模、地理位置、门诊病人的发病率、固定流量等因素,认真细致地考察分析,从中发现季节性变化和每日病源流量的变化规律,科学总结门诊的用药规律,制定合理的调剂工作计划,包括人员调配、药品请领等。

4. 瞬间性 门诊患者在整个就诊过程中,已经历较长时间,患者心理要求能在短时间内取到自己的药品,调剂人员应在"以病人为中心"的思想指导下,做好"瞬间服务",准确及时配发药品。

5. 终端性 门诊调剂是门诊病人经诊断后,采用药物治疗的最后一个环节,具有终端的性质。药师对医师处方必须仔细审核,加强不合理用药监察工作,发现问题,及时提醒医师注意并修改处方,对错误处方药师有权拒绝调配。调剂终端性还在于门诊调剂是用药错误防范的最后一道关键闸口,

6. 咨询服务 随着医药科技发展,调剂工作由传统的"药品保障供应型"向"药学技术服务型"转变,咨询服务在门诊调剂业务中占有越来越重要的地位,其服务不仅在数量上,而且在质量上有了质的变化。咨询服务对改善医患关系、提高患者用药依从性、减少药物不良反应和用药错误发挥积极作用。

门诊药房调剂任务是药师按照医师处方为患者准确无误地调剂药品,同时按处方要求向患者交代每种药品的用法用量、使用中的注意事项、可能出现的有关不良反应及简单处理。

(二)门诊药房调剂工作任务

由于医院规模、性质和任务不同,门诊药房调剂工作任务不尽一致。其基本任务如下:

1. 及时准确地调配处方 处方调配应该严格执行《处方管理办法》和医疗保险制度中的各项规定,各司其职:收方→审方→调配→复核→发药。

2. 药品请领计划与管理 门诊药房调剂工作虽然有其随机性,门诊病人用药品种、数量随机波动,但科学总结本院门诊调剂用药、药品的消耗依然有一定规律性,应根据这一规律不断总结完善,合理统计,科学制订药品请领计划,既保证正常供应,又不致造成积压,并为药品供应部门采购提供准确信息。

3. 专人管理毒、麻及精神药品;药品质量检查应包括药品外观质量、有效期、冷藏柜温度等。

4. 收集药品不良反应报告。

5. 咨询服务。

6. 指导实习和进修人员的工作。

二、急诊药房调剂工作特点与要求

医院急诊药房调剂工作是药学部(科)的重要组成部分,是医院急诊部的重要服务窗口。急诊处方的调配不同于普通门诊药房药品调配,有其自身的工作特点,因而导致急诊调剂工作程序不同于普通药品调配的程序。急诊药房一般在门诊药房设置专门窗口,也有单独设置提供24小时全天候药学服务,全年无节假日休息,确保急诊患者抢救和用药的绿色通道畅通。

(一)急诊药房调剂工作特点

1. 紧急性 急诊药房调剂工作直接面对的是急诊病人,一般就诊者病情紧急,有的

甚至是危重,应随时了解并掌握病人情况,主动、积极做好抢救急诊病人用药的保障工作,尤其遇到严重灾害等群体性特发事件,接受大量受伤、死亡人员时,依据灾害情况,保证短时间内组织急救药品供应,迅速展开急救服务,争取挽救更多人员的生命。

2.应变性　由于是急诊病人,病情变化比较快,因此会带来用药方案的调整。或者出院,或者转为住院病人,不能继续使用未用完的药物,不可避免遇到退药问题。按照《医疗机构药事管理规定》:"为保障患者用药安全,除药品质量原因外,药品一经发出,不得退换"。然而,急诊患者的退药是一个常见又难处理的问题,而且容易造成纠纷。药师应从实际出发分析退药原因,既坚持原则,又灵活处理。应要求其整盒退回,针剂应以支(瓶)为单位,外观完整;要有发票证据,并要医生签字,注明退药理由。

3.高风险性　处方调剂的安全性历来是药师的工作重点,《处方管理办法》严格要求药师调剂处方时必须做到"四查十对",反映了药剂师尤其是急诊药房药师的工作特殊性和风险性。

(二)急诊药房调剂工作要求

由于急诊药房调剂业务的特殊性,为了及时抢救患者,要求急诊调剂做到:

1.优先调配　由于接诊病人虽然都是急诊,但也有病情轻重之分。对危及生命的急救药品,及时调配直接关系到病人的生死存亡,必须争分夺秒,使患者脱离危险,恢复和维持生命体征。因此,对标示有"急"的处方,必须保证"急事急办",优先调配。

2.简化程序　正常药品调配程序规定:收方、审方、调配、复核,交付。由至少2~3人完成,需要一定时间。对于急救处方可由调配药师单独完成,以争取时间。如此单独调配急救药品时,应严格注意调配的准确性,反复核对,以确保调配出的药物无误。

3.简捷手续　急诊药房和门诊药房一样具有经济管理职能,药品管理严格做到账物相符,处方首先经缴费或记账后才能至药房调配。但在调配危重病人抢救用药时,必须手续简捷,确保抢救工作及时,可以先发药,再补办缴费或记账手续;麻醉药品在无授权医师时,可先调配,然后再补签字手续。

(三)急诊药品的分类管理

药品分类管理不仅有利于药品的账物管理,而且有利于提高调配工作的效率,缩短药品调配时间,确保危重病人抢救用药。急诊药品可按疾病系统分类。

1.心脑血管系统用药　心脑血管疾病已成为严重威胁生命的常见病、多发病,发病率约占世界人口的8%~10%,在世界十大疾病排序榜上,心脑血管疾病名列第一。心脑血管系统用药分为抗高血压、心绞痛药,心律失常药,急、慢性心衰药物,影响心脑血管功能药,凝血溶栓药、脑代谢及功能促进药,抗休克血管活性药等。

2.创伤用药　急诊病人中创伤病人占有较大比例,由于意外事故造成局部或大面积创伤,多系复合伤,易引起继发感染,或失血较多,血压下降,伴有不同程度的多器官功能衰竭、昏迷等症状,抢救时常采用对症处理。常用药品为心、肺复苏药;血管活性药物如肾上腺素、去甲肾上腺素、多巴胺;抗心律失常药如胺碘酮、利多卡因、溴苄胺、硫酸镁、阿托品、氨茶碱;促凝血药,抗生素;其他如纳洛酮、碳酸氢钠。

3.胃肠道急诊用药　消化道疾病急性发作多见于消化道出血、消化道平滑肌痉挛性疾病等。消化道急诊用药如垂体后叶素、生长抑素、甲氧氯普胺、多潘立酮、H_2受体拮抗剂、丁溴东莨菪碱、促凝血药、黏膜保护药等。

4. **解毒药**　急性中毒包括化学药品中毒和食物中毒,病情急、转变快,抢救治疗应争分夺秒,树立"时间就是生命"的观念。解毒药应专柜存放,调剂工作必须准确、迅速。

5. **其他急救用药**　诸如抗变态反应用药,烫伤、烧伤用药,以及其他急救疾病用药等。

三、住院药房调剂工作特点与任务

住院调剂科(室)又称住院药房或中心药房,不同于门急诊药房的调剂工作,住院患者的病症较疑难或病情复杂,其中包括手术治疗用药。药师按照医师处方、医嘱为患者正确调剂药品,确保临床药物治疗及时、准确。

（一）住院药房调剂工作特点

1. **用药复杂性**　住院药房调剂工作面向住院病人,由于住院病人病情重、病程长、病种复杂,用药要求复杂、多品种,几乎涉及药品的所有门类而且消耗量大,因此,加强住院药房的药品管理尤为重要。

2. **调配方式各异**　住院药房调剂方式和业务形式有别于门、急诊调剂业务。除少数凭医师处方发药外,一般不直接面对病人,可以凭病区领药单或按医嘱实行中心摆药、静脉配置中心配制。

3. **工作安排主动**　住院药房调剂处方量不及门、急诊调剂量大而集中,住院病人数、病种相对固定。调剂科(室)负责人可主动安排各项业务工作,处方调剂业务较为集中,可以有时间深入病区调查研究用药和用药咨询服务,为临床合理用药提供保障。

4. **业务技术知识面广而新**　住院药品调剂的技术性和咨询服务性的要求较高,在此岗位人员应重视药学继续教育,努力学习与掌握药学的"新理论、新技术、新方法、新知识",以胜任本职工作。

（二）住院药房调剂工作任务

住院药房调剂业务不同于门急诊的调剂工作,住院患者一般病症较疑难或急重,患者从入院到康复出院或死亡要通过一系列多部门、多环节、全方位的服务,包括医师、护士、药师、医技科室以及后勤保障部门的全面合作,以提高患者满意度。

住院药房调剂工作主要包括:准确及时调剂配发优质的药品,保证患者药物治疗安全、有效、合理,收费准确无误,安全用药宣传教育以及出院带药的用药指导。

四、中药调剂工作特点与任务

中药调剂系指按照医师临床处方所开列的药物,准确地为患者配制药剂的操作技术,通常应有审方、计价、调配、复核、包装、发药等六个程序。包括汤剂饮片的调配和汤剂的制备,中成药制剂的调配,以及根据医师处方为患者临时配制其他药剂等工作。

（一）中药调剂工作特点

中药调剂不同于化学药品调剂,一般综合医院,中药调剂负责门诊和住院患者中药处方调剂,因而具有门诊和住院药品调剂的特点。

1. **中药处方的复杂性**　传统的中药组方按"君臣佐使"构成,中药饮片药味众多,本身就增加工作量和差错发生率。同一药物有多个名称、基源和炮制规格,不仅容易混淆,而且可能造成了解或标准上的歧义。

2. 剂量的不确定性　同一味药因不同病情和医师用药习惯,剂量悬殊较大,从几倍甚至到数十倍,增加审方的难度,要求调剂药师不仅掌握药性特征,而且熟悉医师用药习惯。

3. 计量的准确性　一张中药饮品处方有多少味药,就对应多少单剂量和剂数的乘积计算过程,而且数字多变,调剂人员对常用3~7剂计算较为熟练,但遇到其他剂数时往往容易出错。

4. 调配差错的隐蔽性　复核是避免失误,控制差错的重要措施,但在饮片调配复核通常按照处方内容逐味辨识确认,可以有效发现错配、漏配,但对每味剂量准确性难以发现。

(二)中药调剂工作任务

按照中医用药特点,从事中药饮片调配、中成药配方、临方制剂、非处方药销售和用药指导。

五、医院药房的设置

(一)门、急诊调剂科(室)的位置

门、急诊调剂科(室)的位置应当以病人为中心,坚持统一管理及整体性原则,通常门诊调剂科(室)设在门诊大厅一侧,与收费部门相邻,以便于病人收费取药。

(二)门、急诊调剂科(室)的设计原则

1. 确保处方顺利地调配与交付。

2. 方便病人取药及咨询服务。

3. 可减轻调配人员劳动强度,提高工作效率。

4. 具有良好的文化氛围和整洁的卫生环境,使调配人员相互协调,有条不紊地各司其职。

5. 具有充足的光线、良好的供水供暖及适宜的空气调节装置。

六、医院药房的基本设施

(一)二级医院药房的基本设施

根据药房调剂的任务、规模配备和提供与工作任务相适应的设备和设施,至少配备药品冷藏柜、麻醉与第一类精神药品专用柜、药品专用储存柜、计算机、打印机、温湿度控制装备、大窗口或柜台式发药装置和门诊调剂室发药显示屏等。

1. 门诊调剂室面积　可根据调剂工作量设计调剂工作场所的面积:

(1) 门诊量 100~500 人次/日:调剂室面积 80~110 m²。

(2) 门诊量 501~1 500 人次/日:调剂室面积 110~160 m²。

(3) 门诊量 1 501~2 500 人次/日:调剂室面积 160~200 m²。

2. 住院调剂室面积　可根据调剂工作量、参照床位数设计调剂工作场所的面积。

(1) 住院调剂室病床 100~500 张,调剂室面积 80~180 m²。

(2) 设置有静脉用药集中调配中心(室)、对静脉用药实行集中调配的药剂科,住院调剂室的面积应减少约 30%;只对危害药物和肠道外营养液实施集中调配的,应根据其调配规模和工作量减少 5%~10%。

3. 静脉用药调配中心(室)

(1) 每日调配 500 袋(瓶)以下,调配室面积 100~150 m²。

(2) 每日调配 501~1 000 袋(瓶),调配中心面积 150~300 m²。

（二）三级医院药房的基本设施

根据药房调剂的任务、规模配备和提供与工作任务相适应的设备和设施，至少应当配备药品冷藏柜、麻醉和第一类精神药品专用柜、药品专用储存柜、温湿度控制系统、计算机、打印机、大窗口或柜台式发药系统和门诊调剂室发药显示屏等，逐步配备全自动分包装系统、自动化调剂配方系统和药品管理信息系统。

1. 门诊调剂室面积

（1）门诊量 1 501～2 500 人次/日：调剂室面积 200～280 m^2。

（2）门诊量 2 500 人次/日以上，每增加 1 000 人次，调剂室面积递增 60 m^2。

（3）门诊量 4 500 人次/日以上，每增加 1 000 人次，调剂室面积递增 40 m^2。

2. 住院调剂室面积

（1）病床 500～1 000 张：调剂室面积 180～280 m^2。

（2）病床 1 000 张以上：每增加 100 张床位，调剂室面积递增 20 m^2。

（3）设有静脉用药集中调配中心，对静脉用药实行集中调配的，则住院调剂室的面积应当减少约 30%；只对危害药物和肠外营养液实行集中调配的，应当根据其调配规模和工作量减少 5%～10%。

3. 静脉用药调配中心面积

（1）每日调配 1 001～2 000 袋（瓶）：调配中心面积 300～500 m^2。

（2）每日调配 2 001～3 000 袋（瓶）：调配中心面积 500～650 m^2。

（3）每日调配 3 001 袋（瓶）以上，每增加 500 袋（瓶）递增 30 m^2。

七、医院药房人员要求

药剂人员水平高低直接关系到医院临床用药安全，药品管理及避免医疗纠纷等诸多方面。国家以及各级卫生行政部门对医院药事管理以及人员资格要求极其严格。2007 年 5 月 1 日施行的《处方管理办法》第二十九条规定："取得药学专业技术职务任职资格的人员方可从事处方调剂工作"。对处方调配流程中各个岗位人员明确规定："具有药师以上专业技术职务任职资格的人员负责处方审核、评估、核对、发药以及安全用药指导；药士从事处方调配工作"。

调剂科（室）工作人员应树立"以病人为中心"的服务理念和良好的职业道德，熟练掌握调剂业务，严格执行各项规章制度和操作规程。

第三节　社会药房

社会药房（Community Pharmacy）是指具有法人资格的各类型药品零售企业，亦称社会药店或零售药店。根据《药品管理法实施条例》对药品零售企业的定义，"药品零售企业，是指将购进的药品直接销售给消费者的药品经营企业"，以一定地区为范围，面向广大群众，并以一般小伤小病患者为主要服务对象，以销售非处方药和普通药品为主的零售药品商店。

随着我国医药卫生体制改革的不断深入及药品分类管理制度的全面实施，社会药房将在医疗实践中发挥更为重要的作用。目前我国社会药房实行多元化经营，实施连锁，开发自有品牌产品。

一、社会药房的性质

社会药房属于药品零售企业,由于药品是特殊商品,它不同于一般商品零售企业。开办社会药房,必须根据《药品管理法》规定,首先须取得《药品经营许可证》,再凭《药品经营许可证》到工商行政管理部门登记注册。因此,社会药房既具有医药卫生事业单位的性质,又具有商业零售店的性质。

随着我国医药卫生体制改革的发展,逐步建立健全覆盖城乡居民的基本医疗卫生制度,为群众提供安全、有效、方便、价廉的医疗卫生服务。充分调动社会资源,发挥社会药房特别是零售连锁药店在医药卫生体系中的作用,对缓解"看病难、看病贵"问题将起到积极的促进作用。

药品零售连锁企业承担基本药物供应职责,需要向患者提供相应的药学服务,在患者自我药疗过程中承担了部分医疗卫生机构的职能,这些行为不同于简单的药品调配,而是有效地为医疗机构分流了部分患者,应该加以提倡。通过适当增加报销比例和额度的办法,可以吸引更多的常见病或已诊断明确的慢性病患者直接到药店购药,充分发挥社会药房在医疗卫生体系中的作用。

二、社会药房的特点

社会药房(零售药店)是药品流通的终端,负有公众用药安全的责任。

1. **服务的开放性** 社会药房面向社会公众开放,合理布局,方便群众购药,一般以小伤小病患者为主要服务对象,以销售非处方药和普通药品为主。

2. **任务的单一性** 社会药房的调剂任务主要是调配、发放及一般咨询服务工作。

3. **品种的多样性** 社会药房经销处方药、非处方药、中西药品、食字号的保健食品,以及简单的医疗器械和保健理疗器械等。

4. **经营的商业性** 社会药房都照章纳税,经营品种以消费者需要和获取利润为依据。

5. **处方药的限制性** 对社会药房销售处方药有一定限制,定点药房和配备有执业药师或药师以上的技术人员的非定点药房,可以配发有医师处方的处方药。对无处方的处方药除粉针剂和输液外,其他处方药尚可以出售,但五年后国家将实行所有处方药都凭执业医师处方销售,一般非定点药房可能将转变为非处方药专营店性质。

三、社会药房人员要求

社会药房质量管理工作的负责人应具有药师(含药师、中药师)或药学相关专业助理工程师(含)以上的技术职称;跨地域连锁经营的零售连锁企业质量管理工作负责人应是执业药师;经营处方药、甲类非处方药的应按规定配备执业药师或有药师以上(含药师和中药师)的专业技术职称;药品零售中处方审核人员应是执业药师或有药师以上(含药师和中药师)的专业技术职称。

四、社会药房的调剂

随着我国医药卫生体制改革的不断深入,社会药房资源布局日趋合理,经营水平不断提高,强化药学服务理念,不仅为患者购药提供方便条件,而且增强为患者合理用药的服务意识,以达到患者用药安全、有效、经济与方便。

（一）处方药的调剂

《处方药与非处方药流通管理暂行规定》要求：销售处方药和甲类非处方药的零售药店必须具有《药品经营企业许可证》。销售处方药和甲类非处方药的零售药店必须配备驻店执业药师或药师以上药学技术人员。

处方药必须凭执业医师或执业助理医师（以下统称为医师）处方销售、购买和使用。

执业药师或药师必须对医师处方进行审核、签字后依据处方正确调配、销售药品。对处方不得擅自更改或代用。对有配伍禁忌或超剂量的处方，应当拒绝调配、销售，必要时，经处方医师更正或重新签字，方可调配、销售。零售药店对处方必须留存2年以上备查。

（二）非处方药的调剂

非处方药（Nonprescription Drug）国外又称之为"可在柜台上买到的药物（Over the Counter）"，简称OTC，是指经过国家药品监督管理部门规定或审定后，不需要医师或其他医疗专业人员开写处方即可购买的药品，一般公众凭自我判断，按照药品标签及使用说明就可自行使用。

非处方药分为甲类非处方药和乙类非处方药，均可不凭医师处方在社会药房销售、购买和使用。甲类非处方药须在社会药房（药店）由执业药师或药师指导下购买和使用，并对患者选购非处方药提供用药指导或提出寻求医师治疗的建议。乙类非处方药除可在药店出售外，还可在超市、宾馆、百货商店等处销售。当然，这些普通商业企业需经相应药品监督管理部门批准方可销售乙类非处方药。

第四节　调剂工作岗位职责

一、调剂科（室）主任（组长）职责

1. 在药学部（科）主任的领导下，主持调剂科（室）的业务技术工作。

2. 负责建立健全与调剂科（室）任务有关的各种规章制度，督促检查毒性药品、麻醉药品、精神药品及贵重药品的管理规定，以确保药品质量，避免药品失效浪费。组织本部门的药品盘点，做好药品统计报表工作。

3. 监督检查门诊、急诊及住院药房病人处方/医嘱及领单调配分发，指导并参与复杂的处方调配工作，保证药品准确无误及药品的质量，注意合理用药。

4. 对全科（室）工作人员岗位责任制的内容具体化、数据化，做好各个岗位工作人员的考核审查。

5. 组织本部门的业务学习，要求药学技术人员掌握药品的理化性质，药物体内吸收、分布、代谢、排泄等的动态过程，了解各类药物的性质特点和药物相互作用。

6. 经常深入各临床科室的门诊、急诊及病区，了解用药和管理情况，征求意见，介绍新药；参与抢救危重和中毒病人的用药、临床输液配伍及全静脉营养液的配伍。协助临床医师对新药进行临床观察研究。

7. 调查分析病历和研究医师处方的用药情况，认真处理不合格处方，提出不合理用药的根据，协助医师提高用药水平和医疗质量。

8. 检查并协助病房做好药品领用、药品有效期管理和正确使用，保证药物的安全有效。

9. 参与处方点评,对处方实施动态监测及超常预警,登记并通报不合理处方,对不合理用药及时予以干预。

10. 为医师、护士和病人提供药物咨询服务,介绍药物知识,推荐新药或代用品。

11. 做好药品不良反应、用药错误案例处理、登记。

12. 指导进修、实习人员的实习,担任教学培训工作。

调剂科(室)副主任(副组长)协助调剂科(室)主任(组长)负责本部门工作。

二、处方审核岗位职责

1. 具有药师及以上职称药学专业技术人员担任处方审核工作。

2. 在调剂科(室)主任(组长)的领导下进行工作。

3. 遵守和执行本科室操作程序、规章制度和相关规定。

4. 严格审核每张处方或医嘱,认真逐项检查处方,对处方用药适宜性进行审核,前记、正文和后记书写是否清晰、完整并确认处方的合法性。认为存在用药不适宜时,应当告知处方医师,请其确认或者重新开具处方。

5. 对于不规范处方或者不能判定其合法性的处方,不得调剂。

6. 发现严重不合理用药或者用药错误,应当拒绝调剂,及时告知处方医师,并应当记录,按照有关规定报告。

做好实习生、进修生的带教工作。参加继续医学教育,不断提高自己的业务水平。

三、处方调配岗位职责

1. 由药剂士及以上职称药学专业技术人员承担本岗位工作。

2. 在调剂科(室)主任(组长)的领导、药师及以上职称人员指导下进行工作。

3. 遵守和执行本科室操作程序、规章制度和相关规定。

4. 负责中、西药门诊处方,急诊处方,住院药房处方和医嘱的药品调配工作。

5. 做好药品调配准备工作,药袋、调剂和称量用具按序放置,保持整齐美观、取用方便。

6. 对经审查合格的处方,方可调配。

7. 严格遵守操作程序,调配处方时要思想集中,认真有序地进行,防止忙乱;急诊处方随到随配,其余按先后顺序进行;药瓶等用后要及时放回原位。

8. 配方者在处方上签字后,将处方和所调配的药品放置在一个容器中交复核人员核对。

四、处方复核岗位职责

1. 由具有较扎实专业理论知识、实际操作能力和调剂工作经验的药师及以上药学专业技术人员承担本岗位工作。

2. 在调剂科(室)主任(组长)的领导、上级药师指导下进行工作。

3. 遵守和执行本部门工作规程、规章制作和相关规定。

4. 接到处方和调配好的药品后,严格执行"四查十对",确保处方和调配的药品一致性。如有差错,交调配人员纠正后,确认无误后签字传递至发药处。确保发药复核率100%。

5. 做好实习生、进修生的带教工作。参加继续医学教育,不断提高自己的业务水平。

五、发药岗位职责

1. 具有药师及以上职称药学专业技术人员担任发药岗位工作。

2. 在调剂科（室）主任（组长）的领导、上级药师指导下进行工作。

3. 确认按照处方调配的药品无误后，发药给病人。

4. 发药时应态度和蔼、耐心，将使用方法（药品用量、间隔时间及用法、注意事项等）及需特殊煎煮的饮片向病人交待清楚。如遇理解有困难者，请咨询窗口接待解决。

5. 特殊药品重点说明，处方另置，并做好登记、统计等工作。

6. 做好实习生、进修生的带教工作。参加继续医学教育，不断提高自己的业务水平。

7. 对麻醉药品和第一类精神药品处方，处方的调配人、复核人应当仔细核对，签署姓名，并按规定逐项予以登记。

六、麻醉药品、一类精神药品调剂岗位职责

1. 具有药师及以上职称、取得麻醉药品和第一类精神药品调剂资格的药学专业技术人员担任。

2. 在调剂科（室）主任（组长）的领导下进行工作。

3. 遵守和执行麻醉药品和精神药品管理制度、操作程序和相关规定。

4. 严格审核麻醉药品、精神药品处方，逐项检查处方，对处方用药适宜性进行审核，前记、正文和后记书写是否清晰、完整并确认处方的合法性，包括确认麻醉处方权、麻醉药品专用处方，如处方内容不妥或错误时，应与处方医师联系更正后，方可调配。

5. 对不符合规定的麻醉药品、第一类精神药品处方，拒绝调剂。

6. 严格按照规定回收麻醉药品、精神药品的空安瓿、废贴。

7. 对麻醉药品和第一类精神药品处方调剂，处方的审核、调配、复核、发药等，应当仔细核对，签署姓名，并按规定逐项予以登记。

七、调剂科（室）药品分装岗位职责

1. 由药剂士或经培训具有一定药学知识和操作技能的技术人员担任。

2. 在调剂科（室）主任（组长）的领导与药师指导下工作。

3. 遵守和执行药品分装操作规程、规章制度和相关规定。

4. 维护分装设备和设施，保持洁净的工作环境。

八、药物咨询岗位职责

1. 具有药师及以上职称药学专业技术人员担任药物咨询工作。

2. 在调剂科（室）主任（组长）的领导、上级药师指导下工作。

3. 接受医务人员、患者及家属、社会公众用药咨询服务。回答问题简练、正确、准确，复杂的问题现场不能解答的可记录，后续提供书面材料。

4. 填写"药学信息咨询"登记表，及时对咨询者随访，了解提供的资料是否足以解决问题，咨询者对咨询结果是否满意，有无新的问题出现等。

5. 维护设备和设施，保证其正常的工作状态。

九、调剂值班人员职责

1. 具有独立操作能力的药师及以上药学技术人员承担本岗位工作，药学院校本科毕业

新分配的需经过一年实践操作方可独立值班。调剂科(组)主任(组长)安排值班人员和值班日程。

2. 按时接班,严守工作岗位,不得擅离职守,违者必须追究其责任。

3. 严格执行《处方调配管理制度》,不得违章发药。

4. 值班配方时,由本人自我核对,签全名后方可发出。因抢救或治疗需要,药房缺货时,有责任与其他药房或药库联系,以保证抢救用药。

5. 交接班时应对特殊药品及其他规定交接品种进行清点交班,并在交班记录上签字。

6. 认真填写值班日志,记录当班处理工作内容、须交代事项、工作中发现的问题和意见等。

7. 值班时遇到处理不了的事宜,应及时向医院总值班或药房主任汇报。

8. 做好药房的清洁卫生工作。

第五节　调剂工作规章制度

一、处方管理制度

1. 经注册的执业医师、助理医师处方权,由各科主任提出,经医疗管理部门审核,院长批准,登记备案,并将本人签名或者专用签章留样于调剂科(室)。

2. 调剂科(室)不得擅自修改处方,如处方有错误应通知医师更改后配发。凡处方不合规定者调剂科(室)有权拒绝调配。

3. 有关医疗用毒性药品、麻醉药品和精神药品的处方及处方权,遵照《麻醉药品和精神药品管理条例》、《处方管理办法》的规定办理。

4. 医师应根据病情诊断开具处方,处方一般不得超过7日用量;急诊处方一般不得超过3日用量;对于某些慢性病、老年病或特殊情况,处方用量可适当延长,但医师应当注明理由。

医师不得为本人及其家属开处方。

5. 处方开具当日有效。特殊情况下需延长有效期的,由开具处方的医师注明有效期限,但有效期最长不得超过3天。

6. 处方内容至少应包括以下几项:医院全称,门诊或住院号,年、月、日,科别,病员姓名,性别,年龄,药品名称、剂型、规格及数量,用药方法,医师签字,配方人签字,核对、发药人签字,药价,病情诊断。

7. 处方一般用钢笔或蓝色或蓝黑碳素墨水笔书写,字迹要清楚,不得涂改。如有涂改,医师必须在涂改处签字。一般用中文或拉丁文(英文)书写。急诊处方应在左上角盖"急"字图章。

8. 医师开具处方应当使用经药品监督管理部门批准并公布的药品通用名称、新活性化合物的专利药品名称和复方制剂药品名称;开具院内制剂处方时应当使用经省级卫生行政部门审核、药品监督管理部门批准的名称。

医师可以使用由卫生部公布的药品习惯名称开具处方。

9. 处方使用剂量应以《中国药典》或经国家药品监督管理部门批准的说明书为准,如医疗需要,必须超过剂量时,医师在剂量旁重加签字方可调配。

10. 处方上药品数量一律用阿拉伯字码书写。药品用量单位以克(g)、毫克(mg)、毫升(ml)、国际单位(IU)计算;片剂、丸剂、胶囊剂以片、丸、粒为单位,注射剂以支、瓶为单位,并注明含量。

11. 一般处方保存一年,到期登记后由院长或副院长批准销毁。麻醉药品和精神药品处方按照"麻醉药品和精神药品使用管理制度"的规定。

12. 对违反规定,乱开处方,滥用药品的情况,调剂科(室)有权拒绝调配,情节严重应报告院长、业务副院长或主管部门检查处理。

13. 药师对每一张处方均应审核,有权监督医师科学用药、合理用药,并给予用药指导。

二、麻醉药品、精神药品调剂管理制度

1. 贯彻落实《麻醉药品和精神药品管理条例》,建立由院长或主管院长负责,医、药、护和保卫等部门参加的"麻醉药品和精神药品管理领导小组(以下简称管理小组)",结合医院实际情况制定《麻醉药品、第一类精神药品管理制度》,定期组织专项检查,保证麻醉药品、第一类精神药品安全及合理用药。

2. 在管理小组领导下,调剂科(组)对各药房、各病区的麻醉药品、第一类精神药品的固定基数做出规定,在药学部(科)备案。当固定基数需改变时应经管理小组批准。

3. 调剂科(组)及需要储存麻醉药品、第一类精神药品的临床科室贮存麻醉药品、第一类精神药品,必须使用专用保险柜,实行双人双锁管理,钥匙指定由麻醉药品、第一类精神药品专管人员和药品保管员保管。调剂科(组)与临床用药科室实行基数管理,基数卡需注明所用药品名称、规格、批号、数量,各部门领用时由双方麻醉药品管理人员及负责人签字确认,人员变更时,须办理相应变更手续。

4. 开具麻醉药品、精神药品使用专用处方。处方格式及处方用量按照《处方管理办法》的规定。

5. 门诊药房应当设立麻醉药品发药窗口,有明显标识,并由专人负责麻醉药品、第一类精神药品调配。

6. 调剂科(组)应指定符合资质的药学专业技术人员管理麻醉药品、第一类精神药品,做好相应的登记,做到"日清日结"。调配人员应严格按照麻醉药品、精神药品处方管理规定审核和调配。调剂科(组)贮存的麻醉药品、第一类精神药品必须有严格的安全防范措施。每天下班(或交接班)前,管理人员应核对药品和登记交接班等相关记录。

7. 处方的调配人、核对人应当仔细核对麻醉药品、精神药品处方,对不符合规定的麻醉药品、精神药品处方,拒绝发药。调配人、核对人在双人完成处方调剂后,应当分别在处方上签名或者加盖专用签章。

8. 应当对麻醉药品、第一类精神药品处方进行专册登记,登记内容包括发药日期、患者姓名、品名、规格、用药数量。专册登记保存期限为3年。

9. 门诊癌症疼痛患者和中、重度慢性疼痛患者需长期使用麻醉药品和第一类精神药品的,首诊医师应当亲自诊查患者,建立相应的病历,要求其签署《知情同意书》。

病历中应当留存下列材料复印件:

(1) 二级以上医院开具的诊断证明。

（2）患者户籍簿、身份证或者其他相关有效身份证明文件。

（3）为患者代办人员身份证明文件。

（4）《知情同意书》（原件）。

用量按照《处方管理办法》第二十四条的规定（参见表2-1）。门（急）诊癌症疼痛患者和中、重度慢性疼痛患者需长期使用麻醉药品和第一类精神药品注射剂的可以带出医疗机构使用（哌替啶除外）。

表 2-1　麻醉药品、精神药品常用剂量

药品类别	患者类别	注射剂型	其他剂型	控缓释剂型
麻醉药品和第一类精神药品	门（急诊）患者	一次常用量	三日常用量	七日常用量
	门（急诊）癌症患者	三日常用量	七日常用量	十五日常用量
	住院患者	一日常用量	一日常用量	一日常用量
第二类精神药品	所有患者	七日常用量	七日常用量	—

10. 非长期使用麻醉药品和第一类精神药品的门诊癌症疼痛患者和中、重度慢性疼痛患者,麻醉药品注射剂仅限于医疗机构内使用。

11. 对于需要特别加强管制的麻醉药品,盐酸哌替啶处方为一次常用,仅限于医疗机构内使用。

12. 患者使用麻醉药品、第一类精神药品注射剂的,再次调配时,应当要求患者将原批号的空安瓿交回,并记录收回的空安瓿或者废贴数量。

13. 患者不再使用麻醉药品、第一类精神药品时,应当要求患者将剩余的麻醉药品、第一类精神药品无偿交回医院,由医院按照规定销毁处理;各病区剩余的麻醉药品、第一类精神药品应办理退库手续。

14. 调剂科（室）应当对麻醉药品和第一类精神药品处方,按年月日逐日编制顺序号。

15. 麻醉药品和第一类精神药品处方保存期限为 3 年,第二类精神药品处方保存期限为 2 年。

三、有效期药品管理制度

1. 药品是规定有效期的特殊物质,为了保障临床用药安全有效,防止药品过期失效,造成损失,特制定本制度。

2. 调剂科（组）主任（组长）明确指定效期药品管理员,负责有效期药品管理、登记、定期检查。

3. 调剂科（组）从药库领取药品时,应控制品种、数量和有效期,既要保障临床用药的需要,又要防止过期失效。

4. 有效期药品应按批号存放,遵循先进先出、近期先出和按批号调配的原则。

5. 发现临近失效期且用量较少的药品要及时向科室报告,以便各药房间调剂使用。不能调剂或调剂后不能在有效期内用完的品种应及时由药品供应科（组）与药品供应商联系退货事宜。

6. 药房对距失效期 3 个月的常用药品不能领用;发给患者带走的效期药品,必须计算在药品用完前有一个月的时间;院内使用的效期药品应在距失效期前1月发出。失效的药品不能发出。

四、药品不良反应报告制度

1. 根据国家卫生部发布的《药品不良反应报告和监测管理办法》制定本制度。

2. 指定专人负责药品质量投诉和不良反应的收集、整理、核实、归档、上报工作。

3. 发现可能与用药有关的不良反应时填写《药品不良反应报告表》(医疗单位使用),交医院药品不良反应监测中心统一处理。

4. 一旦判断是药品不良反应,应组织相关临床科室治疗,对患者及其家属进行相关的解释。待患者情况稳定后,填写药品不良反应报表,内容尽量详尽。并按规定逐级上报。

5. 对严重、罕见或新发现的药品不良反应必须在72小时内上报。

6. 负责将国家、省不良反应中心反馈的药品不良反应信息定期传递给各临床科室。

7. 在省级药品不良反应监测中心的指导下,积极组织参加药品不良反应学术活动,开展有关宣传、咨询、教育、培训及科学研究,编辑出版药品不良反应信息刊物。

8. 发现药品不良反应隐情不报者,如实上报院药品不良反应领导小组,由其根据情节轻重,查实后在质量考核中处罚。

五、用药错误登记制度

1. 为加强药物临床应用安全管理,降低临床用药错误,避免药物不良事件的发生,保障医疗质量和医疗安全,特制定本制度。

2. 建立用药错误监测报告制度,对院内已发生的用药错误报告进行分析反馈,提醒医务人员,通过适当改进用药环节和培训,预防此类错误再次发生。

3. 药剂人员严格按照"四查十对"审核处方,若发现用药差错,应停止配方,与医生沟通后进行更正,并及时进行记录错误。

4. 每季度收集临床用药信息及药剂人员登记的错误记录,并对其中用药错误情况进行汇总分析研究,报告相关管理部门,提出合理用药建议及干预措施,并将典型、严重、易错等用药错误在医院内告示,警示所有医务人员。

5. 发生重大医疗用药差错事件,立即进行事实搜集和调查,并填写《用药错误登记表》,完整真实记录事实内容,保留适当的药物证据(例如包装和标签等),上报医院,迅速采取应对措施,降低对患者的损害及对社会造成的不良影响。

6. 错误发生后,相关人员及管理人员应寻找发生错误的原因和提出避免复发的办法。

7. 实施用药动态分析,关注医院药品使用异常情况,每季度针对异常药品使用情况进行抽检分析,确定该药品使用是否准确合理,若存在使用不合理情况,则应汇总整理上报医院药事管理与治疗委员会,由其讨论决定处理。

六、调剂室交接班制度

1. 调剂室具有24小时工作的连续性,为了提高调剂室管理水平,保证调剂工作顺利进行,增强值班人员的责任,特制定"药品调剂室交接班制度"。

2. 交班时必须说明本班次工作情况,将本班次未完成、需要下班次完成的工作进行移交,填写《交接班记录本》,并由交接双方签字。

3. 特别注意特殊管理药品使用情况,清点麻醉药品、核对第一类精神药品及贵重药品并转交接班人员,填写《麻醉药品交班本》,未使用的注明"未使用特殊管理药品"。

4. 交班调剂人员应将正在处理的患者取药、退药等工作处理完毕,方可离岗。

5. 接班调剂人员应认真阅读《交接班记录本》和《麻醉药品交班本》,核对账与物,确认无误后签字。

6. 有不能自行处理或交接班双方有异议的应按程序及时报告、处理。

第三章　调剂学的相关基础理论

无论在医疗、保健机构还是社会药房,药师职业在人类健康事业中的作用愈来愈突出,药师任务将发生质的转变:将成为健康领域的专业人员,负责提供患者关怀,保证最佳的药物治疗结果。药师担负重大的社会责任,尤其负责调剂工作的药师们,对患者安全、有效、经济和适宜的药物治疗全过程负责,在药物治疗中担当承前启后的关键角色,要具有娴熟的业务技术水平,必须持之以恒地进行药学基础理论、基本知识和基本技能(即"三基")的培养训练,特别加强与医院药学和临床药学相关的医学基础理论和基本知识的学习,提高临床药物治疗和药学服务能力,保障人民大众用药安全、有效、经济和适宜。

调剂学是药学科学的一个分支学科,是一门药学综合性的应用学科,支撑该学科发展的基础理论不仅来自药学科学,而且汲取医学科学与社会科学的相关基础理论,以适应现代药学技术人员从事药品调剂工作的需要。因此,对调剂学学习过程中所需要的相关学科的基础理论有梗概的了解,无疑对调剂学学习大有益处。

第一节　药理学与临床药理学理论基础

药理学是以动物为对象,临床药理学主要是以人体为对象,研究药物与机体(包括病原体)之间相互作用规律及其原理的学科。其研究内容包含两大方面:

1. 药效动力学　药效动力学简称药效学,旨在研究药物对机体的作用及机制,以及药物的剂量与效应之间关系的规律,阐明药物防病治病的原理。

2. 药物代谢动力学　药物代谢动力学亦称为药物动力学,简称药动学,是通过数学模型来研究机体对药物处置的过程,即药物的吸收、分布、代谢和排泄过程随时间推移不断变化的规律,利用数学模型和函数关系计算不同时间体内各部位的药量或药物浓度等特征性参数。运用药动学的原理和特征性参数指导临床药物治疗过程中给药方案设计和用药监护的分支学科称临床药物动力学。

一、药物作用机制

（一）作用于受体

大多数药物作用于受体发挥药理作用。药物与受体结合产生效应,一是取决于药物与受体结合的亲和力,即药物与受体结合的能力;二是药物产生效应的能力,即内在活性。因此,药物作用特性表现为:

1. 激动剂（Agonist）　激动剂是能激活受体的配体。药物与相应的受体既有较高的亲和力,又有较强内在活性。能与受体结合并激动受体,产生效应,称为受体激动药或受体激动剂,又称完全激动药。如沙丁胺醇（Salbutamol）和特布他林（Terbutaline）等均为选择性β_2受体激动剂,能有效地抑制组胺等致过敏性物质的释放,有较强的支气管扩张作用,防止支气管痉挛。临床用于治疗支气管哮喘、喘息性支气管炎、肺气肿等。

2. 拮抗剂(Antagonist) 拮抗剂是能阻断受体活性的配体。药物与受体有较强的亲和力,能与受体结合但无内在活性,不能激动受体,却又占据了受体,阻碍激动剂与受体结合,表现为拮抗作用,称为受体阻断药或受体拮抗剂。根据与受体结合的性质,拮抗剂又分为竞争性拮抗剂和非竞争性拮抗剂。

(1) 竞争性拮抗剂:虽具有较强的亲和力,能与受体结合,但缺乏内在活性,结合后不能产生效应,同时占据受体而拮抗激动剂的效应,由于同受体的结合是可逆的,可通过增加激动剂浓度使其达到单用激动剂时的效应水平,此种拮抗剂称竞争性拮抗剂。简而言之,竞争性拮抗剂与激动剂相互竞争与受体结合,可降低激动剂与受体结合的亲和力,但不降低内在活性。如纳洛酮(Naloxone)是阿片受体的竞争性拮抗剂。

(2) 非竞争性拮抗剂:同激动剂的作用相反但不是作用于同一受体,或虽与激动剂竞争同一受体但与受体的结合相当牢固或结合是不可逆的,此种拮抗剂称非竞争性拮抗剂。当有非竞争性拮抗剂存在时,增加激动剂浓度也难以恢复原效应。

3. 部分激动剂(Part Agonist) 是指具有激动剂和拮抗剂二重特性的药物。这类药物与受体有较强的亲和力,而仅有较弱的内在活性,即使浓度增加也不能达到完全激动剂那样的最大效应,但却占据受体而拮抗激动剂的部分生理效应。部分激动剂在单独使用或与受体拮抗剂合用时产生较弱的激动作用,使原有的生理效应增强,呈激动剂的作用,即具有激动剂的特性;在激动剂存在时,加入部分激动剂则使原有的生理效应减弱,产生拮抗作用,即具有拮抗剂的特性。如阿立哌唑(Aripiprazole)是一种多巴胺 D_2 受体部分激动剂,通过对多巴胺 D_2 和 $5-HT_{1A}$ 受体具有部分激动作用及对 $5-HT_{2A}$ 受体拮抗作用,产生抗精神分裂症作用,而不引起运动障碍和催乳素增高,很少引起锥体外系反应。

体内各种组织上的受体数量、分布、亲和力等可受生理、病理、药物多种因素的影响。

(二) 改变细胞周围环境的理化性质

有些药物常常是通过简单的化学反应或物理作用而产生药理效应,如口服氢氧化铝、三硅酸镁等抗酸药中和胃酸,可用于治疗胃溃疡;静脉注射甘露醇,其在肾小管内产生高渗透压而利尿;二巯丁二钠等络合剂可与汞、砷等重金属离子络合成环状物,促使其随尿排出以解毒。此外,渗透性泻药硫酸镁和血容量扩张剂右旋糖酐等通过局部形成高渗透压而产生相应的效应。

(三) 参与或干扰细胞代谢

有些药物是补充生命代谢物质,治疗相应的缺乏症,如维生素、激素、铁制剂、胰岛素及无机盐等,加入机体后可直接参与正常的生理代谢过程,如铁剂补血、胰岛素治疗糖尿病等。有些药物化学结构与正常代谢物非常相似,虽参与代谢过程,但不能产生正常代谢物的生理效应,反而干扰机体正常生理生化代谢过程,称为伪品掺入,亦称抗代谢药。

(四) 对酶的影响

酶是药物作用的主要靶标,多数药物是通过直接抑制酶的活性。如抗高血压药物卡托普利、依那普利、贝那普利、培哚普利等抑制血管紧张素转化酶,发挥降低血压作用;解热镇痛抗炎药抑制环氧酶(COX);抗慢性心功能不全药强心苷抑制 Na^+、K^+-ATP 酶;尿激酶激活血浆纤溶酶原;解磷定使有机磷酸酯抑制的胆碱酯酶复活。

（五）作用于细胞膜离子通道

细胞膜上有许多离子通道，无机离子 Na^+、K^+、Ca^{2+}、Cl^- 等可以通过这些通道进行跨膜转运，有些药物可以直接作用于这些通道，而影响细胞功能。如局麻药抑制 Na^+ 通道，阻断神经冲动的传导；钙拮抗剂可以阻滞 Ca^{2+} 通道，降低细胞内 Ca^{2+} 浓度，致血管舒张，产生降压作用；抗心律失常药可分别影响 Na^+、K^+ 或 Ca^{2+} 通道，纠正心律失常。

（六）影响免疫功能

许多疾病涉及免疫功能。免疫抑制药（环孢素、他克莫司、霉酚酸酯等）用于器官移植的排斥反应；免疫增强药（左旋咪唑、转移因子和干扰素等）通过影响免疫机制发挥疗效，用于免疫缺陷性疾病的治疗。另外，某些药物本身就是抗体（丙种球蛋白）或抗原（疫苗）。

（七）影响核酸代谢

核酸（DNA 及 RNA）是控制蛋白质合成及细胞分裂的生命物质。许多抗癌药是通过干扰癌细胞 DNA 和 RNA 的代谢过程而发挥作用的。例如 5-氟尿嘧啶结构与尿嘧啶相似，掺入癌细胞 DNA、RNA 中后，干扰蛋白质合成而发挥抗癌作用。许多抗生素、喹诺酮类药物，也是通过抑制细菌核酸代谢发挥抑菌或杀菌作用的。

（八）影响生理活性物质及其转运

很多无机离子、代谢物、神经递质、激素在体内主动转运需要载体参与，药物干扰这一环节可产生明显的药理效应。例如解热镇痛药抑制体内前列腺素的生物合成而具有抗炎、镇痛的作用；噻嗪类利尿药抑制肾小管 Na^+-Cl^- 转运载体，从而抑制 Na^+-K^+、Na^+-H^+ 交换而发挥排钠利尿作用。

二、影响药物作用的因素

药物应用后在体内产生的作用和效应常常受到多种因素的影响，例如药物的剂量和剂型、给药途径、给药间隔和持续时间、联合用药等，病人的生理病理状态、个体差异等，都可影响药物的作用的强度，或者改变药物作用的性质。临床药物治疗时，不仅要了解各种药物的作用和用途，还要了解可能影响药物作用的有关因素，以便更好地把握药物使用规律，选对药和用好药，充分发挥药物的治疗作用，避免或减少药物不良反应。

（一）药物因素

1. 剂量　药物不同剂量产生的药物作用是不同的。一般来说，在一定范围内剂量愈大，药物在体内的浓度愈高，作用也就愈强。不同个体对同一剂量的药物的反应存在着差异，即个体差异。因此，给药后密切观察，实时调整给药剂量或给药间隔时间。

2. 剂型　同一药物的不同剂型会产生不同的药物效应。药物剂型可直接影响药物的体内过程，主要表现在药物的吸收和消除过程。一般来说，注射药物比口服吸收快，作用往往较为显著。此外，即使剂型相同，由于制剂的制备工艺及原辅料等的差异，也会对药物的吸收与生物利用度造成影响。

3. 给药途径　不同的给药途径，药物的吸收速率也不同，其吸收速率的一般规律依次由大至小：静脉注射＞吸入＞肌内注射＞皮下注射＞口服＞肛门给药＞经皮给药（贴剂）。

有的药物给药途径不同，可出现不同的作用，如硫酸镁内服导泻，肌内注射或静脉滴注则有解痉、镇静及减低颅内压等作用。

4. 给药时间、给药间隔　一般药物餐前服用吸收较好，发挥作用亦快；易受胃酸影响或对胃肠有刺激性的药物宜餐后服用。有一些药物作用存在节律性,对于这些药物的给药时间应充分考虑人体昼夜节律的影响,如人体内的肾上腺皮质激素在清晨达到分泌高峰,午夜为分泌低值期,选定每日清晨给予此类激素可减轻对腺垂体的抑制作用,并增加疗效。

给药间隔时间应根据患者病情需要和药物的消除速率而定。适当的给药时间间隔是维持血药浓度稳定、保证药物安全有效的必要条件。间隔时间太长,不能维持有效血药浓度而影响疗效;间隔过短可能造成体内药物蓄积,甚至引起中毒。

药物治疗的疗程取决于病情,一般在症状消失后即可停药,但慢性疾病需长期用药者,应根据疗程给药,如抗结核药物治疗一般应至少连续使用半年至一年以上。

5. 联合用药 两种或两种以上药物同时应用或先后应用,有时会产生一定的相互影响。临床上经常有目的地联合用药,主要利用药物间的协同作用以增加疗效或利用其拮抗作用以降低不良反应。而不恰当的联合用药导致疗效降低或出现意外的不良反应。

两种或两种以上药物配伍在一起,引起药理上或物理化学上的变化,影响治疗效果甚至影响病人用药安全,这种情况称为"配伍禁忌"。

无论药物相互作用或配伍禁忌,都会影响药物的疗效及其安全性,必须注意分析,加以妥善处理。

(二)机体因素

1. 生理 不同年龄,特别是新生儿和老人对某些药物的反应与成年人不同。小儿的肝肾功能、中枢神经系统、内分泌系统等尚未发育完善,因此应用某些在肝内代谢的药物易引起中毒,一些经肾排泄的药物如巴比妥类、氨苄西林、地高辛等排泄缓慢,应用时剂量必须减少,肾上腺皮质激素可影响蛋白质和钙磷的代谢,小儿处于生长发育阶段,如长期应用可能影响其生长发育。老年人的生理功能和代偿适应能力都逐渐衰退,对药物的代谢和排泄功能降低,因此对药物的耐受性也较差,故用药剂量一般应比成年人量减少。

性别的不同也会影响药物的作用。妇女在月经、妊娠、分娩、哺乳等特殊时期时,用药应适当注意。在妊娠期和哺乳期,由于某些药物能通过胎盘进入胎体或经乳汁被乳儿吸收入体内,有引起中毒的可能。此外还有一些药物如激素、抗代谢药物等,可致畸胎或影响胎儿发育。

2. 病理 各种疾病状态都可能对药物作用产生影响,其中影响较大的包括肝脏疾患、肾功能损伤、心脏疾病、甲状腺疾病及胃肠道功能失常等。

肝脏疾病可影响药物的代谢酶活性,使药物消除变慢,半衰期延长,引发毒性反应,如茶碱、利多卡因等。肝脏是合成白蛋白的器官,肝硬化病人产生严重的低蛋白血症时,蛋白结合率降低,使药物的游离浓度增高。

肾功能受损时,可使主要由肾脏排泄的药物清除变慢,可能引起不良反应,如氨基糖苷类、地高辛、锂盐等。

3. 遗传 遗传对药物作用的影响已日益引起人们的注意,它涉及与药物转运有关的蛋白、药物作用的受体以及药物代谢酶系等。

4. 生活习惯 吸烟、饮酒等对药物作用的影响也很大。

5. 患者的依从性 患者的依从性即病人依从治疗计划的程度。即使是最好的治疗计划,患者不依从也会失败。非依从性最明显的后果是疾病没有减轻或治愈。非依从性除了增加医疗费用外,还能降低生命质量。如漏用治疗白内障药物可导致视神经损害或致盲,漏用心脏病药物能导致心律失常和心脏停搏,漏用抗高血压药能导致脑卒中,不按医嘱服用处方药物的抗生素能引起感染再次复发并能导致耐药菌的出现。因此,患者是否遵照医嘱用药是药物治疗能否安全有效的关键。提高患者依从性的方法很多,包括建立良好的医患关系、相互信任配合、重视与患者的沟通与交流、临床药师对患者用药指导、积极预防和处理药物不良反应等。

（三）环境因素

1. 污染　工作环境中长期接触一些化学物质会对药物作用产生影响。

2. 时间节律　人体生理功能和疾病发展与环境昼夜变化有着密切的关系。与药物转运有关的许多生理功能,如心输出量、肝肾血流量、各种体液的分泌速度及 pH、胃肠运动等都存在着近日节律或其他周期的生物节律,这就使许多药物的体内过程呈现出相应的节律性,从而影响了药物的作用。

第二节　药剂学理论基础

自 20 世纪 50 年代以来,药剂学教科书或专著包含了制剂学与调剂学。制剂学是研究药物制成的适宜形式即剂型的基本理论、处方设计、制备工艺及质量控制,以适应医疗或预防需要的一门综合性应用技术科学。

然而,调剂学在药剂学中虽然有所介绍,但内容很少。在科学技术取得巨大进步的今天,为了满足大众健康的需求,调剂学就显得尤为重要。

一、药物剂型与制剂

剂型是药物临床使用的最终形式,药物必须制成一定的剂型才能按不同给药途径用药,发挥疗效;制剂是指药物按一定的质量标准,制成某剂型所得的具体药物品种。

（一）剂型

为适应治疗或预防的需要,药物必须制成一定的形式,称为药物剂型,简称剂型。剂型与疗效有密切的关系。

1. 剂型可改变药物的作用性质　如硫酸镁溶液剂口服具有导泻和利胆作用。硫酸镁注射剂具有镇静、解痉、松弛骨骼肌的作用。

2. 剂型能改变药物的作用速度　如注射剂、吸入气雾剂等速效制剂常用于急救;丸剂、缓/控释制剂、植入剂等属长效制剂。

3. 改变剂型可降低（或消除）药物的毒副作用　如氨茶碱口服治疗哮喘病可引起心跳加快,氨茶碱栓剂则可消除这种毒副作用。剂型可产生靶向作用,如静脉注射的脂质体可使药物在肝、脾等器官浓集性分布。

4. 剂型可影响疗效　如片剂制备工艺不同会对药效产生显著影响。

总之,药物与剂型之间存在着辩证关系:药物本身对疗效起主要作用,但是一定条件下,剂型对疗效的发挥起重要甚至是支配的作用。有的药物的剂型不同,则作用完全不同。

（二）制剂

凡根据药典、药品标准或其他适当处方,将原料药物按某种剂型制成具有一定规格的药剂称制剂。同一药物的不同制剂和不同给药途径,会引起不同的药物效应。

二、药物传递系统

药物传递系统(Drug Delivery Systems,DDS)是现代药剂学新制剂和新剂型研究产生与发展的成果。该系统在理论系统、新型制剂和制备工艺的设计、临床治疗中的应用等方面都取得了重大的进展,主要包括口服缓/控释给药系统、脉冲给药系统、经皮给药系统和靶向给药系统(详见第八章)。

1. 缓释制剂(Sustained Release Preparations) 通常是指口服给药后能在机体内缓慢释放药物,使达有效血浓,并能维持相当长时间的制剂。

2. 控释制剂(Controlled Release Preparations) 系指释药速度仅受给药系统本身的控制,而不受外界条件,如 pH、酶、离子、胃肠蠕动等因素的影响,是按设计好的程序控制释药的制剂,如零级释药的渗透泵,脉冲释药的微丸,结肠定位释药的片剂或胶囊以及自动调节释药的胰岛素给药器等。

3. 脉冲给药系统(Pulsatile Release System) 系指口服时将以时控的方式在胃肠道内特定部位释放药物。

4. 经皮给药系统(Transdermal Drug Delivery Systems,简称 TDDs)或称经皮治疗系统(Trandermal Therapeutic Systems,简称 TTS) 是药物通过皮肤吸收的一种方法,药物经由皮肤吸收进入人体血液循环并达到有效血药浓度、实现疾病治疗或预防的一类制剂。

5. 靶向给药系统(Targeted Delivery Drugs System,简称 TDDS) 亦称靶向制剂,指借助载体、配体或抗体将药物通过局部给药、胃肠道给药或注射给药,药物进入全身血液循环而选择性地浓集定位于靶组织、靶器官、靶细胞或细胞内某靶点的给药系统。

因此,靶向制剂不仅要求药物到达病变部位,而且要求具有一定浓度的药物在这些靶部位滞留一定的时间,以便发挥药效,成功的靶向制剂应具备定位、浓集、控释及无毒可生物降解等四个要素。由于靶向制剂可以提高药效、降低毒性,可以提高药品的安全性、有效性、可靠性和病人用药的顺应性,所以日益受到国内外医药界的广泛重视。

三、医院制剂

医疗机构制剂(在各级各类医院称为医院制剂)系指由医院制剂室自配的制剂,以满足本院医疗、科研、教学需要而市场上没有供应的品种。根据《药品管理法》规定,医疗单位配制的制剂不得在市场销售。故医院制剂应执行自配自用的原则。

《药品管理法》和《实施条例》中明确规定医院制剂的配制必须具备的条件:

1. 医疗机构设立制剂室,必须经所在地省、自治区、直辖市人民政府卫生行政部门审核同意、同级人民政府药品监督管理部门验收合格,发给《医疗机构制剂许可证》。无《医疗机构制剂许可证》的,不得配制制剂。

2. 医疗机构配制制剂,必须按照国务院药品监督管理部门的规定报送有关资料和样品,经所在地省、自治区、直辖市人民政府药品监督管理部门批准,并发给制剂批准文号后,方可配制。

3. 医疗机构配制的制剂,应当是本单位临床需要而市场上没有供应的品种,且不得在市场销售或者变相销售,不得发布医疗机构制剂广告。

4. 《医疗机构制剂配制质量管理规范》(试行)简称为质量管理规范(GPP),共十一章六十八条,于2000年12月5日经国家药品监督管理局局务会议通过,2001年3月13日施行,是医疗机构制剂配制和质量管理的基本准则,适用于制剂配制的全过程。

第三节　生物药剂学与药物动力学理论基础

生物药剂学与药物动力学是研究药物及其剂型在体内的吸收、分布、代谢、排泄过程,阐明药物的剂型因素、机体生理因素和药物疗效间相互关系,并应用动力学原理与数学处理方法,定量描述药物在体内动态变化规律的学科。它为正确评价药剂质量,设计合理剂型、处方及生产工艺,为临床合理用药提供科学依据,使药物发挥最佳治疗作用。

学习与掌握生物药剂学与药物动力学的基本理论,为从事药品调剂工作的药学专业技术人员保证药品质量、合理用药、充分发挥药效、降低毒副反应、提高分析和解决问题的能力及树立严谨的科学作风、更好地为患者服务打下良好的基础。

一、药物体内转运机理

用药后,药物在体内的转运(吸收、分布和排泄)必须通过具有复杂结构与生理功能的生物膜(包括细胞膜及各种细胞器的亚细胞膜)。因此,药物的生物转运过程实质上是药物通过生物膜的过程,又称为药物的跨膜转运。药物通过生物膜的过程,依据是否需要载体参与、是否消耗能量及是否伴有膜的变形分为两类。其通过生物膜的能力,主要决定于药物的解离度、脂溶性及相对分子质量。

1. 被动转运(Passive Transport)

被动转运亦称被动扩散,一些脂质性药物,由浓度高的一侧经脂质双分子层向浓度低的另一侧转运,是通过简单的扩散作用进行的,它受药物的浓度、电位和渗透压梯度的制约,但不消耗能量,扩散的速度与膜两侧的浓度差、膜的表面积、渗透系数成正比。当两侧浓度相等时,扩散就停止。大多数药物的转运方式属简单扩散。其特点如下:

(1) 不消耗能量。

(2) 不需载体。

(3) 无饱和及竞争抑制现象。

(4) 受药物分子大小、脂溶性、极性等因素影响。

(5) 当细胞两侧药物浓度达到平衡状态时就停止转运。

极性高的药物(解离状态)不容易穿透由脂质双层组成的细胞膜。弱酸性药物在pH低的环境中解离度小,跨膜转运容易,在酸性胃液中即可被吸收,在酸化的原尿液中也易被肾小管再吸收。弱碱性药物则相反,在碱性肠液中易被吸收,在碱化的原尿液中易被再吸收。

2. 主动转运(Active Transport)

主动转运为一种载体转运,即逆浓度(或电位)梯度转运。其特点如下:

(1) 需要载体。

(2) 消耗能量。

(3) 有饱和及竞争抑制现象。

药物主动转运主要在神经元、肾小管及肝细胞中进行,使药物在体内分布不均匀并影响其消除速度,而与吸收关系较小。例如近曲小管主动分泌青霉素,这一过程受丙磺舒的竞争抑制。

3. 促进扩散(Facilitated Diffusion)

又称易化扩散,是指非脂溶性物质或亲水性物质,如氨基酸、糖和金属离子等借助细胞膜上的膜蛋白的帮助顺浓度梯度或顺电化学浓度梯度,不消耗 ATP 进入膜内的一种运输方式。促进扩散与主动转运一样,需要载体参与。具有载体转运的特征:

(1) 促进扩散有饱和现象。

(2) 可被结构类似物质竞争性抑制。

(3) 促进扩散不消耗能量。

(4) 顺浓度梯度转运,转运速率大大超过被动扩散。

4. 胞饮作用(Pinocytosis)

胞饮作用系指细胞对液体或微粒的吞入作用,细胞膜先内陷把液体或微粒封入,然后加以融合形成一个小泡,之后即脱离细胞膜进入细胞内。胞饮作用对蛋白质和多肽的吸收非常重要。

二、药物的吸收、分布、代谢和排泄

(一) 吸收(Absorption)

药物的吸收是指药物自用药部位进入血液循环的过程。除直接注入血管者外,一般的给药方法都要经过细胞膜的转运。多数情况下药物以被动运转方式吸收。

1. 胃肠道吸收

(1) 口服:先要通过胃肠黏膜,虽然弱酸性药物可在胃中吸收,但大部分仍在肠中吸收。这是由于肠道吸收表面积大,肠的蠕动快,血流量大及药物在肠内溶解较好等原因所促成。

(2) 首过效应(First Pass Effect):药物在通过肠黏膜及肝脏时经受灭活代谢,使得进入体循环的药量减少,这一过程叫做首过效应。

(3) 舌下、经肛门灌肠及栓剂给药:由于接触面小,吸收少而不规则,但由于吸收途径不经过肝门静脉,不受首过效应影响,药物破坏较少,作用较快。

2. 注射给药

(1) 皮下或肌内注射:给药只通过毛细血管壁即被吸收,而毛细血管壁的细胞间隙较宽大,约达 600~1 200 nm,一般药物都可顺利通过,吸收快速而完全。

(2) 静脉、动脉给药无吸收。

3. 呼吸道给药

气雾剂颗粒小,直达肺部,喷雾剂颗粒较大,可达鼻咽部,很少能到达肺部。

4. 经皮给药

经皮给药可有效避免肝首过效应,维持平稳血药浓度。但许多药物对皮肤渗透性差,其主要障碍来自皮肤的角质层。采用多种方法来克服这种障碍,如离子导入、超声波导入、电致孔、透皮吸收促进剂等。

(二) 分布(Distribution)

分布系指药物从血液循环通过各种生物膜向细胞间液及细胞内液转移的过程。

1. 与血浆蛋白结合

药物进入血液后能不同程度地与血浆蛋白(主要是白蛋白)结合。酸性药物一般与清蛋

白结合，碱性药物多与 α_1 酸性糖蛋白结合，少数与球蛋白结合。其结合型药物特点如下：

(1) 活性暂时消失。

(2) 结合是可逆的，按质量作用定律处于动态平衡状态。

(3) 不易穿透毛细血管壁、血脑屏障及肾小球，限制其进一步转运。

(4) 不影响主动转运过程(如肝细胞摄取或肾小管分泌)。

(5) 结合无特异性，有饱和性，有竞争性。如口服抗凝血药(双香豆素类)，血浆蛋白结合约 99%，如同时合用保泰松就会置换双香豆素与血浆蛋白结合，使血浆非结合型抗凝药物浓度增高，抗凝作用加强，以致出血不止。但对于一般药物，被置换出来的非结合型药物将会向组织间液转移或被消除，血浆非结合型药物浓度迅速恢复原来水平，无明显增高。

2. 影响分布的因素

药物在体内的分布多数是不均匀的，且处于动态平衡状态中，即随药物的吸收与排泄不断变化着。决定药物在体内分布的因素很多，包括：

(1) 药物的理化特性：分子大小、脂溶性、极性、pKa、与组织的亲和力及稳定性等。

(2) 局部器官的血流量：血流量大的器官，分布快；反之，分布慢。如脑的血流量约 70 ml/(min · 100 g 组织)，所以静脉注射硫喷妥钠后首先大量进入脑组织发挥麻醉作用。脂肪组织血流量仅 1 ml/(min · 100 g 组织)，但体内脂肪组织比脑组织多 10 倍以上，摄取硫喷妥钠的能力也大，所以硫喷妥钠又逐渐自脑向脂肪转移，以致病人迅速清醒，称为药物在体内的再分布(Redistribution)，脂肪组织是脂溶性药物的巨大储库。

3. 细胞膜屏障

(1) 血脑屏障(Blood Brain Barrier)：在组织学上是由血-脑、血-脑脊液及脑脊液-脑三种屏障组成。

(2) 胎盘屏障(Placenta Barrier)：是由胎盘将母亲与胎儿血液隔开的屏障，它的穿透性和一般细胞膜没有明显区别。

4. 体液 pH 与药物的解离度

在生理情况下细胞内液 pH 较低，约为 7.0，细胞外液 pH 约为 7.4。弱酸性药物在细胞外液解离多，不易进入细胞内；弱碱性药物则相反，容易进入细胞，且在细胞内解离多，不易透出，故细胞内浓度略高。因此，提高血液 pH 可使弱酸性药物向细胞外液转移，使弱碱性药物向细胞内分布增多。弱酸性药物如苯巴比妥中毒时，口服碳酸氢钠使血及尿碱化，脑细胞中药物减少，血浆中药量增多，并促使自尿排泄，是重要的救治措施之一。

(三) 生物转化(Biotransformation)

药物起效快慢取决于药物的吸收与分布，作用的中止时限则取决于药物的消除。药物消除方式主要靠体内生物转化及排泄。药物在体内的生物转化可分为两个步骤：

第一步骤包括氧化、还原或水解过程，产物多数是灭活的代谢物，也有不少药物变为活性或毒性代谢物，因此不能简单地把药物在体内的生物转化叫做解毒作用。

第二步骤为结合过程，与体内的某种代谢物结合的产物一般极性较高，水溶性加大，药理活性减少或消失，药物本身及其作用均趋消除。例如有毒药苯经氧化为苯酚，再与葡萄糖醛酸结合解毒。

药物生物转化要靠酶的促进，主要是肝脏微粒体混合功能酶系统，又称肝药酶。肝药酶的特点有：(1)专一性低，能对许多脂溶性高的药物发挥生物转化作用。其中主要的氧化酶是细胞色素 P-450。(2)具有饱和现象。(3)存在竞争性抑制现象，个体差异很大。(4)可诱导性、可抑制性。诱导剂有巴比妥类、苯妥英、酒精(饮酒)、利福平等；抑制剂有氯霉素、异烟肼、别嘌呤醇、奎尼丁等。参与药物生物转化的酶还有许多存在于细胞内(如线粒体内的单胺氧化酶)及细胞外(如血浆中的胆碱酯酶)。

（四）排泄(Excretion)

排泄是指药物原形及其代谢物从体内通过某些器官向体外转移的过程。

1. 肾排泄　肾脏是最重要的排泄器官。肾小管毛细血管膜的通透性较大，除了血浆蛋白结合的药物外，游离的药物及其代谢物都能通过肾小球过滤进入肾小管。随着原尿水分在肾小管内被动扩散再吸收进入血液循环，那些极性高、水溶性大、不易透入肾小管细胞的药物能顺利通过肾小管而排泄。脂溶性大的药物在肾小管内易被再吸收，排泄变慢。在近曲小管分泌的药物一般排泄较快，有主动转运弱酸性与弱碱性两个转运系统，前者如青霉素类、头孢菌素类、丙磺舒等，后者如苯丙胺、奎宁等，分别由两种载体主动转运。因为转运能力有限，同类药物相互间有竞争抑制作用。例如丙磺舒抑制青霉素排泄可延长并增强其药效。尿液 pH 在 4.5～7.5 间，碱化尿液有利于弱酸性药物的排泄，酸化尿液有利于弱碱性药物的排泄。

2. 胆汁排泄　某些药物经肝生物转化成为极性高的水溶性代谢物后向胆管转运。胆汁排泄多的抗菌药物如利福平、四环素、红霉素等有利肝胆系统感染的治疗。自胆汁排进十二指肠的结合型药物在肠中经水解后再吸收，形成肝肠循环（Hepatoenteral Circulation），并使药物作用明显延长。对于胆道引流病人，这些有肝肠循环的药物的作用时间将明显缩短。

3. 其他排泄途径　药物自乳汁排泄属于被动扩散转运。肺是气体或挥发性药物的排泄器官，饮酒后呼出气体的酒味是尽人皆知的现象。胃内呈强酸性，pKa 大于 5 的碱性药在胃中几乎全部解离，不仅不吸收，还会自血浆向胃中转运，因此吗啡(pKa＝8)中毒时，不管是内服或注射，都应反复洗胃以清除残留胃中及向胃转运的吗啡。

唾液排泄，其浓度与血浆浓度相平衡，可用于临床监测。粪中排泄的主要是口服后未被吸收的药物。汗腺也能排泄某些药物，如 Br^-、I^- 自汗排泄可引起皮炎。

三、药物代谢动力学

药物代谢动力学(Pharmacokinetic，PK)亦称药物动力学，通常简称为药代动力学或药动学。药动学是随着药学和计算机的发展而迅速发展的一门学科，它研究药物在体内量的变化规律，并且从速度论的观点出发，通过数学模型来研究药物在体内吸收、分布、代谢和排泄的过程中经时变化的规律，利用数学模型和函数关系计算不同时间体内各部位的药量或药物浓度等表征性参数。它对药理学、临床药理学、临床药物治疗学、临床合理用药、药物设计以及生物药剂学等都具有指导意义。如运用药动学的原理指导临床药物治疗过程中，优选给药方案和用药监护，发挥其最大疗效、减少毒副反应等重要作用，从而形成新的分支学科，即临床药物动力学(Clinic Pharmacokinetics)。

（一）血药浓度-时间曲线与动力学模型

1. 血药浓度-时间曲线　当药物经各种途径进入体内后，血液则成为药物转运载体。

事实上绝大多数的药物借助血液循环转运到作用部位或受体部位。与此同时,体内药物浓度,由于各种途径的消除,总是随时间变化而变化,最终从体内消失。反映这种变化,通常用血药浓度-时间曲线(Concentration-Time Curve),简称药-时曲线(C-T Curv)表达。

2. 药物动力学模型　为了分析药物在体内处置过程,并用数学方程式表示,就需要建立模拟机体的模型,叫做药动学模型,包括隔室模型、非线性药物动力学模型、生理模型、药理(效)模型、统计矩模型等。但最经典、最常用的是隔室模型。隔室模型是根据药物在体内的配置状况分成若干隔室(Compartment)。隔室是组成模型的基本单位,只要体内某些部位转运性质相似,即可归在同一隔室内,因而隔室不受解剖位置和生理功能的限制。但是隔室划分与器官组织的血流量、药物对该组织的通透性、血浆蛋白结合率、药物对组织的亲和力等因素有关。同一隔室内所有区域中的药物,处在动态平衡状态,即分布均匀,并以同样速率与其他隔室进行药物交换。

(二)药物动力学基本参数

药物动力学参数是指足以代表与决定药动学模型的一些特征性常数。主要有吸收速率常数、表观分布容积、清除率等。

1. 与药物吸收有关的药动学参数

(1)吸收速率常数(K_a)　表示药物在使用部位吸收进入体循环的速度。K_a 改变,可引起血药浓度的改变。药物服用后,血药浓度随着不断吸收而升高,药物的消除也随着血药浓度上升而增加,当吸收速度等于消除速度时,血药浓度达到了峰值(C_{max}),达到峰值的时间为峰时(t_{max})。当 K_a 增大,C_{max} 也增大,而 t_{max} 缩短。反之,K_a 减小,C_{max} 下降,甚至降到最低有效浓度以下。

(2)生物利用度 F　表示药物进入人体循环的量与所用剂量的比值。静脉注射时 $F=1$,口服或肌肉注射时 $F \leqslant 1$。F 改变也影响血药浓度,血药浓度随 F 的增加而升高。药物的 F 值与药物的剂型及其质量有关。口服时,F 与饮食、服药时间都有关。

2. 与药物分布有关的药动学参数

分布容积是体内药量与血浆(或血液)药物浓度的比例因子,即

$$V_d = \frac{A_b}{C}$$

式中:A_b 是指体内药量,C 指血药浓度,而不可能是所谓的"机体浓度"。因此,A_b 与 C 代表的区域不尽一致,以致通常 V 并不代表真实容积,仅仅表示药物在体内分布广窄程度、与血浆及组织蛋白结合程度,故称表观分布容积(Apparent Volume of Distribution,V_d),取容积单位。因此,表观分布容积与血浆蛋白、组织成分结合有关,即:

$$V_d = V_p + V_T \frac{f_u}{f_{uT}}$$

式中:V_p 为血液容积,V_T 为血管外组织容积,f_u 为血管内游离药物分数,f_{uT} 为血管外游离药物分数。可见 V_d 随 f_u 增加而增加,随 f_{uT} 减少而增加。

表观分布容积是制定给药方案一个不可缺少的药动学参数,不同患者应用同一剂量,由于 V_d 值的个体差异,致使血药浓度不同。

（三）与消除有关的药动学参数

消除是指体内某区域（或整个机体）中的原型药物消失与不复存在的过程，实际上它包括所有代谢与排泄作用的总和，用以表达该过程速度的消除速率常数、清除率等。

1. 消除速率常数 K 它表示单位时间内药物从体内总消除的分数，包括肾排泄、胆道排泄、肝代谢以及其他途径消除分数。通常把肾排泄分数（k_r）单列，而肾以外途径所消除分数记为 k_{nr}，则有

$$K = k_r + k_{nr}$$

血药浓度将随着 K 值增加而下降、K 值减小而升高。在多剂量给药时，K 值改变也会改变稳态浓度波动的范围，K 值愈小，波动范围愈窄。

2. 清除率 Cl 它是表示药物体内消除的另一类重要参数，表示机体或器官、组织在单位时间内能清除掉相当于多少体积的流经血液中的药物，单位是体积/时间（1/h，ml/min）。如果药物仅由肝、肾消除时，则药物总清除率等于肝清除率（Cl_H）与肾清除率（Cl_R）之和。

$$Cl = Cl_H + Cl_R$$

又

$$Cl = KV_d$$

表明清除率参数包括了速率与容积两种要素，且具有明确的生理学意义，因此，在临床治疗药物监测中极为有意义。

3. 半衰期 $t_{1/2}$ 它是衡量体内药物消除快慢的时间常数，是指药物在体内消除一半所需的时间，常以血浆中药物浓度下降一半所需时间来表示，故亦称血浆半衰期。它与 K 或 Cl 和 V_d 有如下关系：

$$t_{1/2} = 0.693/K = 0.693 \times \frac{V_d}{Cl}$$

多剂量给药或恒速静脉滴注达稳定时间取决于半衰期，通常需要 3.32 个半衰期达到稳态浓度的 90%，6.7 个半衰期达到稳态的 99%。半衰期改变，达到稳态浓度的时间亦随之改变。半衰期还影响给药间隔（τ）期间的血药浓度波动范围，如果给药时间间隔固定，若半衰期缩短，给药期间的血药浓度波动范围增大。

（四）稳态血药浓度 C_{ss}

当药物以一定剂量重复多次给予时，随着给药次数（n）的增加，血药浓度不断增加，当增加到一定程度时，血药浓度-时间曲线不再升高，而随每次给药有规律地作周期性的变化，这时药物进入体内的速度等于消除的速度，即体内药物浓度达到稳态血药浓度（Steady State Plasma Concentration，记为 C_{ss} 水平，或称坪浓度（Plateau Level），临床药物治疗过程中，对于许多疾病用药在一周或一周以上疗程的，其疗效取决于稳态血药浓度。

四、临床给药方案设计

临床医师对疾病的诊治，首先是诊断，依据临床体征、实验室检查及（或）影像检查等资

料,作出明确诊断。病情确诊后,采用的治疗方法有手术治疗、物理学治疗和药物治疗。其中药物治疗无论从治疗范围还是方便程度,都在疾病治疗中占有极为重要的地位。一旦药物治疗目的确定后,必须选择适当的药物和适当的方法(适合的剂量、适合的时间、适当的给药途径、适当的疗程等),拟定给药方案(Regimen Dosage)。合理的给药方案能够在作用部位达到理想的药物治疗浓度,从而产生最佳的治疗作用和最小的毒副反应。

(一)临床给药方案设计的一般原则

给药方案设计是以达到治疗病人为目的,可以采用不同的给药方式,例如止痛、催眠等仅需要给一次剂量。但多数情况下,需要重复多次给药才能达到期望的浓度,并且维持在有效浓度范围内。有些药物治疗需要在短时间内达到高浓度才有效,如抗生素类、抗癌药物等化学治疗药物,虽然血药浓度大幅度波动,但可防止产生耐药性。因此,理想的给药方案设计应该努力减少毒副反应并避免无效治疗。

当然,不是所有药物都需要严格的给药方案,例如青霉素类、头孢菌素类抗生素,安全范围宽,药物剂量常常根据临床观察,只要血药浓度维持在最低有效血药浓度以上即可。对于治疗指数比较窄的药物,则要求血药浓度波动范围严格控制在最低有效浓度和最低中毒浓度之间;对于在治疗剂量即表现为非线性动力学特征的药物,剂量微小的改变,可能导致治疗效果的显著差异,甚至产生严重的毒副作用,因而制定个体化给药方案十分重要。

(二)决定临床给药方案的因素

临床给药方案是在综合分析多种因素后制定的。

1. 药效学-毒理学因素

合理的给药方案首先建立在药物的安全性与有效性基础上,即该药的药效学与毒理学特性,掌握该药治疗目标疾病的最低治疗剂量、中毒剂量、治疗指数,可能出现的毒副反应,以及血药浓度-反应关系。理想的药物治疗应使靶组织的药物维持在有效浓度范围,即通常称为"治疗窗"(Therapeutic Windows,TM)内,因此,治疗目标疾病理想的给药方案,即希望得到最佳疗效和最低或没有任何药物不良反应。

2. 药物动力学因素

掌握拟用药物的药物动力学特征,如该药的吸收、分布、代谢和排泄的特性及其个体差异,运用药物动力学原理设计给药方案是合适的。因此,只要给出药物在某一剂量的药物动力学参数,就可估算该病人的血药浓度和体内药量。

3. 临床因素

患者的生理状态,如性别、年龄、体重和营养状况,患者的病理状况,如有无肝肾功能不良或充血性心脏疾病以及其他并发疾病。此外还应了解患者的生活习性,如吸烟及(或)嗜酒。因为上述生理病理状况及生活习性均能改变药物动力学参数,致使体内血药浓度发生变化。在药物治疗管理方面,应了解多种药物治疗、给药方案及病人的依从性等。

4. 其他因素

药物的剂型、给药途径,病人遗传差异、特异质、药物过敏史、药物耐药性-依赖性、合并用药的相互作用,以及经济承受能力等。

(三)个体化给药方案计算

药物在体内的过程受多种因素的影响而存在差异,相同的给药方案用于不同的病人其血药浓度和疗效有差异,即使同一病人在不同的身体状态下,血药浓度也不尽相同,不同病人对于相同的血药浓度反应性也有较大差异。要使病人获得有效的治疗效果,并避免不良反应,就要区别对待病人的具体情况,利用药物动力学知识设计个体化的给药方案。

1. 血药浓度与药效的关系

大多数作用于全身的药物,必须进入血液循环系统,转运到受体部位而发挥药效。因此,药物作用(治疗作用与毒副作用)强度与受体部位的药物浓度密切相关。然而,受体部位的药物浓度一般难以直接获得,对多数药物可通过血药浓度间接估算药效,并可以采用控制血药浓度水平来达到最佳药效,即获得最强的治疗作用而不发生毒副作用。

2. 理想治疗血药浓度水平

大多数药物,当血药浓度由小到大变化时,药物效应随之也从无到有,至一定浓度出现毒副作用,并随浓度的增加而增强。一般在最低有效浓度(Minmum Effect Concentration,MEC)与最低中毒浓度(Minmum Toxic Concentration,MTC)之间,为该药的有效浓度范围或称为"治疗窗"。临床给药方案设计目的,就是要保证稳态血药浓度尽可能落在有效浓度范围之内,而且平均稳态血药浓度(Average Steady State Plasma Concentration,记为 $C_{ss,aa}$)应尽可能贴近"治疗窗"的中线,以保证药物治疗的安全性与有效性,尤其对治疗指数低、有效浓度范围狭窄的药物更应特别注意。

3. 达到理想治疗血药浓度水平的方法

(1)控制平均血药浓度水平

对于具有线性药物动力学特征的药物,多次重复给药的药物治疗方案设计,临床上需要控制和调整理想的最佳治疗血药浓度水平(Best Therapeutic Concentration,记为 C_{best}),即保持在平均稳态血药浓度水平的方法。

(2)控制血药浓度波动幅度

平均稳态浓度水平不受给药间隔时间或给药频度的影响,但达稳态时的最高稳态浓度($C_{ss,max}$)与最低稳态浓度($C_{ss,min}$)之差,即波动幅度与给药频度密切相关。

(3)累积因子

多次给药使药物在体内累积,当经历若干次后,即达稳态时,血药浓度不再累积,只在一定范围波动。这种累积程度与给药间隔有关,用累积因子(Accumulation Ratio,R)表示。

(4)负荷剂量(Loading Dose,D_L)

多次给药后欲达到稳态浓度,需要 7 个生物半衰期的时间,即使要达稳态浓度的 90%,也至少需要 3.32 倍半衰期,对于半衰期较长的药物,例如 $t_{1/2}$ 为 8 h,需要两天左右,如果给药方案设计按常规就可能延误某些疾病的治疗,临床上可在首次给予一个较大的冲击剂量,通常称为负荷剂量或初始剂量,其目的是从治疗开始就达到最佳药物浓度。

(四)给药剂量调整方法

合理的给药方案是个体化方案,它可以通过长期的经验积累、循证医学资料来建立,也可借助药物动力学参数来建立,从而使给药方案更科学、快速、方便。即实施治疗药物监测(Therapeutic Drug Monitoring,TDM)可以帮助临床医师实现给药方案个体化。

个体化方案制定包括选定最佳药物,确定剂型、给药途径、给药剂量、给药间隔、给药时间和疗程等。给药剂量(D)中包括初始剂量(或负荷量 D_L)和维持量(D_M)。

首先,要明确治疗的目标浓度,先根据文献报告的该药物有效安全范围确定目标浓度,再进一步按自己临床观察病人用药后的效果和不良反应进行修正。第二,要明确该药的药代动力学参数,从理论上讲,测算出单次给药后的参数,即可估算多次给药后的体内药量和血药浓度。

（五）临床常用的计算方法

1. 静脉注射给药

一室模型静脉注射药物动力学方程:

$$C = C_0 \cdot e^{-Kt}$$
$$\because C_0 = D/V_d, \therefore D = C_0 \times V_d$$

式中:C 为经时浓度,D 为剂量,V_d 为表观分布容积,K 为消除速率常数,C_0 为静脉注射给药初始浓度(静脉注射完即刻浓度)。

例1　一体重 70 kg 的患者,给予氨苄西林钠静脉注射,临床医师希望血药浓度达到 20 mg/L,应该给予的剂量(D)是多少？假设注射用氨苄西林钠为一室模型药物,$t_{1/2}=1$ h,$V_d=0.5$ L/kg。

计算:$D = C_0 \times V_d = 20 \text{ mg/L} \times 0.5 \text{ L/kg} \times 70 \text{ kg} = 700 \text{ mg}$

2. 静脉滴注给药

一室模型静脉滴注药物动力学方程:

$$C = \frac{K_0}{KV_d}(1 - e^{-Kt})$$

式中:K_0 为静脉滴注速率(单位:mg/h),表明血药浓度随滴注时间不断增加,当滴注时间 $t \to \infty$,则 $e^{-Kt}=0$,血药浓度进入稳定状态,即达稳态浓度 C_{ss} (steady state concentration),此时上式为:

$$C_{ss} = \frac{K_0}{KV_d}$$

$$K_0 = C_{ss} \cdot V_d \cdot K$$

式中:C_{ss} 为静脉滴注达稳态时的浓度(单位:mg/L),K(单位:h^{-1})为消除速率常数,V_d(单位:L/kg)为表观分布容积。

例2　以氨茶碱静脉滴注治疗哮喘患者,期望能达到的稳态血药浓度为 10 mg/L,该患者体重 60 kg,应该以什么速度滴注？已知氨茶碱的 $t_{1/2}=6$ h,$V_d=0.3$ L/kg。

计算:$K=0.693/6=0.115\,5$ h^{-1},

$K_0 = C_{ss} \cdot V_d \cdot K = 10 \text{ mg/L} \times (0.3 \text{ L/kg} \times 60 \text{ kg}) \times 0.115\,5 \text{ h}^{-1} = 20.8 \text{ mg/h}$

例3　医师希望上述哮喘患者及早达到期望浓度(即稳态浓度),应给予静脉注射负荷剂量(D_L)多少？

计算:$D_L = 10 \text{ mg/L} \times (0.3 \text{ L/kg} \times 60 \text{ kg}) = 180 \text{ mg}$

即首次 180 mg 氨茶碱加入 50% 葡萄糖注射液 20 ml 稀释后缓慢静脉注射,同时以 20.8 mg/h 速度静滴,血药浓度很快达到并维持在所期望的血药浓度水平。

例 4 对某患者给予羧苄西林静脉滴注 12 h,希望血药浓度维持在 0.15 mg/ml,假定该药为一室模型药物,$t_{1/2}=1$ h,$V_d=9$ L,请设计最佳给药方案。

计算:要求达到浓度 0.15 mg/ml,即达到稳态浓度 $C_{ss}=0.15$ mg/ml。

$$K_0 = C_{ss} \cdot V_d \cdot K = 0.15 \times 9\,000 \times 0.693/1 = 936 (\text{mg/h})$$

以 936 mg/h 恒速静脉滴注,但需经过 3.3 个半衰期才能达到 90% C_{ss},为了使一开始即达 C_{ss} 水平,必须给予负荷剂量(D_L),可由下式求得:

$$D_L = C_{ss} \cdot V_d = 0.15 \times 9\,000 = 1\,350 (\text{mg})$$

所以,最佳给药方案为快速静脉注射 1.35 g,同时以 0.94 g/h 恒速静脉滴注,便能使血药浓度自始至 12 小时滴完一直保持在 0.15 mg/ml。

3. 口服给药

一室模型口服给药药物动力学方程:

$$C = \frac{K_a FD}{V_d(K_a - K)} \cdot (e^{-Kt} - e^{-Kat})$$

当 $t \to \infty$,$e^{-K}=0$,达稳态浓度,其平均稳态浓度(记为 $C_{av,ss}$)的表达式:

$$C_{av,ss} = F \cdot D_m/(K \cdot V_d \cdot \tau)$$
$$D_m = (C_{av,ss} \cdot K \cdot V_d \cdot \tau)/F$$

式中:τ 为给药间隔时间,F 为生物利用度,余如前述。

按照等剂量等间隔多次给药的累积因子 $R=1/(1-e^{-K\tau})$。

若给药间隔时间 $\tau=t_{1/2}$,则 $R=1/(1-e^{-K\tau})=1/(1-0.5)=2$。

例 5 例 2 中哮喘患者,若以每 6 小时 1 次口服氨茶碱,期望能达到的稳态血药浓度为 10 mg/L,该患者体重 60 kg,口服维持剂量(D_m)、负荷剂量(D_L)各是多少?已知氨茶碱的 $t_{1/2}=6$ h,$V_d=0.3$ L/kg,$F=0.96$。

计算:$D_m = (C_{av,ss} \cdot K \cdot V_d \cdot \tau)/F = 10 \times 0.115\,5 \times 0.3 \times 60 \times 6 \div 0.96$
$\qquad = 130$ mg

$D_L = 130$ mg $\times 2 = 260$ mg

4. 肾功能减退患者给药方案设计

肾功能减退患者,由于排泄功能降低,药物消除速率减慢,$t_{1/2}$ 延长,可能引起某些药物体内浓度蓄积,如按常规给药方案用药,可能产生药物蓄积导致毒性反应。为了避免药物蓄积中毒的危险,应依据肾功能状态适当调整给药方案。

肾功能减退患者药物治疗浓度一般与正常人水平相同,因此,只需依据肾功能改变程度,即消除速率变化,适当调整给药剂量或给药间隔。由式 $D/\tau = C \cdot V_d \cdot K$,因 $D=FD$(F

为生物利用度,D 为给药剂量),即 $(FD)/\tau = C \cdot V_d \cdot K$。

可得:

$$C = \frac{FD}{V_d \cdot K \cdot \tau}$$

设定肾功能减退患者的有关药物动力学参数:F'、V_d'、K'、τ',则有:

$$\frac{FD}{V_d \cdot K \cdot \tau} = \frac{F'D'}{V_d' \cdot K' \cdot \tau'}$$

式中:F'、V_d'一般与肾功能减退无关,因此可以简化为:

$$\frac{D}{K \cdot \tau} = \frac{D'}{K' \cdot \tau'}$$

那么,调整给药方案有两种方法:

1. 剂量不变 $D = D'$,延长给药间隔 τ',则有:

$$\tau' = \frac{K}{K'} \cdot \tau$$

2. 给药间隔不变($\tau = \tau'$),减小剂量(D'),则有:

$$D' = \frac{K'}{K} \cdot D$$

药物体内消除途径主要是肾脏(K_r),其他途径一般归结为肾外途径,记为 K_{nr},因此,有 $K = K_r + K_{nr}$。

显然,肾功能减退时,体内消除发生变化的主要是肾内消除速率(K_r)。从而原型药物自肾消除速率常数与肾功能指标——肌酐清除率(Creatinine Clearance Rate,Cl_{cr})有如下关系:

$$K = K_{nr} + Cl_{cr}/100 \cdot K_r$$

Cl_{cr} 正常值为 100 ml/min。一些常用药物的 K_r、K_{nr} 值列于表 3-1。

表 3-1 一些常用药物的 K、K_r 及 K_{nr} 值

药物	K (h^{-1})	K_r(h^{-1})	K_{nr}(h^{-1})	药物	K (h^{-1})	K_r(h^{-1})	K_{nr}(h^{-1})
青霉素	1.4	1.37	0.03	红霉素	0.5	0.37	0.13
氨苄西林	0.7	0.59	0.11	万古霉素	0.12	0.117	0.003
羧苄西林	0.6	0.54	0.06	林可霉素	0.15	0.09	0.06
甲氧西林	1.4	1.23	0.17	黏霉素	0.31	0.23	0.08
苯唑西林	1.4	1.05	0.35	多黏菌素 B	0.16	0.14	0.02
头孢噻吩	1.4	1.34	0.06	利福平	0.5	0.25	0.25
头孢噻啶	0.4	0.37	0.03	异烟肼(快速)	0.53	0.19	0.34
头孢氨苄	0.7	0.67	0.03	异烟肼(慢速)	0.23	0.11	0.12

续　表

药物	$K(h^{-1})$	$K_r(h^{-1})$	$K_{nr}(h^{-1})$	药物	$K(h^{-1})$	$K_r(h^{-1})$	$K_{nr}(h^{-1})$
链霉素	0.27	0.26	0.01	磺胺嘧啶	0.08	0.05	0.03
卡那霉素	0.25	0.24	0.01	磺胺甲噁唑	0.07	0.0	0.07
庆大霉素	0.30	0.28	0.02	甲氧苄啶	0.06	0.04	0.02
四环素	0.08	0.072	0.008	氟胞嘧啶	0.25	0.243	0.07
多西环素	0.03	0.0	0.03	地高辛	0.017	0.009	0.008
金霉素	0.12	0.08	0.008	甲地高辛	0.016	0.009	0.007
吡甲四环素	0.06	0.04	0.02	洋地黄毒苷	0.004	0.001	0.003
氯霉素	0.3	0.1	0.2	毒毛花苷K	0.04	0.03	0.01
甲砜霉素	0.26	0.24	0.02	黄夹苷	0.27	0.26	0.01

例6　庆大霉素正常剂量为 80 mg q8h,对肾功能不良患者($Cl_\sigma = 40$ ml/min),如何调整给药方案?

解　由上表查得庆大霉素 $K_r = 0.28/h$, $K_{nr} = 0.02/h$,代入公式

$$K' = K_{nr} + Cl_\sigma/100 \cdot K_r = 0.02 + 40/100 \times 0.28 = 0.132(h^{-1})$$

如果给药间隔不变,则剂量调整为:

$$D' = D \times K'/K = 80 \times 0.132/0.3 = 35.2(mg)$$

即给药方案调整为 35 mg q8h。

如果给药剂量不变,调整给药间隔为:

$$\tau' = \tau \times K/K' = 8 \times 0.3/0.132 = 18.2(h)$$

两种方案都可以,但以 35 mg q8h 更方便。

五、治疗药物监测

治疗药物监测(Therapeutic Drug Monitoring, TDM)是临床药物治疗学的新发展,其重要手段包括药效学监测和体液药物浓度监测。药效学监测必须具有药效的定量指标,如心率、血压、血糖计量等,但大多数药物缺乏客观定量指标,因此,仅局限于少数药物。随着精密检测仪器和计算机的高速发展,体液药物浓度监测,尤其血药浓度监测成为广泛采用的重要手段。即给予药物后,在适当时间测定血中或体液中的药物浓度,并应用药物动力学的理论和计算机技术,求出有关参数,制订个体化给药方案,以使发挥最佳疗效,又无不良反应。因此,治疗药物监测对临床用药有效性、安全性、经济性起着积极作用。

(一)血药浓度监测

由于血药浓度监测能减少药物代谢动力学引起的个体差异,有利于制订个体化给药方案,并在实施方案过程中针对一些特殊问题进行剂量调整。

剂量调整,指在选定一个剂量后,要保证足够长的给药时间,以便血药浓度上升到稳态值(C_{ss}),通常需要 4~5 个生物半衰期($t_{1/2}$)。如果在稳态时取样测定血药浓度,那么后面给药方案调整就简单地改变给药剂量,使期望浓度与测定浓度的比率成正比,或与这个比率成

反比的方式调整剂量的间隔时间。这种方法适用于大多数药物,对少数具非线性药物动力学特征的药物例外。

(二)有效血药浓度范围

一个药物的有效血药浓度范围未建立,治疗血药浓度监测就无意义。建立某药安全有效的血药浓度范围不是一件易事,须周密的临床观察和熟练的精确判断,其成功与否直接关系疗效指标的意义。

从血药浓度与疗效关系中求得有效血药浓度范围,可用普鲁卡因胺治疗室性心律失常为例。根据 3 000 个血样本测定结果,其有效血药浓度的中位数为 8 $\mu g/ml$,血药浓度<4 $\mu g/ml$不能控制室性心律失常,在 4~8 $\mu g/ml$ 对大多数病人有效,且无毒副反应;少数病人却需 8~12 $\mu g/ml$ 时有效,在此浓度范围仅有轻度毒副反应;>12 $\mu g/ml$ 时毒副反应骤增,16 $\mu g/ml$ 时对心功能有灾难性损害,死亡病例血药浓度几乎都在 17~32 $\mu g/ml$。因此得出结论:普鲁卡因胺治疗室性心律失常有效血药浓度范围为 4~10 $\mu g/ml$。

又如茶碱、硫酸镁用于治疗特定疾病时,经临床观察,对大量资料统计分析,得出有效浓度范围(见表 3-2、表 3-3)。可以看出有效浓度与中毒浓度范围有部分是重叠的。

表 3-2　茶碱治疗哮喘血药浓度-效应关系

浓度		药理效应	
($\mu mol/L$)	($\mu g/ml$)	药效	毒性
17	3		
28	5	最低	
55	10		
83	15	胃肠不适	
		最高	神经敏感
110	20		心律增加
220	40		快速型心律失常、惊厥
330	50		
331		呼吸、心搏骤停	

表 3-3　用于治疗妊娠高血压综合征血清镁浓度-效应关系

浓度		药理效应	
($\mu mol/L$)	($\mu g/ml$)	药效	毒性
3.0	36		
3.5	42	最低	
4.0	48		面色潮红
5.0	60		头晕、嗜睡
6.0	72	最高	呼吸、心律减慢
10.0	120		深部腱反射消失
15.0	180		呼吸停止
25.0	300		心脏停搏

（三）需作血药浓度监测的药物

1. 用于预防性长期治疗的药物

抗癫痫药、抗心律失常药常用于症状发作之前,使病人免于发病。由于缺少终止发作的定量指标,未发病者可能是药物控制的结果,也可能是疾病自身的波动。因此,在很大程度上具偶然性。为了有效地控制发作,必须定期监测病人的血药浓度是否在有效血药浓度范围(见表3-4)。

表3-4　治疗特定疾病而缺少终止发作定量指标的药物

监测药物	有效浓度范围(μg/ml)	中毒浓度(μg/ml)
抗癫痫药		
苯妥英钠	10～20	＞20
苯巴比妥	15～40	＞50
扑米酮	5～12	＞15
乙琥胺	40～100	＞150
卡马西平	8～12	＞15
丙戊酸钠	50～100	＞200
抗抑郁药		
丙米嗪	0.15～0.25	＞0.5
地昔帕明	0.15～0.25	＞0.5
阿米替林	0.12～0.25	
去甲替林	0.05～0.15	
碳酸锂	0.3～1.4 mEq/L	＞2.0 mEq/L
抗心律失常药		
利多卡因	1.5～5	＞7
普鲁卡因胺	4.0～10	＞16
丙吡胺	2.0～5	＞7
奎尼丁	2.0～5	＞10
普萘洛尔	2.0～5	变异不定
胺碘酮	0.7～1.6	＞2.5

2. 治疗指数窄的药物

有些药物的有效浓度与中毒浓度很接近,如氨基苷类抗生素、硫酸镁、强心苷类等在达到有效浓度时,可能已经出现中毒症状。

3. 某些中毒症状与疾病症状极易混淆的药物

某些药物中毒症状与疾病自身症状极易混淆,难于鉴别。强心苷类药物,如地高辛的毒性反应为恶心、呕吐、心律失常等,而这些症状也常见于慢性充血性心力衰竭的病人;氨茶碱过量引起心率失常,而哮喘发作未得到控制也会有代偿性心率加快的症状(见表3-5)。因此,监测这类药物的血药浓度对临床鉴别诊断十分有利。

表 3-5　中毒症状与疾病自身症状极易混淆的药物血药浓度监测

监测药物	有效浓度	中毒浓度
地高辛	0.8～2.0 ng/ml	治疗浓度是中毒浓度的 60%
洋地黄毒苷	10.0～30.0 ng/ml	治疗浓度是中毒浓度的 60%
茶碱	10.0～20.0 μg/ml	>20 μg/ml

4. 具有非线性药物动力学特征的药物

某些药物由于受体内药物代谢酶的制约,在一定血药浓度后,剂量与浓度不成线性关系,即剂量稍有变化,可引起血药浓度急剧升高而出现中毒,如苯妥英钠,此现象称为酶饱和动力学。所以,应该监测这类药物血药浓度,以便控制在最适宜的范围内。

5. 药物相互作用引起动力学参数改变的药物

由于合并用药致使一些药物的药物动力学参数改变,从而使药物浓度增高或降低,此时监测血药浓度,可以进行剂量调整,使血药浓度维持在有效浓度范围内。例如一哮喘病人,口服氨茶碱 100 mg,每日 3 次,哮喘控制且无不良反应。后因并发感染,加用红霉素,每 8 小时一次,每次 0.3 g,三天后病人出现心跳加快,疑为氨茶碱过量反应,经测定氨茶碱的血药浓度为 27 μg/ml。显然,红霉素抑制氨茶碱在体内的消除,使药物蓄积中毒,此时可减少氨茶碱用量或者停用红霉素,改用其他抗生素。

6. 个体间药物动力学的差异

病理原因可使药物动力学个体差异很大,尤其在伴有胃肠功能障碍或心、肝、肾功能不良及影响血浆蛋白结合的疾病时,都会使药物动力学参数发生改变,在这种情况下,通过血药浓度监测,求算个体参数,设计符合病人的用药方案,对于提高疗效、减少毒副反应极为有利。

7. 口服吸收不规则的药物

由于胃肠道吸收不良,药物吸收后进入肝脏,一部分被肝脏药物代谢酶代谢失效(称为肝脏首过效应),或者吸收饱和动力学(吸收零级动力学),这些过程往往因人而异,如水杨酸(包括阿司匹林)、普萘洛尔、三环类抗抑郁药等,尽管用药剂量相同,但药效差异很大,此情况可通过血药浓度监测及时调整剂量。

8. 疑有耐药性或成瘾性的药物

长期应用某药,即使加大剂量疗效也不显著,可能是机体产生了耐药性或成瘾性之故。监测血药浓度即可鉴别诊断。如某些抗生素、安定药、镇痛药与解热镇痛药等。

9. 不遵守医嘱用药的对策

血药浓度监测的另一个重要作用是研究患者合作程度,提高患者遵守医嘱用药,对药物治疗树立信心,接受合理的给药方案。

10. 药物中毒血药浓度监测

对于药物中毒后的血药浓度监测,可以鉴别中毒药物,指导抢救,掌握病情变化,以便采取适当的应急措施(见表 3-6)。

表 3-6　临床需要监测的药物

监测药物	有效浓度范围(μg/ml)	中毒浓度(μg/ml)
地高辛	0.8~2.0 ng/ml	
洋地黄毒苷	10~30 ng/ml	
利多卡因	1.5~5	>7
普鲁卡因胺	4.0~10	>16
丙吡胺	2.0~5	>7
奎尼丁	2.0~5	>10
普萘洛尔	2.0~5	变异不定
美托洛尔	0.025~0.1	
胺碘酮	0.7~1.6	>2.5
美西律	0.5~2.0	>2.5
普鲁帕酮	0.5~2.0	
苯妥英钠	10~20	>20
苯巴比妥	15~40	>50
扑米酮	5~12	>15
乙琥胺	40~100	>150
卡马西平	8~12	>15
丙戊酸钠	50~100	>200
丙米嗪	0.15~0.25	>0.5
地昔帕明	0.15~0.25	>0.5
阿米替林	0.12~0.25	
去甲替林	0.05~0.15	
碳酸锂	0.3~1.4 mEq/L	>2.0 mEq/L
庆大霉素	5~10	峰浓度>12,谷浓度>2
妥布霉素	5~10	峰浓度>12,谷浓度>2
西索米星	5~10	峰浓度>12,谷浓度>2
奈替米星	5~10	峰浓度>12,谷浓度>2
卡那霉素	15~20	峰浓度>30,谷浓度>10
阿米卡星	15~20	峰浓度>35,谷浓度>10
链霉素	15~20	峰浓度>30,谷浓度>5
环孢素	一般最低维持浓度 100~450 ng/ml	

C_{2h}^a 的推荐有效浓度为：

1. 肾移植术后 1 M^b 内为 1 700 ng/ml，1~2 M 为 1 500 ng/ml，2~3 M 为 1 300 ng/ml，4~6 M 为 1 100 ng/ml，7~12 M 为 900 ng/ml；

2. 肝移植术后 0~3 M 为 1 000 ng/ml，3~6 M 为 800 ng/ml，6 M 以后为 600 ng/ml。

他克莫司	5~20 ng/ml	
麦考酚吗乙酯	尚不清楚	

a：C_{2h} 为服药后 2 小时采样测得的浓度；b：M 为时间单位月，下同。

第四节 化学理论基础

一、药物化学

(一) 药物化学的定义与任务

药物化学(Medicinal Chemistry)是建立在多种化学学科和生物学科基础之上,设计、合成和研究用于预防、诊断和治疗疾病药物的一门学科。研究内容涉及发现、发展和鉴定新药,以及在分子水平上解释药物及具有生物活性化合物的作用机理,药物及生理活性物质在体内的代谢过程。其任务是研究药物的化学结构和活性间的关系(构效关系)、药物化学结构与物理化学性质的关系,阐明药物与受体的相互作用,研究药物在体内吸收、转运、分布、代谢与排泄的特征及其代谢产物等。此外,了解药物的基本信息,包括药物的名称、化学结构、理化性质及构效关系等方面内容。

(二) 基本要求

1. 掌握常用药物的名称、化学名称、商品名、化学结构、理化性质、用途及重要药物类型的构效关系,药物分类与化学基本结构的关系。仅以抗生素为例,熟悉 β-内酰胺类抗生素的化学结构、四环素类抗生素的化学结构、氨基苷类抗生素的化学结构、大环内酯类抗生素的化学结构等,根据它们各自的特点,从而发现和合成一系列的新药,为人类防治疾病提供数量众多的武器。

2. 掌握药物在贮存过程中可能发生的化学变化及其化学结构和稳定性之间的关系,以确保用药安全、有效。

3. 掌握一些重要药物在体内发生的与代谢有关的化学变化及与生物活性的关系。

4. 熟悉以光学活性体供药的药物的立体化学结构、生物活性特点及命名,手性药物及其临床药理学与治疗学的意义。

5. 熟悉近年来上市的新药的名称、化学名称、化学结构和用途。

6. 了解影响药效的一些结构因素,药物化学修饰的目的和方法,新药开发的途径和方法。

二、天然药物化学

(一) 天然药物化学的定义及研究内容

天然药物化学(Medicinal Chemistry of Natural Products)是运用现代科学理论与方法研究天然药物中化学成分的一门学科。天然药物一般包括来自植物、动物、矿物、海洋生物以及微生物等多种物质。在我国,天然药物一般都指中药,由于中药中绝大部分都是植物类药物,且古代的称谓是"本草",所以又称中草药,具有我国自己的特点,与中医共同构成了中国民族文化的瑰宝,是中华民族五千年以来繁衍昌盛的一个重要因素,也是全人类的宝贵遗产。

(二) 研究内容

天然药物研究内容概括起来是研究天然药物的生理活性成分或有效成分的结构特点、理化性质、提取分离方法及主要化学成分的结构鉴定等。

1. 研究各种天然药物化学成分和活性成分的结构特点、理化性质、提取分离方法及结构鉴定等知识,以探索其防病治病的原理,并根据已阐明结构的成分,按植物亲缘关系寻找同类成分,以扩大药用植物资源、发掘新的生物活性成分。

2. 研究有效成分在植物体内随生态环境、生长季节、时间消长以及发育阶段的动态变化,以了解和掌握提高中草药品质的变化规律,为规范化种植(GAP)的研究提供科学依据。

3. 研究中草药在加工炮制和贮藏过程中的成分变化,为保证中草药疗效以及中草药及其制剂质量标准的制定和控制提供科学依据。

4. 研究有效成分的构效关系,以便利用先导化合物进行结构修饰和改造,合成或半合成高效、低毒、安全的新的衍生物。

(三)天然药物成分

天然药物成分包括生物碱、糖和糖苷类、黄酮类化合物、醌类化合物、苯丙素类化合物、萜类和挥发油、三萜及其苷类、甾体及其苷类、香豆素类、海洋天然药物等。具有重要生物活性的成分有生物碱、黄酮类、萜类、香豆精等。

1. 生物碱　为一类存在于生物体内、分子中含有氮原子的有机化合物的总称,一般具有碱性,可与酸成盐。游离生物碱具亲脂性,生物碱盐具亲水性。

2. 苷类　为一类经水解后可产生糖和非糖两部分的化合物。非糖部分叫苷元。苷具亲水性,苷元具亲脂性。

3. 挥发油　为一类可随水蒸气蒸馏出来的与水不相混溶的油状液体的总称。具有香味或特殊气味的中药往往都含有挥发油。挥发油具亲脂性。

4. 糖类　为中药中普遍存在的成分类型,包括单糖、低聚糖、多糖。单糖是糖的基本单位;低聚糖是由2～9个单糖脱水缩合而成的化合物。多糖是由10个以上至上千个单糖脱水缩合而成的高聚物。

5. 有机酸　广义的有机酸泛指分子中有羧基的化合物。在植物中多以金属离子或生物碱盐的形式存在。按分子大小又分为小分子有机酸和大分子有机酸。前者极性大,具亲水性;后者极性小,具亲脂性。

6. 树脂　为植物组织中树脂道的分泌物,性脆,受热时先软化而后变为液体,燃烧时发生浓烟并有明火。树脂具亲脂性。按结构又分为树脂酸(主要为二萜酸、三萜酸及其衍生物)、树脂醇(分子中具羟基)、树脂烃(为一类结构复杂的含氧中性化合物)类。

7. 氨基酸、蛋白质和酶

(1)氨基酸:分子中含有氨基的羧酸。构成蛋白质的多为α-氨基酸,为亲水性。在等电点时,溶解度最小。

(2)蛋白质、多肽:蛋白质为二十多种α-氨基酸通过肽键首尾相连而成的高分子化合物,多肽亦为。但二者相对分子质量不同,一般将相对分子质量在5×10^3以下的称为多肽,而相对分子质量介于$5 \times 10^3 \sim 1 \times 10^7$之间的称为蛋白质。蛋白质在冷水中溶解且成胶体,在热水、60%以上乙醇及其他有机溶剂中变性沉淀。

(3)酶:是有机体内具有催化作用的蛋白质,其催化作用具有专属性,如特定的酶可催化水解特定的苷。酶的性质和蛋白质相同。

8. 鞣质　又称单宁或鞣酸，为一类分子较大、结构复杂的多元酚类化合物的总称。可与蛋白质结合成难溶于水的鞣酸蛋白。为亲水性物质。

9. 植物色素　为植物中具有颜色的成分的总称。依溶解性又分为水溶性色素和脂溶性色素。前者主要指一些有颜色的苷、花青素，后者主要包括叶绿素、胡萝卜素等。

10. 油脂和蜡　油脂为一分子甘油和三分子脂肪酸脱水结合形成的酯，主要在种子中，常温下为液体。蜡为高级不饱和脂肪酸和一元醇生成的酯，主要在植物茎、叶的表面，常温下为固体。均为亲脂性成分。

（四）中草药有效成分的提取

中草药有效成分提取的常用方法有溶剂提取法、水蒸气蒸馏法、升华法。

1. 溶剂提取法

提取原理是根据中药化学成分与溶剂间极性"相似相溶"的原理，依据各类成分溶解度的差异，选择对所提成分溶解度大、对杂质溶解度小的溶剂，依据"浓度差"原理，将所提成分从药材中溶解出来。

2. 水蒸气蒸馏法

适于具有挥发性、可随水蒸气蒸馏不被破坏、与水不反应且与水分层的成分的提取。中药中主要用于挥发油、某些挥发性生物碱、少数挥发性蒽醌苷元、香豆素苷元的提取。

3. 升华法

中药中的某些固体成分在受热低于其熔点的温度下，不经液态直接成为气态，经冷却后又成为固态，从而与中药组织分离的这种性质称为升华，这种提取方法称为升华法。中药成分有少量具有升华性，如游离羟基蒽醌类成分、一些小分子香豆素类、有机酸类成分等。

（五）中草药化学成分的分离方法

一般分离方法有萃取、沉淀、结晶、盐析、膜分离、柱色谱等方法。

1. 萃取法　系指利用混合物中各单体组分在两相溶剂中的分配系数（K）不同而达到分离的方法。

2. 沉淀法　系指于中药提取液中加入某些试剂或溶剂，使某些成分沉淀而使所要成分与杂质分离的方法。

3. 盐析法　系指在中药水提取液中加入某些无机盐至一定浓度或达到饱和状态，可使某些成分由于溶解度降低而沉淀析出。常用的无机盐有 $NaCl$、Na_2SO_4 等。

三、生物化学

（一）生物化学的定义及其任务

1. 生物化学（Biochemistry）的定义　生物化学是运用化学、物理学和生物学的现代理论和技术，研究生物体的物质组成与结构、物质代谢与能量转变，以及这些变化与生理机能之间关系的一门科学。即在分子水平上研究生命现象的化学本质及生命活动过程中化学变化规律的科学。

2. 生物化学的任务　生物化学主要研究生物体分子结构与功能、物质代谢与调节以及遗传信息传递的分子基础与调控规律。

（二）生物化学研究的主要内容

糖类、蛋白质、核酸和脂类是生物体的四大类基本物质。此外生物体还含有可溶性糖、有机酸、维生素、激素、生物碱及无机离子等。

1. **糖类**　糖类系多羟基醛或多羟基酮及其缩聚物和某些衍生物的总称,是组成人体的重要成分之一,占人体干重的 2%。

(1) 糖的分类:依分子结构差异,分为单糖、寡糖、多糖和糖缀合物。

① 单糖(Monosaccharide)系不能被水解成更小分子的糖类,如葡萄糖、果糖、核糖等。单糖是糖类中最简单的一种,是组成糖类物质的基本结构单位,也称简单糖。

② 寡糖(Oligosaccharide)是由单糖缩合而成的短链结构(一般含 2~6 个单糖分子),其中双糖或称为二糖,水解时生成 2 分子单糖,如麦芽糖、蔗糖和乳糖等。三糖,水解时生成 3 分子单糖,如棉子糖。此处还有四糖、五糖等。

③ 多糖(Polysaccharide)是由许多单糖缩合而成的长链结构,水解时产生 20 个以上单分子的糖类。多糖与人类生活关系极为密切。包括以下几种:同多糖,即水解只产生 1 种单糖或单糖衍生物,如糖原、淀粉、壳多糖等;杂多糖,水解产生一种以上的单糖或/和单糖衍生物,如透明质酸、半纤维素等。糖类和蛋白质、脂质等生物分子形成共价结合物称为糖蛋白、蛋白聚糖和糖脂等。

(2) 糖的生物学功能:糖类在生命活动过程中起着重要的作用,是一切生命体维持生命活动所需能量的主要来源。糖在生物体内经过一系列的分解反应,释放出大量能量,可供生命活动之用。同时,糖分解过程形成的某些中间产物,又可作为合成脂类、蛋白质、核酸等生物大分子物质的原料。

2. **蛋白质**　蛋白质是由许多氨基酸通过肽键相连形成的高分子含氮化合物。组成人体蛋白质的氨基酸仅有 20 种,除甘氨酸外,其他均属 L-氨基酸。

(1) 氨基酸的分类:非极性疏水性氨基酸,极性中性氨基酸,酸性氨基酸,碱性氨基酸。

(2) 蛋白质的生物学功能:没有蛋白质就没有生命,它在生命过程中起着重要作用。

① 构建人体:蛋白质是一切生命的物质基础,是机体细胞的重要组成部分,是人体组织更新和修补的主要材料。

② 代谢调节作用:参与构成酶、激素和部分维生素。酶的化学本质是蛋白质,催化特定化学反应的酶系的化学本质是蛋白质,如生长激素由 191 个氨基酸分子合成、胰岛素由 51 个氨基酸分子合成、甲状腺素等。

③ 免疫保护作用:构成机体的免疫功能特异的蛋白质,免疫细胞和免疫蛋白。包括白细胞、淋巴细胞、巨噬细胞、抗体(免疫球蛋白)、补体、干扰素等。

④ 物质的转运和贮存:维持机体正常的新陈代谢和各类物质在体内的输送。如载体蛋白可以在体内运载各种物质;血红蛋白输送氧;脂蛋白输送脂肪、细胞膜上的受体还有转运蛋白等。

⑤ 运动与支持作用。

⑥ 参与细胞间信息传递:RNA、DNA 螺旋体中核糖核酸是由糖和蛋白质组成。

⑦ 蛋白质能维持机体正常的新陈代谢,维持机体内的渗透压的平衡、体液平衡及酸碱平衡。

⑧ 提供热能。

3. 脂类 包括脂肪(Fat)和类脂(Lipoid)。

(1) 脂肪:即甘油三脂或称之为脂酰甘油,其最重要的生理功能是贮存能量和供给能量。此外,脂肪组织还可起到保持体温、保护内脏器官的作用。

(2) 类脂:包括磷脂、糖脂和胆固醇及其酯三大类,是生物膜的主要组成成分,构成疏水性的"屏障",分隔细胞水溶性成分和细胞器,维持细胞正常结构与功能。此外,胆固醇还是脂肪酸盐和维生素 D_3 以及类醇激素合成的原料,对调节机体脂类物质的吸收,尤其是脂溶性维生素(A、D、E、K)的吸收及钙磷代谢等均起着重要作用。

4. 酶 催化特定化学反应的蛋白质、RNA 或其复合体,是生物催化剂,能通过降低反应的活化能加快反应速度,但不改变反应的平衡点。绝大多数酶的化学本质是蛋白质,具有催化效率高、专一性强、作用条件温和等特点。

5. 核酸 系由核苷酸或脱氧核苷酸通过 $3',5'$-磷酸二酯键连接而成的一类生物大分子,具有非常重要的生物功能,主要是贮存遗传信息和传递遗传信息。

(1) 核酸的分类:①分布于细胞质中的核糖核酸(RNA);②分布于细胞核中的脱氧核糖核酸(DNA)。

(2) 核酸的生理功能:它主要是贮存遗传信息和传递遗传信息。

(三) 物质代谢及调控

1. 新陈代谢(Metabolism) 新陈代谢又称物质代谢,是生物的基本特征之一。系指生物与周围环境进行物质交换和能量交换的过程。包括糖代谢、脂类代谢、氨基酸代谢、核苷酸代谢、生物氧化等。新陈代谢分为三个阶段:

第一阶段:消化吸收。

第二阶段:中间代谢过程,包括合成代谢、分解代谢、物质互变、代谢调控、能量代谢。

第三阶段:排泄阶段。

2. 遗传信息的传递及其调控 生物性状之所以能够代代相传,是靠核酸与蛋白质为物质基础的。在细胞分裂过程中,通过 DNA 复制把亲代细胞所含的遗传信息忠实地传递给两个子代细胞。在子代细胞的生长发育过程中,这些遗传信息通过转录传递给 RNA,再由 RNA 通过翻译转变成相应的蛋白质多肽链上的氨基酸序列,由蛋白质执行各种各样的生物学功能,使后代表现出与亲代极其相似的遗传特征。

(四) 生物化学与药学的关系

生物化学与药学关系密切,药学和药理学在很大程度上是以生化和生理学为基础的,由于大多数药物是通过酶催化进行代谢,因此要了解药物在体内如何进入细胞,在细胞内如何代谢转化,并在分子水平上探讨药物作用机制等,都必须以生物化学为基础。

四、药物分析

药物分析是运用化学、物理化学、生物学以及微生物学的方法和技术来研究化学结构已经明确的合成药物或天然药物及其制剂质量的一门学科。它包括药物成品的化学检验,药物生产过程的质量控制,药物贮存过程的质量考察,临床药物分析,体内药物分析等等。

药品是一种特殊的商品,它直接与人的健康相关联,它的质量要求也十分严格,而且涉及多环节、多学科的综合性工作。药品的质量控制在药品的生产、流通、运输、贮藏等环节必须严格把关,这样才能保证药品的安全有效。

药物分析的基本任务如下:

(1) 药物成品的化学检验工作。

(2) 药物生产过程的质量控制。

(3) 药物贮存过程的质量考察。

(4) 临床药物分析工作。

(5) 药物分析学科还应为相关学科的研究开发提供必要的配合和服务。

第五节　医学理论基础

Ⅰ. 生　理　学

生理学(Physiology)是研究生物机体正常生命活动现象和规律的科学。生命活动的基本特征为新陈代谢、兴奋性、适应性和生殖。

一、细胞的基本概念

细胞是人体的基本结构和功能单位,不同类型的细胞具有不同的功能,但也具有一些相似的功能,即细胞的基本功能。

(一) 细胞的基本结构

人体细胞由细胞膜、细胞质和细胞核组成。

1. 细胞膜主要由蛋白质、脂类和糖类构成,有保护细胞,维持细胞内部的稳定性,控制细胞内外的物质交换的作用。

2. 细胞质是细胞新陈代谢的中心,主要由水、蛋白质、核糖核酸、酶、电解质等组成。细胞质中还悬浮有各种细胞器。主要的细胞器有线粒体、内质网、溶酶体、中心体等。

3. 细胞核由核膜围成,其内有核仁和染色质。染色质含有核酸和蛋白质。核酸是控制生物遗传的物质。

(二) 细胞膜的结构

体内各部分的细胞膜主要由蛋白质、类脂和多糖组成。细胞膜是由双分子层构成,两个脂质分子尾尾相连,起支架作用,在中间形成膜的疏水区,脂质分子的头部为亲水性磷酸基团,分布在膜的内外侧。膜上分布有带电的小孔,水分子能自由通过。具有各种生理功能的蛋白质(酶、泵和受体等)镶嵌于脂质分子中,有亲水性(极性)基团,向外部;有疏水性(非极性)基团,向内部,且该蛋白质的位置可侧向移动。

(三) 细胞膜的物质转运

细胞膜的物质转运方式包括四种:单纯扩散、易化扩散、主动转运和出胞入胞。人体内绝大多数的物质转运属于主动转运。药物即通过这些脂质、蛋白质或孔道而进行转运。

(四) 药物的跨膜转运

药物在体内的转运(吸收、分布和排泄)必须通过具有复杂结构与生理功能的生物膜(包括细胞膜及各种细胞器的亚细胞膜)。因此,药物的生物转运过程实质上是药物通过生物膜的过程,又称为药物的跨膜转运。

药物通过生物膜的过程,依据是否需要载体参与,是否消耗能量及是否伴有膜的变形分类。其通过生物膜的能力,主要决定于药物的解离度、脂溶性及相对分子质量。

1. 被动转运　被动转运(Passive Transport)亦称被动扩散,一些脂质性药物,由浓度高的一侧经脂质双分子层向浓度低的另一侧转运,是通过简单的扩散作用进行的,它受药物的浓度、电位和渗透压梯度的制约,但不消耗能量,扩散的速度与膜两侧的浓度差、膜的表面积、渗透系数成正比。当两侧浓度相等时,扩散就停止。大多数药物的转运方式属简单扩散。

被动扩散的另一种形式是药物通过膜孔转运。这是在流体静压或渗透压下,许多水溶性水分子的转运方式,分子小于膜孔的药物易于通过而且速度较快。一些解离型的小分子,尤其阴离子更易通过,因为膜孔带有正电荷或吸附了阳离子(如钙离子),如某些季铵盐等高度解离的阴离子易于通过膜孔转运。

2. 主动转运　主动转运(Active Transport)为逆流转运,有如下特点:逆浓度梯度转运,必须有细胞膜的载体,且消耗能量,有饱和现象,如果有两个结构类似的药物均由一种载体转运,会发生竞争性抑制转运。主动转运对药物在体内的不均匀分布和药物肾脏排泄的影响较大,与吸收的关系较小。

3. 促进扩散　促进扩散(Facilitated Diffusion)又称易化扩散,是指一些物质在细胞膜载体的帮助下,由膜的高浓度一侧向低浓度一侧扩散或转运的过程,其特点是需有载体,不消耗能量,也不能逆浓度差转运,有饱和现象和竞争性抑制作用,某些强极性的药物由于促进扩散而跨膜转运速度很快,如甲氨喋呤就是通过促进扩散转运进入白细胞的。

二、血液

1. 血液组成　血液由血浆、红细胞、白细胞、血小板组成。在人的体内循环流动的血液,可以把营养物质输送到全身各处,并将人体内的废物收集起来,排出体外。

2. 血液的有形成分和正常值以及它们的生理功能参见第二十一章"常用医学检测指标及其临床意义"。

3. 全血、血浆、血清和红细胞比容概念。

4. 血液凝固的三个基本步骤　①凝血酶原酶复合物的生成;②凝血酶原的激活;③纤维蛋白的生成。

5. ABO血型的分型及其依据　输血时ABO血型之间的相互关系是根据红细胞膜所含的凝集原(即血型抗原)的不同或有无而分为四个基本类型。凡红细胞膜只含A凝集原的为A型,只含B凝集原的为B型,A、B两种凝集原都有的为AB型,不含A、B两种凝集原的为O型。

6. 正常血量　一个体重为65 kg的人,血量约为4 550～5 200 ml。健康人一次失血不超过总血量的10%,不致严重影响正常生理功能;超过总血量的20%,就会引起某些正常生理功能的障碍,特别是中枢神经系统高级部位的功能障碍;失血超过总血量的30%,将引起中枢神经系统功能的严重障碍,如不迅速输血抢救,就会致命。正常血量一次失血达全血量10%,所失的血浆和无机盐可在1～2小时内由组织液渗入血管补充血浆蛋白,一天内恢复。但血细胞和血红蛋白需3周以上才能恢复。

三、血液循环

(一)血液循环的概念

血液循环是封闭式的,由体循环(大循环)和肺循环(小循环)两条途径构成双循环。血液由左心室射出,经主动脉及其各级分支流到全身的毛细血管与组织液进行物质交换,供给组织细胞氧和营养物质,运走二氧化碳和代谢产物,动脉血变为静脉血;再经各级小静脉汇合成上、下腔静脉流回右心房,这一循环为体循环。血液由右心室射出经肺动脉流到肺毛细血管与肺泡气进行气体交换,吸收氧并排出二氧化碳,静脉血变为动脉血;然后经肺静脉流回左心房,这一循环为肺循环。

血液的流动是需要能量的,这些能量主要是心脏搏动产生的,而心脏搏动的能量归根结底又是细胞中的线粒体产生的。

(二)血液循环的主要生理功能

1. 气体运输。血液循环为组织提供氧气,同时带走组织代谢所产生的二氧化碳,完成体内物质的运输,使人体的新陈代谢得以正常地运行。

2. 运输各种内分泌腺所分泌的激素,到达相应的"靶器官"或靶组织,从而实现体液调节功能。

3. 流动的血液所携带的热量有助于维持体热平衡。

4. 运输免疫物质,如血液中的白细胞、淋巴细胞等,通过血液循环才能发挥其免疫防御的功能。

(三)血压

血压(Blood Pressure, BP)指血管内的血液对于单位面积血管壁的侧压力,即压强。由于血管分动脉、毛细血管和静脉,所以,也就有动脉血压(Systolic Blood Pressure, SBP)、毛细血管血压和静脉血压(Diastolic Blood Pressure, DBP)。通常所指血压是指动脉血压。中国人平均正常血压值见表 3-7。当血管扩张时,血压下降;血管收缩时,血压升高。

表 3-7 中国人平均正常血压参考值(mmHg)

年龄(岁)	男 性		女 性	
	收缩压	舒张压	收缩压	舒张压
16～20	115	73	110	70
21～25	115	73	110	71
26～30	115	75	112	73
31～35	117	76	114	74
36～40	120	80	116	77
41～45	124	81	122	78
46～50	128	82	128	79
51～55	134	84	134	80
56～60	137	84	139	82
61～65	148	86	145	83

注:以上统计为1998年完成的,现在人平均血压有所增加,增加4～6个数值。

（四）心血管活动的调节

人体在不同的生理状况下，各器官组织的代谢水平不同，对血流量的需要也不同。机体的神经和体液机制可对心脏和各部分血管的活动进行调节，从而适应各器官组织在不同情况下对血流量的需要，协调地进行各器官之间的血流分配。

1. 神经调节

（1）心脏和血管的神经支配

① 心交感神经及其作用：其节后纤维组成心脏神经丛，支配窦房结、心房肌、房室交界、房室束和心室肌。心交感神经节后纤维释放的递质是去甲肾上腺素，与心肌细胞膜上的β-肾上腺素能受体（β-受体）结合后，能产生心肌收缩力增强、心率加快和房室交界传导加速等效应。β-受体拮抗剂，如普萘洛尔（心得安）等可阻断心交感神经对心脏的兴奋作用。

② 心迷走神经及其作用：心迷走神经属于副交感神经，其节后纤维支配窦房结、心房肌、房室交界、房室束及其分支。心迷走神经节后纤维释放乙酰胆碱，与心肌细胞膜上的M型胆碱能受体（M受体）结合后，可引起心房肌收缩力减弱、心率减慢和心内传导组织的传导速度降低等效应。阿托品作为M受体的拮抗剂，可阻断心迷走神经对心脏的抑制作用。

③ 缩血管神经纤维：节后纤维支配体内几乎所有的血管平滑肌。交感缩血管神经节后纤维释放的递质是去甲肾上腺素，它与血管平滑肌细胞膜上的α-肾上腺素能受体（α-受体）产生缩血管效应，该效应能被α-受体拮抗剂酚妥拉明所阻断。

④ 交感舒血管神经纤维：这类神经纤维主要分布于骨骼肌血管，兴奋时末梢释放乙酰胆碱，使骨骼肌血管舒张，血流量增多。

（2）心血管中枢

心血管中枢是指中枢神经系统中与调节心血管活动有关的中枢部位。心血管中枢分布在从脊髓到大脑皮质的各个水平上，各区域间相互联系，相互配合，使整个心血管系统的活动协调一致，并与整个机体的活动相适应。

（3）心血管反射

心血管反射的生理意义在于使机体血压维持稳定，另一方面，使循环功能适应于当时机体所处的状态和环境变化的要求。心血管反射包括：①颈动脉窦和主动脉弓压力感受性反射；②心肺感受器引起的心血管反射；③颈动脉体和主动脉体化学感受性反射。

2. 体液调节

心血管活动的体液调节，包括由血液运输到全身的内分泌激素，以及局部组织形成的生物活性物质和代谢产物。

（1）肾上腺素（Epinephrine，E）和去甲肾上腺素（Norepinephrine，NE）：E和NE在化学结构上都属于儿茶酚胺类。循环血液中的肾上腺素和去甲肾上腺素主要来自肾上腺髓质的分泌。肾上腺素能神经末梢释放的去甲肾上腺素也有一小部分进入血液循环。肾上腺髓质释放的儿茶酚胺中肾上腺素约占80%，去甲肾上腺素约占20%。肾上腺素和去甲肾上腺素对心脏和血管的作用有许多共同点，但又有各自的特点，这是由于二者的受体结合能力不同造成的。因此，在临床应用上，肾上腺素作为强心药，而去甲肾上腺素主要用于升压。

肾上腺素可与α和β两类肾上腺受体结合，其与心肌细胞膜上β$_1$-受体结合后，使心率加快,心肌收缩力增强,心输出量增多,临床上常作为强心急救药,它作用于血管平滑肌时,其效应取决于血管上 α 和 β 受体的分布情况。在皮肤、肾、胃肠血管的平滑肌上,α-受体在数量上占优势,因而使血管收缩;在骨骼肌和肝脏血管的平滑肌上,$β_2$-受体占优势,起舒张作用;但大剂量时结合骨骼肌和肝血管平滑肌细胞膜上的 α-受体,引起血管收缩。由于肾上腺素对心脏的兴奋作用较强,因此临床上作为强心药用于心脏复苏。大剂量肾上腺素对血管作用是使部分血管收缩,部分血管舒张,因而对总外周阻力影响不大。

去甲肾上腺素主要选择性地激活 $α_1$-受体,与 β-受体结合的能力较弱,因此,去甲肾上腺素可使体内大多数血管收缩,外周阻力增加,血压升高。所以其主要作用是引起外周血管广泛收缩,通过增加外周阻力而使动脉血压升高;对心脏直接作用较小,静脉注射去甲肾上腺素可使全身血管广泛收缩,动脉血压升高;而血压升高又可通过压力感受性反射抑制心脏的活动,并超过去甲肾上腺素对心脏的直接效应,引起心率减慢。因此曾经被临床当作升压药应用。但其升压效应主要是通过强烈地收缩血管实现的,既不能提高心排血量,也不能提高组织的血液供应。现已很少把去甲肾上腺素用为升压药。

(2)血管紧张素(Angiotensin):血管紧张素是一组肽类物质,其中血管紧张素Ⅰ不具有活性,而血管紧张素Ⅱ的血管效应最明显。血管紧张素Ⅱ可直接使全身微动脉收缩,血压升高,也可使静脉收缩,提高回心血量,增加心排血量。血管紧张素Ⅱ可强烈刺激肾上腺皮质球状带,增加醛固酮的合成和释放。后者可促进肾小管对 Na^+ 和水的重吸收,使水、钠排出减少,细胞外液量增加,结果使血量增加,血压升高。由于血管紧张素可通过影响醛固酮的合成和释放来调节血容量,故在血压的长期调节中起重要作用。另外,血管紧张素Ⅱ还可通过促进交感缩血管纤维末梢释放去甲肾上腺素,通过使交感缩血管紧张活动加强,使外周血管阻力增大,血压升高。

因此,血管紧张素Ⅱ的生理效应有:①强烈的缩血管作用;②促进肾上腺皮质分泌醛固酮,增加水钠潴留,降低血钾;③加快缓激肽分解;④增加肾上腺髓质分泌肾上腺素;⑤促使中枢分泌促肾上腺皮质激素和血管加压素。

血管紧张素Ⅰ能刺激肾上腺髓质分泌肾上腺素和去甲肾上腺素,从而使心脏活动加强,心排血量增加,外周阻力升高,血压上升。血管紧张素Ⅲ的缩血管作用较弱,但刺激肾上腺皮质合成与释放醛固酮的作用较强。

由于血管紧张素具有上述强而多途径的血压调节作用,研制出两类抗高血压药:①血管紧张素转换酶抑制剂(ACEI),该类药通过抑制血管紧张素转换酶,阻止血管紧张素Ⅰ变成血管紧张素Ⅱ,使血管紧张素Ⅱ减少,增加缓激肽生成,从而减少由血管紧张素Ⅱ介导的一切作用,达到降压作用,如卡托普利(Captopril)、依那普利(Enalapril)、贝那普利(Benazepril)、培哚普利(Perindopril)、雷米普利(Ramipril)、福辛普利(Fosinopril)、赖诺普利(Lisinopril)、咪达普利(Imidapril)等;②血管紧张素Ⅱ受体拮抗剂(ARB),该类药可选择性阻断血管紧张素Ⅱ受体,从而降低血管紧张素Ⅱ的升压作用,如氯沙坦(Losartan)、缬沙坦(Valsartan)、替米沙坦(Telmisartan)、厄贝沙坦(Irbesartan)、坎地沙坦(Candesartan)、伊贝沙坦(Irbesartan)、依普沙坦(Eprosartan)、他索沙坦(Tasosartan)和奥美沙坦(Olmesartan)等。

(3)血管升压素(Vasopressin):血管升压素又称抗利尿激素,是由下丘脑的视上核和室旁核的神经元合成,由神经垂体贮存并释放的肽类激素。生理剂量的血管升压素的主要作用是促进远曲小管和集合管上皮细胞对水的通透性,从而增加水的重吸收,使尿液浓缩,尿量减少(抗利尿),故又称抗利尿激素。其主要作用是调节机体水的平衡,维持晶体渗透压的稳定。大剂量的血管升压素可引起广泛的血管平滑肌收缩,外周阻力增加,血压显著上升。血管升压素是已知的最强的缩血管物质之一。其作用是通过结合血管平滑肌上的血管升压素受体实现的。在生理状态下对心血管系统无明显的直接作用。只有在极端情况下,如急性大失血时,血管升压素的释放量显著增加,才发挥其缩血管效应,使外周阻力增加,血压升高。

(4) 激肽(Kinin):激肽是一类具有舒血管作用的多肽,主要包括缓激肽和血管舒张素。它们都有强烈的舒血管作用,并能增加毛细血管壁的通透性。在循环血液中的缓激肽和血管舒张素等激肽也参与对动脉血压的调节,使血管舒张,血压降低。

(5) 前列环素(Prostaglandin):前列环素是一类不饱和脂肪酸的衍生物。多数种类前列环素具有舒张血管的作用,其主要功用是调节局部组织的血流量。

(6) 组胺(Histamine):组胺是由组氨酸在脱羧酶的作用下产生的。许多组织,特别是皮肤、肺和肠黏膜的肥大细胞中含有大量的组胺。当组织受到损伤或发生炎症和过敏反应时,都可释放组胺。组胺有强烈的舒血管作用,并能使毛细血管和微静脉的管壁通透性增加,血浆漏入组织,导致局部组织水肿。

(7) 心钠素(Cardionatrin):心钠素,又称为心房利尿钠肽(Atrial Natriuretic Peptide),是由心房肌细胞合成和释放的一类多肽。在人的循环血液中,最主要的是一种由 28 个氨基酸构成的多肽。心钠素可使血管舒张,外周阻力降低;也可使每搏输出量减少,心率减慢,故心输出量减少。心钠素作用于肾的受体,还可以使肾排水和排钠增多,故心钠素也称为心房利尿钠肽。此外,心钠素还能抑制释放肾素和醛固酮;在脑内,心钠素可以抑制血管升压素的释放。这些作用都可导致体内细胞外液量减少。

当心房壁受到牵拉时,可引起心钠素的释放,血浆心钠素浓度升高,并引起利尿和尿钠排出增多等效应。因此,心钠素是体内调节水盐平衡的一种重要的体液因素。心钠素和另外一些体液因素在血压和水盐平衡的调节中还起相互制约的作用。内皮素和血管升压素也都能刺激心房肌细胞释放心钠素。

(8) 阿片肽(Opioid Peptides):体内的阿片肽有多种,阿片肽及其受体在心血管系统的广泛分布成为其对心血管系统生理调控作用的基础。除中枢作用外,阿片肽也可作用于外周的阿片受体。血管壁的阿片受体在阿片肽作用下,可导致血管平滑肌舒张。另外,交感缩血管纤维末梢也存在接头前阿片受体,这些受体被阿片肽激活时,可使交感纤维释放递质减少。

3. 自身调节

在去除神经及体液调节之后,动脉血压在一定的范围内变动时,各器官组织的血流量仍能维持相对稳定。这个过程是通过局部血管自身的舒缩活动调节,即自身调节作用而实现。

四、呼吸

呼吸是人体生命活动的最基本过程之一。机体与外界环境之间的气体交换过程,称为呼吸(Respiration)。人体的呼吸过程包括三个同时进行而又相互连续的环节,即外呼吸[包括肺通气(肺泡和外界的气体交换)和肺换气(血液与肺泡之间的气体交换)〕、气体运输和内呼吸(细胞通过组织液与血液进行的气体交换)。

(一)肺通气

肺通气(Pulmonary Ventilation)是肺与外界环境之间的气体交换过程。实现肺通气的器官包括呼吸道、肺泡和胸廓等。呼吸道是沟通肺泡与外界的通道,肺泡是肺泡气与血液气进行交换的主要场所,而胸廓的节律性呼吸运动则是实现通气的动力。

1. 肺通气的动力　肺泡与外界环境之间的压力差是肺通气的直接动力,呼吸肌收缩和舒张引起的节律性呼吸运动则是肺通气的原动力。

2. 呼吸运动　呼吸肌收缩和舒张引起的胸廓节律性的扩大和缩小称为呼吸运动。主要的吸气肌为膈肌和肋间外肌,主要的呼气肌为肋间内肌和腹肌。此外,还有一些辅助吸气肌,如斜角肌、胸锁乳突肌等。

(1)呼吸的过程:平静呼吸时,吸气是主动的,呼气是被动的,即吸气动作是由吸气肌收缩引起,呼气动作则主要是吸气肌舒张、肺和胸廓的弹性回缩引起,而不是呼气肌收缩。用力呼吸时,吸气和呼气都是主动的。

(2)呼吸运动的形式:根据参与呼吸的呼吸肌的主次可以分为腹式呼吸、胸式呼吸和混合式呼吸;根据呼吸的用力程度可以分为平静呼吸和用力呼吸。

3. 肺通气功能的指标　肺容积、肺容量以及肺通气量是反映肺的气体量的一些指标,包括:

(1)潮气量:每次呼吸时吸入或呼出的气量为潮气量(Tidal Volume,TV)。平静呼吸时,潮气量为400～600 ml,一般以500 ml计算。运动时,潮气量将增大。

(2)肺活量(Vital Capacity,VC):最大吸气后,从肺内所能呼出的最大气量称作肺活量,是潮气量、补吸气量和补呼气量之和。肺活量有较大的个体差异,与身材大小、性别、年龄、呼吸肌强弱等有关。正常成年男性平均约为3 500 ml,女性为2 500 ml。

(3)时间肺活量:也称用力呼气量,用来反映一定时间内所能呼出的气量。时间肺活量为单位时间内呼出的气量占肺活量的百分数。第1 s、2 s、3 s的时间肺活量,正常人各为83％、96％和99％肺活量。

(4)肺通气量:单位时间内出入肺的气体量。一般指肺的动态气量,它反映肺的通气功能。肺通气量可分为每分通气量、最大通气量、无效腔气量和肺泡通气量等。每分通气量指肺每分钟吸入或呼出的气量,即潮气量与呼吸频率的乘积。安静时健康成人每分通气量约6～8 L。每分通气量的最大数值叫最大通气量。成年男子最大通气量可达100～110 L,女子可达80～100 L。无效腔里的气体量称为无效腔气量(无效腔气量通常为150 ml)。

(5)肺泡通气量:是每分钟吸入肺泡的新鲜空气量,等于(潮气量－无效腔气量)×呼吸频率。如潮气量是500 ml,无效腔气量是150 ml,则每次呼吸仅使肺泡内气体更新1/7左右。

各种量之间的关系为:肺泡通气量＝(潮气量－无效腔气量)×呼吸频率。

(二)肺换气的基本原理和过程

1. 肺换气指肺泡气与肺泡毛细血管之间通过扩散而进行的气体交换。两个区域之间的每种气体分子的分压差是气体扩散的主要动力。

2. 在肺泡 PO_2 高于静脉血的 PO_2，其 PCO_2 分压则低于静脉血的 PCO_2，因此，O_2 由肺泡向静脉血扩散，而 CO_2 由肺泡毛细血管的静脉血中向肺泡内扩散，这样，静脉血变成了动脉血。

五、消化和吸收

（一）消化和吸收的基本概念

1. 消化　食物在消化道内被分解成可吸收的小分子物质的过程。

2. 吸收　食物消化后的小分子物质，透过消化道的黏膜进入血液循环的过程称为吸收。

3. 消化的方式　机械消化和化学消化。

（1）机械消化：依赖消化道平滑肌的运动，将食物磨碎，并和消化液充分混合，同时不断地将其向消化道的远端推送，称为机械消化。

（2）化学消化：通过消化腺分泌的消化液中所含有的各种消化酶，对食物进行化学分解，使之成为结构简单的小分子物质的过程，称为化学消化。

4. 消化液　由各种消化腺分泌的消化酶组成，主要成分是水、无机盐和有机物。

（1）无机盐：调节消化道的酸碱环境和渗透压，以便一些重要物质的消化和吸收。

（2）有机物：有机物中最重要的是各种消化酶。

（3）黏液：由空腔脏器分泌（胆汁和胰液中不含黏液），对消化道黏膜具有保护作用。

（二）消化道的内分泌功能

1. 胃肠激素

在胃肠道的黏膜内存在有数十种内分泌细胞，它们分泌的激素统称为胃肠激素。胃肠激素的化学成分为多肽，可作为循环激素起作用，也可作为旁分泌物在局部起作用或者分泌入肠腔发挥作用。由于胃肠道黏膜面积大，所含内分泌细胞数量多，故胃肠道是体内最大的内分泌器官。

2. 胃肠激素的生理作用

（1）调节消化腺的分泌和消化道的运动。

（2）调节其他激素的释放，如抑胃肽刺激胰岛素分泌。

（3）营养作用，如胃泌素促进胃黏膜细胞增生。

3. 脑-肠肽　指中枢神经系统和胃肠道内双重分布的多肽，例如，胃泌素、胆囊收缩素、生长抑素等多肽。

（三）胃内的消化

1. 胃液的成分

（1）盐酸，又称胃酸，基础酸排出量为 0.5 mmol/L，最大酸排出量为 $20\sim25$ mmol/L。盐酸由壁细胞分泌，其排出量与壁细胞数目成正比。

胃酸的作用：①激活胃蛋白酶原，提供胃蛋白酶作用的酸性环境；②杀死进入胃内的细菌，保持胃和小肠的相对无菌状态；③在小肠内促进胆汁和胰液的分泌；④有助于小肠对铁和钙的吸收等。但盐酸过多会引起胃、十二指肠黏膜的损伤。

（2）胃蛋白酶原，由泌酸腺的主细胞合成，无活性，在胃腔内经盐酸或已有活性的胃蛋白酶作用变成胃蛋白酶，将蛋白质分解成膘、胨及少量多肽。该酶作用的最适 pH 为 2，进入小肠后,酶活性丧失。

(3) 黏液,由黏液细胞和上皮细胞分泌,起润滑和保护作用。

(4) 内因子,由壁细胞分泌的一种糖蛋白,其作用是在回肠部帮助维生素 B_{12} 吸收,内因子缺乏将发生恶性贫血。

2. **胃的排空及其调节** 食物由胃排入十二指肠的过程称为胃排空。

(1) 胃排空速度:胃排空速度与食物性状和化学组成有关,糖类>蛋白质>脂肪;稀的、流体食物>固体、稠的食物。

(2) 影响胃排空的因素:①促进因素——胃内食物容量和胃泌素;②抑制因素——肠胃反射和肠抑胃素(促胰液素、抑胃肽、胆囊收缩素等)。小肠内因素起负反馈调节作用。

(四) 胰液的分泌与调节

1. **胰液的分泌** 胰液是由胰腺分泌的主要成分,含有碳酸氢盐和多种消化酶。

(1) 胰液的无机成分:碳酸氢盐,能中和进入十二指肠的胃酸,保护胃黏膜,同时,为胰酶提供适宜的 pH 环境。

(2) 胰腺分泌的消化酶:①胰淀粉酶,分解淀粉为麦芽糖和麦芽寡糖;②胰脂肪酶,分解脂肪为甘油和脂肪酸;③胰蛋白酶和糜蛋白酶,分解蛋白质为多肽和氨基酸;④核酸酶,包括 DNA 酶和 RNA 酶,分别消化 DNA 和 RNA。

2. **胰液分泌的调节** 空腹时胰液基本不分泌,进食后通过神经体液因素引起胰液的大量分泌,以体液因素的作用为主。

(1) 神经调节:食物刺激迷走神经直接引起胰液分泌,或者通过乙酰胆碱作用于 G 细胞,引起胃泌素释放,进而刺激胰腺腺泡细胞分泌胰液。迷走神经引起的是富含酶的胰液分泌。

(2) 体液调节:调节胰腺分泌的体液因素主要有比神经调节重要的促胰液素、胆囊收缩素(CCK)和促胃液素。体液调节比神经调节更为重要。

(五) 胆汁的作用以及分泌调节

1. **胆汁的作用** 胆汁不含消化酶,与消化作用有关的成分是胆盐。胆盐的作用有以下几点:

(1) 促进脂肪的消化和吸收:乳化脂肪,促进脂肪消化;胆汁与脂肪酸结合,促进脂肪酸的吸收。

(2) 促进脂溶性维生素的吸收:由于胆汁能促进脂肪的消化吸收,所以对脂溶性维生素 A、D、E、K 的吸收也有促进作用。

(3) 利胆作用和中和胃酸:通过胆盐的肠-肝循环,可促进胆汁的合成和分泌。

2. **胆汁分泌与排放的调节** 胃肠道内的食物,特别是高蛋白食物是引起胆汁分泌与排放的自然刺激物。胆汁分泌与排放受神经和体液因素的调节,但以体液调节为主。

(1) 神经调节:迷走神经引起的胆汁分泌和胆囊收缩。

(2) 体液调节:胃泌素、促胰液素、胆囊收缩素(CCK)、胆盐。CCK 作用于胆囊。促胰液素作用于胆管系统,促进水和 HCO_3^- 分泌。胃泌素作用于肝细胞和胆囊。进入小肠的胆盐90%以上在回肠末端重吸收,经门静脉回到肝脏,刺激肝细胞分泌胆汁,这一过程称胆汁的肠肝循环。每次循环损失5%。

（六）小肠液的作用与分泌调节

1. 小肠液的作用　大量的小肠液可稀释消化产物,使其渗透压下降,有利于吸收。

2. 小肠液分泌的调节

（1）小肠黏膜对扩张刺激最为敏感,小肠内食糜的量越多,分泌也越多。

（2）在胃肠激素中,胃泌素、促胰液素、胆囊收缩素和血管活性肠肽都有刺激小肠液分泌的作用。

（七）重要物质的重吸收

1. 小肠是各种营养物质吸收的主要部位,原因是:

（1）绒毛及微绒毛加大吸收面积。

（2）食物停留时间长。

（3）食物已被分解成可被吸收的小分子。

（4）淋巴、血流丰富。

2. 糖、脂肪和蛋白质的分解产物大部分在十二指肠和空肠部位吸收,回肠主要是胆盐和维生素 B_{12}吸收的部位。

3. 一些重要物质的吸收特点

（1）机体所能利用的铁为 Fe^{2+},因此吸收的铁为 Fe^{2+},而不是 Fe^{3+}。

（2）葡萄糖、氨基酸等有机小分子在小肠及肾小管重吸收的方式为继发性主动重吸收。

（3）机体能利用的单糖,主要是葡萄糖和半乳糖,通常所说的血糖指的是血中的葡萄糖,因此,单糖的吸收速度应以葡萄糖、半乳糖最快。

（4）中性氨基酸较容易通过极性的细胞膜,因此,吸收比酸性、碱性氨基酸快。

（5）长链脂肪进入血液将增加血流的黏滞性,因此,长链脂肪吸收入淋巴而不是直接进入静脉。而中、短链脂肪酸则直接吸收进入静脉。

六、能量代谢与体温

（一）能量代谢

1. 能量代谢（Energy Metabolism）　机体内物质代谢过程中所伴随的能量释放、转移和利用等称为能量代谢。机体生理活动所需的能量来源于体内糖、脂肪和蛋白质的氧化分解。糖为主要的能源物质,占机体所需能量的 70% 以上。其次是脂肪,而蛋白质供能只在特殊情况下,如长期不能进食或消耗量极大,且体内糖原、脂肪贮备耗竭时,才主要依靠蛋白质分解供能,以维持必需的生理功能活动。

2. 影响能量代谢的因素

（1）肌肉活动:安静时骨骼肌的产热量占总热量的 20%,剧烈运动时可达 90%,因此对能量代谢的影响最大。

（2）精神因素:精神和情绪活动对于能量代谢的影响最显著。当机体处于紧张状态下,能量代谢可显著增高,可能是紧张状态引起肌张力增强以及刺激代谢活动增加的激素（如甲状腺激素、肾上腺素等）分泌增多所致。

（3）食物的特殊动力作用:机体在进食后一段时间内（1～8 h）产生"额外"热量的现象,称食物的特殊动力作用。

（4）环境温度:在 20～30℃ 的环境中能量代谢最为稳定,过高或过低均能增加能量代谢。如温度每升高 1℃,内分泌激素(肾上腺素等)分泌增加,增加产热量。

3. 基础代谢(Basal Metabolism) 基础状态下(空腹、清醒静卧、环境温度 20～30℃、精神安宁)的能量代谢称为基础代谢。单位时间的基础代谢称为基础代谢率(Basal Metabolism Rate,BMR),单位是 kJ/(m² · h),基础代谢不是机体最低的代谢水平,慢波睡眠期间的代谢水平最低。在临床上常以相对值来表示,正常值为±15％,在甲亢时或甲减时则升高或降低。

(二)体温及其调节

1. 体温及其生理波动 体温是指身体内部或深部的平均温度。临床上常用腋窝、口腔或直肠的温度代表体温。其中直肠温度最高,口腔温度最低。体温的生理波动范围<1 ℃。

(1)昼夜节律:2～6 时体温最低,13～18 时体温最高。

(2)性别:成年女性比男性平均高 0.3℃,在一个月经周期中,以排卵日的体温最低。

(3)年龄:儿童略高于成人,新生儿和老年人的体温较低。

(4)肌肉活动:劳动或运动可使体温暂时轻度升高。

(5)其他:精神因素、环境温度等也可引起体温变化。

2. 体温调节 对于人和恒温动物,机体通过神经和体液因素等调控机制,使产热过程和散热过程维持相对稳定,称为自主性体温调节。而机体在不同的环境中采取不同的姿势和行为如增减衣服等以达到保温或降温等,称为行为性体温调节。

七、肾脏的排泄与重吸收功能

正常成人双肾每天生成的肾小球滤过液达 180 L(称为原尿),而排泄尿仅为 1.5 L。表明肾小球滤过液的 99％被肾小管和集合管重吸收,只有约 1％被排出体外。此外,滤过液中的葡萄糖亦全部被肾小管重吸收回血,钠、尿素等也有不同程度的重吸收。肌酐、尿酸和 K^+ 等还被肾小管分泌入管腔中。

(一)肾脏的功能

1. 排泄代谢产物 肾脏是机体最重要的排泄器官,在维持机体内环境中发挥重要作用。人体每天排尿量>500 ml。每昼夜尿量在 100～500 ml 之间,称为少尿。若<100 ml 称为无尿。

2. 调节水、电解质和酸碱平衡 肾脏对水的调节依赖于抗利尿激素,而调节血 Na^+、血 K^+ 的水平则受醛固酮的影响。

3. 内分泌功能 肾脏产生的生物活性物质主要有肾素、促红细胞生成素、羟化的维生素 D_3 和前列腺素、激肽、血管舒张素等,而抗利尿激素不在肾脏产生。

(二)肾小球的滤过作用

肾小球是肾脏排泄代谢废物、调节体液平衡的第一环节,肾小球毛细血管结构和功能的特点对于保证滤过功能有重要意义。

1. 滤过率和滤过分数

(1)肾小球滤过率(Glomerular Filtration Rate,GFR)是指单位时间内(每分钟)两肾生成原尿的量。

(2)滤过分数(Filtration Fraction)是指肾小球滤过率与肾血浆流量之比。

2. 滤过膜 滤过膜由三层结构组成,即毛细血管内皮细胞层、基膜层和肾小囊的上皮细胞层。

3. 清除分数(Fractional Clearance) 是指某种待测特定大小物质的肾小球清除率与另一种可完全经肾小球廓清已知物质清除率的比。

4. 滤过动力 肾小球的滤过动力是指有效滤过压(Effective Filtration Pressure)：

有效滤过压＝肾小球毛细血管血压－(血浆胶体渗透压＋肾小囊内压)

5. 影响肾小球滤过的因素 ①肾小球毛细血管血压；②囊内压；③血浆胶体渗透压；④肾血浆流量,肾血浆流量增加,肾小球滤过率增加；⑤滤过系数。

6. 尿液的浓缩与稀释 细胞外液渗透压的稳定对保证细胞的容积和功能正常极为重要,肾脏在调节细胞外液和维持机体平衡过程中起主要作用。当体内缺水时,机体将排出渗透浓度明显高于血浆渗透浓度的高渗尿(尿的渗透压高于血浆),即尿被浓缩。而体内水过剩时,将排出渗透浓度低于血浆渗透浓度的低渗尿(尿的渗透压低于血浆)。正常人尿液的渗透浓度可在约 $50\sim1\,200$ mOsm/kg H_2O 之间波动。所以,根据尿的渗透浓度可以了解肾的渗透浓度和稀释能力。肾的浓缩和稀释能力在维持体液平衡和渗透压恒定中有极为重要的作用。

7. 血浆清除率(Clearance) 是指两肾在单位时间(一般用每分钟)内能将多少毫升的血浆中所含的某种物质完全清除,这个被完全清除了的某种物质的血浆毫升数就称为肾血浆清除率。

八、内分泌与激素

(一) 内分泌与内分泌系统

内分泌是指内分泌细胞将所产生的激素直接分泌到体液中,并以体液为媒介对靶细胞产生效应的一种分泌方式。

内分泌系统是由内分泌腺和分散存在于机体各处的内分泌细胞组成的一个信息传递系统。其作用与神经系统密切联系,相互配合,共同调节机体的功能活动,维持内环境相对稳定。

(二) 激素

1. 激素的定义 由内分泌腺或散在的内分泌细胞所分泌的高效能生物活性物质,经组织液或血液递送到靶细胞(或靶组织、靶器官),在体内作为信使传递信息,对机体生理过程起调节作用的物质称为激素。

2. 激素的分类

(1) 类固醇激素,如肾上腺皮质激素、性激素。

(2) 氨基酸衍生物,如甲状腺素、肾上腺髓质激素、松果体激素等。

(3) 结构为肽与蛋白质,如下丘脑激素、垂体激素、胃肠激素、降钙素等。

(4) 脂肪酸衍生物,如前列腺素。

3. 激素的作用机制 激素在血中的浓度极低,这样微量物质能够产生非常重要的生理作用,其先决条件是激素能被靶细胞的相关受体识别与结合,再产生一系列过程。

(1) 含氮类激素作用机制：它作为第一信使,与靶细胞膜上相应的专一受体结合,这一结合随即激活细胞膜上的腺苷酸环化酶系统,在 Mg^{2+} 存在的条件下,ATP 转变为 cAMP。cAMP 为第二信使。信息由第一信使传递给第二信使。

(2) 类固醇的作用机制:这类激素是相对分子质量较小的脂溶性物质,可以透过细胞膜进入细胞内,在细胞内与胞浆受体结合,形成激素胞浆受体复合物,复合物通过变构就能透过核膜,再与核内受体相互结合,转变为激素-核受体复合物,促进或抑制特异的 RNA 合成,再诱导或减少新蛋白质的合成。

(三) 几种激素的生理作用

1. 甲状腺激素的生理作用

甲状腺是人体内最大的内分泌腺,对人体机能有广泛的调节作用。对代谢的影响如下:

(1) 产热效应:提高组织耗氧率,增加产热量,基础代谢率升高。

(2) 对物质代谢的影响:生理情况下,促进蛋白质合成、促进糖的吸收、增强糖的分解、抑制糖原合成、促进脂肪酸氧化、加速胆固醇降解。

2. 胰岛素的生理作用

(1) 糖代谢调节作用:促进细胞摄取葡萄糖。血糖浓度升高时,迅速引起胰岛素的分泌,使全身各个组织加速摄取和储存葡萄糖,尤其能加速肝细胞和肌细胞摄取葡萄糖,并且促进它们对葡萄糖的贮存和利用。

(2) 脂肪代谢调节作用:胰岛素对脂肪合成和贮存起着非常重要的作用,不但在肝脏能加速葡萄糖合成脂肪酸,然后贮存到脂肪细胞中,而且脂肪细胞本身在胰岛素作用下也可合成少量脂肪酸。

(3) 蛋白质代谢:胰岛素能促进氨基酸进入细胞,然后直接作用于核糖体,促进蛋白质的合成,它还能抑制蛋白质分解。

3. 糖皮质激素的生理作用

(1) 对糖代谢的影响:分泌不足时,出现糖原减少和低血糖;分泌过多能引起类固醇性糖尿或称肾上腺糖尿。

(2) 对蛋白质代谢的影响:促进肝外组织(肌肉、骨骼、皮肤、淋巴结)的蛋白质分解。

(3) 对脂肪代谢的影响:促脂肪分解,脂肪酸氧化→糖异生增加。

(4) 应激反应中的作用:当机体受到有害刺激(创伤、感染、缺氧、饥饿、寒冷等)以及精神紧张时,血中促肾上腺皮质激素(ACTH)和糖皮质激素增多,可增强对有害刺激的耐受力。

4. 生长激素(GH)的生理作用

(1) 促进物质代谢与生长发育:对机体各个器官与各种组织均有影响(骨骼、肌肉、内脏器官)。

(2) 促进生长:通过促进蛋白质合成、促进软骨骨化和软骨细胞分裂,促进骨骼和肌肉的生长发育,但对脑的生长发育无影响。

(3) 促进代谢:促进蛋白质合成,减少蛋白质分解,减少糖的利用,促进脂肪氧化分解,有利于机体生长和修复。

Ⅱ. 病理生理学

病理生理学(Pathologic Physiology 或 Pathophysiology)是基础医学理论学科之一,主要任务是研究疾病的病因、发病机制和患病机体的代谢和机能变化,从而揭示疾病发生、发展和转归的规律,阐明疾病的本质,为疾病的防治提供理论基础。在临床各学科的医疗实践中,都需要用病理生理学的理论诠释疾病的发生与发展规律,从而作出正确的诊断和改进防治措施。

病理生理学以生理学、生物化学与分子生物学、免疫学、病理学、生物物理学等为基础。因此,这些基础学科在理论和方法学上的每一重大的进步,都将促进病理生理学的发展。病理生理学又是一门与基础医学中多学科密切交叉相关的综合性边缘学科。在医学基础与临床学科之间起到"桥梁"作用。

一、病理生理学的任务和内容

(一)病理生理学的任务

主要任务是研究疾病的病因、发病机制和患病机体的代谢和机能变化,从而揭示疾病发生、发展和转归的规律,阐明疾病的本质,为疾病的防治提供理论基础。

(二)病理生理学的内容

1. 疾病概论　主要讨论疾病的概念、疾病发生发展中的普遍规律,如疾病发生的原因和条件,疾病时稳态调节的紊乱及其规律,疾病的转归等。为正确理解和掌握具体疾病的特殊规律打下基础。

2. 基本病理过程　主要讨论多种疾病中可能出现的、共同的、成套的功能、代谢和结构的变化。如水、电解质代谢紊乱,酸碱平衡紊乱,缺氧,发热,炎症,播散性血管内凝血、应激、缺血再灌注损伤、休克等。

3. 系统器官病理生理学　论述人体几个主要系统的某些疾病在发生、发展过程中可能出现的一些常见而共同的病理过程。如心血管系统的心力衰竭,呼吸系统的呼吸衰竭,肝胆系统的肝性脑病和黄疸,泌尿系统的肾功能衰竭等。

二、疾病概论

(一)健康与疾病

1. 健康　世界卫生组织提出"健康不仅是躯体没有疾病,还要具备心理健康、社会适应良好和有道德"。

2. 疾病　由于致病原因作用于机体,使机体内环境的稳定(即内稳态)受到破坏,引起的损害与抗损害斗争的异常生命过程。

(1)任何疾病都是有致病原因的。

(2)"内稳态"调节紊乱使机体出现功能、代谢、形态变化。

(二)病理过程与病理状态

1. 病理过程是指在不同疾病中共同存在的功能、代谢和形态变化的过程。它们可见于不同的疾病,一种疾病可包括几种病理过程。

2. 病理状态是指疾病或病理过程结束后遗留的一种状态。

三、病因学总论

(一)疾病发生的原因

病因的种类很多,一般分为以下几类:

1. 物理性因素　机械力、高温、低温、电流、大气压变化、电离辐射等。

2. 化学性因素　强酸、强碱、化学毒物、生物性毒物等化学性因素。

3. 生物性因素　各种病原微生物和寄生虫。

4. 营养性因素　饮食摄入过多引起肥胖病,营养不足带来各种营养缺乏症。

5. 精神性因素　异常激烈的情绪变化。

6. 遗传性因素　遗传物质基因突变或染色体畸变所引起的疾病。

（二）疾病发生的条件

1. 疾病发生除了致病原因以外,还有某些条件或诱因,它们改变机体的抵抗力和病因的致病力,它们不决定疾病的特异性,也不总是引起疾病所必需的因素,但它们影响着疾病的发生和病因作用的后果,通常称为条件。

2. 一个病因在某一疾病过程中,可以是引起该病的原因,但在另一疾病过程中,则可能作为条件。

四、发病学总论

（一）疾病发生的一般规律

疾病过程中的因果转化原始病因作用引起某种损害,这种损害是原始病因作用于机体的结果,这个结果又可作为原因,引起新的变化。这样原因和结果交替进行,形成连锁反应,疾病就不断发展起来。

疾病过程中损害与抗损害的反应：

1. 疾病过程中造成的损害性变化,如组织细胞的变性坏死,物质代谢的紊乱以及器官功能障碍。

2. 抗损害的各种反应,包括机体防御适应性反应和代偿性变化,如代谢的适应,功能的代偿,组织的再生、修复、肥大等。

（二）疾病发生的基本机制

1. 神经机制　有的致病原因能直接侵犯神经系统或通过神经反射引起神经功能紊乱,使神经系统本身或全身其他器官功能异常,从而导致疾病的发生。

2. 体液机制　致病原因引起体液环境量和质的变化,导致内环境的紊乱和疾病的发生。

3. 细胞机制　致病原因直接作用于组织细胞,引起其损伤,如机械力、酸、碱、高温、低温、化学毒素、电离辐射等。

4. 分子机制　从分子水平研究疾病的发生机制,近年来发现了多种与疾病有关的基因。

（三）疾病的转归

疾病过程通常的转归有完全恢复健康、不完全恢复健康及死亡三种情况。

1. 完全恢复健康　完全恢复健康是指致病因子的作用已停止,被损害的功能、代谢和形态结构得到完全的修复或代偿,机体的内外平衡恢复常态,临床症状和体征完全消退,劳动力恢复。

2. 不完全恢复健康　不完全恢复健康是指致病因子作用和损害性变化得到了控制,主要症状已经消失,但受损的功能、代谢和形态结构未得到完全恢复。

3. 死亡　死亡是生命活动的终止,有生理性死亡和病理性死亡。

（1）生理性死亡：是衰老的结果，是生命过程发展的自然结局。

（2）病理性死亡：是疾病过程发展的一个结果，通常见于重要生命器官严重损害，重度慢性消耗性疾病引起全身衰竭，以及心跳和呼吸骤停引起猝死等。

（3）死亡是一个具有阶段性的过程，分为：①濒死期（临终状态）：是临床死亡之前的一个阶段，特点是神经、循环、呼吸等系统功能急剧降低；②临床死亡期：一般临床上以心跳和呼吸停止及各种反射活动消失作为生命停止和临床死亡的标志；③生物学死亡期：是死亡的最后阶段。全身功能完全停止，出现不可逆的变化，整个机体已不能复活。

（4）脑死亡：指大脑和脑干功能永久性消失。它的出现意味着机体作为一个整体已经不能复活。其判定标准：①持续深昏迷，对外界刺激完全无反应；②无自主呼吸，在呼吸停止进行人工呼吸 15 min 后，仍无自主呼吸；③瞳孔散大，各种颅神经反射消失；④脑电波消失。

五、水、电解质及酸碱平衡

水和电解质平衡是指机体每日摄取和排出的水量及钠量（细胞外液主要的电解质）是否保持平衡和如何保持平衡。

体内的水及溶解于其中的物质叫做体液。体液的含量随年龄与性别而异，随着年龄的增加，体液含量逐渐减少。成年男人的体液量为体重的 60%，成年女人为 50%。

体液广泛地分布于体内各部分，按照分布的区域分为细胞外液（包括血浆和组织间隙液）与细胞内液。细胞外液约占体重的 20%，其中血浆约占 5%，组织间隙液约占 15%（包括淋巴及脑脊液等）。细胞内液约占体重的 40%，其组成较细胞外液更为稳定。

体液的主要成分是水，其次是电解质。细胞外液与细胞内液的电解质浓度有较大的差异，细胞外液中最主要的阳离子是 Na^+，主要的阴离子是 Cl^-、HCO_3^- 和蛋白质。细胞内液中的主要阳离子是 K^+ 和 Mg^{2+}。主要阴离子是 HPO_4^{2-} 和蛋白质。细胞外液和细胞内液的渗透压相等，一般为 $290\sim310$ mmol/L。此外，血浆中含少量的镁离子，约 1.5 mmol/L。

水及电解质是人体体液中的重要物质，对于机体的生命活动具有广泛的意义。水电解质代谢紊乱主要包括水钠代谢紊乱、钾代谢紊乱、镁代谢紊乱和钙磷代谢紊乱。水钠代谢紊乱是较常见的水电解质代谢紊乱，水肿是特殊类型的水钠代谢紊乱。

Ⅲ. 微生物学与医学微生物学

微生物学（Microbiology）是生物学的分支学科之一。它是在分子、细胞或群体水平上研究各类微小生物（细菌、放线菌、真菌、病毒、立克次氏体、支原体、衣原体、螺旋体原生动物以及单细胞藻类）的形态结构、生长繁殖、生理代谢、遗传变异、生态分布和分类进化等生命活动的基本规律，并将其应用于工业发酵、医学卫生和生物工程等领域的科学。

医学微生物学（Medical Microbiology）是一门医学的基础学科，主要研究与医学有关的病原微生物的生物学性状、传染致病的机理、免疫学的基本理论、诊断技术和特异性防治措施等，以达到控制和消灭传染性疾病和与微生物有关的免疫性疾病，保障人类健康的目的。

学习医学微生物学的目的，在于了解病原微生物的生物学特性与致病性；认识人体对病原微生物的免疫作用，感染与免疫的相互关系及其规律；掌握传染病及与微生物有关的其他疾病的诊断方法、预防和治疗的基本原则。

一、细菌的基本形态和结构

1. 细菌的形态　分为球菌、杆菌和螺形菌三种形态。

2. 细菌的结构　包括基本结构和特殊结构。细胞壁、细胞膜、细胞质和核质为基本结构,是细菌所共有的结构。

3. 细菌的特殊结构　包括荚膜、鞭毛、菌毛及芽孢(胞)。某些细菌所缺乏,而某些细菌所特有的结构。

二、革兰氏阳性菌和阴性菌

由于细胞壁结构的不同,导致它们的染色性不同,将其分为革兰氏阳性(G^+)菌与革兰氏阴性(G^-)菌两大类,它们的抗原性、致病性和免疫原性以及对抗生素的敏感性也存在着差异,在病原学诊断方法及防治原则方面也不尽相同。

抗菌药物通过作用于细胞壁,如青霉素类和头孢菌素类抗生素能抑制 G^+ 菌肽聚糖的五肽交联桥,多肽类抗生素万古霉素和杆菌肽可抑制四肽侧链的连结,磷霉素能抑制聚糖骨架的合成,溶菌酶可水解聚糖骨架的 $\beta-1,4$ 糖苷键,从而发挥抗菌作用。

三、细菌的致病性

细菌的致病性(Pathogenicity)是指细菌能引起感染的能力。不同病原菌对宿主可引起不同程度的病理过程和导致不同的疾病,例如伤寒沙门菌感染引起人类伤寒,而结核分枝杆菌则引起结核病,这是由细菌种属特性决定的。病原菌侵入机体能否致病,与细菌的毒力、侵入机体的数量、侵入门户以及机体的免疫力、环境因素等密切相关。

病原菌的致病性强弱程度称为细菌的毒力(Virulence)。各种病原菌的毒力不尽一致,即使同种细菌也因菌型或菌株的不同而有差异,毒力常用半数致死量(Median Lethal Dose,LD_{50})或半数感染量(Median Infective Dose,ID_{50})表示。

四、条件致病菌

有些细菌在正常情况下并不致病,但当在某些条件改变的特殊情况下(寄居部位的改变、免疫功能低下、菌群失调等)可以致病,这类菌称为条件致病菌(机会致病菌)。

五、二重感染

二重感染(Superinfection)又称重复感染,是微生态平衡被破坏的较严重后果,系一种菌群失调症。长期使用广谱抗生素,可使敏感菌群受到抑制,而一些不敏感菌(如真菌等)乘机生长繁殖,产生新的感染的现象。抗菌药物的使用可致菌群改变,使耐该种抗菌药物的微生物引发新的感染。引起新感染的细菌可以是在正常情况下对身体无害的寄生菌,由于菌群改变,其他能抑制该菌生长的无害菌为药物所抑杀后转变为致病性菌,或者也可以是原发感染菌的耐药菌株。临床上发生的二重感染常见的有霉菌性肺炎、梭状芽孢杆菌肠炎、霉菌性肠炎、口腔霉菌感染、白色念珠菌阴道炎,以及尿路感染等。

六、消毒与灭菌

1. 消毒是指采用物理或化学的方法杀死病原微生物,不一定能杀死含芽孢的细菌或非病原微生物。用以消毒的药品称为消毒剂。

2. 灭菌指采用物理或化学的方法杀灭或去除物体上所有微生物的方法,包括抵抗力极强的细菌芽孢。

3. 防腐是指防止或抑制体外细菌生长繁殖的方法。

4. 无菌是指没有活菌的意思。防止细菌进入人体或其他物品的操作技术,称为无菌操作。

第四章　药物相互作用

许多患者常常需要同时接受多种药物治疗,尤其老年患者,一般 4 至 5 种,甚至 10 多种。其原因为临床对某些疾病的治疗,如心血管疾病、糖尿病、感染性疾病、肿瘤等需要多种药物合用;有些患者身患多种疾病或有多种症状,每种疾病或症状需要一种或多种药物治疗;亦可能同时接受几个专科医师的药物治疗;甚至有些病人自己加用一种或多种药物。多种药物合用可能对治疗有益,但合并用药可能导致相互反应,使其中一种或几种药物疗效降低甚至毒性增加。统计资料表明,合并用药种类愈多,发生不良反应的可能性愈大(表4-1)。

表 4-1　合并用药种类与不良反应发生率

并用药物种类	用药人数	不良反应人数	不良反应发生率(%)
0~5	4 099	142	3.5
6~10	3 861	397	10
10~15	1 713	487	28
16~20	641	347	54

药物相互作用(Drug Interaction)是指同时或先后间隔一定时间使用两种或两种以上药物致使药效、毒性发生变化。包括药剂学相互作用(Drug Interaction for Pharmaceutics)、药物动力学相互作用(Interaction for Pharmacokinetics)和药效动力学相互作用(Drug Interaction for Pharmacodynamics)。药剂学相互作用系指体外的配合变化如 pH 的改变,产生浑浊、沉淀、氧化变色等;药物动力学相互作用系指一种药物的吸收、分布、代谢和排泄为其他药物所改变;药效动力学相互作用系指一种药物直接改变另一种药物作用,如一种药物加强其他药物功能,称为"兴奋",而减弱其他药物功能,则称为"抑制"。

第一节　药剂学相互作用

药剂学相互作用,又称给药前的药物相互作用或体外药物相互作用,即配伍变化。通常分为物理变化和化学变化,也有人分为可见的相互作用和不可见的相互作用。两种以上药物配伍时,尤其是注射液,由于药物相互作用可使效应增强、减弱、丧失,甚至产生毒性反应。发生配伍禁忌时可呈现浑浊、沉淀、变色或产生气泡等现象,还可能出现不易被觉察的物理化学改变,如微粒增加等。

发生此种配伍变化的主要原因有:①药物间的酸碱度(pH)不同;②阳离子活性药物与阴离子活性药物的配伍所致;③由于过度控释影响助溶剂或稳定剂而改变药物的溶解度,导致药物分解或析出沉淀;④由于药物被氧化或还原;⑤由于药物的溶解状态或溶胶状态被破坏。

一、物理性配伍变化

在药物合用时,由于药物的物理性质变化,影响了药物的配制及应用。如氢化可的松注射液(乙醇溶液)与氯化钾注射液(水溶液)混合时,可析出氢化可的松沉淀;磺胺嘧啶钠注射液与葡萄糖注射液混合,可析出磺胺嘧啶的沉淀。其原因是溶媒改变或 pH 改变,从而析出沉淀。

二、化学性配伍变化

药物合用时,发生化学变化,如氧化、还原、复分解或水解等,而产生浑浊、沉淀、气体、变色等外观变化或外观上不易觉察的"潜在性变化",其药物性质或作用已发生改变,从而影响药理作用,甚至产生不良反应。如氯化钙注射液与碳酸氢钠注射液混合时,可产生难溶性钙盐的沉淀;庆大霉素与青霉素类混合后放置时间过长,庆大霉素的活力显著地被青霉素所降低;氨苄西林与氢化可的松直接配伍,溶液虽澄清,但其含量下降而减效。

药物在给药部位彼此之间产生理化性直接作用。例如羧苄西林与庆大霉素都具有抗绿脓杆菌感染的效果,但如果在同一途径给予则降低其活性。庆大霉素、萘替米星、妥布霉素、西索米星、卡那霉素与羧苄西林、替卡西林、阿洛西林、哌拉西林、美洛西林在输液中配伍可发生化学反应,使前者活性降低。四环素族抗生素与含钙、镁、铝等药物配合可形成络合物而降低疗效。另一方面,鱼精蛋白能有效地用于肝素过量中毒的解救,却是利用了它们之间相互作用的结果。

三、药物与赋形剂的相互作用

药物制剂中除了活性药物外总是含有多种附加成分,这些附加成分叫做赋形剂或药剂的辅料。其功能是使药物易于变成一种稳定的、均质的、美观的并具有符合要求的生物利用度和释放度的制剂。这些药物赋形剂(如气雾剂的抛射剂、抗氧剂、黏合剂、着色剂、崩解剂、填料、矫味剂、润滑剂、防腐剂、增溶剂、溶媒、表面活性剂、助悬剂、增甜剂、增稠剂等)实际上已成为多数口服剂型的成分。

过去人们认为,赋形剂与活性药物相反,是惰性的、无药理活性且无毒性的物质。但现代合成的赋形剂不一定是无活性的,它们可能有毒性,且有参与影响活性药物生物利用度的作用。将苯妥英钠胶囊中的填料硫酸钙改为乳糖,从而提高了苯妥英钠的溶出速率,增加其生物利用度和毒性,而造成苯妥英钠的中毒;对氨基水杨酸钠片剂颗粒中因含有皂土而造成减弱利福平的肠吸收,抗结核疗效下降;由于地高辛颗粒变小而使其生物利用度提高,造成原先病情稳定的患者发生洋地黄中毒。这些均说明了赋形剂可影响活性药物的生物利用度。

四、药物与容器的相互作用

静脉输液装置可以吸附药物,特别是塑料(聚乙烯)静脉输液容器(一次性输液器)、注射器、输液传导装置、滤过器及其他附加装置。例如,胺碘酮、地西泮、胰岛素、盐酸利多卡因等药物被吸附后,药效明显降低。尤其是含量很低的药物,被吸附后已不再有治疗作用。药物与玻璃瓶的相互作用,以及输液管道中的醋酸纤维滤过器与药物的相互作用,均有研究报道。

五、配伍变化的处理方法

为避免混合用药产生不良反应,最好能根据注射剂所含主药的化学性质进行预测。一般有机化合物按其化学结构可分为:①阳离子性药物,如生物碱类、碱性染料类、碱性抗生素、抗组织胺药、抗疟药、局部麻醉药等的各种盐类,它们的有效部分都是阳离子;②阴离子药物,如各种有机酸类、磺胺类、巴比妥类、青霉素 G 等的盐类,它们的有效部分都是阴离子;③非离解性药物,如葡萄糖、醇类、酯类等在水中难解离的药物。一般阳离子或阴离子性药物都可与非离解性药物配合,而阴离子和阳离子药相互配合时,就可能发生变化,析出难溶于水的沉淀,或生成复合物而改变其疗效。在临床合并用药的原则是:除非了解药物在物理、化学上可以配伍,否则不应将药液相混合。

六、输液配制的配伍变化

通常在用药治疗中,往往将一种或多种药物添加到静脉输液中,再进行输注,同样存在着许多配伍变化,给临床用药带来危害。为防止这种危害,在输液过程中,一般不提倡加入药物,尤其不宜加入多种药物。如需要联合用药,最好经另一输液管道,或第一组药液输完后再加另一组药物。一些等渗溶液一般不会引起体液和电解质的变化,但当加入大量其他药物时将破坏其等渗性,很可能引起不良反应。因此,含电解质、氨基酸或乳剂的药物,一般不宜加入其他药物,以避免电解质平衡紊乱影响其他药物的吸收分布。为减少体外药物相互作用的发生,临床用药应注意下列几点:①两种药物混合时,一次只加一种药物到输液瓶中,待混合均匀后液体外观无异常改变再加入另一种药物;②两种浓度不同的药物配伍时,应先加浓度高的药液到输液瓶中,后加浓度低的药物,以减少发生反应的速度;③有色药液应最后加入输液中,以避免输液瓶中有细小沉淀不易被发现;④配伍的药液,应在病情允许的基础上尽快应用,以减少药物相互作用发生不良反应的时间;⑤根据药物性质选择溶媒,避免发生理化反应。

为了避免输液配制发生配伍禁忌,应当注意以下几点:①混合注射或混合输液的药物种数越多,配伍禁忌发生的几率越大;②在搞不清输液对某药的影响时,可将该药分别应用;③药物混合后至使用时间的间隙越长,发生配伍变化的可能性越大。如果配伍变化情况不清,可将药液混合后仔细观察 15 分钟,确认无变化时,方可输入。但也有极少数例外,如硫喷妥钠与琥珀胆碱混合后,当即缓慢注射对药效无大影响,放置后则琥珀胆碱水解失效而不能再用。总之,除了解药物的组成在化学和物理性质上可以配伍时,不应将药物溶液相互混合,亦不应加到静脉输液中,更不应加入全血中输入。

第二节 药物动力学的相互作用

一种药物的吸收、分布、代谢和排泄速率等常可受合用的其他药物的影响而有所改变,从而使体内药量或血药浓度增减导致药效增强或降低,即药物动力学的相互作用。

一、改变药物吸收

(一)改变消化道功能

纳入的内容物自胃向肠排空速率及消化管内菌丛代谢是胃消化管的两个主要功能,显著影响胃肠固有运动或菌丛均衡生长的药物能改变其他药物吸收速度和吸收量,即药物的生物利用度发生变化。

1. 改变胃肠固有运动　胃排空时间(胃空速率)随胃的固有运动强度变化,显然,在胃迅速吸收的药物,通过减慢胃空速率,延长胃滞留时间,有利于增加吸收。如果药物在肠吸收较快,加快胃空速率,使其迅速到达肠吸收部位,也有促进吸收作用。

吸收不完全的药物如地高辛、四环素族,通过消化管越快,吸收量越少。增加胃空速率的药物如甲氧氯普胺(胃复安)使地高辛吸收减少;而降低胃空速率药丙胺太林(普鲁本辛)则增加地高辛吸收。核黄素与丙胺太林并用也有同样现象。

可待因、吗啡及其他阿片镇痛剂、神经节阻断剂等均能松弛胃肠肌和抑制胃排空,都能影响其他药物的吸收。

2. 改变肠道菌丛　由于长期口服抗生素,可引起肠道菌丛失调和灭活,可能改变病人对药物的敏感性。若肠道中合成维生素 K 的细菌被抑制,给予口服抗凝剂可能引起出血。由于使用抗生素,使肠道菌丛抑制,依靠肠道菌丛代谢减毒的药物如甲氨蝶呤,代谢受阻,其毒性就明显增加。

(二) 改变消化管内环境

药物相互作用引起药物的理化性质或消化管环境改变而影响某些药物吸收。

1. 改变 pH　消化管内环境影响某些弱酸弱碱性药物的解离度、溶解度以及稳定性,从而影响药物吸收速度和吸收量。大多数药物为弱电解质(弱酸或弱碱),一般非解离型(分子型)脂溶性大,最容易通过消化管上皮细胞脂质膜;解离型(离子型)为水溶性,则难以吸收。如阿司匹林、水杨酸、司可巴比妥等,在酸性 pH 时吸收增加,若与抗酸剂合用,吸收减少。碱性药物当 pH 升高时,分子型增加,如麻黄素、奎宁等与抗酸剂合用,吸收增加。

但也有例外,如苯巴比妥为弱酸,虽在胃酸性 pH 条件下很少解离,但并不吸收,因为它不溶于脂。双香豆素为弱酸,并不溶于胃酸,因而不能被黏膜吸收。咖啡因等弱碱性药物,在胃酸中甚至在稀盐酸中亦不解离,它们在胃中仍然易于吸收。

2. 络合作用　通过与二价(Mg^{2+}、Ca^{2+} 等)和三价(Al^{3+}、Bi^{3+} 等)金属离子络合作用,可以明显影响四环素族抗生素的吸收。因此,当这类抗生素与抗酸剂(氢氧化铝、碳酸钙、镁乳及含有这些成分的复方制剂)及含钙丰富的乳类食品同服时吸收大大减少,以致达不到最低有效浓度而使治疗失败。

为了形成持续释放或延长作用时间的长效制剂,制剂工艺上有意识地制成络合物。如拟交感胺药与鞣酸等都是典型的例子。此外,形成高度脂溶的、易于吸收和转运的复合物,有利于增强药物活性、缩短期限和开始作用时间。

3. 溶解作用　口服固体药物,必须释放、溶解于消化管液中,才能被有效地吸收。药物相互作用可能阻止或加速释放速率和溶解速率,从而使药物失效或增加疗效和毒性。表面活性剂在低浓度时可使药物颗粒湿润而增加溶解速率。如安体舒通加入吐温-80,使吸收增加;头孢菌素Ⅰ在胃肠道吸收较少,如果合用月桂醇硫酸钠可使吸收显著增加。但是,当加入的表面活性剂达到临界浓度(CMC)以上时,由于药物被包摄于表面活性剂胶团里面,反而使药物游离浓度降低,吸收减少。

4. 扩散作用　高分子化合物羧甲基纤维素、明胶、聚乙二醇等常用作药物的助悬剂,由于黏度增加,影响药物向消化管吸收部位的扩散作用,延长胃空速率,可能影响某些药物的吸收。如羧甲基纤维素钠、明胶降低水合氯醛的吸收,聚乙二醇-4000 使苯巴比妥吸收减少。

5. 改变渗透压　增加消化管的渗透压,可以抵消透膜吸收的渗透梯度,从而阻止已溶药物的吸收。例如硫酸镁高渗溶液,所含离子不易吸收,在肠道中保留水分,加速通过消化管而达到导泻的目的。

6. 形成盐　两种药物在消化管内接触形成难溶性盐。如铁剂与碳酸氢钠同服,形成难以吸收的不溶性的碳酸盐,致使铁吸收障碍。

7. 分隔作用　当某些药物与不吸收的油脂类同服,由于药物与消化管吸收部位隔开而阻止吸收。例如,液体石蜡妨碍脂溶性维生素 A、D、E 和 K 与肠上皮细胞有充分接触,从而显著减少它们的吸收。

8. 黏膜变化　某些药物由于损伤消化管黏膜,从而降低另一些药物的吸收。

（三）改变吸收转运机制

药物相互作用可以通过竞争同一主动转运机制而减少某些药物的吸收。例如,食物中含氨基酸可以竞争甲基多巴的转运机制而使吸收减慢。

（四）改变表皮黏膜吸收

皮肤和黏膜局部用药,由于可以透皮或黏膜吸收,当吸收足够量时,可以干扰其他药物的全身治疗。例如,胆碱酯酶抑制剂局部用于患青光眼的眼睛,局部吸收能有效地抑制机体内胆碱酯酶,如果手术麻醉前给予肌松剂琥珀胆碱,可能产生危险的后果。

二、改变药物分布

（一）改变药物转运

药物从摄入部位向作用部位的转运、储存和排泄的分布速率和途径可以受药物相互作用影响,从而使一些药物作用开始时间、作用强度、持续时间发生变化。

1. 改变体液流量　某些药物可以改变心血管和淋巴系统中液体流速、流量。例如心脏兴奋剂、利尿剂、升压药与降压药以及其他心血管药物可以影响另一些药物的分布。

2. 改变体液的理化因素　药物在体内的转运速率,随体液的可混性、溶解度、表面张力、黏度及其他理化性质发生明显改变,药物相互作用通过改变其中某些特性而影响转运速率。

3. 改变跨膜转运　通过影响药物跨膜转运机制的药物相互作用,可以改变药物的体内分布。三环类抗抑郁药、某些组织胺药和吩噻嗪类,由于阻断“去甲肾上腺素泵”,可逆转胍乙啶等的降压作用,出现高血压危象。因此,在用胍乙啶同时或停药一周以内不应给予上述药物。

（二）改变药物结合

药物与蛋白质或其他成分结合可能有三种情况:一是药物作为半抗原与特异性蛋白质结合引起过敏反应。二是活性药物附着在特定的受体部位而发挥其药理效应。三是药物在转运过程中与血浆蛋白(特别是白蛋白)形成疏松的可逆性结合,从而暂时失去活性。药效仅与血中游离药物浓度有关。因此,改变这种药物与蛋白质结合率直接影响药效与副作用。

药物相互作用的一个重要机制是蛋白质置换作用,使被置换出的游离药物的浓度增加。

例如,氯贝丁酯、保泰松、羟基保泰松等药物使口服抗凝剂从蛋白结合部位置换出来,游离药物的浓度成倍增加,抗凝作用大大增强,甚至可能引起出血反应。依他尼酸、保泰松、阿司匹林及某些磺胺类药物能从蛋白质结合部位置换甲苯磺丁脲、氯磺丙脲等,使血糖过度下降,可能引起低血糖休克,而且无先兆症状。水杨酸、磺胺类由于蛋白置换使胆红素沉积或加重婴儿脑核性黄疸,这种相互作用十分危险,严重者可致死。

药物蛋白结合率还取决于血浆蛋白尤其是白蛋白的含量。如果患有蛋白缺乏症的患者,应用蛋白结合率高、治疗指数窄的药物时,容易出现不良反应,在拟定这些药物的剂量、用法时应特别慎重。

蛋白置换作用使被置换药物的肾小球滤过率增加,因而缩短了该药物的作用时限。

三、改变药物体内代谢过程

大多数药物在体内各种酶系(其中以肝微粒体酶最为重要)参与下,生物转化为代谢产物,因而体内酶系的活性直接影响药物代谢过程。

(一)酶促作用

某些药物反复应用时,可诱导药物代谢酶的活性增加,使许多其他药物的代谢大大加速。例如苯巴比妥反复应用时可导致苯妥英钠、灰黄霉素、糖皮质激素、香豆素类抗凝剂、口服避孕药等作用减弱或消失。值得注意的是,在停用苯巴比妥后香豆素类抗凝剂的代谢逐渐减慢,可使治疗剂量转为中毒剂量,引起出血。

某些酶促作用是有益的,如苯巴比妥通过促进胆红素的代谢,可治疗新生儿高胆红血症,因为它加速生成胆红素代谢物自尿中排泄。苯妥英钠等药酶诱导剂,可促进皮质醇转化为无活性代谢物 6β-羟皮质醇,用于肾上腺皮质机能亢进的非手术治疗,并能改善柯兴氏综合征症状。

乙醇可加速巴比妥类、异烟肼、甲苯磺丁脲等许多药物的代谢,因而降低它们的疗效。对于长期的嗜酒患者用药需特别注意。此外,吸烟也会引起肝微粒体酶及其活性增加。

(二)酶抑作用

有些药物可抑制药物代谢酶的活性,从而使其他合用药物代谢减慢,血药浓度增高,生物半衰期延长,逐渐蓄积引起中毒。例如,香豆素类抗凝剂、对氨基水杨酸、哌甲酯、保泰松等均能抑制甲苯磺丁脲的代谢,引起低血糖反应。上述药物亦能抑制苯妥英钠的代谢,两者合并应用,若不适当地减少苯妥英钠的剂量,即可引起运动失调、中毒性肝炎及眼球震颤等中毒症状。

必须指出,有少数药物具有双相性,即在用药初期呈酶抑作用,其后反而呈现酶促作用,因而在合并用药时需密切观察。

四、改变排泄

药物排泄途径是多方面的。但大多数药物主要经肾脏排泄。药物相互作用可以改变排泄速率,从而使药物作用强度和作用时限发生改变。

(一)改变尿液 pH

肾小管重吸收作用与药物 pKa 和管腔液中 pH 有密切关系。一般弱酸性药物在酸性尿液、弱碱性药物在碱性尿液中主要以非离子型存在,易透过肾小管上皮细胞膜的脂质层被重吸收,从而降低排泄速率。反之,弱酸性药物在碱性尿液中、弱碱性药物在酸性尿液中主要以解离型存在,因而重吸收减少,排泄加快。这些特征常用于临床某些药物过量中毒的解救。例如,苯巴比妥、阿司匹林、保泰松等弱酸性药物服用过量,可给予碳酸氢钠使尿液碱化,加速它们的排泄。而弱碱性药物如阿托品、氯喹、苯丙胺给予氯化铵,可加速这类药物的排泄。

尿液 pH 改变可直接影响某些药物的活性。例如,尿液 pH 由 8 降至 6.5 时,链霉素的抗菌活性可降低至原来的 1/80～1/20。因此,用链霉素治疗泌尿系统感染时,同服碳酸氢钠,有利于提高疗效。庆大霉素与尿液碱化剂碳酸氢钠同用,对患杆菌性尿道炎的病人,只要用 1/5 剂量,就可收到显著疗效,且大大减少庆大霉素的毒性反应。

常用的尿液碱化剂有乙酰唑胺、乳酸钠、碳酸氢钠、枸橼酸钠、氯噻嗪类利尿药等。尿液酸化剂有氯化铵、氯化钙、盐酸精氨酸、维生素 C 等。

（二）改变肾小管的分泌

某些弱酸性药物之间可以相互竞争肾小管的主动分泌机制。例如,丙磺舒通过竞争性抑制肾小管对某些弱酸性药(如青霉素类、头孢菌素类、对氨基水杨酸、水杨酸、消炎痛等)的分泌,大大延长它们的血中半衰期,使作用增强、作用时间延长。同样,丙磺舒抑制甲苯磺丁脲的排泄而增强低血糖作用。对氨基水杨酸通过竞争尿排泄,使异烟肼的作用增强。

此外,肾功能不良患者可能延缓某些药物的排泄,使药物作用强度增大,毒性增高。

五、干扰水及电解质平衡

药物相互作用可能引起机体水及电解质紊乱,不仅影响某些药物的活性,而且可能出现中毒症状。例如,利尿剂与碳酸锂都能抑制肾小管对钠的重吸收,使两者毒性增加。某些利尿药与糖皮质激素合用,排钾作用增加,如果患者同时接受洋地黄类治疗可能引起心律失常。

应当指出,某些药物相互作用可能涉及多种机制,因而对于由此产生的最终效果,很难准确预测。所以需要密切监护用药,尤其对治疗指数低、毒性大的药物应尽量控制合用药物的种类和数量,以免产生意外的不良反应。

第三节　药效动力学的相互作用

药物对机体发挥作用是通过它与机体的效应器官、靶组织、细胞受体或某种生理活性物质相互作用的结果。如不同性质的药物对受体可起激动(兴奋)或阻滞(抑制)作用,两种药物作用于同一"受体"或同一生化过程,而发生相互作用,引起效应的变化,这类相互作用称为药效动力学的相互作用。

一、改变药物在受体部位的作用

影响受体部位药物作用强度的相互作用,一般通过三种机制。

（一）改变受体部位的药物浓度

改变受体部位药物浓度至少有三个途径:

1. 药物从无活性的结合状态释放出来及活性药物对受体的再分布。

2. 阻止药物与无活性受体结合。

3. 抑制破坏药物的酶的活性,使药效增强。

（二）改变在受体部位的药物反应

一种药物致使组织或受体对另一种药物的敏感性增强,称为敏感化现象（Sensitization）。氯贝丁酯（安妥明）或右旋甲状腺素可增强华法林的抗凝作用,是因为它们可增强华法林与受体的亲和力。排钾利尿药使血钾水平降低,从而使心脏对强心苷更敏感,按通常剂量给药易发生心律失常。

药物相互作用可引起降低或破坏某些药物在受体部位的活性。例如,口服甲苯磺丁脲的降血糖作用是通过刺激胰岛 β-细胞释放胰岛素的结果。这一作用可被化学结构相似的氯噻嗪类利尿剂拮抗,后者可抑制胰岛素的释放。又如维生素 K 用于香豆素类口服抗凝剂过量解救,就是利用二者可在受体部位产生竞争性拮抗作用。左旋多巴与维生素 B_6 合用会产生非竞争性拮抗作用,两者不宜合用。

（三）改变内源性物质的浓度

1. 合成　甲状腺素可以抑制凝血酶原和某些凝血因子的合成,使血中浓度降低,从而可以增强华法林等的抗凝作用。伪神经递质 α-甲基去甲肾上腺素,阻断酪氨酸羟化酶,导致去甲肾上腺素耗尽,增加全麻下外科手术期血管萎陷的危险。

2. 释放　药物相互作用可能引起肾上腺素能神经末梢释放过量的去甲肾上腺素,使血压升高。

3. 摄取　神经末梢释放的递质,有一部分可被囊泡摄取而储存。胍乙啶、三环类抗抑郁药、氯丙嗪、可卡因等能阻断这种摄取,因而增强肾上腺素能受体的反应以及增强升压药肾上腺素的敏感性,降低苯丙胺、麻黄素以及间接作用的拟交感神经药的反应性。

β-肾上腺能阻断剂普萘洛尔与内源性肾上腺素、去甲肾上腺素在心肌 β-受体部位竞争作用,可以有效地阻断儿茶酚胺兴奋心脏的作用,常用于心律失常,包括洋地黄类中毒性和麻醉并发的心动过速。但在用于糖尿病患者时应当谨慎,因为拮抗儿茶酚胺代谢可增强胰岛素降血糖作用。

二、协同与拮抗相互作用

作用性质相同的药物联合应用,可产生效应增强（相加、协同）或减弱（拮抗）,如抗菌药物合并应用可产生药效学的"无关"、"相加"、"协同"和"拮抗"（图 4-1）。

（一）相加与协同相互作用

1. 相加　如果联合应用具有相同药理作用的两种药物,其结果可能相加,包括药物的主要作用及副作用均可相加。因此,能发生相加作用的两药合用时,各药需减半剂量使用,否则就有药物中毒的危险。如抗胆碱药阿托品与具有抗胆碱作用的氯丙嗪、抗组胺药合用时,可引起胆碱能神经功能低下的中毒症状;氨基糖苷

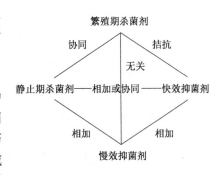

图 4-1　抗菌药物相互作用示意图

类抗生素链霉素、庆大霉素等与硫酸镁合用时,由于这类抗生素可抑制神经肌肉接点的传递作用,可加强硫酸镁引起的呼吸麻痹。

2. 协同　两种药物分别作用于不同的作用部位或受体,产生相同的效应,使两药合用时引起的效应大于各药单用的效应的总和,称为协同作用。

（二）拮抗相互作用

两种药物合并应用后引起药效降低,即两药合用时引起的效应小于各药单用的效应的总和,称为拮抗作用。

1. 竞争性拮抗作用　两种药物在共同的作用部位或受体上拮抗,如甲苯磺丁脲降低血糖作用是促进胰岛 β-细胞释放胰岛素,此作用可被化学结构相似的氢氯噻嗪利尿药所拮抗,因氢氯噻嗪利尿药可抑制 β-细胞释放胰岛素。

2. 非竞争性拮抗作用　两种药物与受体的不同部位相结合,因此任何一个存在,不影响另一个的结合,但当拮抗物存在时,作用物就失去作用。这种现象不被作用物的剂量加大所逆转。

第四节　常用药物相互作用

一、抗菌药物

β-内酰胺类

——青霉素类:为杀菌性抗生素,对生长旺盛的细菌有效,通常不与抑菌性抗生素如氯霉素、红霉素或四环素类合用,否则可使青霉素类减效。

氨苄青霉素

——别嘌醇:增加皮肤反应的危险,不宜合用。

头孢菌素类

——乙醇:会引起肝内乙醛浓度升高,避免饮酒和同时服用含酒精饮料及药物——氨基糖苷类抗生素或多黏菌素 E,可能增加肾损害;与香豆素类抗凝药合用应谨慎,头孢菌素类可延长凝血酶原时间。

氨基糖苷类抗生素

——呋塞米(速尿)、依他尼酸:能增加耳毒性,肾功能损害时,尤易发生。

——头孢菌素类:可能增加肾损害。

——万古霉素:肾毒性相加。

——咪康唑:使妥布霉素血药浓度降低。

——茶苯海明:可能掩盖链霉素及其他氨基苷类的耳毒性症状。

——骨骼肌松弛剂:合用可出现箭毒样作用(神经肌肉阻滞),引起呼吸抑制。

——甲氧氟烷:增强对肾的毒性。

——环孢素:合用肾毒性作用增强。

——顺铂:肾毒性、耳毒性相加。

——另一种氨基糖苷类抗生素:同类药合用,肾毒性、耳毒性可相加,禁止合用;相继使用应考虑到有耳毒性的蓄积危险。

氯霉素类

——口服抗凝药:氯霉素能抑制肝药酶,抑制双香豆素等的代谢而增强其作用。

——口服降血糖药:增强磺酰脲类的作用,理由同上。

——苯妥英:氯霉素增强其作用及毒性,理由同上。

——对乙酰氨基酚(扑热息痛):合用时氯霉素消除延缓,粒细胞减少的危险性增加。

四环素类

——钙、镁、铝、铋制剂,抗酸药或含钙食物如奶类:能与四环素类结合而减少其吸收。

——铁剂:合用则两者的吸收均减少。

——口服抗凝药:四环素类能增强抗凝活性,合用时谨慎小心。

——甲氧氟烷:合用可引起肾功能损害。

——抗癫痫药:多西环素(强力霉素)与苯妥英、卡马西平、苯巴比妥合用时,因后者为酶诱导剂,可缩短多西环素的半衰期。

多西环素

——抗癫痫药:因药酶诱导加速多西环素代谢,致本品血药浓度降低。

多黏菌素

——骨骼肌松弛剂:多黏菌素能增强骨骼肌松弛,导致呼吸麻痹,特别是血钙水平较低时尤其如此。

——头孢菌素:可能增加对肾脏的毒性。

——氨基糖苷类抗生素:可增加对肾脏及耳毒性。

灰黄霉素

——乙醇:灰黄霉素能影响乙醇代谢而增强其作用,故服药期间少饮酒。

——口服避孕药:灰黄霉素能诱导肝药酶的活性,降低口服避孕药的避孕效果。

——巴比妥类:肝药酶被苯巴比妥诱导而使灰黄霉素易于代谢而失活。

——口服抗凝药:灰黄霉素能诱导肝药酶而降低口服抗凝药的效力。

——溴隐亭:二者合用将减弱溴隐亭的作用。

两性霉素

——洋地黄类:合用可引起低血钾。

——皮质激素类:同上。

——骨骼肌松弛剂:两性霉素 B 引起血钾降低,可增强箭毒样作用。

制霉菌素

——磷酸核黄素:制霉菌素对白色念珠菌的活性可被核黄素(Na 盐)抑制。

红霉素

——卡马西平:用卡马西平的患者,如合用红霉素或其他大环内酯类抗生素,可出现卡马西平的中毒症状。

——阿司匹林:耳毒性增强,易致耳鸣、听觉减弱等。

——呋塞米:耳毒性增强。

——华法林:合用可延长凝血酶原时间。

——环孢素:抑制环孢素的肝脏代谢致环孢素血浓度升高。

——地高辛:增加地高辛的吸收,使其血药浓度升高而发生毒性反应。

——洛伐他汀:抑制洛伐他汀代谢导致血药浓度升高,可能引起横纹肌溶解。

——茶碱及其盐类、氨茶碱:红霉素抑制其肝脏代谢,导致茶碱血药浓度升高、毒性增加,对儿童尤为危险。

——阿司咪唑、特非那定:增加心脏毒性,引起心率失常。

交沙霉素

——环孢素:抑制环孢素肝脏代谢,使血药浓度升高并增加肾毒性。

——卡马西平:抑制卡马西平的肝脏代谢致血药浓度升高而发生毒性反应。

——阿司咪唑、特非那定:本药降低它们的肝脏代谢使其血药浓度升高,增加室性心律紊乱的危险,尤其是尖端扭转型室速,与阿司咪唑禁止合用,特非那定不宜合用。

——苯二氮䓬类药(地西泮、咪达唑仑、阿普唑仑、三唑仑等):本药抑制苯二氮䓬类药的肝脏代谢,降低清除率,半衰期延长,血药浓度升高。

——茶碱类:有茶碱血药浓度升高的危险,尤其是儿童。

麦迪霉素

——环孢素:抑制环孢素的代谢,致血药浓度升高及血清肌酐增加。

——华法林:抑制华法林的肝脏代谢而增强其抗凝作用,有出血危险。

——氯霉素与本药合用有相互拮抗作用。

罗红霉素

——环孢素:抑制环孢素代谢,致血药浓度升高及血清肌酐增加。

——地高辛:增加地高辛的吸收,使血药浓度升高而发生毒性反应。

——丙吡胺:合用使丙吡胺血药浓度升高。

——麦角胺衍生物:合用可致麦角中毒(如末梢血管痉挛)。

阿奇霉素(同红霉素)

磺胺类

——解热镇痛药:保泰松、水杨酸类及吲哚美辛可取代磺胺药与血浆蛋白的结合,而加强磺胺药的作用(强度及时间)。

——甲氨蝶呤:磺胺类取代甲氨蝶呤的血浆蛋白结合部位,增强后者的毒性。

——口服抗凝药:磺胺类长期应用降低肠道细菌的维生素 K 合成,并取代双香豆素类的血浆蛋白结合部位,而增强后者的抗血凝作用。

——口服降血糖药:磺胺类取代磺酰脲类的血浆蛋白结合部位,磺胺苯吡唑、磺胺异噁唑抑制甲苯磺丁脲的羧化而加强其降血糖作用,对双胍类无影响。

——局部麻醉药:在体内能水解生成 PABA 的局部麻醉药如普鲁卡因等,能竞争性抑制磺胺类的抑菌作用。

——苯妥英:磺胺苯吡唑、磺胺嘧啶可抑制苯妥英的代谢而增强后者的作用。

——塞替派:磺胺类也能抑制骨髓,故有协同作用。

喹诺酮类抗菌药

——铁、镁、铝、钙(盐类、氧化物及氢氧化物):降低喹诺酮类抗菌药物的吸收。

——双脱氧肌酐:增高胃内 pH,降低喹诺酮类的口服吸收。

环丙沙星

——丙磺舒:抑制本药自肾小管分泌,使血药浓度及毒性均增加。

——口服抗凝血:增加抗凝作用及出血危险。

——环孢素:可使环孢素血药浓度升高,同用时须监测环孢素血药浓度并调整剂量。

——茶碱类:降低茶碱内肝脏代谢,半衰期延长,血药浓度升高,同用时应测定茶碱血药浓度并调整剂量。

——咖啡因:降低咖啡因肝脏代谢,可能产生中枢神经系统毒性。

氧氟沙星

——芬布芬等消炎镇痛药:可诱发痉挛。

——降压药、巴比妥类:与本药注射给药合用可引起血压突然下降。

——茶碱类、口服抗凝药:合用时相互作用不明显。

培氟沙星

——西咪替丁:使培氟沙星半衰期延长,血药浓度升高。

——茶碱类:降低茶碱肝脏代谢,茶碱血药浓度升高,有致过量的危险。

——口服抗凝药:可延长凝血酶原时间,引起出血危险。

——抗酸药:使本药吸收时间延长。

依诺沙星

——茶碱类:明显抑制茶碱类肝脏代谢,应避免合用。必须合用时应监测茶碱血药浓度并按需调整剂量。

——口服抗凝药:可明显增强华法林的抗凝作用,同用时应严密监测患者凝血酶原时间。

——芬布芬:可诱发痉挛。

——咖啡因:抑制咖啡因在肝脏的代谢,应尽量避免合用。

司帕沙星

——非甾体类抗炎药(芬布芬、丙酸衍生物):合用可引起痉挛。

——胺碘酮:尖端扭转型室速的危险增加,禁止合用。

——吩噻嗪类、三环类抗抑郁药及抗心律失常药:合用可引起心血管系统不良反应,应禁止合用。

——抗酸药:可降低本药吸收,从而降低疗效。

硝基呋喃类

——三环抗抑郁药:呋喃唑酮有单胺氧化酶抑制作用,与阿米替林合用可引起中毒性精神病。

——乙醇:呋喃唑酮治疗期间不耐乙醇。

——拟交感胺:由于单胺氧化酶的抑制,可增高机体对麻黄碱、苯丙胺、酪胺(含鸡肝、酵母、啤酒等食品)的敏感性,合用可引起血压升高。

——萘啶酸:呋喃妥因抑制萘啶酸的抗菌作用。

——催眠镇静药:呋喃唑酮能增强镇静药的作用。

——抗精神病药:呋喃唑酮能增强吩噻嗪类(氯丙嗪等)、苯二氮䓬类(地西泮等)、丁酰苯类(氟哌啶醇等)的作用。

——镇痛药:呋喃唑酮能增强吗啡类、芬太尼、哌替啶的作用。

二、抗结核药

异烟肼

——苯妥英:异烟肼抑制苯妥英钠的代谢,特别是异烟肼慢乙酰化患者更易发生苯妥英中毒。

——卡马西平:合用抑制卡马西平的代谢,使其血药浓度增高。

——口服降血糖药:异烟肼能降低磺酰脲类的降血糖作用。

——抗酸剂:铝制剂能干扰异烟肼的吸收,故二药需分服(至少间隔 1 h)。

——三环抗抑郁药:异烟肼能增强米帕明、阿米替林等抗抑郁药的作用。

——氯丙嗪:延长异烟肼的半衰期。

——对氨基水杨酸:可延长异烟肼的代谢(争夺乙酰化酶),使血药浓度增加。

——拟肾上腺素药:可加重异烟肼的不良反应。

——饮酒:嗜酒者对异烟肼的代谢快,因而降低异烟肼的疗效。

——食品:异烟肼能抑制单胺氧化酶和二胺氧化酶,可增强某些食品(乳酪、鱼、红葡萄酒等)中酪胺或组胺的作用,出现中毒反应。

对氨基水杨酸

——口服抗凝血药:可增加抗血凝作用,但临床上不很重要。

——利福平:口服 PAS 能妨碍利福平的小肠吸收,降低其抗结核效能。

——维生素 B_{12}:能妨碍氰钴胺的吸收。

——苯妥英:可抑制苯妥英的代谢,而增强其毒性。

利福平

——对氨基水杨酸:见前;PAS 颗粒中的皂土(Bentonite)妨碍利福平的吸收。

——口服避孕药:利福平为肝药酶诱导剂,可加速雌激素的代谢,降低避孕效果。

——皮质激素:利福平可加速本类激素的代谢,使机体对皮质激素的需要有明显增加。

——美沙酮:利福平能降低美沙酮的浓度。

——口服抗凝血药:合用可减弱抗凝血作用。

——地高辛:合用可降低地高辛的血浓度。

——抗心律失常药:利福平能加速美西律、奎尼丁、维拉帕米等在体内的消除速率,需调整药物剂量。

——维生素 D:利福平能降低血浆中骨化醇含量,从而可能发生代谢性骨疾病。

——角膜接触镜(隐形眼镜):利福平可使泪液以及角膜接触镜染成红色,治疗期间应摘下此种眼镜。

乙胺丁醇

——氢氧化铝:能延缓乙胺丁醇的吸收。

三、抗肿瘤药

环磷酰胺

——别嘌醇:别嘌醇能增强环磷酰胺的骨髓毒性。

——抗糖尿病药:环磷酰胺能干扰胰岛素或口服降血糖药对血糖的控制。

——骨骼肌松弛药:环磷酰胺能降低血中假性胆碱酯酶水平,增强琥珀酰胆碱的作用。

——苯甲醇:环磷酰胺在有苯甲醇作防腐剂的水中,更易分解。

塞替派

——骨骼肌松弛药:塞替派能降低血中假性胆碱酯酶水平,增强琥珀酰胆碱的作用。

巯嘌呤

——别嘌醇:别嘌醇抑制黄嘌呤氧化而妨碍巯嘌呤代谢,合用时巯嘌呤的剂量应减去 1/3。

硫唑嘌呤

——别嘌醇:合用时应减少硫唑嘌呤剂量。

甲氨蝶呤

——丙磺舒:二药同时注射,可提高甲氨蝶呤的血浓度,故合用时应减少甲氨蝶呤剂量。

——牛痘接种:甲氨蝶呤能产生免疫抑制作用,使疫苗接种发生严重反应;如同时加皮质激素,有致命危险。

——磺胺类、水杨酸盐、阿司匹林:这些药物可取代蛋白结合部位上的甲氨蝶呤而使其毒性增大。

——青霉素、降血糖药:可能加大甲氨蝶呤毒性。

——饮酒:长期饮酒可增加甲氨蝶呤对肝脏的毒性。

丙卡巴肼

——饮酒:丙卡巴肼能抑制醛脱氢酶,可使饮酒者产生"双硫仑"(Disulfiram)样反应。

——中枢神经系统药物:丙卡巴肼为单胺氧化酶抑制剂,因此能使巴比妥类、镇痛药(哌替啶等)、三环抗抑郁剂(米帕明等)、安定药(地西泮等)、全身麻醉药等作用互相加强,而引起严重反应,与吩噻嗪(氯丙嗪等)合用可引起血压升高、锥体外反应加重。

——拟交感胺药及含酪食品:与麻黄碱、间羟胺等,或与啤酒、红葡萄酒、酵母、香蕉、蚕豆、鸡肝、奶酪等合用丙卡巴肼时,可出现血压升高、头痛等。理由同上。

阿糖腺苷

——别嘌醇:合用时可产生神经毒性。

顺铂

——锂:顺铂能使血浆锂浓度下降。

抗肿瘤药

——影响抗利尿激素分泌的药物:环磷酰胺、长春碱、长春新碱能引起抗利尿激素分泌,而抗精神病药(氟奋乃静、氟哌啶醇、硫利达嗪、替沃噻吨、阿米替林)、卡马西平、氯贝丁酯、氯磺丙脲、利尿药也有此作用,故两类药合用时,易出现水中毒症状。

四、免疫抑制剂

环孢素

——氨基糖苷类抗生素:增加肾毒性的发生率,不宜合用。

——两性霉素 B:增加环孢素肾毒性,不宜合用,如果必须使用两性霉素 B 又不能停用环孢素,如血清肌酐已升高,可以降低环孢素剂量,使血清浓度控制在 150 ng/ml 以下。

——利福平、灰黄霉素：加快环孢素代谢，使血药浓度降低，需调整环孢素剂量。

——大环内酯类抗生素：可显著升高环孢素血药浓度，严密监测环孢素血药浓度，适当减少剂量。

——抗结核药：使血药浓度降低，需调整环孢素剂量。

——磺胺类、非甾体类抗炎药：增加肾毒性。

——磺胺嘧啶、甲氧苄胺、复方新诺明：口服磺胺嘧啶、甲氧苄胺、复方新诺明血清肌酐升高，并可能降低环孢素血药浓度；如静脉给药，可能明显降低环孢素血药浓度以致免疫抑制功能消失。

——氟康唑、酮康唑、依曲康唑：抑制环孢素代谢，使血药浓度升高，并且血清肌酐升高，严密监测环孢素血药浓度及肾功能，及时调整环孢素剂量。

——阿昔洛韦：增加肾毒性。

——万古霉素：增加肾毒性。

——西咪替丁：抑制环孢素代谢，使血药浓度升高，并且血清肌酐升高，可能增加肾毒性。

——地尔硫䓬、尼卡地平、维拉帕米：抑制环孢素代谢，使血药浓度升高，严密监测环孢素血药浓度及肾功能，及时调整环孢素剂量。

——抗癫痫药（苯巴比妥、苯妥英钠、卡马西平、扑米酮）：加快环孢素代谢，使血药浓度降低，需调整环孢素剂量。

——甲氧氯普胺：增加环孢素的吸收，使血药浓度升高。

——奥曲肽：可能降低环孢素的小肠吸收，使血药浓度降低。

——皮质激素：两药合用较为常见，且有较佳的疗效，但须严密观察两药的血药浓度和毒性反应。

——肾上腺皮质激素、硫唑嘌呤、苯丁酸氮芥、环磷酰胺等免疫抑制剂：增加感染和患淋巴细胞增生性疾病的危险，故应谨慎。

——噻嗪类利尿药：有血清肌酐升高危险，而不改变环孢素的血药浓度。

——呋塞米、甘露醇：增加肾毒性。

他克莫司

——环孢素：两药不可合用。如先用环孢素的患者，换用本品时需严密观察。

——克霉唑、氟康唑、酮康唑：抑制他克莫司代谢，使血药浓度升高。

——大环内酯类抗生素：可显著升高他克莫司血药浓度，严密监测他克莫司血药浓度，适当减少剂量。

——达拉唑、奥咪拉唑：可显著升高他克莫司血药浓度，严密监测他克莫司血药浓度，适当减少剂量。

——利福平：加快他克莫司代谢，使血药浓度降低，需调整他克莫司剂量。

——两性霉素 B：增加他克莫司的肾毒性。

——抑制细胞色素 P_{450} $3A_4$ 酶系的药物：可能降低他克莫司代谢，使血药浓度增加，需严密监测他克莫司血药浓度，适当调整他克莫司的剂量。

——诱导细胞色素 P_{450} $3A_4$ 酶系的药物：可能增加他克莫司代谢，使血药浓度降低，需严密监测他克莫司血药浓度,适当调整他克莫司的剂量。

——可的松、睾丸素(细胞色素 P_{450} $3A_4$ 酶系依赖型代谢的药物):他克莫司抑制其代谢,影响该类药物浓度和毒性。

——口服避孕药:他克莫司增加其代谢,降低药物浓度和药效。

——口服抗凝剂:均为对血浆蛋白有高度亲和力的药物,可能会产生相互作用,并用时须严密观察药效和毒性变化。

——口服降糖药:同口服抗凝剂。

——氨基糖苷类抗生素、万古霉素、复方磺胺甲噁唑、非甾体类抗炎药、阿昔洛韦、无环鸟苷等具有肾毒性/神经毒性药物:可能增加毒性。

——食物:食用含有中等脂肪量的食物,会明显降低本品的吸收及口服生物利用度。

麦考酚吗乙酯(骁悉)

——硫唑嘌呤:两药不能同时应用。

——考来烯胺、干扰肝肠循环的药物、含镁或铝的抗酸药:减少麦考酚吗乙酯吸收而降低疗效。

——铁剂:吸收减少,药效下降。

——阿昔洛韦:两药竞争性地通过肾小管排出,使两者血药浓度升高,尤其在肾功能损害时,进一步增加两药的浓度。

——丙磺舒:竞争性地通过肾小管排出,使麦考酚吗乙酯代谢结合物(MPAG)血药浓度升高。

——磺吡酮:干扰本品从肾小管分泌,而增加毒性。

——食物:进食可降低本品的血浆浓度峰值近 40%,故应空腹服用。

五、中枢抑制药

饮酒

——解热镇痛药:酒精增强对乙酰氨基酚(扑热息痛)的肝毒性;酒精加重阿司匹林的抗凝血作用及非甾体抗炎药对胃肠道的刺激。

——抗凝药:酒精增强香豆素类抗凝药的作用。

——苯妥英:大量饮酒可增加苯妥英的代谢,从而失去对癫痫的控制。

——三环类抗抑郁药:酒精可加强阿米替林等的镇静作用,可出现异常的突发性行为失调。

——抗糖尿病药:酒精可加重胰岛素或口服降血糖药的作用,引起严重的低血糖。

——抗高血压药:可增加抗高血压的作用。

——甲硝唑:曾报道过量饮酒后易出现头痛和胃肠道反应。

——头孢菌素:合用酒精和头孢孟多、头孢哌酮等,可出现"双硫仑"样作用。

——溴隐亭:酒精可增强溴隐亭的中毒症状。

——其他中枢抑制药:酒精可加强巴比妥类、抗惊厥药、抗组胺药、安定药、镇痛药等的作用,降低行为能力或增强毒性。

巴比妥类药

——抗胆碱酯酶剂:巴比妥类能增强肌肉去极化,小量即可控制新斯的明等抗胆碱酯酶剂引起的肌震颤。

——口服抗凝血药:巴比妥类药诱导肝药酶,加速双香豆素等的代谢,并降低其胃肠道吸收;两药合用而突然停服巴比妥类药,可引起出血。口服抗凝血药只宜与氯氮䓬或苯海拉明同用。

——三环抗抑郁剂:巴比妥类药加速米帕明等的代谢而降低其药效。在三环抗抑郁剂毒性剂量时,巴比妥类能增强其呼吸抑制。

——皮质激素:巴比妥类药加速体内皮质激素的代谢,并抑制 ACTH 的释放。合用时可使皮质激素的剂量显得不足,对肾上腺皮质功能不足(临界点)者,慎用巴比妥类药。

——多西环素:巴比妥类药酶诱导剂能缩短多西环素的血浆半衰期。

——灰黄霉素:巴比妥类药增加肝药酶的灭活能力,可使灰黄霉素的抗真菌作用几乎消失。

——吩噻嗪类药:吩噻嗪类药(氯丙嗪等)能增强镇痛药、催眠药的作用,两类药合用作用增强。

——口服避孕药或雌激素:巴比妥类药能增强雌激素在体内的代谢,可使口服避孕药的药效不足。

——哌替啶:苯巴比妥药能使体内产生更多的去甲哌替啶(哌替啶的毒性代谢产物),使镇静作用增强,故两类药不宜同用。

——保泰松:合用可增强催眠,故宜避免。

——苯妥英:巴比妥类药能增强苯妥英在体内的代谢。

——氯胺酮:可使苏醒延迟,应注意减量。

——氯霉素:苯巴比妥能降低氯霉素的血浓度。

——苯噻嗪类药:据报道,合用会加重体位性低血压。

——可乐定、肼苯哒嗪:合用时会增加催眠镇静作用。

——抗组胺药:合用时镇静、催眠作用相加。

水合氯醛

——饮酒:两者有互相增强的作用。

——口服抗凝血药:水合氯醛先取代与血浆蛋白结合的双香豆素类药,加强其抗凝作用;以后又因有酶促作用而减弱其效能。

格鲁米特

——口服抗凝血剂:因药酶诱导而减弱抗凝作用。含两药的复方制剂不可滥用。

甲喹酮

——苯海拉明:作用增强,毒性增加。

——利血平:增强甲喹酮作用。

六、抗精神病药

吩噻嗪类药

——抗酸药:氢氧化铝能吸附噻嗪类药而妨碍其吸收。

——皮质激素:氯丙嗪能降低肠运动而增强皮质激素药的吸收。

——地高辛:同上。

——口服抗凝血药:吩噻嗪类药能抑制肝药酶活性,降低双香豆素类药的代谢而增强其作用。

——抗糖尿病药:吩噻嗪类药可能扰乱患者已得到控制的血糖水平。

——胍乙啶:有报告吩噻嗪类药能拮抗胍乙啶的降压作用,也有报告增强者,氟哌啶醇、替沃噻吨也似能翻转胍乙啶的作用。故合用时应慎重。

——口服避孕药:含雌激素的口服避孕药能增强吩噻嗪类药的分泌催乳素方面的不良反应。

——苯妥英:少数情况下氯丙嗪能抑制苯妥英的代谢而增强其毒性。

——琥珀酰胆碱:吩噻嗪类能降低血中胆碱酯酶水平而增强琥珀酰胆碱的作用。

——拟交感胺:氯丙嗪有 α-受体阻滞作用,可翻转肾上腺素或部分阻断阿拉明的作用,导致血压降低。

——中枢神经抑制药(醇、巴比妥类药、麻醉药、镇静催眠药、镇痛药、抗组胺药):吩噻嗪类药、噻吨类药、丁酰苯类药(氟哌啶醇)对中枢神经抑制药多呈增强作用。

——左旋多巴:吩噻嗪类药、噻吨类药、丁酰苯类药皆对中枢性单胺类递质有影响,因此与左旋多巴合用,应尽量避免。

——抗胆碱药:可使阿托品的作用增强。

——有机磷杀虫剂:与对硫磷、马拉硫磷等会相互增强作用。

——安乃近:两药合用可引起体温严重下降。

——奎尼丁:吩噻嗪类药有奎尼丁样作用,合用可导致室性心动过速。

——锂盐:氯丙嗪与碳酸锂同用时,氯丙嗪的血浓度较低,停用锂盐后又可升高,故二者合用应十分小心。

氟哌啶醇

——锂盐:治疗作用与副作用都可能互相加强(僵硬、运动障碍等)。合用时应定期检查血药浓度水平。

——甲氧氯普胺:据报道,合用可出现锥体外系症状(手指震颤、颈面部痉挛等)。

——肾上腺素:可使肾上腺素作用反转,抑制其缩血管作用。

——巴比妥类药:可相互增强作用,宜慎用。

地西泮

——吩噻嗪类药:增强地西泮作用,避免合用。

——单胺氧化酶抑制剂:同上。

——镇静催眠药、饮酒:同上。

——三环抗抑郁药:相互增强作用(镇静及阿托品样作用增强),宜仔细观察。

——骨骼肌松弛药:安定增强加兰他敏的作用,减弱琥珀酰胆碱的效应。

——甲状腺激素:地西泮能取代三碘甲状腺原氨酸的血浆蛋白结合,提高 T_3、T_4 的浓度。

——口服避孕药:两类药合用可使地西泮的总代谢清除率降低。

——西咪替丁:西咪替丁可干扰地西泮及氯氮䓬、三唑仑在肝内的代谢(抑制P-450系统的氧化反应),延长其半衰期。

——氨茶碱:氨茶碱可对抗地西泮的镇静作用。

甲丙氨酯

——吩噻嗪类药、巴比妥类药:可增加甲丙氨酯作用,避免合用。

——口服抗凝血药:抗凝作用因酶促作用而减弱。

——口服避孕药:雌激素作用可因酶促作用而减弱。

七、镇痛药

阿片类生物碱

——甲丙氨酯、单胺氧化酶抑制剂:吗啡等可增强甲丙氨酯、苯乙肼等的作用。

——苯噻嗪类药:双氢氯噻嗪等可加重中枢抑制剂(包括吗啡等)的镇静、呼吸抑制、镇痛的作用。

——呼吸抑制药(麻醉药、吩噻嗪类、镇静安眠药、骨骼肌松弛药):增强呼吸抑制,需小心应用。

——单胺氧化酶抑制剂:增强中枢抑制作用。

芬太尼

——抗精神病药:吩噻嗪类药、苯二氮䓬类药、丁酰苯类药、抗抑郁药等能增强芬太尼的作用。

八、解热镇痛药

阿司匹林

——饮酒:长期较大量同用,能增加胃肠出血。

——抗凝血药:应完全避免同用,以免抗凝血作用增强。

——吲哚美辛:阿司匹林降低吲哚美辛的吸收,并增加其胆汁排泄,因而削弱吲哚美辛的疗效。

——皮质激素:皮质激素能降低水杨酸盐的血浓度(增加其肾小球滤过率),两者合用后皮质激素可引起水杨酸中毒。二者均能导致溃疡形成。

——丙磺舒:水杨酸盐能拮抗丙磺舒排尿酸盐的作用,两药不应同用。

——磺吡酮:两药不应同用,理由同上。

——长效磺胺药:阿司匹林能取代磺胺药与蛋白结合部位,使其疗效增强但缩短其有效时间。

——甲状腺激素:可相互竞争与血浆蛋白结合。

——尿路碱化剂:加速水杨酸类药的排泄,使其作用减弱。

——保泰松:水杨酸类药抑制保泰松的消炎作用,保泰松抑制水杨酸类药排尿酸作用。

——甲氨蝶呤:可增加甲氨蝶呤的毒性(竞争蛋白结合,抑制尿排泄)。

——降血糖药:可增加磺酰脲类药、胰岛素的降血糖作用(竞争血浆蛋白结合)。

——丙戊酸钠:二者同时长期应用,可使游离的丙戊酸血浓度增高。

保泰松

——抗凝血药、降血糖药:可增加香豆素类药的凝血作用及磺酰脲类及胰岛素的降血糖作用(竞争血浆蛋白结合)。

——长效磺胺类:保泰松的影响与阿司匹林相同。

——苯妥英:保泰松能抑制苯妥英的代谢而增加其毒性。

——三环抗抑郁剂:保泰松在合用时因在肠道的吸收受抑制而需增加剂量。

——口服避孕药:同用时避孕药疗效降低。

——巴比妥类药:保泰松的血浆半衰期缩短(酶促作用)。

——强心苷类药:洋地黄毒苷的代谢率增强而疗效降低。

吲哚美辛

——长效磺胺类药、抗凝血药:与阿司匹林的影响相同。

——丙磺舒:吲哚美辛的肾排泄受阻,血浆半衰期延长。

九、抗癫痫药

苯妥英钠

——下列药物能抑制苯妥英钠在体内的代谢,增加其过量中毒的可能性,应注意调整苯妥英钠的剂量:乙酰水杨酸、氯霉素、氯氮草、氯苯那敏、氯丙嗪、香豆素类抗血凝剂、环丝氨酸、氟烷、异烟肼、雌激素、甲硫达嗪、保泰松、磺胺苯吡唑、皮质激素、西咪替丁、地西泮、锂盐、甲苯磺丁脲。

——乙醇、苯巴比妥、卡马西平、抗癌药:因肝药酶诱导作用,能增加苯妥英钠在体内的代谢,降低其效应。

——多西环素:苯妥英钠肝药酶诱导作用,可增加多西环素的代谢,降低其血药浓度。

——丙戊酸钠:丙戊酸钠有时会降低苯妥英钠的血药浓度;停用丙戊酸钠,可能导致苯妥英钠过量中毒。

丙戊酸钠

——镇静剂及抗抑郁剂:丙戊酸钠可能增强巴比妥类药的镇静作用,并能增强三环类抗抑郁剂的作用。

——其他抗癫痫药:有报道合用时可使高氮血症及肝中毒的发生率增高,其他抗癫痫药可加强丙戊酸钠引起的木僵状态。

卡马西平

——饮酒:药效可增强,用药时禁饮。

——单胺氧化酶抑制剂:可相互增强作用,出现出汗、站立不稳、痉挛、高热等,原则上应避免合用。

——乙酰唑胺:卡马西平血药浓度增高,出现过量征兆。

——氯氮平:对血液中毒作用增加,不宜合用。

——西咪替丁:抑制卡马西平代谢,致其血药浓度增高。

——达那唑:抑制卡马西平代谢,致其血药浓度增高。

——地高辛:卡马西平血药浓度增高,地高辛血药浓度降低。

——钙拮抗剂:维拉帕米、地尔硫草可能增加卡马西平毒性,而硝苯地平不会。

——乙琥胺:合用可降低乙琥胺血药浓度。

——锂盐:出现神经毒性危险。

——氟哌啶醇:增加氟哌啶醇肝脏代谢,致血药浓度及疗效降低。

苯巴比妥
——苯二氮䓬类(地西泮)、吩噻嗪类药、丁酰苯类药等:可相互增强作用。
——三环类抗抑郁剂:大剂量三环类抗抑郁药可促使癫痫发作,抗癫痫药的剂量应随之改变。

左旋多巴
——单胺氧化酶抑制剂:避免同用,以免引起头痛、面红、血压升高等反应。
——降压药:左旋多巴可增强胍乙啶及含利血平制剂的降压作用,应尽可能避免合用(甲基多巴可用于降压,但需调整剂量)。利血平能拮抗左旋多巴的抗帕金森氏症的疗效。
——β-受体阻滞剂:普萘洛尔与左旋多巴合用,可更好地治疗帕金森氏症(震颤)。
——维生素 B₆、吩噻嗪类药、丁酰苯类及噻吨类药:都应慎用,以免降低左旋多巴疗效。
——硫喷妥钠:左旋多巴、苯海索、丙环定等都能增强硫喷妥钠的作用,合用需减量。

十、精神振奋药
哌甲酯
——口服抗凝血药:香豆素类的代谢受抑制,作用增强,应考虑减量。
——苯妥英钠:抑制苯妥英钠代谢,易致过量。
——胍乙啶:可减弱胍乙啶的降压作用。

苯丙胺
——胍乙啶:可减弱胍乙啶的降压作用,甚至逆转其作用。
——尿液碱化剂:苯丙胺活性可因排泄降低而作用增强。
——单胺氧化酶抑制剂:可出现血压升高。
——哌替啶:镇痛作用增强。
——米帕明:抑制苯丙胺肝中代谢,增强其作用。

十一、抗抑郁药
单胺氧化酶抑制药(MAOI,如异卡波肼、苯乙肼、帕吉林、呋喃唑酮等)
——饮酒:啤酒、某些葡萄酒中含酪胺,可致血压升高。
——麻醉药:麻醉增强。
——抗凝血药:香豆素类代谢受抑制,可导致严重出血。
——降压药:拮抗胍乙啶,降低甲基多巴及利血平的降压作用,不宜同用。
——抗震颤性麻痹药:MAOI 非特异性地抑制肝药酶,增强抗胆碱药的不良反应,宜慎用。
——催眠镇静药:巴比妥类体内代谢减慢,作用增强。
——咖啡因:服用含咖啡因的药及饮料可引起过度兴奋或血压增高。
——含酪胺高的食物:干酪、腌鱼、鸡肝、酵母等可出现高血压危象。
——降血糖药:可加强并延长胰岛素、磺酰脲类药的作用而使血糖过低。
——普萘洛尔:可引起高血压危象(α肾上腺素能活动增强,不受拮抗)。
——萝芙木生物碱:可引起高血压及中枢兴奋。

——哌替啶:可引起兴奋、高热、昏睡等。

——吩噻嗪类药:可引起锥体外系症状,应减量使用。

——交感胺类药:绝对禁止合用。

——三环类抗抑郁药:绝对禁止合用(MAOI 阻断了本类药的代谢酶)。

三环类抗抑郁药

——饮酒:作用可互相增强。

——交感胺类药:禁止合用,局部麻醉药中所含去甲肾上腺素或肾上腺素能引起严重反应。

——抗胆碱药:抗胆碱作用相加,特别是老年人易引起尿潴留、青光眼等。

——哌替啶:可加重呼吸抑制。

——巴比妥类催眠镇静药:巴比妥类药增强三环类抗抑郁药的代谢而降低其疗效。

——降压药:减弱胍乙啶及可乐定的降压作用。禁与萝芙木生物碱合用(中枢抑制加重)。

——口服抗凝血药:可抑制香豆素的肝内代谢而增强其作用。

氟伏沙明

——普萘洛尔等 β-受体阻断剂:抑制普萘洛尔等 β-受体阻断剂的肝脏代谢速率,致使其血药浓度蓄积,应注意减量。

——华法林和经肝脏代谢的抗维生素 K 类抗凝血药:氟伏沙明抑制其肝脏代谢速率,合用时应注意减量。

十二、强心苷类药

强心苷

——降低血钾的药物:利尿药、皮质激素、两性霉素、输注葡萄糖等可引起血钾降低,心脏对洋地黄趋敏感而出现中毒症状。

——钙盐:血钙水平升高可使心脏对洋地黄的敏感性增大。

——苯巴比妥、苯妥英、保泰松、利福平:可促进洋地黄苷在肝中代谢,缩短其半衰期。

——奎尼丁:奎尼丁给予洋地黄化的患者,可使洋地黄血浓度升高,易致中毒。

——利血平:两者可合用,但注意易致心律失常。

——拟交感胺类药:易致心律失常,特别是麻黄碱。

——琥珀酰胆碱:对洋地黄化患者可引起心律失常。

——抗酸药、考来烯胺、新霉素、活性炭、白陶土:影响洋地黄类药的吸收,降低生物利用度。三矽酸镁几乎完全阻止地高辛的吸收,其他如铝、铋、钙等也有影响,故应分开服用或换用其他药。

奎尼丁

——抗胆碱药:抗胆碱作用可以相加。

——降压药:奎尼丁大量时也有降压作用,二药合用,作用可相加。

——尿液碱化剂:碳酸氢钠、氯噻嗪类药使尿液偏碱,降低奎尼丁排泄,增强其毒性。

——口服抗凝血药:进一步降低凝血酶原。

——肌肉松弛药:加速肌肉松弛作用,手术前后慎用。

——萝芙木生物碱:可出现心律失常。

普鲁卡因胺

——氨基糖苷类抗生素:可能增强本类抗生素的神经肌肉阻滞作用。

——降压药:注射时可加强降压药的作用。

——骨骼肌松弛药:神经肌肉阻滞作用可能增强。

——磺胺药:抗菌作用可被 PABA 拮抗,故不宜同用。

普萘洛尔

——全身麻醉药:乙醚、氯仿、环丙烷麻醉时,普萘洛尔能引起心脏抑制,手术前一天应停用普萘洛尔。

——单胺氧化酶抑制剂:不能同用,以免引起危险的血压升高。

——降血糖药:可引起低血糖,应加注意。

——硝酸异山梨酯:曾报道合用有协同作用(治疗心绞痛),但尚有争论。

利多卡因

——琥珀酰胆碱:静脉注射利多卡因能增强琥珀酰胆碱的神经肌肉阻滞作用。

——中枢抑制药、心血管抑制药:利多卡因能加强这些药的作用。

硝酸甘油

——戊四硝酯:可产生交叉耐药。需硝酸甘油充分作用的患者,不宜用长效硝酸酯类。

——乙醇:血管扩张作用相加,可形成明显低血压。

戊四硝酯

——普萘洛尔:合用时有协同作用,但后者可引起血压下降,从而导致冠脉流量减少,有一定危险,须加注意。

双嘧达莫

——肝素:合用可增加抗凝血作用。

氨茶碱

——碳酸锂:可能增加锂的肾排泄,降低血锂浓度。

——普萘洛尔:两药对磷酸二酯酶的作用相反,因而效应可部分地相互抑制。

——咖啡因类、抗抑郁药:合用可出现过度的中枢兴奋作用。

十三、抗高血压病药

氢氯噻嗪

——与降压药合用时,利尿降压作用均加强。

β-肾上腺素受体阻滞剂(普萘洛尔、美托洛尔、阿替洛尔、艾司洛尔、索他洛尔等)

——钙拮抗剂,特别是静脉注射维拉帕米:要十分警惕本品对心肌和传导系统的抑制。

——胰岛素或口服降血糖药:可引起低血糖反应。

——利血平:可导致体位性低血压、心动过缓、头晕、晕厥。

——单胺氧化酶抑制剂:可致血压剧降,有致命危险。

——西咪替丁:可降低该类药肝代谢,延缓消除,增加其血药浓度。

——维拉帕米(异搏定)或地尔硫䓬:有相加的负性肌力、负性频率及负性传导作用,可加剧心动过缓、心肌抑制和降压作用,严重者可致心脏骤停。

——西咪替丁:由于西咪替丁减少肝脏血流而增加经肝脏代谢的普萘洛尔和美托洛尔的血药浓度。但西咪替丁与不经肝脏代谢的阿替洛尔、索他洛尔和纳多洛尔联用无此相互作用。

——阿司匹林:可通过降低肾脏的前列腺素合成,从而使 β-肾上腺素受体阻滞剂的降压作用减弱。

血管紧张素转换酶抑制剂(卡托普利、依那普利、贝那普利、福辛普利、赖诺普利等)

——老年病人常有肾功能损害并可因伴随关节炎而应用非甾体抗炎药,若与 ACEI 联用可发生高钾血症。

——地高辛:能改善心衰的临床症状,降低血中 NE 和醛固酮水平并提高体力耐受性。

——非甾体抗炎药:常加剧肾功能衰竭。

——利尿剂:利尿降压作用均加强,但不与保钾利尿药合用以免高钾血症的危险。

血管紧张素 Ⅱ 受体拮抗剂(氯沙坦、缬沙坦、替米沙坦、厄贝沙坦、坎地沙坦酯等)

——苯巴比妥:可降低氯沙坦的曲线下面积。

——西咪替丁:可增加氯沙坦的曲线下面积大约 20%。

——非甾体抗炎药吲哚美辛:降低氯沙坦的抗高血压作用。

——利尿剂:应注意血容量不足或因低钠可引起低血压。

——保钾利尿剂(如氨苯蝶啶等):应避免血钾升高。

——降糖药(口服制剂和胰岛素):可能需要调整降糖药的剂量。

——其他抗高血压药:有协同作用。

利血平

——抗惊厥药:利血平降低惊厥阈,应注意癫痫患者的解惊药剂量的调整。

——单胺氧化酶抑制剂(MAOI):先服 MAOI 后服利血平可能引起血压升高、中枢兴奋。

——洋地黄:对洋地黄化患者用大量利血平易致心律失常。

——左旋多巴:可加强中枢抑制,增加降压作用。左旋多巴抗震颤麻痹症的药效降低,故不宜合用。

——普萘洛尔:体内交感活性进一步降低。

胍乙啶

——单胺氧化酶抑制剂、三环类抗抑郁药:降压效应被削弱;甲基多巴则可与后二者合用。

——抗糖尿病药:能增强胰岛素、磺酰脲类药的降血糖作用。

——交感胺类药:麻黄碱、苯丙胺等能干扰其摄取入交感神经元,削弱其降压效应,但直接作用的交感胺类药(去甲肾上腺素、去氧肾上腺素等)的升压作用则可被增强,易致心律失常;这类药物一般均应避免合用。嗜铬细胞瘤患者不宜使用胍乙啶。

——口服避孕药:削弱其降压效应。

——吩噻嗪类药:可能影响其降压效应(增强或拮抗),宜密切观察。

——麻醉药:给全身或局部麻醉药前两周即应停用胍乙啶,以免发生心脏停搏等不良反应。

——洋地黄:两者均使心率减慢。

——利尿剂:噻嗪类药可加强胍乙啶的降压作用并减少水肿,两者合用应减少胍乙啶剂量。

——神经节阻滞剂:用胍乙啶前先逐渐停用神经节阻滞剂,以免血压突然升高。

——萝芙木类药:合用时应小心,以免发生过度的心动过缓,及体位性低血压。

甲基多巴

——锂盐:甲基多巴能降低锂的肾排泄,宜避免合用。

——β-受体阻滞剂:合用可能引起血压升高。

——左旋多巴:合用时甲基多巴剂量应从小量递增;有报告甲基多巴能使震颤性麻痹症状恶化。

——单胺氧化酶抑制剂:甲基多巴的降压作用可被降低,甚至出现高血压(此时可用酚妥拉明),不宜合用。

——拟交感胺类药:苯丙胺可减弱甲基多巴的降压效应;甲基多巴又可增强去甲肾上腺素的增压效应。

肼屈嗪

——氟烷:麻醉可使服肼屈嗪的患者产生严重低血压。

——神经节阻滞剂:合用时肼屈嗪的剂量至少降低一半,并注意观察。

神经节阻滞剂

——拟交感胺类药:可对后者增敏,不宜合用。

——尿液酸化或碱化剂:可减弱或增强美加明的作用。

——麻醉剂、吩噻嗪类药:降压作用增强。

可乐定

——三环类抗抑郁剂:可使降压作用消失或减弱。

——镇静催眠药:合用时可增强催眠镇静作用。

十四、拟交感胺类药

拟交感胺类药

——单胺氧化酶抑制剂或三环类抗抑郁药:与拟交感胺药不能合用,以免发生严重心血管反应。

肾上腺素

——降血糖药:肾上腺素升高血糖。

——普萘洛尔(β-受体阻滞剂):可致心率过缓。

——酚妥拉明(α-受体阻滞剂):可致严重低血压。

异丙肾上腺素

——肾上腺素:两药可交替应用,但不宜同时吸入,否则易引起心律失常。

——洋地黄:异丙肾上腺素禁用于由洋地黄中毒而引发心动过速的患者。

去甲肾上腺素

——神经节阻滞剂:收缩血管的作用增强。

——肾上腺素能阻滞药(溴苄铵、胍乙啶、利血平、甲基多巴等):外源性去甲肾上腺素的作用增强。

——利尿药:噻嗪类药能减弱去甲肾上腺素的缩血管效应。

——局部麻醉药:局部麻醉剂中加大量去甲肾上腺素(0.01 g/ml),用于牙科时曾有血压升高乃至致死的报告,特别是同时用三环类抗抑郁剂者。

麻黄碱

——胍乙啶:降压作用降低。

苯肾上腺素

——神经节阻滞剂:升压作用被增强。

——普萘洛尔:支气管扩张作用可被翻转,不可同用。

其他拟交感药

——α-受体阻滞剂:α-受体阻滞剂能增强 β-受体兴奋剂的作用,如扩张支气管,但减弱血管收缩效应。

——麦角生物碱:麦角胺的血管收缩作用增强而氢化麦角胺或氢化麦角碱则为 α 受体阻滞剂。

——酚噻嗪类药:氯丙嗪等有 α-受体阻滞作用。

抗胆碱药

——抗组胺药、吩噻嗪类药、三环类抗抑郁剂、奎尼丁:这些药物也具有一定的抗胆碱活性,因此可增强抗胆碱作用。

十五、血液系统药

铁剂

——四环素类:因螯合而互相干扰吸收,应分开服用。

——口服抗酸剂:曾报告三硅酸镁、碳酸镁能妨碍铁的吸收。

口服抗凝药

——乙醇:影响抗凝剂的作用,服药期应少饮或不饮酒。

——别嘌醇:增强双香豆素的作用。

——同化激素:同上。

——解热镇痛药:应完全禁用阿司匹林,因它能竞争血浆蛋白结合点;吲哚美辛与布洛芬类也不应合用。甲芬那酸、保泰松类亦易避免合用(必要时对乙酰氨基酚尚可用)。

——抗菌类:氯霉素、新霉素、四环素、链霉素、磺胺类药、头孢霉素等都干扰肠道维生素 K 的生物合成而增强抗凝药的作用。灰黄霉素(酶诱导)可减弱抗凝药的作用,合用时皆应小心。

——抗惊厥剂:苯妥英与香豆素类合用时可互相增强作用(苯茚二酮无此现象),卡马西平可诱导肝药酶而加速华法林的代谢,削弱其作用,均应十分注意。

——单胺氧化酶抑制剂与三环类抗抑郁剂:避免合用。

——口服降血糖药:磺酰脲类药与香豆素类的相互作用是复杂的,相互影响的,应密切监测凝血酶原时间及血糖水平而调整剂量。

——抗甲状腺药与甲状腺激素：硫脲类药能降低血中凝血酶原，可增强抗凝血药的作用。甲状腺素也能增强抗凝药的作用（增加受体部位的亲和力）。

——降血脂药：氯贝特、考来烯胺可增强抗凝药的作用（考来烯胺又可抑制华法林的吸收）。

——奎尼丁、西咪替丁、哌甲酯、依他尼酸、对乙酰氨基酚：这些药物能增强抗凝剂的作用。

——利福平、镇静催眠药（巴比妥类、水合氯醛、格鲁米特、甲丙氨酯）：这些药物能减弱抗凝药的作用。

——皮质激素：可改变抗凝药的反应，合用宜慎。

——甲硝唑：抑制华法林的代谢，可降低其效应。

——口服女用避孕药：可影响（降低）抗凝剂的效应。

去纤酶

——阿司匹林等：对胃有刺激，能引起溃疡的抗炎剂不宜合用。

——扩容剂：右旋糖酐对用去纤酶的患者可引起严重出血，不宜合用。

肝素

——阿司匹林、双嘧达莫、消化酶制剂（胰蛋白酶等）：合用可增加抗凝血作用，加重出血危险。

——抗组胺药（苯海拉明、异丙嗪等）、维生素 C、洋地黄类、四环素类：合用减弱抗凝血作用。

——吩噻嗪类：合用可减弱抗凝血作用。

十六、利尿药

利尿药

——降血糖药：呋塞米、依他尼酸、苯噻嗪类可升高糖尿病患者的血糖水平；苯噻嗪类还有拮抗磺酰脲类药的作用，应加注意。

——降压药：降压作用增强。

——强心苷类：排钾性利尿药可增强洋地黄类药的效应和毒性。

——皮质激素：排钾性利尿药合用可引起严重低血钾。

——排尿酸剂：苯噻嗪类常升高血浆中尿酸水平，故与别嘌醇、秋水仙碱、羧苯磺胺合用时，应提高后者剂量。

依他尼酸、呋塞米

——氨基糖苷类抗生素：可使耳毒性、肾毒性增强，避免合用。

——苯妥英：合用时呋塞米的吸收可降低一半。

——骨骼肌松弛剂：呋塞米能增强箭毒类药的肌肉松弛效应，苯噻嗪类也有此作用。

噻嗪类

——醇、巴比妥类、麻醉剂：可能会引起低血压反应。

——氯化铵：排钾性利尿药与氯化铵对肝功能严重不良者都可导致肝昏迷。

——阿司匹林：二者均能升高血中尿酸，对痛风患者合用可引起急性发作。

氨苯蝶啶和螺内酯

——其他利尿药：保钾利尿药和排钾利尿药合用，可减少钾丢失和增强作用，但不可再补钾，以免发生高血钾。

十七、抗组胺药

抗组胺药

——中枢抑制药(乙醇、镇静催眠药、麻醉药、安定药等):抗组胺药能加强各种中枢抑制药的作用,特别是驾驶或机械操作中极易造成事故,服药期应禁酒。

——抗胆碱酯酶药:某些抗组胺药有阿托品样作用,青光眼患者不宜合用。

——单胺氧化酶抑制剂:易产生心血管毒性。

——儿茶酚胺类药:某些抗组胺药能增强去甲肾上腺素、肾上腺素的作用,不宜合用。

——口服抗凝血药:减弱抗凝血作用。

十八、激素

甲状腺制剂

——抗凝血药:能增强抗凝血作用(受体亲和力增加)。

——地西泮:竞争血浆蛋白结合点而使游离甲状腺激素暂时升高。

——洋地黄:合用易引起洋地黄中毒。

皮质激素

——口服抗凝血药:不宜合用,以免导致胃溃疡大量出血。

——降血糖药:皮质激素能升高血糖。

——水杨酸类、吲哚美辛:合用应谨慎,两者皆可诱发胃溃疡;皮质激素能降低水杨酸血浓度,一旦停用皮质激素易引起水杨酸过量。

——利尿药:易导致血钾过低。

——全身麻醉剂:用激素患者作麻醉时可致低血压甚至虚脱,应静脉注射氢化可的松。

——巴比妥类药、利福平、格鲁米特、苯妥英:皮质激素的作用可因酶促作用而减弱。

——口服避孕药:雌激素能加强皮质激素的作用。

——牛痘苗接种:激素有免疫抑制作用,能削弱疫苗效果、加重牛痘发作。

蛋白同化激素

——口服抗凝血药:抗凝作用增强。

——降血糖药:降血糖作用可被增强。

——苯巴比妥:激素作用可因酶促而减弱。

降血糖药

——乙醇:服药时大量饮酒可致严重低血糖;嗜酒者又可因酶促而降低磺酰脲类药的药效,故不用后者;服双胍类药者饮酒可导致乳酸血症。

——水杨酸类:见解热镇痛药阿司匹林项下。

——同化激素:避免合用。

——抗菌药:氯霉素增强磺酰脲类药作用(酶抑作用);异烟肼能降低磺酰脲类药的降血糖作用;磺胺药见抗菌药磺胺类药项下。

——口服抗凝血药:双香豆素类药能延长磺酰脲药的血浓度。

——单胺氧化酶抑制剂:见抗抑郁药项下。

——降血压药:二氮嗪能引起高血糖,需加注意;胍乙啶能增强胰岛素、磺酰脲药的降血糖作用。

——抗炎药:保泰松一般禁与磺酰脲类药合用,皮质激素必须用时应仔细观察。

——β-受体阻滞剂:对用胰岛素的患者,普洛萘尔能引起或掩盖低血糖反应。

——氯贝特:增强磺酰脲类药的降血糖作用。

——利尿药:见利尿药项下。

——环磷酰胺、吩噻嗪类、苯妥英:这类药均可引起血糖升高。

——口服避孕药:某些雌激素可升高血糖。

——甲状腺激素:本身可导致高血糖,故能减弱降血糖药的作用。

——烟酸:同上。

——吩噻嗪类(氯丙嗪等):同上(双胍类)。

——拟交感胺药(肾上腺素等):本身可导致高血糖,用时应小心。

雌激素及口服避孕药

——口服抗凝血药:口服避孕药有维生素 K 样作用,抗凝药的剂量需增大。

——抗纤溶药:避免同用,理由同上。

——苯巴比妥、苯妥英、格鲁米特、扑米酮、利福平:因酶促作用可减弱避孕药作用。

——氨苄青霉素、保泰松、降血脂药:合用可降低避孕药的效能。

——降血糖药:合用可能使胰岛素的需要量增加;有报告口服避孕药能增加糖尿病患者的心血管并发症。

——胍乙啶:降压作用减弱。

——皮质激素:雌激素能增强氢化可的松的作用,延缓其代谢。

——安定药:氯丙嗪、利血平、甲基多巴及米帕明引起的乳房增生、乳溢等不良反应可被雌激素增强。

——吸烟:口服避孕药的妇女禁烟,特别年长者(35 岁以上)而吸烟多、同时服避孕药者,心肌梗死死亡率增高。

十九、麻醉药

全身麻醉药

——抗高血压药:可导致低血压,应加注意。

——β-受体阻滞药:普萘洛尔与环丙烷或乙醚同用可抑制心脏,对哮喘患者可促使支气管收缩。

——皮质激素:包括 2 个月内长期用皮质激素者,全麻时应注意低血压(必要时静脉注射氢化可的松)。

——药瘾患者:阿片瘾或嗜酒者对全身麻醉药的反应常不恒定。

——儿茶酚胺类药:氟烷、氯乙烷、三氯乙烯等增加心脏对肾上腺素类药的敏感性,特别是缺氧时可致心室纤颤。

——骨骼肌松弛药:氟烷等可增强竞争型(箭毒)肌肉松弛药的作用;氯胺酮能延长琥珀酰胆碱的作用。

甲氧氟烷

——四环素:可引起严重的肾衰竭,避免合用。

——庆大霉素、卡那霉素、多黏菌素、两性霉素:具有肾脏毒性,也应避免合用。

硫喷妥钠

——麻醉药、催眠药、抗癫痫药、安定药、降压药、单胺氧化酶抑制药、三环类抗抑郁药、口服降血糖药、抗震颤麻痹药:可增强硫喷妥钠的作用。合用时须减量,慎重用药。

局部麻醉药

——去甲肾上腺素:含肾上腺素类的局麻药与氟烷、三氯乙烯合用时,可引起心律失常或心室纤颤;与三环类抗抑郁药合用时可引起严重的血压升高。

普鲁卡因

——琥珀酰胆碱:静脉注射普鲁卡因或利多卡因,可增强琥珀酰胆碱的肌肉松弛作用(竞争血浆蛋白结合点及假胆碱酯酶)。

——磺胺类药:普鲁卡因水解生成对氨苯甲酸,可对抗磺胺类药的抗菌作用。

——三环类抗抑郁药:可增加后者的心血管作用,应慎重用药。

——对氨基水杨酸(PAS):PAS 的作用可被拮抗。

二十、肌肉松弛药

非去极化肌肉松弛药

——麻醉药:乙醚、环丙烷、氟烷、甲氧氟烷能增强筒箭毒碱、加兰他敏的作用,剂量应减少。

——抗生素:特别是氨基糖苷类抗生素能产生非去极化神经肌接头阻滞,在体内缺 K^+ 或低血钙时尤易发生。多黏菌素能产生去极化型神经肌肉阻滞。

——抗胆碱酯酶药:新斯的明可拮抗筒箭毒碱等的作用。

——降低血钾药物:利尿药、皮质激素、两性霉素等能产生低血钾,因而增强非去极化型肌松剂的作用,必须加以注意。

——硫酸镁:增强筒箭毒碱的作用。

——奎尼丁:能增强去极化型及非极化型肌松剂的作用。

去极化型肌肉松弛剂(琥珀酰胆碱)

——抗生素:卡那霉素、多黏菌素 B、多黏菌素 E 均有去极化神经肌接头阻滞作用。

——抗胆碱酯酶药:长期应用可使血中假性胆碱酯酶水平降低,因而增强琥珀酰胆碱的作用。

——抗肿瘤药:环磷酰胺、塞替派能降低血中假性胆碱酯酶水平。

——吩噻嗪类药:能降低血中胆碱酯酶水平。

——局部麻醉药:静脉注射利多卡因、普鲁卡因等可加强琥珀酰胆碱的作用(取代血浆蛋白结合点,竞争假性胆碱酯酶)。

——洋地黄:对洋地黄化的患者,琥珀酰胆碱易致心律失常。

——抑肽酶:应用肌肉松弛剂后 2~3 d,用抑肽酶可致呼吸停止。

——镇痛药:合用可使呼吸抑制加重。

——非去极化型肌肉松弛剂:可能会产生迁延性双重阻断作用,合用应慎重。

第五章　药品不良反应及其监测

近百年来,国内外曾发生过多起药害事件,特别是反应停事件,给人类带来巨大灾害。由于药品具有二重性,许多药品即使质量检验合格,临床上按规定用药,也还会引起种种不良反应,严重的能致伤致残、致畸致癌甚至死亡。如何防控和减少它们的发生,实行药品不良反应报告制度,是有效的方法之一。为保障公众药品安全使用,《药品管理法》第七十一条规定"国家实行药品不良反应报告制度。药品生产企业、药品经营企业和医疗机构必须经常考察本单位所生产、经营、使用的药品质量、疗效和反应"。原国家卫生部依据《药品管理法》等有关法律法规,制定并发布了新的《药品不良反应报告和监测管理办法》(2011 年 7 月 1 日施行)。

第一节　药品不良反应

一、药品不良反应定义

WHO 国际药物监测合作中心定义　药品不良反应是指药品在预防、诊断、治疗疾病或调节生理功能的正常用法用量下,出现的有害的和意料之外的反应。

《药品不良反应报告和监测管理办法》关于药品不良反应的定义　药品不良反应是指合格药品在正常用法用量下出现的与用药目的无关的有害反应。

上述定义均排除了错误用药、超剂量用药以及滥用药物导致的反应。

二、药品不良反应的临床表现

1. 副作用(Side Effect)　一种药物常有多种作用,在治疗剂量下出现的与治疗目的无关的作用称之为副作用。一般说来,副作用较轻微,多为可逆性功能变化,停药后通常很快消退。副作用随治疗目的的不同而改变。如阿托品作为麻醉前给药以抑制腺体分泌,则术后肠胀气、尿潴留为副作用;当阿托品用于解除胆道痉挛时,心悸、口干就成为副作用。

2. 毒性作用(Toxic Effect)　大多数药物都有或多或少的毒性。毒性反应是指药物引起的器官或组织的生理生化功能异常或结构的病理变化,各种药物的毒性性质和反应的临床表现各不相同,但反应程度都和剂量有关,剂量加大,则毒性反应增强。药物的毒性反应所造成的持续性功能障碍和器质性病变停药后恢复较慢,甚至终身不愈。如氨基糖苷类抗生素的链霉素、庆大霉素等具有耳毒性,可引致第八对颅神经损害,造成听力减退或永久性耳聋。

3. 过度作用(Excessive Effect)　过度作用是指药物效应超过了预期的程度,如降压药引起低血压,降糖药引起低血糖,抗凝血药引起出血等。

4. 首剂效应(First Dose Effect)　首剂效应又称之为首剂综合征(Syndrome of First

Dose),系指一些患者在初服某种药物时,由于机体对药物作用尚未适应而引起不可耐受的强烈反应。如初服 α_1-受体阻滞剂哌唑嗪(Prazosin)时可出现恶心、眩晕、头痛、嗜睡、心悸、体位性低血压、休克等症状。

5. 继发效应(Secondary Effect) 继发效应并不是药物本身的作用,而是药物主要作用的间接结果,是药物作用诱发的反应,如广谱抗生素长期应用可引起菌群失调而致某些维生素缺乏及二重感染;利尿药噻嗪类引起的低血钾可使患者对强心药地高辛不耐受;青霉素引起的赫氏反应(Herxheimers Reaction)等都属继发效应。

6. 后遗效应(After Effect) 后遗效应是指停药后血药浓度已降至阈浓度以下时残存的生物效应。后遗效应可能比较短暂,如服用巴比妥类催眠药后次晨的宿醉现象;也可能比较持久,如长期应用肾上腺皮质激素,一旦停药后肾上腺皮质功能低下,数月难以恢复。

7. 撤药反应(Withdrawal Response) 一些药物在长期应用过程中机体会发生适应性改变(Adaptive Change),突然停药使机体不适应而产生反跳反应(Rebound Reactions),导致疾病加重,出现撤药综合征(Withdrawal Syndrome)。如停用抗高血压药出现血压反跳;停用巴比妥药物出现不安、精神错乱、惊厥等症状。

8. 依赖性(Dependence) 依赖性系反复(周期性或连续性)用药所引起的心理上或生理上的一种状态,表现为一种强迫性的或非强迫性的连续或定期用药的行为或其他反应。依赖性可分为精神依赖性和身体依赖性。

精神依赖性又称为心理依赖性(Psychic Dependence;Emotional Dependence),凡能引起令人愉快意识状态的任何药物即可引起精神依赖性,精神依赖者为得到欣快感(Euphoria),而不得不定期或连续使用某种药物。精神依赖性是构成药物滥用(Drug Abuse)倾向最基本的药物特点。

身体依赖性也称生理依赖性(Physical Dependence;Physiological Dependence),用药者反复应用某种药物造成一种适应状态,断药后产生戒断症状(Sbstinence Symptoms),表现为精神和身体方面一系列特有的症状,使人非常痛苦,甚至危及生命。

能引起依赖性的药物,常兼有精神依赖性和身体依赖性,阿片类和催眠镇静药在反复用药过程中,先产生精神依赖性,后产生身体依赖性,可卡因、苯丙胺类中枢兴奋药主要引起精神依赖性,但大剂量使用也会产生身体依赖性,少数药物如致幻剂(Hallucinogens)只产生精神依赖性而无身体依赖性。

9. 药物变态反应(Drug Allergy) 又称为过敏反应,为致敏患者对某些药物的特殊反应。药物或其代谢产物作为抗原与机体特异抗体反应或致敏淋巴细胞而造成组织损伤或生理功能紊乱。该反应和已知药物作用的性质无关,和剂量无线性关系,反应性质也各不相同。药物变态反应分为四型反应:Ⅰ型反应为速发反应,常见药物有青霉素、胰岛素等;Ⅱ型反应为细胞毒性反应,常见药物如青霉素、甲灭酸等;Ⅲ型反应为免疫复合物型反应,常见药物如磺胺、巴比妥;Ⅳ型反应为迟发型反应,常见药物如磺胺、四环素等。药物变态反应临床表现为皮肤局部反应和全身反应,常见的有药疹、血清样反应、过敏性休克、哮喘等。

10. 特异质反应(Idiosyncracy) 又称特异反应性,是指某个体对某种特定的药物显示异常或不可预料的敏感性,目前认为,该反应大多是由于个体酶缺陷所致,且多与遗传有关。例如:葡萄糖-6-磷酸脱氢酶(G-6-PD)缺乏者,服用伯氨喹、磺胺、呋喃妥因等药物时可发生正铁血红蛋白血症(发绀、溶血性贫血等)。假胆碱酯酶缺乏者,用琥珀酰胆碱后,由于肌肉松弛作用延长而常出现呼吸暂停反应。

11. 致畸作用(Teratogenesis) 药物作用于胚胎或胎儿,引起机体结构和功能异常,产生药物性畸形(Drug-Induced Malformation)。一种药物能引起不同的畸形,不同药物能引起同样的畸形。可能致畸的药物有抗肿瘤药、免疫抑制剂、激素、抗癫痫药等。

12. 致癌作用(Carcinogenesis) 恶性肿瘤的发生和多种因素有关。药物是诱发肿瘤因素之一,特别对长期用药患者,应警惕药物致癌的可能性,常见的致癌药物有性激素、口服避孕药、非那西丁及化疗药物等。

三、药品不良反应分类

1. A型药品不良反应 又称剂量相关的不良反应。由于药理作用过强所致,常与剂量有关,其特点是可预测,发生率高,但死亡率低。此类反应包括副作用、毒性作用、过度效应、首剂效应、撤药反应、继发效应等。

2. B型药品不良反应 又称剂量不相关的不良反应。与正常药理作用无关,一般与剂量无关联,其特点是难以预测,发生率低而死亡率高。此类反应包括药物变态反应和特异质反应。

3. C型药品不良反应 一般在长期用药后出现,潜伏期较长,没有明确的时间关系,难以预测,有些与癌症、畸胎有关,有些机理尚不清楚。

四、药品不良反应发生原因

(一)药物方面因素

1. 药理作用 由于药物本身的药理作用面广,一些非治疗作用就成为副作用。

2. 药物质量 某些药物含有的微量杂质,成为发生不良反应的原因,如青霉素的过敏反应就是由其中含微量的青霉烯酸、青霉噻唑酸和青霉素聚合物等物质引起的。另外,药物在生产过程中也可能混入微量高分子杂质或掺入赋形剂,所以同一组成的药物就可因厂家的不同、制剂技术的差别和杂质除去率的不同而使其不良反应的发生率各异。有的药物在生产或保管过程中受到污染,也可引起药品不良反应。

3. 药物剂量 用药剂量过大,超过一般常用量时,常可发生中毒反应,甚至危及生命。

4. 药物剂型 同一药物剂型不同,制造工艺不同,可以使药物吸收和血药浓度有很大的差别,即生物利用度的差别,有可能导致不良反应的发生。

5. 药物用法

(1)给药途径 给药途径不同,药物的吸收、分布不同,发挥作用的快慢、强弱以及作用时间也不一样。如不能合理地选择给药途径,就有可能发生不良反应。

(2)用药疗程 有些药物长期应用,可因蓄积作用而中毒。

(3)首次给药和撤药 某些药物在开始用药时可引起较强的效应,宜从小剂量开始,逐渐加量至通常的治疗剂量,以使机体逐渐适应。而撤药则相反,由于机体已适应药物的作用,突然停药可引起症状的反跳。因此,一些药物首次给药和突然撤药都可发生不良反应。

6. 药物相互作用 由于联合用药不当,通过药物的相互作用发生不良反应。详见第四章药物相互作用。

（二）机体方面因素

1. 种族与性别　不同种族和不同性别的人,对某些药物的感受性存在明显差别,药物不良反应的发生率也有所不同。

（1）种族:遗传是个体差异的重要决定因素,遗传基因的差别造成人类对药物反应的差异,如爱斯基摩人、日本人中有不少快乙酰化者(Fast Acetylators),应用异烟肼时产生大量乙酰肼(Acetyl-Hydrazine)而造成肝损害。犹太人70%、英国人60%为慢乙酰化者(Slow Acetylators),用异烟肼时因蓄积中毒而产生周围神经炎。此外,在非洲等地有相当数量的人缺乏葡萄糖-6-磷酸脱氢酶(G-6-PD),在应用磺胺药、伯氨喹、呋喃妥因、奎尼丁等药物时易出现溶血现象。

（2）性别:临床研究表明,妇女比男子容易发生不良反应,如保泰松引致妇女粒细胞缺乏症比男子高3倍,妇女也比男子容易发生药物性红斑狼疮。由于男女生理功能的不同,妇女在月经期和妊娠期对泻药和其他强烈刺激性药物敏感,有引起月经过多、流产及早产的危害。

2. 年龄　不同年龄的人对药物的反应不同,如60岁以上老年人不良反应的发生率为15.4%,而60岁以下者为6.3%。一般老年人血浆蛋白浓度减少,与药物结合能力降低。

老年人肾小球滤过率和肾小管分泌功能降低,肾血流量减少影响体内药物的排泄;此外,肝药酶活性的下降,肝血流量的减少使药物的代谢降低而使血药浓度增高或消除延缓;再者,老年人有多发疾病和营养欠佳的倾向,这些都会诱发不良反应的发生,如庆大霉素等氨基糖苷类抗生素主要经肾排泄,老年人肾功能降低,其半衰期延长而增加药物的肾毒性和耳毒性。老年人由于肝功能变化,血浆白蛋白含量降低等原因,在使用普萘洛尔时,可使其不良反应增加,如头痛、眩晕、心动过缓、低血压等。

婴幼儿由于药物代谢速度较慢,肾排泄差,作用点上药物作用的感受性较高,且易进入脑内等,易发生不良反应。婴幼儿的肝功能、肾功能、中枢神经系统、内分泌系统等发育尚未完善,因此对一些药物的处理功能不如成年人,容易产生不良反应,新生儿用氯霉素后易引起灰婴综合征(Greysyndrome),出现腹胀、呕吐、发绀、重度休克、呼吸衰竭及死亡,这和肝内某些酶系统发育不完善,葡萄糖醛酸结合较差有关;巴比妥、吗啡、维生素K类药物均易使新生儿发生不良反应。幼儿对一些氨基糖苷类抗生素经肾排泄速度比成人缓慢,易引起毒性反应。

3. 个体差异　不同个体对同一剂量的相同药物可有不同反应,即所谓的"生物学差异"现象。个体差异有时表现为量的差别,如水杨酸钠引起不良反应的剂量在不同个体中相差可达10倍;有时也影响到药物作用的性质,如过敏反应和特异质也是个体差异的表现。

4. 病理状态　病理状态能影响机体的各种功能,同时也影响药物对机体的作用。例如肝肾功能损害时可影响药物在肝内代谢和经肾排泄,而产生药物不良反应,甚至引起中毒。

5. 营养状态　机体的营养状态也可影响药物的作用,饮食的不平衡,有时会影响药物不良反应的发生或程度,如维生素 B_6 缺乏可引起或加重异烟肼中毒表现。

五、药品不良反应的预防

1. 首先应了解患者的过敏史或药物不良反应史,这对有过敏倾向和特异质的患者十分重要。

2. 老年人病多,用药品种也较多,医师应提醒患者可能出现的不良反应,至于小儿,尤其是新生儿,对药物的反应不同于成人,其剂量应按体重或体表面积计算,用药期间应加强观察。

3. 孕妇用药应特别慎重,特别是孕妇头 3 个月应避免用任何药物,若用药不当有可能致畸。

4. 由于一些药物可经乳汁进入婴儿体内而引致不良反应,故对哺乳妇女用药应慎重选择。

5. 肝病和肾病患者,除选用对肝肾功能无不良影响的药物外,还应适当减少剂量。

6. 用药品种应合理,应避免不必要的联合用药,还应了解患者自用药品的情况,以免发生药物不良相互作用。

7. 应用新药时,必须掌握有关资料,熟悉其药效学与药物动力学知识,慎重用药,严密观察。

8. 应用对器官功能有损害的药物时,须按照规定检查器官功能,应用利福平、异烟肼时检查肝功能,应用氨基糖苷类抗生素时检查听力、肾功能,应用氯霉素时检查血象。

9. 用药过程中,应注意发现药物不良反应的早期症状,以便及时停药和处理,防止进一步发展。

10. 应注意药物的迟发反应(Delayed Effect),这种反应常发生于用药数月或数年后,如药物的致癌、致畸作用。

第二节　药品不良反应报告和监测

国家实行药品不良反应报告制度。药品生产企业(包括进口药品的境外制药厂商)、药品经营企业、医疗机构应当按照规定报告所发现的药品不良反应。药品不良反应报告和监测,是指药品不良反应的发现、报告、评价和控制的过程。

一、药品不良反应监测方法

1. 自愿报告制度(Spontaneous Reporting System,SRS)　自愿报告制度又称黄卡制度(Yellow Card System),因英国的报告卡为黄色而得此名。这是一种自愿而有组织的报告制度,监测中心通过监测报告单位将大量分散的不良反应病例收集起来,经加工、整理、因果关系评定后储存,并将不良反应信息及时反馈给监测报告单位以保障用药安全。WHO国际药物监测合作中心的成员国大多采用这种方法。

自愿报告制度的优点是简单易行、监测覆盖面大,费用小,对提出某种药物流行病的假设有很大作用,可检出极为罕见的 ADR。不足之处在于有漏报现象,资料可有偏差。

2. 义务性监测(Mandatory Orcompulsory Monitoring)　1975 年瑞典在自愿报告制度的基础上发展成义务性监测报告制度,要求医师报告每一例不良反应,从而使报告率大为提高。

3. 重点医院监测(Intensive Hospital Monitoring)　重点医院监测系指定有条件的医院,报告不良反应和对药品不良反应进行系统监测研究。这种方法覆盖面积虽然小,但针对性和准确性提高,可以计算 ADR 的发生率以及进行药物流行病学研究。

4. 重点药物监测(Intensive Medicines Monitoring)　重点药物监测主要是对一部分药品进行上市后监察,以便及时发现一些未知或非预期的不良反应,并作为这类药品的早期预警系统。

5. 药品上市后监测其他研究方法

（1）病例记录联合研究（Record Linkage）

（2）队列研究（Cohort Studies）

（3）病例对照研究（Case-Control Studies）

二、药品不良反应的监测程序和要求

1. 国家对药品不良反应实行逐级、定期报告制度。严重或罕见的药品不良反应须随时报告，必要时可以越级报告。药品生产、经营、使用单位及个人发现可疑药品不良反应病例时必须报告。

2. 药品生产经营企业和医疗预防保健机构必须严格监测本单位生产、经营、使用的药品的不良反应发生情况。一经发现可疑不良反应，需进行详细记录、调查，按附表要求填写并按规定报告。药品不良反应报告表或相应计算机软件由国家药品监督管理局统一编制。

3. 药品生产企业应对本企业上市五年以内的药品的安全有效问题进行密切追踪，并随时收集所有可疑不良反应病例，按季度向所在省、自治区、直辖市药品不良反应监测专业机构集中报告，对其中严重、罕见或新的药品不良反应病例，须用有效方式快速报告，最迟不超过 15 个工作日。

4. 药品经营企业、医疗预防保健机构应随时收集本单位经营、使用的药品发生的不良反应情况，每季度向所在省、自治区、直辖市药品不良反应监测专业机构集中报告。

5. 医疗预防保健机构发现严重、罕见或新的不良反应病例和在外单位使用药物发生不良反应后来本单位就诊的病例，应先经医护人员诊治和处理，并在 15 个工作日内向所在省、自治区、直辖市药品不良反应监测专业机构报告。

6. 省、自治区、直辖市药品不良反应监测专业机构收到严重、罕见或新的不良反应病例报告，须进行调查、分析并提出关联性评价意见。于 72 小时内向国家药品不良反应监测专业机构报告，同时抄报本省、自治区、直辖市药品监督管理局和卫生厅（局）。其他药品不良反应按季度向国家药品不良反应监测专业机构集中报告。

7. 国家药品不良反应监测专业机构须及时对严重、罕见或新的药品不良反应病例报告进行调查核实或组织药品不良反应专家咨询委员会进行分析、评价，向国家药品监督管理局和卫生部报告。其他药品不良反应发生情况以统计资料形式按季度报告。

8. 国家药品监督管理局不定期通报药品不良反应监测情况、公布药品再评价结果。

三、我国药品不良反应的监测报告范围

（一）药品不良反应的监测报告范围

1. 新药监测期内的国产药品应当报告该药品发生的所有不良反应。

2. 其他国产药品、新药监测期已满的药品应报告该药品引起的新的和严重的不良反应。

3. 进口药品自首次获准进口之日起 5 年内，报告该进口药品发生的所有不良反应。

4. 满 5 年的进口药品，报告该进口药品引起的新的和严重的不良反应。

5. 中药材引起的人体伤害。

《药品不良反应报告和监测管理办法》所指严重药品不良反应，是指因使用药品引起以

下损害情形之一的反应:

1. 导致死亡。

2. 危及生命。

3. 致癌、致畸、致出生缺陷。

4. 导致显著的或者永久的人体伤残或者器官功能的损伤。

5. 导致住院或者住院时间延长。

6. 导致其他重要医学事件,如不进行治疗可能出现上述所列情况的。

《药品不良反应报告和监测管理办法》所指新的药品不良反应,是指药品说明书中未载明的不良反应。说明书中已有描述,但不良反应发生的性质、程度、后果或者频率与说明书描述不一致或者更严重的,按照新的药品不良反应处理。

《药品不良反应报告和监测管理办法》所指药品群体不良事件,是指同一药品在使用过程中,在相对集中的时间、区域内,对一定数量人群的身体健康或者生命安全造成损害或者威胁,需要予以紧急处置的事件。

同一药品:指同一生产企业生产的同一药品名称、同一剂型、同一规格的药品。

(二)药品重点监测

药品重点监测是指为进一步了解药品的临床使用和不良反应发生情况,研究不良反应的发生特征、严重程度、发生率等,开展的药品安全性监测活动。

(三)集中监测系统主要收集有关药物不良反应的资料

1. 药物不良反应出现的缓急、轻重程度。

2. 药物不良反应出现的部位、持续时间。

3. 是否因不良反应停药。

4. 是否延长住院期限。

5. 各种药物引起的不良反应发生率及转归。

四、药品不良反应因果关系评价

(一)评价要点

1. 仔细询问病人用药史,防止遗漏致病药品。

2. 原有疾病引起并发症的可能性。

3. 遗传特征及药物过敏史。

4. 对原有疾病的诊断方法可能产生的影响。

5. 手术及其他治疗方法可能产生的后果。

6. 某些生活习惯,如吸烟等引起反应的可能性。

7. 患者精神作用的可能性。

8. ADR 由单一药物引起,还是由药物互相作用所致。

9. 上述几种因素综合作用的可能性。

(二)评定原则

1. 用药的时间和可疑不良反应出现的时间有无合理的先后关系。

2. 可疑不良反应是否符合该药品已知的不良反应类型。

3. 停药或降低剂量后,可疑不良反应是否减轻或消失。

4. 再次使用可疑药品后是否再次出现同样反应。

5. 所怀疑的不良反应是否可以用患者的合并用药的作用、患者病情的进展、其他治疗的影响来解释。

（三）评定方法

1. Karch 和 Lasagna 评定方法　该法将因果关系的确实程度（Degree of Centainty）分为肯定、很可能、可能、可疑、不可能 5 级。我国药品不良反应监察中心拟定的方法以及澳大利亚、瑞典、新西兰等国的评定方法，都是在此方法基础上发展而来。我国所用 5 级标准如下，详见表 5-1：

肯定：用药以来的时间顺序是合理的；该反应与已知的药物不良反应相符合；停药后反应停止；重新用药，反应再现。

很可能：时间顺序合理；该反应与已知的药物不良反应相符合；停药后反应停止；无法用患者疾病来合理地解释。

可能：时间顺序合理；与已知的药物不良反应相符合；患者疾病或其他治疗造成这样的结果难以肯定或否定。

可疑：时间顺序合理；与已知的药物不良反应不符合；用其他解释难以肯定或否定；再激发试验情况不明。

不可能：时间顺序不合理；与已知的药物不良反应不符合；有其他解释；停药后反应未停止；重新用药反应未出现。

表 5-1　ADR 因果关系评定的五级标准

肯定	很可能	可能	可疑	不可能
√时间顺序合理	√时间顺序合理	√时间顺序合理	√时间顺序合理	不符合前述各项标准
√与已知的 ADR 相符	√与已知的 ADR 相符	√与已知的 ADR 相符	√与已知的 ADR 相符	
√停药后反应停止	√停药后反应停止	√患者疾病或其他治疗也可造成这样的结果	√不能合理地以患者疾病来解释	
√重新用药反应再现	√无法用病人疾病来合理解释			

2. 计分推测法　本法在病例分析时，对时间顺序、是否已有类似反应的资料等基本问题都予以打分，最后按所计总分评定因果关系等级。

总分≥9 分：肯定有关；

总分 5～8 分：很可能有关；

总分 1～4 分：可能有关；

总分≤0 分：可疑。

3. 其他方法

（1）贝叶斯不良反应诊断法：贝叶斯方法的问世引人注目，但由于应用不易，至今在工作中很难能接受。

（2）非规则方法：这是一种凭经验的临床判断，应用广泛，但效果不佳。

第六章　用药错误及其防范措施

　　药物治疗的目的是获得预期的治疗效果,使疾病好转或痊愈,即提高患者生活质量,同时使患者承受风险最小化。已知的、潜在性的用药风险与药品(处方药和非处方药)的质量、给药方法和给药设备相关。由此类风险导致的事故或危险称为药源性损害或药物不良事件,包括药物不良反应(ADR)和用药错误(Medication Errors,ME)。药物不良反应见第五章,本章重点介绍用药错误。

　　临床用药过程中,一旦发生用药错误,轻者延误患者治疗,重者给患者造成生理和心理创伤,甚至造成死亡。

　　1999 年 12 月美国医学研究所(Institute of Medication,IOM)报告,在美国每年死于医疗过错的有 48 000 至 98 000 人,其中与用药错误有关的大约 7 000 人。2006 年 IOM 报告,在美国每年死于用药错误的竟达 15 000 余人。因此,不能轻视药物治疗错误,需要建立有效的系统来控制处方/医嘱、药品调配和药物使用,以预防用药错误的发生。

第一节　基 本 概 念

一、用药错误的定义

　　"Medication Errors,ME"的译文有"用药错误"、"用药差错"、"用药失误"、"用药疏失"、"药物治疗错误"、"药疗差错"等。卫生部、国家中医药管理局、总后勤部卫生部发布的《医疗机构药事管理规定》第四十三条中称为"用药错误"并有明确的定义。

　　(1) 美国食品药品监督管理局(FDA)定义的用药错误是指"药物使用过程中发生的任何可预防的事件(Preventable Event),用药不当甚或招致病人损害的事件"。

　　(2) 美国国家用药错误通报及防范协调审议委员会(NCCMERP)给用药错误的定义为"医务人员、患者或消费者在使用药物过程中,发生的任何可防范的可能引起或导致用药不当或造成患者伤害的事件"。此类事件可能与职业活动、医疗产品、程序和制度相关,涉及处方、处方传递、产品标签、包装,以及名称、调剂、配方、流通、管理、教育、监测和使用。

　　(3) 我国 2011 年 3 月 1 日施行的《医疗机构药事管理规定》对用药错误的定义是"指合格药品在临床使用全过程中出现的、任何可以防范的用药不当"。

二、用药错误的分类

　　用药错误包括处方错误、调剂错误、给药错误和患者依从性错误。对用药错误正确分类,有助于了解用药错误发生的原因,追寻错误根源并制订有效的防范措施。美国卫生系统药师协会(American Society of Health System Pharmacists,ASHP)在《医院用药错误的防范指南》中指出用药错误分类及原因如下:

（一）按药物治疗过程分类

临床药物治疗过程一般涉及医师、药师、护士、患者及其家属等。用药错误可能发生在药物治疗的全过程的有关参与者，包括医师处方/医嘱错误、处方转录错误、药师处方调剂错误、给药和监测错误。

1. 医师处方错误 医师决定采用何种用药方案（包括选择药物、剂量、剂型、配伍及用药途径等）的过程。发生在该环节中的错误统称为处方错误。

（1）错误的药物选择，如不恰当的适应证、禁忌证、已知的过敏反应、过量的药物治疗和其他因素。

（2）对所用药品不熟，如同一药物的不同商品名，同类药物的不同品种，造成重复用药。

（3）错误的药物剂量、剂型、数量、给药途径、浓度、给药次数等；调剂部门在处方审核、调配、核对、发药者未能发现，依照错误处方调配。

（4）处方书写不规范，潦草，简写，小数点不明确，用字母、药名的前缀或后缀来代替药名。

（5）不熟悉药物不良反应和配伍禁忌、超剂量用药等。

（6）医师打电话口述处方或医嘱使用发音酷似的药品名称，护士易发生错误。

2. 药师调剂错误 从调剂部门受理医师处方/医嘱，整个调配阶段包括：处方/医嘱审核、计算错误、调配、核对、发药（包括自动化分发设备）、给错患者（张冠李戴）、用法交待错误（标签书写不清或有误或贴错、应交待的未交待）的全过程。发生在该环节中的错误统称为调配错误。

3. 护士给药错误 发错药、打错针、漏发药、漏注射居护理用药错误的首位。具体表现为：

（1）遗漏错误，包括漏发药、漏注射。

（2）处理医嘱错误：护士将医师处方/医嘱转录或抄写发生错误（包括计算机和手工操作），或在传递给其他医护人员过程中发生的错误。发生在该环节中的错误称为"转抄错误"。

（3）给药对象错误，给错患者（张冠李戴）。

（4）操作不规范，包括：错误的给药技术如粉针溶解不完全、给药时使用的程序或技术不当、给药剂量错误（计算错误、输液量错误）、给药途径错误（如肌内注射药用于静脉注射）、给药间隔错误等；交接班不清，特殊药物治疗没仔细地交班，接班后没及时检查是否还有其他的治疗。

4. 患者用药错误 患者依从性差，不遵医嘱，不按时按规定剂量服用药物导致用药错误。

（1）误解医嘱，如缓/控释片压碎或嚼碎服、直接吞服阿司匹林泡腾片等。

（2）超剂量使用，不按医嘱用药剂量，增加单次用药剂量，缩短或延长给药间隔等。

（3）遗漏错误，慢性病用药问题，尤其老年人长期服药，因记忆力差常出现漏服、错服、多服药品现象。

（4）药物相互作用错误，患者自行使用非医师处方药品（市售药物）、保健品等发生药物相互作用。

（二）按给药错误事实分类

美国卫生系统药师协会（American Society of Health System Pharmacists，ASHP）在《医院用药错误的防范指南》中将用药错误分为 12 类：

1. 处方错误　错误的药物选择（诸如未按照适应证、禁忌证、已知过敏反应、现有药物治疗情况和其他因素），不恰当的剂量、剂型、数量、用药途径、浓度、给药频率等。包括单一适应证重复处方，用药过量或不足、用药时间间隔不当、为病人处方过敏药物、非法处方等。

2. 遗漏用药　病人在预定用药时间没有用药。

3. 用药时间错误　未根据预定的时间间隔用药（应明确允许调节的范围）。

4. 处方权限错误　病人不是从有处方权的医师处开到处方。

5. 剂量错误　处方剂量适当，但实际所给剂量与处方不符。一般是计算错误、单位换算错误、估算不当引起。

6. 剂型错误　医师处方剂型正确，实际所给药品剂型与处方不符。

7. 药品配制错误　在需要配制药品时，特别是重新配制时出错。往往发生在静脉输液配制时。

8. 给药技术错误　将药物以不适当的方式应用于病人，如静脉给药速率过快、只能肌内注射药品静脉使用了。

9. 使用变质药品错误　使用了过期药品或因养护不当而提前降解的药品。

10. 监测错误　用药监测不当或不足，未能根据患者症状、体征或实验室检查等对药物疗效和毒性做出正确的评估并及时采取措施。如未对使用氨基糖苷类药物的老年病人监测肾功能、给药前未查阅病史，造成药物相互作用等。实验室监测结果错误，导致用药量过高或过低。

11. 依从性错误　病人不根据医嘱用药，随意增减或停止用药。是医师、药师、护师用药指导不力的直接后果，应加强对病人的教育与随访。

12. 其他用药错误　除上述以外的任何用药错误。

（三）按照转归或严重程度分类

美国国家用药差错报告和预防协调委员会（NCCMERP）将用药错误引起后果的严重程度分为 9 级。

1. 出现用药错误（包括已经得到纠正，未累及患者），但未造成伤害：

A 级：客观环境、条件或事件隐患（如药物外观或标签相似）可能引发错误，但能得到及时纠正（差错未发生）。

B 级：发生差错但未发给患者（如处方/医嘱或调配错误，但在患者用药前被发现而纠正）。

C 级：错误发生且累及患者，但对患者未造成伤害（如患者已用了给错的药，未导致不良反应）。

D 级：错误已发生，累及患者，需要监测差错对患者的后果，并根据后果判断是否需要采取措施预防和减少伤害。

2. 出现用药错误，造成伤害：

E 级：给药错误导致需要处理或干预，并造成病人暂时性伤害的错误。

F 级:错误导致入院或延长住院日并造成病人暂时性伤害的错误。

G 级:给药错误导致患者永久性伤害。

H 级:给药错误导致患者生命垂危事件。

3. 导致死亡性的用药错误:

I 级:导致患者死亡的用药错误。

第二节　用药错误的防范

用药过程的各个环节都有可能发生用药错误,而不仅仅是某一个方面。因此,防范用药错误是一系统工程,涉及管理者、医师、药师、护士及相关人员。

一、加强领导,严格管理

(一)建立健全医院药事管理与药物治疗学委员会(组)

药事管理与药物治疗学委员会(组)要定期召开会议对临床用药情况进行总结,从制度上、管理上查找隐患,及时总结经验、吸取教训。

1. 落实《药品管理法》、《医疗机构药事管理规定》、《处方管理办法》等有关法律、法规、规章制度。

2. 确保进入院内的药品质量,从源头上防止因药品质量造成的用药错误。

3. 制定并执行本院的药品处方集和基本用药供应目录,执行卫生行政部门或有关专业学术团体制定的药物治疗指南、诊疗常规和诊疗流程。制定医院临床用药的监测和评价、药品遴选和药物使用政策相关的规章制度,保障临床用药安全,积极防范药物不良反应和临床用药错误。

4. 创建"以病人为中心"的安全的医疗、药品调剂环境,制定切实可行的用药管理制度、标准规范、作业流程、质控指标和监测方式,监督执行并不断完善,持续改进。

5. 加强对医师、药师、护士及相关医务专业人员的继续教育,以提高临床合理用药水平。

6. 提供病人用药咨询与指导,提高患者用药的依从性。

(二)完善医院检查系统和电子信息系统

如在计算机信息系统中嵌入用药安全模块,医生处方选药时出现剂量错误、存在药物相互作用或配伍禁忌,可能存在严重药物不良反应等,系统都会有警示提醒,可减少错误的发生率,提高临床用药的安全性。

(三)坚持处方点评制度

对处方书写的规范性及药物临床使用的适宜性(用药适应证、药物选择、给药途径、用法用量、药物相互作用、配伍禁忌等)进行评价,发现存在或潜在的问题,制定并实施干预和改进措施,促进临床药物合理应用。

(四)建立用药错误登记和报告制度

发生用药错误,应当积极救治患者,并做好观察与记录。按照国家有关规定向相关部门报告用药错误。

(五)保证合理的调剂人员数量和合适的调剂环境

必须安排足够的调剂部门人员,以保证调剂人员有合理的工作量,尽量避免超负荷工作;提供适合本机构调剂工作环境,经常检查调剂环境可能存在的错误源,确保调剂工作顺利。

(六)加强培训与继续教育

创造条件为医务人员提供继续教育的机会,加强对医务人员的药物相关知识和信息化支持系统等跨专业的培训。加强对医务工作者的用药安全教育、责任心教育和工作岗位职责的绩效考核。

二、明确岗位职责,增强防范意识

(一)医师用药错误的防范

1. 医师处方/医嘱用药错误的防范　医师处方/医嘱是用药错误可能发生的早期阶段。首先医师开出正确规范的处方或医嘱,不仅防范自身的用药错误,而且可以防止药师和护士误解而导致的给药错误。

2. 当要确定给予患者药物治疗方案,处方医师应全面收集相关资料,包括文献资料、临床治疗指南、与临床药师沟通、与其他医师交流、参加专业继续教育项目等方法,掌握最新知识动态。当处理非典型或很少碰到的病例时查找资料是非常关键的。注意厂商和医药杂志广告宣传的真实性,防止误导错误用药。

3. 处方医师在开具新的或添加药物前,应评估患者整体状况和审核目前正在使用的药物,以确定可能发生的药物相互作用(协同或拮抗作用)。为了评估和优化患者的药物治疗方案,必须恰当地监测临床症状和体征,以及相关的实验室检查数据。

4. 应熟悉开处方/医嘱程序,参与药物利用评估,规范药品使用权限,开出新的医嘱时需提醒护士和其他人员需处理的新医嘱程序、标准给药时间以及审批的缩写语。

5. 用药医嘱应完整,包括患者姓名、药物通用名、商品名(如果需要特定的产品)、给药途径和部位、剂型剂量、浓度、用量、给药频率、处方者签名。在某些情况下,应具体写明稀释比例和使用时间、用药次数。

6. 确保处方/医嘱内容清楚、明确规范、完整,字迹应清晰易辨,以避免辨认不清出现调配差错。

(1)不使用不规范不明确的缩写,例如,写"每天一次"或 qd 而不写 q. d. ,可能被误认为q. i. d. (被误认为一天四次),或被误认为 0. d(右眼)。

(2)不用不清楚的用法说明,如"按说明书服用"、"遵医嘱"等。

(3)使用精确的药物剂量单位(如毫克)而不写剂型单位(例如一片或一瓶)。

(4)按照标准命名法开药方,使用药物的通用名(联邦政府用名或 USAN)、正式名或商品名(如果医疗需要)。避免地方性命名、化学名、不被认可的缩写药名、只写首字母或化学符号。

(5)在小数表达时使用引导零(例如 0. 5 ml),而不使用末尾零(例如 5. 0 ml),因为可能导致 10 倍的过量用药。

(6)"units"(单位)应拼写出全名,例如 10 单位胰岛素,不缩写成"10 u",因为可能被误认为是"100"。

7. 开方医师尽可能地与患者、看护交流,说明药方和任何需预防和观测的情况,包括过敏反应。

（二）药师用药错误的防范

药师增强用药错误的防范意识，不仅杜绝自身用药错误发生，而且监督检查医师、护士等有关医务人员造成的用药错误，从而降低用药错误的发生率。

1. 严格执行处方审核制度，认真逐项检查处方前记、正文和后记书写是否清晰、完整，并确认处方的合法性，切实审核处方用药的适宜性。

2. 正确调配处方/医嘱，要求药师熟练掌握和严格执行调配规程、用药程序和安全配发，认真执行"四查十对"制度。

3. 配齐一张处方的药品后再取下一张处方，遇字迹潦草的处方应与医师联系确认后再配发，以防差错。

4. 药品摆放有序，包装相似、读音相近等应分开摆放，是减少取药差错的重要防范措施。

5. 建立高危药品管理制度，高危险药品是指药理作用显著且迅速、易危害人体的药品，包括高浓度电解质制剂、肌肉松弛剂及细胞毒化药品等。其特点是出现的差错可能不常见，而一旦发生则后果非常严重。

6. 采取柜台式发药，面对患者叫名发药，对照处方逐一向患者交代用法并交药到手，杜绝发错药。

7. 开设咨询窗口，提供用药咨询服务，如用药注意事项、最佳用药时间与方法、储存等，防止用错药。

8. 药师应为临床提供新的药物治疗学信息；定期开展合理用药评估工作，发现并纠正不合理用药。

9. 贯彻预防为主、持续性改正的质量管理方针，加强事前教育，事中督查与事后点评，做到赏罚分明。

（三）护士给药错误防范

护士直接对患者提供看护和给药，是药物治疗过程中检查的终端。所以，护士相对于其他医务人员能更容易发现和报告用药错误，因而他们对减少用药差错起到了重要作用。

1. 严格执行护士给患者用药的"三查七对"制度。"三查七对"主要是针对病人服药、注射、输液的查对制度，减少操作差错。"三查"是指给药前查、给药时查、给药后查（针对给患者用药三查内容：一查药品的有效期，配伍禁忌，二查药品有无变质、浑浊，三查药品的安瓿有无破损，瓶盖有无松动）；"七对"是指查对床号、查对姓名、查对药名、查对给药剂量、查对给药时间、查对给药浓度、查对给药方法。

2. 熟悉用药医嘱和药物使用系统，参与药物利用评价（DUE）、医嘱处理和标准给药时间等。认真核查用药医嘱和配伍变化及药物相互作用等，加强与医师、药师的沟通，确保用药安全有效。

3. 给药浓度、剂量、输液速度及其他数学计算应当由第二人（如另一位护士或药师）来检查核对。

4. 熟练掌握所有给药设备，如输液泵、气雾发生装置的操作方法以及使用过程可能出现差错的地方。

5. 应当与患者或看护人交流，以确定他们明白药物的用法、特殊注意事项或观察的事项,了解用药后的不良反应及病情变化等。尽可能在第一次给药前为患者提供咨询服务。

6. 在给药时,若患者存有疑问或拒绝某一种特定药物时,在给药前细心倾听患者意见,解答疑问,并重新核查医嘱和调配的药品,确保不发生可预防的错误,如给错患者、错误的用药途径以及重复给药,如果患者拒绝服用处方上的药物,应在其病历中作记录。

（四）患者用药错误防范

加强患者的用药教育,尤其老年患者、孕妇、哺乳期妇女及儿童用药指导,以提高患者用药的依从性。

1. 指导患者必须告知医师(或药师、护士)所有的已知症状、过敏反应、敏感症、当前用药及自我药疗情况,以免重复用药或产生药物相互作用。

2. 患者可随时向医师、药师、护士对接受的治疗和流程提出问题,防止可能发生药物不良反应或用药错误。

3. 患者对给予的药物治疗方案有知情权,当感觉有异常情况时,应及时与医务人员沟通。

4. 在咨询了专业医务人员的用药合理性之后,患者应按照指导接受所有药物治疗。

第三节　用药错误的监测与管理

一、用药错误的监测

《医疗机构药事管理规定》明确规定:医疗机构应当建立用药错误监测报告制度,临床科室发现用药错误后,应当积极救治患者,立即向药学部门报告,并做好观察与记录。可能或已经造成患者损害的用药错误应当立即向所在地县级卫生行政部门报告。

为了监测用药错误,医疗机构管理人员应根据实用性、可行性建立持续质量改进的最佳方案。应当记录和鉴定用药错误,并研究错误发生的原因,以便制定或修正相关的防范用药错误的制度与措施,举一反三,以免再次发生类似的用药错误。

充分应用现代化信息技术,如借助各种合理用药监测系统(处方审查系统、药物相互作用检测系统、自动输液系统等),实时监测用药错误。

二、用药错误的管理

用药错误可发生于用药过程的参与者如医师、药师、患者及其监护人、护士,任何一个环节不当的操作程序。而用药错误的后果可能较为轻微,也可能给患者带来严重损伤甚或致命的危险。因此,一旦发现用药错误,结合错误严重性评估,对用药错误的原因进行鉴定,从而消除严重性级别较高的用药错误的发生因素。同时对涉及用药错误的药物和药物类型建立跟踪机制,检查用药错误与调剂方法诸如单剂量药品、大包装药品分装或临时调配药品,以及口服或注射用药等之间有关的各种问题,可以防范用药错误的再次发生。

立即进行事实搜集和调查,完整真实填写"用药错误登记表"(见表 6-1),记录事实内容(填写),包括:发生了什么、在哪里发生、为什么会发生、怎样发生和事件相关人员,保留适当的药物证据(例如包装和标签等),上报医院,迅速采取应对措施,降低对患者的损害及对社会造成的不良影响。

表 6-1 _____医院用药错误登记表

事发时间	年 月 日		事发部门	科 室	
当 事 人			职务/职称		
患者姓名		性别	年龄		
家属姓名		性别	年龄	与患者关系	
事发经过					
患者与家属要求					
临床应急措施					
科室处理意见及整改措施					
事件跟踪及医务处(科)处理意见					
责任追究处理结果					

填报人: 填报时间:20____年__月__日

第七章　特殊人群的用药原则

对于小儿、孕妇、乳母、老年人及肝肾功能不良等特殊人群的患者,要在同类药物中认真选择最有效而毒副作用较小的药物使用,并应严格掌握适应证。

第一节　小儿用药的原则

小儿一般指新生儿、婴幼儿及儿童。小儿的体液占体重的百分比远比成人大(其中主要是细胞外液变化较大),而脂肪占体重的百分比则较成人为低。各时期其身体各部分,包括各脏器的生长发育程度不同,其药代动力学特点也与成人不同。

一、小儿的生理特点及其对药动学的影响

(一)新生儿生理与用药特点

新生儿期指的是从胎儿分娩结扎脐带至满 28 天的阶段。迅速变化的生理过程是新生儿期的显著生理特点,其体内的药物代谢动力学过程亦随之发生迅速变化。

1. 给药途径与药物吸收

(1)胃肠功能对口服药物吸收的影响:新生儿胃排空时间长,因此主要在胃内吸收的药物,比预计的吸收更完全,主要在十二指肠中吸收的药物吸收推迟,出现作用较慢,胃酸分泌有波动,口服药物吸收较难预料。

(2)用药部位的血流对注射给药的影响:新生儿肌肉或皮下注射后的吸收主要取决于注射部位的血流速度。由于新生儿肌肉组织较少,皮下组织相对量较大,血循环较差,当这些部位的灌注变化时情况较为复杂,药物吸收变得不规则,难以预料。

(3)皮肤或黏膜对吸收的影响:新生儿黏膜血管丰富,药物吸收迅速,是一种方便的给药方法。某些药物可以通过黏膜或皮肤给药,如小儿口服滴剂、口腔膜剂、喷雾剂、通过直肠黏膜吸收的栓剂、微型灌肠剂等。

2. 药物分布与转运　药物的分布与转运与体液、组织血流量、药物蛋白结合率、体内脂肪含量、膜通透性等因素有关。

(1)体液:新生儿体液总量一般约为体重的 80%,未成熟儿可达 85%,一般药物的分布容积在新生儿期往往相对较大,药物排泄亦较慢,血浆 $t_{1/2}$ 亦较长,因此新生儿用药间隔时间应适当延长。新生儿脂肪比例小,某些脂溶性药物分布容积往往相对较小。

(2)药物与血浆蛋白结合率:白蛋白是结合容量最大的血浆蛋白。新生儿血浆蛋白含量较成人或年长儿低,且与药物的亲和力低,因此血浆中游离药物浓度较成人或年长儿高。新生儿血清胆红素生理性升高,可置换与白蛋白结合的药物,使游离药物浓度明显增高。有些药物可与血清胆红素竞争白蛋白结合部位,将胆红素置换出来成为游离胆红素加重黄疸,例如磺胺类抗菌药物用于早产儿时,可出现核黄疸。

3. 药物代谢 新生儿药物代谢酶系统发育尚不成熟,肝微粒体酶与成人相比,新生儿活性较低,使某些药物如地西泮、苯巴比妥、茶碱等代谢变慢。葡萄糖醛酸转移酶活性很低,使大部分需和葡萄糖醛酸结合失活的药物,在新生儿体内代谢减慢。

4. 药物排泄 新生儿肾发育不成熟,肾小球滤过率远低于年长婴儿、儿童和成人,肾小管排泌功能特低,因此主要由肾小球滤过排泄的药物如地高辛、庆大霉素等和由肾小管排泌的药物如青霉素类等的消除显著延长。

(二)婴幼儿生理与用药特点

婴幼儿期包括从出生1个月至3岁儿童。此期儿童各器官功能渐趋完善。

1. 药物吸收 婴幼儿胃内酸度仍低于成人,胃排空时间较新生儿缩短,在十二指肠吸收的药物吸收时间快于新生儿,但仍比年长儿和成人慢。

2. 药物分布 婴幼儿的体液总量到1岁时为70%,仍高于成人,脂肪含量随年龄增长而有所增加,幼儿脂溶性药物分布容积较新生儿期大。婴幼儿血脑屏障功能较差,某些药物可进入脑脊液。

3. 药物代谢 婴幼儿期药物代谢的主要酶系肝粒体酶、葡萄糖醛酸转移酶的活性已成熟,特别是葡萄糖醛酸结合的酶的活性已达成人水平。婴幼儿期肝脏的相对重量约为成人的2倍,因此婴幼儿药物的肝脏代谢速率高于成人,使很多以肝脏代谢为主要消除途径的药物 $t_{1/2}$ 短于成人。

4. 药物排泄 婴幼儿期肾小球滤过率、肾小管排泌能力可达成人水平。肾脏在全身的比例略高于成人,一些以肾脏代谢为主要消除渠道的药物总消除速率也较成人快。

二、小儿用药的特殊性

1. 必须考虑对生长发育的影响问题 例如四环素对正常生长的齿釉质有害,激素长期应用和哌甲酯(利他林)长期应用,影响身高。

2. 有些药物的潜在性副作用 小儿首次用某药时,出现的副作用,例如复方乙酰水杨酸、苯巴比妥、苯妥英钠后有些患儿可出现多形性红斑。

3. 溶血 先天性葡萄糖-6-磷酸脱氢酶(G-6-PD)缺乏的新生儿,可在某些药物作用下引起溶血。这类药包括水溶性维生素K、氯霉素、抗疟药、丙磺舒、磺胺类、呋喃类、噻嗪类利尿药、对氨基水杨酸、阿司匹林等。

4. 光敏感 初次暴露时出现,如抗组胺药物、磺胺药、四环素、含卤素元素的抗菌肥皂、灰黄霉素。

5. 伪膜性肠炎 下列药物用药时间较长后小儿尤易发生伪膜性肠炎,如氨苄青霉素、林可霉素、氯林可霉素、四环素。

6. 球后视神经炎 有些特异性体质的小儿,用氯霉素、乙胺丁醇、乙硫异烟胺、异烟肼等药物时可出现球后视神经炎。

7. 血清病样症状 有特异性体质的小儿,用灰黄霉素、肼苯哒嗪、青霉素、四环素、硫脲嘧啶类衍生物等药物时出现血清病样症状。

8. 系统性红斑狼疮 有特异性体质小儿,用灰黄霉素、肼苯哒嗪、异烟肼、青霉素、青霉胺、保泰松、普鲁卡因酰胺、磺胺类药、四环素、硫脲嘧啶类衍生物等药物时,可出现系统性红斑狼疮。

9. 中毒性表皮坏死　有特异性体质的婴儿,用氯霉素、青霉素、苯巴比妥、保泰松、扑米酮、磺胺药等药物后可发生。

10. 高胆红素血症　某些药物可与胆红素竞争白蛋白结合,使游离胆红素增高,产生病理性黄疸,严重时诱发胆红素脑病或核黄疸。竞争力最强的药物有新生霉素、吲哚美辛、合成维生素 K、西地兰、地西泮等;较强的有磺胺类药物、水杨酸盐、苯甲酸钠、咖啡因等。这些药在新生儿有黄疸时应慎用或禁用。

11. 高铁血红蛋白血症　新生儿红细胞内高铁血红蛋白还原酶活性低,某些有氧化作用的药物可能引起新生儿高铁血红蛋白血症。例如长效磺胺、氯丙嗪类、对氨基水杨酸盐、非那西丁、硝酸盐、苯唑卡因及其类似的局麻药等。

12. 神经系统毒性　吗啡易导致呼吸抑制;抗组胺药、苯丙胺、氨茶碱、阿托品可致昏迷或惊厥;皮质激素易引起手足抽搐;氨基糖苷类易致听神经损害等。

三、小儿某些疾病用药

表 7-1　新生儿常用抗生素给药方案

药物名	疾病	7 日内新生儿 [1 日总量(次/日)]	1～4 周新生儿 [1 日总量(次/日)]
青霉素 G	一般感染	1 万 u/kg(2)	5 万 u/kg(3～4)
	败血症	5 万 u/kg(2)	7.5 万 u/kg(3)
	脑膜炎	10 万 u/kg(2)	10～15 万 u/kg(3)
氨苄青霉素	败血症	50 mg/kg(2)	100～150 mg/kg(3)
	脑膜炎	100 mg/kg(2)	200 mg/kg(3)
羧苄青霉素	败血症和脑膜炎	225～300 mg/kg(3～4)	400 mg/kg(4)
卡那霉素	败血症和脑膜炎	10～20 mg/kg(1～2)	20～30 mg/kg(2～3)
庆大霉素	败血症和脑膜炎	5 mg/kg(2)	7.5 mg/kg(3)
氯霉素		25 mg/kg(1)	50 mg/kg(2)
头孢噻啶,头孢氨苄(静滴)		20 mg/kg(2)	20 mg/kg(3)
链霉素		7.5 mg/kg(2)	7.5 mg/kg(2)
丁胺卡那霉素		7.5 mg/kg(2)	7.5 mg/kg(2)
妥布霉素		2 mg/kg(2)	2 mg/kg(3)

表 7-2　小儿风湿热和细菌性心内膜用药

疾　病	治　疗
1. 有过第一次风湿热发作	青霉素 G 肌注,每月 1 次。<10 岁:60 万 u,>10 岁:90 万 u,成人:120 万 u,青霉素过敏者可改选红霉素 44 mg/kg,直至 1 g/日,连用 10 日。

续 表

疾　病	治　疗
2. 风湿热反复发作,并有风湿热心脏病	每 4 周注射青霉素 G 120 万 u。青霉素过敏者可改选红霉素 0.25 g,bid。
3. 风湿性或先天性心脏病,防止发生细菌性心内膜炎	可引起出血的牙科手术,扁桃体切除,支气管镜检查:手术前 30 min 肌注青霉素 G 30 万~100 万 u,普鲁卡因青霉素 60 万 u。心脏外科手术:手术前和手术后 3~5 日用新青霉素或头孢菌素,以防治耐药金葡菌。

表 7-3　小儿复苏用药

药　名	给 药 方 法
碳酸氢钠 1 mmol/ml	2~4 mmol/kg 静脉滴注,最大量至 200 mmol 为限;可用静注1/2 量作心内注射。
肾上腺素 1 mg/ml	一次静脉用药 0.01 mg/kg,最大量 0.5 mg。心内注射量与静注用量同。静脉滴注,每分钟 0.2~2.0 μg/kg。
异丙肾上腺素 0.5 mg/ml	0.01 mg/kg,静脉注射,一次量最大勿超过 0.5 mg,静脉滴注,每分钟 0.2~2.0 μg/kg。
多巴胺 10 mg/ml	静脉滴注,每分钟 2.0~20.0 μg/kg。
阿托品 0.5 mg/ml	10~20 μg/kg,静脉给药。
氯化钙 10%	20 mg/kg,静脉缓注。
葡萄糖酸钙 10%	60 mg/kg,静脉缓注。

四、小儿用药的原则

1. 严格掌握药物的适应证,不能凭广告选药,药物的疗效并不一定与药物的价格成正比。小儿用药必须在保证疗效和安全的情况下合理用药。

2. 儿童神经系统发育不完善,血脑屏障不够成熟,对各类药物表现有所不同,如吗啡对新生儿呼吸中枢抑制特别强,氨基糖苷类对听神经损害易造成耳聋,喹诺酮类可致颅压升高。

3. 儿童泌尿系统浓缩稀释功能不成熟,易受药物伤害(如氨基糖苷、头孢噻啶、多黏菌素),调节功能差,对影响水、电解质及酸碱平衡的药物特别敏感,稍有不慎容易导致水盐电解质失衡或酸碱平衡紊乱,使病情加重或恶化。

4. 同时要注意药物对小儿生长发育的影响,如四环素、喹诺酮类抗生素可造成婴幼儿和儿童骨骼的脱钙和生长障碍,牙齿缺损。

5. 婴幼儿的给药途径以静脉滴注为佳,它可直接获得较高的血药浓度,便于控制病情。肌肉、皮下注射因局部血液循环不足,易造成吸收不完全。

6. 婴幼儿的另一特点是呼吸道狭窄,炎症时黏膜肿胀,渗出物较多,故治疗呼吸道感染时,应以祛痰为主,保持呼吸道通畅有利于疾病恢复。在选用止咳药时,不主张使用中枢性镇咳药,以防气道阻塞,喘憋加重。

7. 婴幼儿腹泻不宜过早使用止泻剂,以免使肠道毒素吸收增加,而加重全身中毒症状。

在便秘时应以调整饮食为主,多吃些水果、蔬菜、B族维生素、蜂蜜等,不宜轻易使用缓泻剂,更不能使用峻泻剂,否则会导致腹泻,影响婴幼儿健康。

8. 儿童期体内虽然有成熟的酶系统可以进行药物代谢,但某些药物对具有特异质的儿童可产生严重的特异质反应,曾有报告破伤风皮试阴性的婴儿,注射破伤风后发生过敏性休克而死亡的病例。故必须熟悉使用方法及注意点,以便采取必要的防范措施。

由于儿童处于生长发育的特殊时期,在选择药物治疗时,除考虑药物的治疗效果外,还应密切注意药物可能带来的副作用或不良反应。

五、小儿用药剂量计算法

(一)根据儿童体重计算用药剂量

许多儿科常用药物的儿童与新生儿公斤体重剂量是已知的,对这类药物剂量的计算比较简单,以公斤体重剂量乘以体重即可。这种方法比较方便、实用,是目前最常用的方法。儿童用量=儿童剂量/kg×体重(kg)。

1. 体重的估算 实际称量体重结果准确,为临床所常用。若实施称量体重有一定困难,可根据年龄对体重进行估算,并按儿童营养状况适当增减。

(1) 1~6月儿童体重(g)=出生时体重(g)+月龄×700 g。

(2) 7~12月儿童体重(g)=出生时体重+月龄×500 g。

(3) 1岁以上儿童:儿童体重(kg)=年龄×2+8。

(4) 年长儿童按体重计算已超出成人量的话,则按成人量用。

2. 公斤体重剂量的选择:有些药物公斤体重剂量可在一定范围内进行选择,一般情况选择中间平均值。幼儿按公斤体重剂量计算所得结果往往稍低,可采用上限值计算;年长儿算出的剂量往往稍高,可采用下限值。若算得的剂量比成人剂量还大,实际给药时不得超过成人剂量。此外I度营养不良者减15%~25%,II度营养不良者减25%~40%。

(二)根据成人剂量折算

缺乏公斤体重剂量资料的药物,可根据成人剂量按体重比例折算方法计算儿童剂量,但方法比较粗糙,仅适用于一般药物的计算。计算结果对幼儿往往偏小。儿童用量=成人用量×儿童体重/100。

(三)按体表面积折算剂量

按体表面积折算是一种较为合理的计算方法。30 kg以下的儿童,体表面积(m²)=体重(kg)×0.035+0.1,30 kg以上者,体重每增加5 kg,体表面积增加0.1 m²。儿童用量=儿童剂量/m²×儿童体表面积(m²)。

六、儿童用药的依从性

依从性是指病人对药物接受的程度,这在儿童尤其重要。由于儿童不懂得治疗的必要性,因此就不能够自觉地克服用药过程中带来的痛苦,往往会拒绝治疗。而此时医务人员或家长常常在哄劝无效时采用强迫手段,造成患儿的挣扎、拒绝、哭闹、恐惧,而使治疗不能顺利进行,并造成呕吐、药物入量不足或注射液渗出、针头折断等情况,使儿童心理蒙受创伤,惧怕看病、吃药和打针。甚至背着家长和医生将药丢弃,致使治疗失败。

为了提高小儿用药的依从性,选择便于儿童使用的剂型,针对儿童不同年龄阶段及药物的性质,尽可能选择适合儿童使用的滴剂、混悬剂、咀嚼片、泡腾片等,使儿童乐意接受用药。选择适合儿童应用的剂量规格,选择半衰期相对长的一些衍生物,减少服药次数。

第二节 老年人用药的原则

世界卫生组织(WHO)将发展中国家 60 岁以上的人群定义为老年人。发展中国家是将 60 岁以上人群占人口比例 10% 以上定义为老龄化社会。至 2000 年,我国 60 岁以上老年人占 10.35%,已进入老龄化社会。老年人身体状况的多样性、多种疾病所致多药合用等,使老年人的药物治疗具有一定的特殊性。

一、老年人生理特点

随着年龄的增加,老年人生理功能逐渐减退,出现调节机制障碍,主要涉及神经、内分泌、心血管及免疫系统等功能的改变。

(一)神经系统的改变

老年人脑重量随年龄增加而逐渐下降,神经元随老年化逐渐丢失,同时胶质细胞增多。老年人脑血流量减少、脑供血不足。神经递质改变明显,乙酰胆碱、多巴胺、去甲肾上腺素、5-羟色胺、γ-氨基丁酸水平有不同程度的变化,阿片受体随年龄增加而减少。老年人脑血管常见动脉粥样硬化,血管阻力增加,血流量减少,代谢率明显降低。

(二)内分泌系统的改变

老年人内分泌系统的器官、组织、细胞及激素受体发生结构、功能改变,呈病理性减退,也有少数内分泌器官功能加强。一般认为随着年龄增加,老年人血清中去甲肾上腺素、甲状旁腺激素、血管加压素、胰岛素、心钠素、泌乳素水平明显升高;生长激素、肾素、醛固酮、三碘甲状腺原氨酸(T_3)水平显著下降;女性更年期后体内雌激素大幅度减少。老年人甲状腺逐渐呈生理性老化,松果体逐渐退化,褪黑激素分泌量下降。

(三)心血管系统的改变

心脏重量增加,脂肪与结缔组织增加,心肌细胞明显减少,心输出量减少;血管内膜增厚,血管平滑肌增生,血管弹性减弱,导致主动脉扩张延伸、增厚和硬化,脉压变大;心脏、脑、肝脏、肾脏等主要器官血流量减少;压力感受器敏感性下降,调节能力降低。

(四)其他系统的改变

老年人泌尿系统的改变常见肾血流量减少,肌酐清除率下降,良性前列腺增生发生率增加。免疫系统的功能明显下降,机体感染、肿瘤及自身免疫疾病发生率明显增加。老年人肺萎缩,肺血流量减少,对一氧化碳敏感性下降。老年人小肠吸收能力下降,胰腺进行性纤维化,肝脏解毒和蛋白合成能力下降。红骨髓逐渐减少,骨髓中有核细胞数减少,白细胞总数降低,血液黏稠度高,凝血因子增多,使老年人常处于高凝状态。

二、老年人药代动力学改变对药物作用的影响

老年人体内药物进行生物转化的生理过程发生改变,药物代谢动力学、药物效应动力学、毒理学也相应发生变化。

(一)药物吸收

老年人胃肠道功能的变化影响了药物的吸收,主要影响因素有胃肠道 pH、胃肠排空速度及胃肠道血流量。

1. 胃酸减少　从理论上讲,弱酸类药物在胃内吸收可能减少,弱碱类药物在胃内吸收可能增加。在实践中,弱酸性药物如巴比妥、水杨酸类等经被动扩散在胃中吸收的药物,pH升高后解离增加,但胃酸减少使胃排空速度减慢,药物在胃肠道中停留时间延长,吸收时间延长,因此吸收总量不减。经主动转运吸收的药物如铁、钙及维生素 B_1、B_6、B_{12}、C 等因载体分泌减少而吸收减少,而胃肠道不良反应发生率高。

2. 胃肠排空速度　老年人胃肠蠕动减慢,药物吸收时间延长,表现为血药浓度时间曲线滞后或血药达峰时间延迟。

3. 血流量　老年人胃肠道和肝血流量较青年人减少,药物的吸收量减少。例如地高辛、奎尼丁、氢氯噻嗪吸收明显减少。肝血流量下降,可增加药物的生物利用度、降低清除率。例如普萘洛尔、利多卡因等药物,因首过效应降低,血中药物浓度较青年人高,易发生不良反应。

（二）药物分布

影响药物分布的主要因素有器官血流量、机体组成成分、药物与血浆蛋白结合程度等。

1. 机体组成成分　老年人体内脂肪量增加,肌肉和水的比例减少。地西泮、巴比妥盐、利多卡因等脂溶性药物的表观分布容积增大,半衰期延长,易蓄积中毒。

2. 血浆蛋白结合率　与药物结合的血浆蛋白质主要是白蛋白、$α_1$ 酸性糖蛋白和脂蛋白。白蛋白主要与酸性和中性药物结合,$α_1$ 酸性糖蛋白和脂蛋白主要与碱性药物结合。老年人血浆白蛋白含量明显降低,蛋白结合力也减弱,因而游离药物浓度增加,进入机体靶组织药物浓度增高。例如华法林易引起出血倾向。碱性药物如普萘洛尔、奎尼丁、氯丙嗪、利多卡因等主要与血浆中 $α_1$ 酸性糖蛋白结合。老年人血浆 $α_1$ 酸性糖蛋白较青年人明显增加,故碱性药物游离药物浓度降低。

（三）药物代谢

老年人肝脏重量逐年下降,肝细胞数与血流量也相应减少。65 岁以上的老年人,药物半衰期明显延长,生物转化率也下降。一般认为,Ⅰ相反应中肝微粒体混合功能氧化酶系统随年龄增加而功能下降,P_{450} 酶活性降低,大量经 P_{450} 酶代谢的药物半衰期延长。首过效应显著的药物,生物利用度有明显增加,如硝酸甘油、吗啡。另一方面,参与Ⅰ相氧化、还原反应的非微粒体酶(如醇脱氢酶、乙酰化酶等),以及Ⅱ相葡萄糖醛酸结合酶的活性,不随年龄而变化。

（四）药物排泄

老年人肾重量、肾血流量、肾小球滤过率、肾小管排泄与再吸收功能均随年龄增加而下降。经肾排泄的药物如氨基苷类抗生素、地高辛、乙胺丁醇、磺酰脲类降糖药等,半衰期明显延长。

三、老年人的药物治疗的特殊性

老年人用药的危险因素主要是肾功能减退和肝功能障碍。老年人使用经肾脏排泄的药物,应根据肾功能调节用药剂量和用药间隔。对于肝功能障碍的老年人,使用首过效应明显的药物或主要经肝代谢的药物,可导致血中药物浓度显著升高,继而引起药物中毒。老年人用药应遵循以下原则:

1. 明确治疗目的　老年人往往病情复杂,若非必须用药,应坚决不用药。明确治疗目的、权衡药物潜在的危险与治疗益处后,选择适当的药物。

2. 药物选择　掌握老年人生理、病理状态,然后进行药物治疗。老年人选择药物的原则如下:①慎用对肝肾功能有损害、治疗指数低、首过效应明显的药物。②用药方案应简单,尽可能减少药物合用种类,一般合用药物不超过 3～4 种。优先使用有双重疗效的药物以减少合用种类。③同类药物可按不良反应发生率和严重程度进行选择。④老年人不宜长期应用抗生素、糖皮质激素、维生素。

3. 用药剂量 我国药典规定,60 岁以上的老年人用药剂量为成年人的 3/4,中枢神经系统抑制药应是成年人剂量的 1/2 或 1/3 作为起始剂量。一般认为老年人用药应从小剂量开始,根据药效逐渐调整剂量,直至获得满意疗效,以此剂量维持治疗。肌酐清除率实现个体化给药,肾功能衰退者调整剂量。

4. 剂型选择 老年人可以选用口味独特的糖浆剂、泡腾片以及易于给药的栓剂,尽可能避免片剂和胶囊。

其他:患者良好的依从性是治疗成功的重要因素。老年人注意力、依从性较差,因此老年患者的药物治疗方案应简单易行,长期用药的老年人应定期检查肝肾功能。依据循证医学结果,掌握最佳给药时间,是提高药物疗效和减少不良反应的有效途径。例如他汀类调脂药宜在晚餐后或睡前服药、阿司匹林宜在睡前服药、降压药宜在清晨空腹服药等。烟、酒、茶及日常饮食可以影响疗效,适当的饮食及嗜好控制可以改善药物治疗的结果。

第三节 孕妇用药的原则

一、妊娠期生理变化对药物作用的影响

妇女在怀孕后,生殖器官发生了变化,胎盘是胎儿从母亲身体中吸取营养、接受母亲抗体的重要器官,尽管胎盘屏障能够保护胎儿,但作用不大。尤其在怀孕初期 2～3 个月之内,由于胎盘屏障发育尚不完全,细菌、病毒和某些有毒物质都容易通过胎盘。孕妇服药以后,药物的成分可通过胎盘进入胎儿血液循环而影响胎儿,此种现象谓之"胎盘转运"。影响胎盘转运的因素很多,如药物的脂溶性、相对分子质量、离子化程度、胎盘的血流量、药物在胎盘内代谢的情况和程度。许多药物孕妇注射后能迅速通过胎盘到达胎儿体内,并很快地与母亲体内所含的药物浓度达到平衡。随着妊娠的过程,胎盘的活动能力也相应加强,对药物的转运作用亦随着加速。药物与血浆蛋白的结合率对于药物通过胎盘屏障是有影响的,胎盘屏障只允许游离型药物通过。由于胎血的总血浆蛋白较低,故游离型药物在胎血中的浓度比母血中的浓度高。进入脐静脉的药物经胎儿体内循环转运到各部位,而在各部位的药物分布浓度并不相同。许多药物容易通过胎儿的血脑屏障。当孕妇患有严重感染或中毒性疾病时,可使胎盘屏障破坏,平常无法通过的物质和微生物此时也能渗透进去。

妊娠初期 3 个月为胎儿各器官开始形成期,受精卵着床约 6 周后,胚胎的大脑、肝脏,外耳开始形成。7 周后,眼、鼻、唇、舌、乳牙开始生成,各种器官开始发育,在此期内胚胎对外来毒素较为敏感,某些药物可致胎儿发生先天性畸形。初孕 3 个月内禁用药,如甲氨蝶呤、氮芥、美克洛嗪、苯妥英钠、米托胍腙、消胆胺、呋塞米、优降宁、保泰松、普萘洛尔以及抗凝血药等一定禁用。故在这一阶段时间内除因关系母亲健康所急需外,一般药物最好禁用。妊娠中期要注意孕妇血压有无变化,如发现下肢浮肿,则应检查尿中有无蛋白、管型等。用药时要注意防止对肾脏的毒害。妊娠末期要禁用作用剧烈药,如泻药、高效速效利尿药以及对

子宫有强烈收缩作用的药。

二、妊娠期药动学的特点

1. 药物的吸收　妊娠期胃酸分泌减少,胃肠活动减弱,口服药物吸收减慢,生物利用度下降。早孕呕吐也是影响药物吸收的原因。妊娠晚期血流动力学发生改变,影响皮下或肌内注射药物的吸收。此外妊娠时心排出量增加,肺容量增加,可促进吸入性药物如麻醉气体在肺部的吸收。

2. 药物的分布　妊娠期孕妇血浆容积、体重、体液总量、细胞外液均增加,药物分布容积明显增加,对脂溶性药物具有重要意义。药物还会经胎盘向胎儿分布。妊娠期妇女的药物需要量应高于非妊娠期妇女。

3. 药物与蛋白结合　妊娠期血浆白蛋白浓度降低,很多蛋白结合部位被内泌素等物质所占据,蛋白结合能力下降,药物游离部分增多,所以孕妇用药效力增高,药物被肝脏代谢及肾消除量增多,并能经胎盘输送给胎儿,给药时应考虑血药浓度及游离型和结合型的比例。妊娠期非结合部分增加的常用药有地西泮、苯巴比妥、苯妥英钠、利多卡因、哌替啶、地塞米松、普萘洛尔、水杨酸等。

4. 药物的代谢　由于激素的改变,药物代谢受到影响,不同的药物产生不同的效果。

5. 药物的排泄　妊娠期多种药物的消除率相应加快,尤其是主要经肾排出的药物,如注射用硫酸镁、地高辛。在分娩期由于仰卧位时肾血流量减少而使药物由肾排出延缓,所以孕妇应采用侧卧位促进药物排泄。

三、妊娠期慎用或禁用药

孕妇禁用的中药大多是毒性较强或药性峻烈的药,例如,毒性药:马钱子、生南星、生半夏、生川乌、生草乌、巴豆、斑蝥、硫黄、雄黄、蜈蚣等;破血药:水蛭、三棱、莪术、苏木、益母草等;攻下逐水药:番泻叶、芦荟、甘遂、芫花、牵牛子、商陆、藜芦等;通窍走窜药:麝香、蟾蜍、山甲、皂角等;麻醉药:闹洋花、洋金花等;泻下药:大黄、芒硝;活血去淤药:桃仁、红花;行气破滞药:枳实、枳壳、槟榔;辛热药:附子、干姜、肉桂、制草乌、制川乌;沉降药:磁石、代赭石等。

妊娠高血压综合征是由全身小动脉痉挛所造成,致使脑、肾、肝、心、胎盘等器官供血不足,在用药时要全面考虑,十分慎重。

孕妇用药可使胎儿致病的抗菌药物有以下几类。链霉素:耳聋;四环素:牙釉质发育不良、牙齿染黄、白内障、肢体畸形;呋喃坦丁:G-6-PD缺乏,小儿发生溶血性贫血;长效磺胺:与胆红素争夺血浆蛋白结合点而易发生核黄疸。对胎儿有影响的药物参见表7-4。

表 7-4　某些对胎儿有影响的药物

药物种类及名称	对胎儿的影响
抗微生物药及消毒防腐药	
磺胺类药物	高铁氧血红蛋白血症,出血,贫血,黄疸
呋喃妥因	出血,贫血
氯霉素	"灰婴"综合征的危险性增加,唇裂,腭裂,新生儿肺出血
四环素类抗生素	牙齿染黄,釉质发育不全,骨生长迟缓,小肢畸形,先天性白内障

续　表

药物种类及名称	对胎儿的影响
抗微生物药及消毒防腐药	
氨基糖苷类抗生素	干扰胆红素结合,先天性耳聋,肾损害
灰黄霉素	骨骼畸形△,眼缺陷△,中枢功能障碍△
金刚烷胺	单心室,肺闭锁,骨骼畸形△
碘苷	眼球突出△,畸形足
聚维酮碘	甲状腺肿大,甲状腺功能低下
抗寄生虫药	
奎宁	智力迟钝,耳毒性,先天性青光眼,生殖泌尿道畸形,胎儿死亡,贫血
氯喹	耳毒性
阿的平	胎仔死亡率增加△
中枢神经兴奋药	
咖啡因	新生儿兴奋,缺肢性畸形△,产仔体重减轻△,成骨作用降低△,心动过速
镇痛药及其他成瘾性药物	
可待因、喷他佐辛、美沙酮、吗啡、海洛因、哌替啶	新生儿戒断症状,婴儿突然死亡,呼吸中枢抑制,血小板增多症,宫内生长迟缓,新生儿依赖性
苯环利啶	面部畸形,髋脱位,大脑性麻痹
麦角酰二乙胺	神经行为异常,致畸形成△
印度大麻	神经管胚缺陷△,胎仔死亡△,宫内生长迟缓,产仔行为异常
苯丙胺类	宫内生长迟缓,心血管畸形,胆道闭锁,早熟,新生儿昏睡戒断症状
麦司卡林	吸收率增加△,中枢神经缺陷△,宫内生长迟缓△
解热、镇痛、抗炎药	
对乙酰氨基酚	胎儿肾损伤,肾功能衰竭,先天性白内障,羊水过多症
吲哚美辛	新生儿肺高压症,心肺适应性障碍,唇裂,腭裂,婴儿死亡
水杨酸盐	消化道出血,新生儿瘀点,头水肿,出血倾向,体重减轻,围产期儿死亡率增加,新生儿肺高压
抗精神失常药	
氯丙嗪、氟哌啶醇、阿利马嗪	椎体外系功能不全,新生儿中枢抑制,胃肠道功能不全,卷曲趾△,宫内生长迟缓△,
氯氮	新生儿戒断症状
地西泮	Floppy 婴儿综合征,新生儿行为异常,唇裂及腭裂
锂盐	先天性心脏病,甲状腺肿大,张力降低,体温降低,新生儿紫绀,吸吮困难
丙米嗪	呼吸困难,兴奋,喂养困难,尿潴留,肢体畸形,露脑畸形多汗,骨骼畸形

续　表

药物种类及名称	对胎儿的影响
抗癫痫药	
苯妥英钠	胎儿苯妥英钠综合征：①颅面畸形，②肢体畸形，③智力及生长发育不足，④先天性心脏病及疝症。凝血障碍，新生儿出血
三甲双酮	特殊脸型(V形眉及低位耳)，心脏畸形及眼畸形，发育迟缓，智力低下，生长迟缓，传导性听力消失
镇静、催眠药	
溴化物	出生后生长迟缓，神经行为性异常，痤疮样疹
副醛	宫外生活适应性降低
甲喹酮	脊椎及肋缺陷
甲丙氨酯	先天性心脏病，戒断症状，膈畸形，行为异常△
格罗米特	戒断症状，吸收率增加
乙氯维诺	昏睡，张力降低，神经行为性障碍，戒断症状
全身麻醉药及局部麻醉药	
氟烷	新生儿不能熟悉声觉刺激
甲氧氟烷	中枢神经抑制，骨骼畸形
卡波卡因	胎儿心动过缓
利多卡因	癫痫
布吡卡因	兴奋性增强，哭闹，胎粪色素斑，代谢性酸中毒，张力降低，呼吸暂停，高铁氧血红蛋白血症
抗胆碱药	
阿托品	心动过速，无反应性瞳孔散大，骨骼畸形△，脑溶细胞性反应
东莨菪碱	昏睡，心动过速，发烧，呼吸抑制
降压药	
普萘洛尔	低血糖，心动过缓，呼吸暂停，产程延长，低钙血症，宫内生长延缓，分娩期窒息
利血平	鼻充血及流涕，嗜眠，体温降低，心动过缓
降压嗪	高血糖，胎毛过多，秃顶
抗凝血药	
华法林	胚胎病，如鼻发育不全，骨彩点；眼异常，如视神经萎缩性内障及小眼；发育迟缓，癫痫，胎儿死亡
肝素	围产期儿及新生儿死亡率高于华法林

续 表

药物种类及名称	对胎儿的影响
平喘药及镇咳药	
茶碱	心动过速,呕吐,畸胎形成△
氨茶碱	心动过速,张口呼吸,呕吐,神经质,角弓反张,肢端缺陷
非诺特罗、特布他林、沙丁胺醇、异克舒令	胎儿心率增加,胎儿心律失常,胎儿高血糖,低血压
右旋美沙芬	呼吸抑制,戒断症状
可待因	唇裂,腭裂,戒断症状,骨化迟缓
抗酸药	
碳酸氢钠	代谢性碱中毒,循环性超负荷,水肿,充血性心力衰竭
三硅酸镁	肾损伤
作用于子宫药物	
麦角	自然流产,中枢性症状,Poland 综合征(胸大肌缺损并指综合征)
缩宫素	高胆红素血症,宫外生活适应性延缓,惊厥
硫酸镁	张力降低,反射性降低,中枢神经及呼吸抑制,宫外生活适应力下降
利尿药	
氢氯噻嗪	血小板减少症,低血糖,电解质紊乱
乙酰唑胺	电解质紊乱,血象变化,上肢缺陷△
抗组胺药	
苯海拉明	震颤,腹泻,呼吸抑制,戒断症状
赛可利嗪	唇裂△,小颌△,小口△
美可洛嗪	脐突出,缺肢畸形,胎儿死亡,腭裂△,成骨不全△,颊横裂△
羟嗪	张力降低,神经质,肌阵挛性反射,喂养困难
西咪替丁	性机能异常△
激素类药物	
皮质激素类	
泼尼松、地塞米松、倍他米松	小异位肾,产儿体重减轻,出生前死亡率增加,电解质紊乱,肺成熟增加,感染的危险性增加,腭裂△,骨畸形△
雄激素类	
甲基睾丸素	雌性胎儿假两性畸形
孕激素类	
炔诺酮	雌性胎儿雄性化

续 表

药物种类及名称	对胎儿的影响
孕激素类	
甲羟孕酮	阴蒂增大
炔孕酮	腰骶联合,VACTEL 畸形(脊椎、肛门、心脏、气管、食管、肢体畸形)
雌激素	
炔雌二醇	VACTEL 畸形,先天性心脏缺陷,雄性胎儿雌性化,大血管畸形
口服避孕药	先天性心脏缺陷
己烯雌酚	阴道腺瘤,阴道腺病,阴茎畸形,附睾囊肿,睾丸生长不全,子宫发育不全,宫颈畸形
克罗米芬	脊髓脊膜突出,出生儿体重减轻
胰岛素	生长迟缓△,骨骼畸形△,低血糖
口服降血糖药	
氯磺丙脲	低血糖
甲苯磺丁脲	胎儿死亡,难以喂胖,呼吸暂停
抗甲状腺药	
放射性碘	甲状腺功能低下,智力发育迟缓,眼球突出,甲状腺肿大
甲基硫氧嘧啶	甲状腺功能低下,甲状腺肿大
丙基硫氧嘧啶	甲状腺肿大,胎儿死亡,甲状腺功能低下
卡比马唑	甲状腺功能低下,甲状腺肿大
维生素类	
维生素 A	自然流产,脑积水,心脏畸形,形成畸形△,行为及学习能力低下,出生后生长迟缓
维生素 D	瓣上性主动脉狭窄,智力低下,胎儿死亡率增加,骨骼畸形
维生素 B₆	惊厥
抗肿瘤药	
环磷酸胺	肢端缺陷,平鼻梁,缺趾畸形,腭畸形,单冠状动脉,骨髓抑制
苯丁酸氮芥	肾发育不全,各种胎儿畸形
氮芥	小异位肾,骨髓抑制
白消安	子宫内及出生后生长迟缓
甲氨蝶呤	额骨发育不全,颅骨联结,流产,面容异常,出生后生长迟缓
氨蝶呤	多巨畸形,胎儿死亡,出生前或出生后生长迟缓,肾畸形,颅面畸形
6-巯嘌呤	流产,颅面畸形
硫唑嘌呤	出生时淋巴细胞线粒体异常

续 表

药物种类及名称	对胎儿的影响
抗肿瘤药	
5-氟尿嘧啶	流产,颜面畸形
阿糖胞苷	先天性畸形△,腭裂△,畸形足△
羟基脲	小眼△,脑积水△,出生后学习能力下降△,腭及骨畸形△
丝裂霉素	腭、骨、脑畸形
丙卡巴肼	小异位肾△,无脑畸形△,先天性畸形△,中枢神经缺陷△
长春新碱	小异位肾△,眼缺陷△,颅畸形△,骨畸形△

△为动物实验结果

四、FDA 妊娠安全性分级

妊娠安全性分级标准是美国药品和食品管理局(FDA)颁布的。大部分药物的安全性级别均由制药厂按上述标准拟定;有少数药物的安全性级别是由某些专家拟定的(在级别字母后附有"m"者)。某些药物标有两个不同的安全性级别,是因为其危害性可因其用药持续时间不同所致。分级标准如下:

A 级:在有对照组的研究中,在妊娠 3 个月的妇女未见到对胎儿危害的迹象(并且对其后的 6 个月也没有造成危害的证据),可能对胎儿的影响甚微。

B 级:在动物生殖性研究中(并未进行孕妇的对照研究),未见到对胎儿的影响。在动物生殖性研究中表现有副作用,这些副作用并未在妊娠 3 个月的妇女得到证实(也没有对其后的 6 个月造成危害的证据)。

C 级:在动物的研究证明它对胎儿的副作用(致畸或杀死胚胎),但并未在对照组的妇女进行研究,或没有在妇女和动物并行地进行研究。本类药物只有在权衡了对孕妇的好处大于对胎儿的危害之后,方可应用。

D 级:有对胎儿造成危害的明确证据。尽管有危害性,但孕妇用药后有绝对的好处,必须使用(例如孕妇受到死亡的威胁或患有严重的疾病),如改用其他药物,则虽然安全但无效。

X 级:在动物或人体研究中表明,它可使胎儿异常,或根据经验认为在人,或在人及动物,是有危害性的。在孕妇应用这类药物显然是无益的。本类药物禁用于妊娠或将妊娠的患者。

参阅"附录Ⅶ. 药物对妊娠的危险性等级的药物检索表"。

第四节 哺乳期妇女用药的原则

母乳是婴儿获得营养物质的主要途径。妇女在哺乳期内用药时,除必须考虑到药物对乳汁分泌有无影响外,还应考虑到药物作用对婴儿会不会产生影响。因为任何药物在乳汁中都会有一定的含量,只不过含量各不相同。药物对婴儿影响的大小,取决于药物在乳汁中的浓度和婴儿吸入乳汁的量。一般说在乳汁中含量极微的普通药物,基本上不会影响到婴儿的健康。但也有少数药物即使在乳汁中含量极少,由于婴儿的特异体质亦可能引起过敏反应,甚至能够造成危险,例如青霉素对于某些有过敏家族史的乳母或婴儿。故在用药前需问清病史和家族史,对用药的必要性加以权衡,不要盲目使用。

药物进入乳汁的途径:水溶性、非解离型的小分子药物,可以通过简单扩散进入乳汁中,药物在血浆和乳汁中的浓度能很快趋于接近、平衡。乳汁的 pH 较血浆为低,碱性药物呈解离型能经过离子通道进入乳汁,故碱性药物在乳中浓度比血浆中为高,而酸性药物则不易进入乳中。弱酸、弱碱性药物进入乳汁的能力,主要按其酸碱解离常数 pK_a 而定。有些药物在乳汁中含量极高,如乳母静脉滴注红霉素时,乳汁中的含量比血清中的含量高 4~5 倍。抗甲状腺药在乳汁中的浓度可为血中的几倍至十几倍,这就对婴儿的健康构成威胁。

另外,乳母在用药后,药物在体内可保持的浓度各个时间也不相同,当乳汁中药物浓度达到高峰状态时,应尽量避免哺乳以减少药物对婴儿发生影响。除情况特殊,如某些长效药物维持药理作用时间较长外,一般药物可选择哺乳以后再服用。每日只需服用一次的药物,可在睡前服用,婴儿在夜间可以用人工喂乳或给予代乳品。

可从人乳中排泄,使哺乳婴儿出现不良反应的药物,如抗甲状腺药物、阿托品、溴化物、含钙药物、地西泮、麦角生物碱、祛痰剂中的碘化物、麻醉药(吗啡除外)、口服抗凝药、口服避孕药、利血平、扑痫酮。因此哺乳时,母亲用上述药物,要控制到最小有效量,必要时应停止给婴儿哺乳。

第五节　肝肾功能不良患者的用药原则

肝脏与肾脏是体内最重要的药物代谢及排泄器官,其功能障碍会显著影响药物的体内过程。针对肝肾功能障碍的患者,用药时需根据药动学及药效学特点,合理地选择药物、设计给药方案,以达到降低不良反应风险的目的。

一、肝功能不良患者的用药原则

药物在人体代谢的主要器官是肝脏,它几乎参与体内一切代谢活动。药物代谢实际上是解毒的过程,只有极少数的药物的代谢产物毒性增加。肝脏的解毒功能十分微妙,肝细胞内含有大量的微粒体药物代谢酶,简称"药酶",在药物代谢中起着重要的催化作用。药物经过氧化、还原、水解、结合成为极性强、水溶性大的代谢产物,多数失去作用而被排出体外。由于肝脏是药物体内变化的重要环节,因此,健康的肝细胞在人体内药物的代谢过程中是至关重要的。

肝脏功能不良患者对药物中有害化学物质的侵害特别敏感,药物代谢的速度也就减慢。如肝炎患者肝细胞的结构发生病理性改变,形成点状坏死、局部坏死、细胞索排列紊乱,造成线粒体病变,微粒体酶减少,即使应用正常剂量,也会造成药物在体内的蓄积。

肝脏疾病造成肝血流量降低、血液分流、血浆蛋白结合减少、肝细胞代谢酶活性下降、胆汁分泌减少,进而影响药物的吸收、分布、代谢及排泄过程。反过来有些药物可引起不同程度的肝脏损害。因此,临床用药应考虑这两方面的问题。

（一）肝功能不全对药代动力学的影响

1. 对药物吸收的影响 肝硬化时,由于门静脉高压、门-腔静脉血液分流,使来自肠道的血液绕过肝脏直接进入体循环,降低了口服药物的首过消除,使主要在肝脏代谢清除的药物生物利用度提高,体内血药浓度明显增高,药物不良反应增加。

2. 对药物在体内分布的影响 血浆中与药物结合的蛋白质主要是白蛋白、脂蛋白和α_1-酸性糖蛋白。酸性药物主要与白蛋白结合,碱性药物主要与脂蛋白和酸性糖蛋白结合。肝脏疾病时,肝脏的蛋白合成功能减退,血浆中白蛋白浓度下降,使药物的血浆蛋白结合率下降,游离型药物增加,尤其对于蛋白结合率高的药物,其影响更为显著。

肝脏疾病患者血中胆汁酸、胆红素升高时,与药物竞争性蛋白质结合,使药物的蛋白结合率下降,血浆中游离型的药物浓度升高。

3. 对药物代谢的影响 在肝脏疾病时,肝细胞的数量减少,功能受损,肝细胞内多数药物酶,特别是细胞色素 P_{450} 酶系的活性和数量均可有不同程度的减少。一方面使主要通过肝脏代谢清除的药物的代谢速度和程度降低,消除半衰期延长,血药浓度增高,长期用药还可引起蓄积性中毒。而某些需要经肝脏代谢后才具有药理活性的前体药,如可待因、依那普利、环磷酰胺等,由于肝脏的生物转化功能减弱,使其活性代谢产物减少,药理效应降低。

（二）肝功能不全对药效学的影响

严重肝功能损害可导致药物浓度-效应关系的变化,使得对某些药物的反应性发生改变。

1. 对镇静药敏感性增加。给予巴比妥类药物往往诱发脑病,苯二氮䓬类药物在常用剂量下即可诱导患者出现定向障碍甚至诱发肝昏迷。

2. 对髓祥利尿剂反应性降低。

3. 对血管紧张素转换酶抑制剂和非甾体抗炎药引起的急性肾衰的风险增高。

（三）肝功能不全的用药原则

1. 尽量选择不经肝脏代谢又对肝脏无毒性的药物,避免肝脏功能的进一步损害。对肝脏有损害的药物包括酒石酸锑钾、四环素、抗代谢药、异烟肼、磺胺类、氯丙嗪等。还有的选择性干扰胆汁排泌,如避孕药、甲基睾丸酮等。临床上对肝病患者如必须使用它们时,应当特别慎重。

2. 选择药物时应根据肝功能受损程度,结合药物经肝脏清除的程度和肝毒性大小,选择用药。必须使用对肝脏有毒性的药物时,应进行严密的生化监护。必须使用经肝脏代谢的药物时,应适当调整剂量。

3. 精简用药种类,减少或停用无特异性治疗作用的药物。不宜使用疗效不确定的"保肝药",而加重肝脏消除负担。

4. 避免选用经肝脏代谢活化的前体药物,直接选用活性母体药物。肝功能障碍时使用糖皮质激素,应选用泼尼松龙和氢化可的松,避免使用泼尼松和可的松。

5. 正确解读血药浓度监测结果。

6. 充分考虑肝功能障碍时机体对药物敏感性的变化,避免使用易诱发肝昏迷的药物。

肝脏功能不良的患者在治疗中,如果无法避免使用某些对肝脏确有伤害或影响的而在治疗上却又必需的药物时,也可以有针对性地选用一些合适的保护肝脏的办法,其中包括应用一些护肝药物等。

下述办法,可供参考:

1. 促进肝细胞功能的恢复,促进肝细胞的代谢,提高肝细胞酶类的活性,刺激肝细胞的再生,防止肝细胞坏死,增加营养,促进肝蛋白质的合成。选用药物有三磷酸腺苷、肌苷、辅酶A、奥拉米特(阿卡明)、维生素 B_1、维生素 C、维生素 K、维生素 E、维生素 B_{12}、叶酸、维丙肝,丙酸睾丸酮、苯丙酸诺龙、水解蛋白、人体白蛋白、人血浆。

2. 减少肝细胞糖原分解,增加肝糖原的贮备,防止有毒物质损害,增加肝细胞解毒功能。选用药物有口服蔗糖、果糖、葡萄糖、蜂蜜、蜂乳、静脉注射葡萄糖。

3. 防止肝细胞脂肪浸润,避免脂质代谢紊乱而发生脂肪肝。加速脂肪运转,防止其在肝内堆积,以减少胆固醇向肝脏渗透。选用药物有肌醇、胆碱、复方胆碱、葡醛内酯以及具有降胆固醇作用的中药或中成药。

二、肾功能不良患者的用药原则

肾脏是药物代谢的重要器官,大多数药物以原型或其代谢产物形式,完全或部分随尿液经肾脏排泄。当肾功能不全时,药物及其代谢产物的药理效应强度和持续时间将随之改变,即对药物的代谢动力学和药效动力学产生影响。

(一)肾功能不全对药动学的影响

肾功能不全时肾小球滤过功能显著减退,结果是药物及其代谢产物的清除降低;因肾功能不全而出现的体内毒素和代谢产物蓄积,水、电解质及酸碱平衡失调也可改变药物的体内代谢过程;在经肾小管排泄的药物合并应用时,能因竞争肾小管壁细胞的排泄通道延缓排泄而导致药物的蓄积,使血浆和组织中药物浓度升高而发生毒性反应。

1. 影响药物吸收　慢性肾功能不全时许多因素可导致药物吸收减少、生物利用度降低。主要影响因素有:①胃肠道功能紊乱:出现恶心、呕吐和腹泻,使药物在胃肠道内的停留时间缩短;②胃内尿素酶分解尿素产生氨,使胃内 pH 升高,引起弱酸类药物吸收减少;③首过效应改变,如普萘洛尔在尿毒症时首过效应显著降低,血药浓度明显增高。

2. 影响药物分布　慢性肾功能不全使许多药物的血浆蛋白结合率产生变化。通常酸性药物与血浆白蛋白的结合率降低(如巴比妥类、磺胺类、呋塞米、头孢菌素、万古霉素、环丙沙星和氨苄西林等),原因包括:

(1) 低蛋白血症。

(2) 白蛋白构象变化。

(3) 代谢产物蓄积竞争白蛋白结合位点。而某些碱性药物与 α_1-酸性糖蛋白的结合率不变(地昔帕明)或仅轻度降低,可能与 α_1-酸性糖蛋白含量在慢性肾脏疾病时浓度并不降低有关。

肾功能不全时因肾小球滤过率降低造成水钠潴留出现的水肿、体腔积液可增加药物的表观分布容积。代谢性酸中毒时,血 pH 降低引起弱酸性药物的非解离型部分增加,形成细胞内药物蓄积,同时使细胞外液中碱性药物含量增加,从而间接影响药物的分布。

3. 影响药物代谢　尿毒症毒素以及继发的各种内环境紊乱也干扰肝脏代谢酶功能,导致药物的代谢过程、转化速率可受到不同程度的影响。可表现为氧化速率加快(苯妥英钠),而还原、水解(外源性胰岛素)过程减慢,乙酰化(奎尼丁)过程正常或降低。此外,肾小管上皮细胞中含有的细胞色素 P_{450}、葡萄糖醛酸转移酶和硫酸转移酶等酶类,在正常情况下参与某些药物的分解转化。肾功能不全时肾脏的药物代谢功能下降。

4. 影响药物排泄　肾功能障碍时,肾小球滤过功能和肾小管分泌功能变化将影响药物的肾脏清除。由于药物排泄还有肾外途径,肾功能障碍对药物排泄的影响大小取决于两个因素:

(1)药物以原型经肾排泄的比例:一般认为原型经肾排泄的比例在40％以上时,肾功能障碍时将导致药物蓄积。

(2)肾功能受损程度:一般通过肌酐清除率来评估,但该指标仅能反映肾小球滤过功能。

肾功能不全时,机体积聚的内源性有机酸与酸性药物竞争性抑制肾小管有机酸分泌通道。经肾小管有机酸分泌途径排泄的酸性药物如青霉素类、头孢菌素类、磺胺类、甲氨蝶呤、丙磺舒等由于排泄减少引起血药浓度升高。某些药物既经肾小球滤过,也经肾小管排泄。如地高辛,尿毒症患者地高辛血药浓度一般高于肾功能正常者,半衰期可由正常的30～40小时延长至80小时。

尿液的酸碱度也能影响药物的排泄。酸性尿中的碱性药物排泄增多,碱性尿中的酸性药物排泄也增多,故用药时要考虑药物对尿液酸碱度有无影响。

(二)肾功能不全时给药方案的调整

肾功能不全时的药物清除能力降低,如仍按常规给药,会因药物过量蓄积而导致毒性反应。因此,在使用经肾清除且毒性较大的药物时,应根据肾功能减退程度调整用药方案(见表7-5)。调整方法一般有三种:一是剂量不变,延长给药间隔;二是给药间隔不变,减少剂量;三是既延长给药间隔,也降低剂量。

表 7-5　不同程度肾功能减退需调整给药方案的药物

轻度减退	中等减退	严重减退
醋磺环己脲	乙酰唑胺	对乙酰氨基酚
头孢唑啉	乙酰水杨酸	乙酰唑胺
氯丙嗪	醋磺环己脲	两性霉素 B
安妥明	别嘌呤醇	硫唑嘌呤
多黏菌素 E 甲磺酸钠	氨基水杨酸	头孢噻吩
庆大霉素	羟氨苄青霉素	秋水仙碱
卡那霉素	氯丙嗪	洋地黄毒苷
美沙酮	环磷酰胺	苯海拉明
链霉素	地高辛	利尿酸
四环素	乙胺丁醇	导眠能
万古霉素	氟胞嘧啶	肼屈嗪
	庆大霉素	林可霉素
	硫代苹果酸钠	甲氧苯青霉素

续 表

轻度减退	中等减退	严重减退
	胍乙啶	新斯的明
	胰岛素	呋喃妥因
	碳酸锂	青霉素 G
	眼尔通	苯乙双胍
	汞剂	苯巴比妥
	孟德立胺	奎宁
	甲氨蝶呤	安体舒通
	甲基多巴	SMP-TMP
	二甲胺四环素	噻嗪类
	哇巴因	氨苯蝶啶
	青霉胺	甲磺丁脲
	保泰松	
	扑痫酮	
	吩噻嗪类	
	羟苯磺胺	
	普鲁卡因胺	
	SMZ-TMP	
	磺胺异噁唑	

（三）肾功能不全的用药原则

1. 选用在较低浓度即可生效或毒性较低的药物。

2. 避免使用半衰期长的药物。

3. 禁用或慎用具有肾毒性的药物，如重金属盐、氨基糖苷类、万古霉素、两性霉素 B、顺铂、非甾体抗炎药（NSAID）、造影剂、环孢素等。

4. 避免采用有肾毒性协同作用的联合用药方法。

5. 必须使用上述药物时，应进行血药浓度监测及肾功能检查。

6. 正确评估肾脏受损程度，按肾功能损害程度，以及药物经肾排泄的比例调整给药方案。

第八章　药物剂型

为适应治疗或预防的需要,药物必须制成一定的形式,称为药物剂型,简称剂型。剂型与疗效的关系:①剂型可改变药物的作用性质,如硫酸镁溶液剂口服具有导泻和利胆作用,硫酸镁注射剂具有镇静、解痉松弛骨骼肌的作用;②剂型能改变药物的作用速度,如注射剂、吸入气雾剂等速效制剂常用于急救,丸剂、缓释控释制剂、植入剂等属长效制剂;③改变剂型可降低(或消除)药物的毒副作用,如氨茶碱口服治疗哮喘病可引起心跳加快,氨茶碱栓剂则可消除这种毒副作用;④剂型可产生靶向作用,如静脉注射的脂质体可使药物在肝、脾等器官浓集性分布;⑤剂型可影响疗效,如片剂制备工艺不同会对药效产生显著影响。

总之,药物与剂型之间存在着辨证关系,药物本身对疗效起主要作用,但是一定条件下,剂型对疗效的发挥起重要甚至是支配的作用;有的药物的剂型不同,则作用完全不同。

凡根据药典、药品标准或其他适当处方,将原料药物按某种剂型制成具有一定规格的药剂称制剂。同一药物的不同制剂和不同给药途径,会引起不同的药物效应。

第一节　药物剂型分类

药物剂型的种类繁多,为了便于学习和应用,需要将剂型归纳分类。

一、按给药途径分类

1. 经胃肠道给药剂型:如溶液剂、糖浆剂、乳剂、混悬剂、散剂、颗粒剂、片剂、丸剂、胶囊剂等,经直肠给药的灌肠剂、栓剂等。

2. 非经胃肠道给药剂型:(1)注射给药剂型:如注射剂(包括静脉注射、肌肉注射、皮下注射、皮内注射、穴位注射等);(2)呼吸道给药剂型:如吸入剂、气雾剂(系将药物或溶液分装于特殊的加压装置容器中,使药物成为极微细的雾状粒子喷射到达患部的一种剂型),如异丙肾上腺素气雾剂、舒利迭复方干粉吸入剂等;(3)皮肤给药剂型:如外用溶液剂、洗剂、搽剂、贴剂、膜剂、涂膜剂、硬膏剂、软膏剂、糊剂等;(4)黏膜给药剂型:如滴眼剂、眼用软膏、滴鼻剂、含漱剂、舌下片剂、栓剂、口腔膜剂、口腔粘贴片等;(5)腔道给药剂型:如滴鼻剂、滴耳剂、软膏剂、栓剂、气雾剂、粉雾剂及喷雾剂。

二、按分散系统分类

1. 真溶液型:如芳香水剂、溶液剂、糖浆剂、醑剂、甘油剂、注射剂等。

2. 胶体溶液型:如胶浆剂、火棉胶剂、涂膜剂等。

3. 乳剂型:如乳剂、静脉乳剂、部分搽剂等。

4. 混悬型:如合剂、洗剂、混悬剂等。

5. 气体分散型:如气雾剂、吸入剂等。

6. 微粒分散型:如微球剂、微囊剂、纳米囊、纳米球等。

7. 固体分散型:如散剂、颗粒剂、丸剂、片剂、粉针剂等。

三、按制法分类

1. 浸出制剂:如酊剂、浸膏剂、流浸膏剂等。

2. 无菌制剂:如注射剂、眼用制剂等。

3. 普通制剂:即除无菌制剂需要特定配制条件的其他制剂。

第二节 《中国药典》2010 年版(第九版)收载的药物剂型

一、中药的剂型(一部)

中药传统剂型有膏、丹、丸、散、酒等。最常用的汤剂即煎剂,吸收快,适宜于急性病;丸剂吸收较慢,作用缓和,药效持久,适宜于慢性病;浸膏剂、流浸膏剂用于止咳,或用于滋补;酒剂多用于风湿疼痛或跌打损伤。随着科学技术发展,中药剂型现代化,许多经典的中药方剂及经过研究疗效确切的中药组方,采用先进技术配制成现代化中成药剂型,称为"中成药",如中药的片剂、注射剂、滴丸等。《中国药典》2010 版(第九版)一部收载的中药剂型有:丸剂、散剂、颗粒剂、片剂、锭剂、煎膏剂(膏滋)、胶剂、糖浆剂、贴膏剂、合剂、滴丸剂、胶囊剂、酒剂、酊剂、流浸膏剂、浸膏剂、膏药、凝胶剂、软膏剂、露剂、茶剂、注射剂、搽剂、洗剂和涂膜剂、栓剂、鼻用制剂、眼用制剂、气雾剂及喷雾剂等。

1. 丸剂 系指饮片细粉或提取物加适宜的黏合剂或其他辅料制成的球形或类球形制剂,分为蜜丸、水蜜丸、水丸、糊丸、蜡丸和浓缩丸等类型。

(1) 蜜丸 系指饮片细粉以蜂蜜为黏合剂制成的丸剂。其中每丸重量在 0.5 g(含 0.5 g)以上的称大蜜丸,每丸重量在 0.5 g 以下的称小蜜丸。

(2) 水蜜丸 系指饮片细粉以蜂蜜和水为黏合剂制成的丸剂。

(3) 水丸 系指饮片细粉以水(或根据制法用黄酒、醋、稀药汁、糖液等)为黏合剂制成的丸剂。

(4) 糊丸 系指饮片细粉以米粉、米糊或面糊等为黏合剂制成的丸剂。

(5) 蜡丸 系指饮片细粉以蜂蜡为黏合剂制成的丸剂。

(6) 浓缩丸 系指饮片或部分饮片提取浓缩后,与适宜的辅料或其余饮片细粉,以水、蜂蜜或蜂蜜和水为黏合剂制成的丸剂。根据所用黏合剂的不同,分为浓缩水丸、浓缩蜜丸和浓缩水蜜丸。

2. 散剂 系指饮片或提取物经粉碎、均匀混合制成的粉末状制剂,分为内服散剂和外用散剂。

3. 颗粒剂 系指提取物与适宜的辅料或饮片细粉制成具有一定粒度的颗粒状制剂,分为可溶颗粒、混悬颗粒和泡腾颗粒。

4. 片剂 系指提取物、提取物加饮片细粉或饮片细粉与适宜辅料混匀压制或用其他适宜方法制成的圆片状或异形片状的制剂,有浸膏片、半浸膏片和全粉片等。片剂以口服普通片为主,另有含片、咀嚼片、泡腾片、阴道片、阴道泡腾片等。

（1）含片　系指含于口腔中缓慢溶化产生局部或全身作用的片剂。

（2）咀嚼片　系指于口腔中咀嚼后吞服的片剂。

（3）泡腾片　系指含有碳酸氢钠和有机酸,遇水可产生气体呈泡腾状的片剂。

（4）阴道片与阴道泡腾片　系指置于阴道内使用的片剂。

（5）肠溶片　系指用肠溶性包衣材料进行包衣的片剂。

5. 锭剂　系指饮片细粉与适宜黏合剂(或利用药材本身的黏性)制成不同形状的固体制剂。

6. 煎膏剂(膏滋)　系指饮片用水煎煮,取煎煮液浓缩,加炼蜜或糖(或转化糖)制成的半流体制剂。

7. 胶剂　系指动物皮、骨、甲或角用水煎取胶质,浓缩成稠胶状,经干燥后制成的固体块状内服制剂。

8. 糖浆剂　系指含有提取物的浓蔗糖水溶液。

9. 贴膏剂　系指提取物、饮片或和化学药物与适宜的基质和基材制成的供皮肤贴敷,可产生局部或全身性作用的一类片状外用制剂。包括橡胶膏剂、凝胶膏剂(原巴布膏剂)和贴剂。

（1）橡胶膏剂　系指提取物或和化学药物与橡胶等基质混匀后,涂布于背衬材料上制成的贴膏剂。

（2）凝胶膏剂　系指提取物、饮片或和化学药物与适宜的亲水性基质混匀后,涂布于背衬材料上制成的贴膏剂。

（3）贴剂　系指提取物、饮片或和化学药物与适宜的高分子材料制成的一种薄片状贴膏剂。主要由背衬、药物贮库层、粘胶层及防粘层组成。

10. 合剂　系指饮片用水或其他溶剂,采用适宜方法提取制成的口服液体溶液(单剂量灌装者也可称"口服液")。

11. 滴丸剂　系指饮片经适宜的方法提取、纯化后与适宜的基质加热熔融混匀,滴入不相混溶的冷凝介质中制成的球形或类球形制剂。

12. 胶囊剂　系指将饮片用适宜方法加工后,加入适宜辅料填充于空心胶囊或密封于软质囊材中的制剂,可分为硬胶囊、软胶囊(胶丸)和肠溶胶囊,主要供口服。

（1）硬胶囊　系指将提取物、提取物加饮片细粉或饮片细粉与适宜辅料制成的均匀粉末、细小颗粒、小丸、半固体或液体等,填充于空心胶囊中的胶囊剂。

（2）软胶囊　系指将提取物、液体药物或与适宜辅料混匀后用滴制法或压制法密封于软质囊材中的胶囊剂。

（3）肠溶胶囊　系指不溶于胃液,但能在肠液中崩解或释放的胶囊剂。

13. 酒剂　系指饮片用蒸馏酒提取制成的澄清液体制剂。

14. 酊剂　系指饮片用规定浓度的乙醇提取或溶解而制成的澄清液体制剂,也可用流浸膏稀释制成。供口服和外用。

15. 流浸膏剂、浸膏剂　系指饮片用适宜的溶剂提取,蒸去部分或全部溶剂,调整至规定浓度而制成的制剂。

16. 膏药　系指饮片、食用植物油与红丹(铅丹)或官粉(铅粉)炼制成膏料,摊涂于裱背材料上制成的供皮肤贴敷的外用制剂。前者称黑膏药,后者称白膏药。

17. 凝胶剂 系指提取物与适宜基质制成具凝胶特性的半固体或稠厚液体制剂。按基质不同,凝胶剂可分为水性凝胶与油性凝胶。

18. 软膏剂 系指提取物、饮片细粉与适宜基质均匀混合制成的半固体外用制剂。常用基质分为油脂性、水溶性和乳剂型基质,其中用乳剂型基质制成的软膏又称为乳膏剂,按基质的不同,可分为水包油型乳膏剂与油包水型乳膏剂。

19. 露剂 系指含挥发性成分的饮片用水蒸气蒸馏法制成的芳香水剂。

20. 茶剂 系指饮片或提取物与茶叶或其他辅料混合制成的内服制剂,可分为块状茶剂、袋装茶剂和煎煮茶剂。

(1) 块状茶剂 可分不含糖块状茶剂和含糖块状茶剂。不含糖块状茶剂系指饮片粗粉、碎片与茶叶或适宜的黏合剂压制成块状的茶剂;含糖块状茶剂系指提取物、饮片细粉与蔗糖等辅料压制成块状的茶剂。

(2) 袋装茶剂 系指茶叶、饮片细粉或部分饮片细粉吸收提取液经干燥后,装入袋内的茶剂,其中装入饮用茶袋的又称袋泡茶剂。

(3) 煎煮茶剂 系指将饮片适当碎断后,装入袋中,供煎服的茶剂。

21. 注射剂 系指饮片经提取、纯化后制成的供注入体内的溶液、乳状液及供临用前配制成溶液的粉末或浓溶液的无菌制剂。注射剂可分为注射液、注射用无菌粉末和注射用浓溶液。

(1) 注射液 包括溶液型或乳状液型注射液。可用于肌内注射、静脉注射或静脉滴注等。其中,供静脉滴注用的大体积(除另有规定外,一般不小于 100 ml)注射液也称静脉输液。

(2) 注射用无菌粉末 系指供临用前配制成溶液的无菌粉末或无菌块状物。可用适宜的注射用溶剂配制后注射,也可用静脉输液配制后静脉滴注。无菌粉末用冷冻干燥法或喷雾干燥法制得,无菌块状物用冷冻干燥法制得。

(3) 注射用浓溶液 系指临用前稀释供静脉滴注用的无菌浓溶液。

22. 搽剂、洗剂和涂膜剂 为外用液体制剂。

(1) 搽剂 系指饮片用乙醇、油或其他适宜溶剂制成的供无破损患处揉擦用的液体制剂。其中以油为溶剂的又称油剂。

(2) 洗剂 系指饮片经适宜的方法提取制成的供皮肤或腔道涂抹或清洗用的液体制剂。

(3) 涂膜剂 系指饮片经适宜溶剂和方法提取或溶解,与成膜材料制成的供外用涂抹,能形成薄膜的液体制剂。

23. 栓剂 系指提取物或饮片细粉与适宜基质制成供腔道给药的固体制剂。

栓剂因施用腔道的不同,分为直肠栓、阴道栓和尿道栓。直肠栓为鱼雷形、圆锥形或圆柱形等;阴道栓为鸭嘴形、球形或卵形等;尿道栓一般为棒状。

24. 鼻用制剂 系指提取物、饮片或与化学药物制成的直接用于鼻腔发挥局部或全身治疗作用的制剂。鼻用制剂可分为鼻用液体制剂(滴鼻剂、洗鼻剂、鼻用喷雾剂)、鼻用半固体制剂(鼻用软膏剂、鼻用乳膏剂)和鼻用固体制剂(鼻用散剂)。

25. 眼用制剂　系指由提取物、饮片制成的直接用于眼部发挥治疗作用的无菌制剂。眼用制剂可分为眼用液体制剂(滴眼剂)、眼用半固体制剂(眼膏剂)等。眼用液体制剂也有以固态形式包装,另备溶剂,临用前配成溶液或混悬液的制剂。

26. 气雾剂、喷雾剂　气雾剂系指提取物、饮片细粉与适宜的抛射剂共同分装在具有特制阀门装置的耐压容器中,使用时借助抛射剂的压力将内容物喷出呈雾状、泡沫状或其他形态的制剂。其中以泡沫形态喷出的可称泡沫剂。不含抛射剂,借助手动泵的压力或其他方法将内容物以雾状等形态喷出的制剂称为喷雾剂。气雾剂和喷雾剂按内容物组成分为溶液型、乳状液型或混悬型。可用于呼吸道吸入、皮肤、黏膜或腔道给药等。

二、化学药物的剂型(二部)

供临床使用的药物几乎都制成适合临床医疗或预防应用的制剂。根据医疗需要选用不同药物剂型,如急性病患者,为使药物迅速发挥疗效,宜采用汤剂、注射剂、气雾剂、输液剂等。一般慢性病患者,需要药物作用持久、延缓,可选用混悬剂、丸剂、片剂、缓释/控释等长效制剂。《中国药典》2010版(第九版)二部收载的化学药物的剂型有片剂、注射剂、酊剂、栓剂、胶囊剂、软膏剂、乳膏剂、糊剂、丸剂、植入剂、气雾剂、粉雾剂、喷雾剂、膜剂、颗粒剂、口服溶液剂、口服混悬剂、口服乳剂、散剂、洗剂、冲洗剂、灌肠剂、搽剂、涂剂、涂膜剂、凝胶剂、贴剂、眼用制剂、耳用制剂、鼻用制剂等。

1. 片剂　系指药物与适宜的辅料混匀压制而成的圆片状或异形片状的固体制剂。

片剂以口服普通片为主,另有含片、舌下片、口腔贴片、咀嚼片、分散片、可溶片、泡腾片、阴道片、阴道泡腾片、缓释片、控释片与肠溶片等。

(1)含片　系指含于口腔中缓慢溶化产生局部或全身作用的片剂。含片中的药物应是易溶性的,主要起局部消炎、杀菌、收敛、止痛或局部麻醉作用。

(2)舌下片　系指置于舌下能迅速溶化,药物经舌下黏膜吸收发挥全身作用的片剂。舌下片中的药物应是易溶性的,主要适用于急症的治疗。

(3)口腔贴片　系指黏于口腔,经黏膜吸收后起局部或全身作用的片剂。

(4)咀嚼片　系指于口腔中咀嚼后吞服的片剂。

(5)分散片　系指在水中能迅速崩解并均匀分散的片剂。分散片可加水分散后口服,也可将分散片含于口中吮服或吞服。

(6)可溶片　系指临用前能溶解于水的非包衣片或薄膜包衣片剂。可溶片应溶解于水中,溶液可呈轻微乳光。可供口服、外用、含漱等用。

(7)泡腾片　系指含有碳酸氢钠和有机酸,遇水可产生气体而呈泡腾状的片剂。泡腾片中的药物应是易溶性的,加水产生气泡后应能溶解。有机酸一般用枸橼酸、酒石酸、富马酸等。

(8)阴道片与阴道泡腾片　系指置于阴道内应用的片剂。阴道片和阴道泡腾片的形状应易置于阴道内,可借助器具将阴道片送入阴道。阴道片为普通片,在阴道内应易溶化、溶解或融化、崩解并释放药物,主要起局部消炎杀菌作用,也可给予性激素类药物。具有局部刺激性的药物不得制成阴道片。

(9)缓释片　系指在规定的释放介质中缓慢地非恒速释放药物的片剂。

(10)控释片　系指在规定的释放介质中缓慢地恒速释放药物的片剂。

　　（11）肠溶片　　系指用肠溶性包衣材料进行包衣的片剂。为防止药物在胃内分解失效、对胃的刺激或控制药物在肠道内定位释放，可对片剂包肠溶衣；为治疗结肠部位疾病等，可对片剂包结肠定位肠溶衣。

　　2. 注射剂　　系指药物与适宜的溶剂或分散介质制成的供注入体内的溶液、乳状液或混悬液及供临用前配制或稀释成溶液或混悬液的粉末或溶液的无菌制剂。注射剂可分注射液、注射用无菌粉末与注射用浓溶液。

　　（1）注射液　　包括溶液型、乳状液型或混悬型注射液。可用于肌内注射、静脉注射、静脉滴注等。其中，供静脉滴注用的大体积（除另有规定外，一般不小于 100 ml）注射液也称为静脉输液。

　　（2）注射用无菌粉末　　系指药物制成的供临用前用适宜的无菌溶液配制成澄清溶液或均匀混悬液的无菌粉末或无菌块状物。可用适宜的注射用溶剂配制后注射，也可以用静脉输液配制后静脉滴注。无菌粉末用溶剂结晶法、喷雾干燥法或冷冻干燥法制得。

　　（3）注射用浓溶液　　系指药物制成的供临床使用前稀释后静脉滴注用的无菌浓溶液。

　　3. 酊剂　　系指将药物用规定浓度的乙醇浸出或溶解而制成的澄清液体制剂，也可用流浸膏稀释制成。供口服或外用。

　　4. 栓剂　　系指药物与适宜基质制成供腔道给药的固体制剂。栓剂因施用腔道的不同，分为直肠栓、阴道栓和尿道栓。直肠栓为鱼雷形、圆锥形或圆柱形等；阴道栓为鸭嘴形、球形或卵形等；尿道栓一般为棒状。

　　5. 胶囊剂　　系指药物或加有辅料充填于空心胶囊或密封于软质囊材中的固体制剂。胶囊剂分为硬胶囊、软胶囊（胶丸）、缓释胶囊、控释胶囊和肠溶胶囊，主要供口服。

　　（1）硬胶囊（统称为胶囊）　　系指采用适宜的制剂技术，将药物或加适宜辅料制成粉末、颗粒、小片、小丸、半固体或液体等，充填于空心胶囊中的胶囊剂。

　　（2）软胶囊　　系指将一定量的液体药物直接包封，或将固体药物溶剂分散在适宜的赋形剂中制备成溶液、混悬液、乳状液或半固体，密封于球形或椭圆形的软质囊材中的胶囊剂。可用滴制法或压制法制备。软质囊材是由胶囊用明胶、甘油或其他适宜的药用材料单独或混合制成。

　　（3）缓释胶囊　　系指在规定的释放介质中缓慢地非恒速释放药物的胶囊剂。

　　（4）控释胶囊　　系指在规定的释放介质中缓慢地恒速释放药物的胶囊剂。

　　（5）肠溶胶囊　　系指硬胶囊或软胶囊是用适宜的肠溶材料制备而得，或用经肠溶材料包衣的颗粒或小丸充填胶囊而制成的胶囊。肠溶胶囊不溶于胃液，但能在肠液中崩解而释放活性成分。

　　6. 软膏剂　　系指药物与油脂性或水溶性基质混合制成的均匀的半固体外用制剂。因药物在基质中分散状态不同，有溶液型软膏剂和混悬型软膏剂之分。溶液型软膏剂为药物溶解（或共熔）于基质或基质组分中制成的软膏剂；混悬型软膏剂为药物细分均匀分散于基质中制成的软膏剂。

　　7. 乳膏剂　　系指药物溶解或分散于乳状液型基质中形成的均匀的半固体外用制剂。乳膏剂由于基质不同，可分为水包油型乳膏剂与油包水型乳膏剂。

　　8. 糊剂　　是指大量的固体粉末（一般 25% 以上）均匀地分散在适宜的基质中所组成的

半固体外用制剂。可分为单项含水凝胶性糊剂和脂肪糊剂。

9. 丸剂 系指药物与适宜的辅料以适当方法制成的球状或类球状固体制剂。丸剂包括滴丸、糖丸、小丸。

(1) 滴丸 系指固体或液体药物与适宜的基质加热熔融后溶解、乳化或混悬于基质中，再滴入不相混溶、互不作用的冷凝介质中，由于表面张力的作用使液滴收缩成球状而制成的制剂，主要供内服用。

(2) 糖丸 系指以适宜大小的糖粒或基丸为核心，用糖粉和其他辅料的混合物作为材料，选用适宜的黏合剂或润湿剂制丸，并将主药以适宜的方法分次包裹在糖丸中而制成的制剂。

(3) 小丸(统称为丸) 系指将药物与适宜的辅料均匀混合，选用适宜的黏合剂或润湿剂以适当方法制成的球状或类球状固体制剂。

10. 植入剂 系指药物与辅料制成的供植入体内的无菌固体制剂。植入剂一般采用特制的注射器植入，也可以用手术切开植入，在体内持续释放药物，维持较长的时间。

11. 气雾剂、粉雾剂和喷雾剂 系指药物以特殊装置给药，经呼吸道深部、腔道、黏膜或皮肤等发挥全身或局部作用的制剂。该类制剂的用药途径分为吸入、非吸入和外用。吸入气雾剂、吸入粉雾剂和吸入喷雾剂可以单剂量或多剂量给药。该类制剂应对皮肤、呼吸道与腔道黏膜和纤毛无刺激性、无毒性。

(1) 气雾剂 系指含药溶液、乳状液或混悬液与适宜的抛射剂共同装封于具有特制阀门系统的耐压容器中，使用时借助抛射剂的压力将内容物呈雾状物喷出，用于肺部吸入或直接喷至腔道黏膜、皮肤及空间消毒的制剂。按用药途径可分为吸入气雾剂、非吸入气雾剂及外用气雾剂。按处方组成可分为二项气雾剂(气相与液相)和三项气雾剂(气相、液相、固相)。按给药定量与否，气雾剂还可分为定量气雾剂和非定量气雾剂。

(2) 粉雾剂 按用途可分为吸入粉雾剂、非吸入粉雾剂和外用粉雾剂。吸入粉雾剂系指微粉化药物或与载体以胶囊、泡囊或多剂量贮库形式，采用特制的干粉吸入装置，由患者主动吸入雾化药物至肺部的制剂。非吸入粉雾剂系指药物或与载体以胶囊或泡囊形式，采用特制的干粉给药装置，将雾化药物喷至腔道黏膜的制剂。外用粉雾剂系指药物与适宜的附加剂灌装于特制的干粉给药器具中，使用时借助外力将药物喷至皮肤或黏膜的制剂。

(3) 喷雾剂 系指含药溶液、乳状液或混悬液填充于特制的装置中，使用时借助手动泵的压力、高压气体、超声振动或其他方法将内容物呈雾状物释出，用于肺部吸入或直接喷至腔道黏膜、皮肤及空间消毒的制剂。按用药途径可分为吸入喷雾剂、非吸入喷雾剂及外用喷雾剂。按给药定量与否，喷雾剂还可分为定量喷雾剂和非定量喷雾剂。

12. 膜剂 系指药物与适宜的成膜材料经加工制成的膜状制剂。供口服或黏膜用。

13. 颗粒剂 系指药物与适宜的辅料制成具有一定粒度的干燥颗粒状制剂。颗粒剂可分为可溶颗粒(通称为颗粒)、混悬颗粒、泡腾颗粒、肠溶颗粒、缓释颗粒和控释颗粒等。供口服用。

(1) 混悬颗粒 系指难溶性固体药物与适宜辅料制成一定粒度的干燥颗粒剂。临用前加水或其他适宜的液体振摇即可分散成混悬液供口服。

(2) 泡腾颗粒 系指含有碳酸氢钠和有机酸，遇水可放出大量气体而呈泡腾状的颗粒剂。泡腾颗粒中的药物应是易溶的,加水产生气泡后应能溶解。有机酸一般用枸橼酸、酒石酸等。泡腾颗粒应溶解或分散于水中后服用。

(3)肠溶颗粒 系指采用肠溶材料包裹颗粒或其他适宜方法制成的颗粒剂。肠溶颗粒耐胃酸而在肠液中释放活性成分,防止药物在胃内分解失效,避免对胃的刺激或控制药物在肠道内定位释放。

(4)缓释颗粒 系指在规定的释放介质中缓慢地非恒速释放药物的颗粒剂。

(5)控释颗粒 系指在规定的释放介质中缓慢地恒速释放药物的颗粒剂。

14. 口服溶液剂 系指药物溶解于适宜溶剂中制成供口服的澄清液体制剂。

15. 口服混悬剂 系指难溶性固体药物,分散在液体介质中,制成供口服的混悬液体制剂。也包括干混悬剂或浓混悬液。

16. 口服乳剂 系指两种互不相溶的液体,制成供口服的稳定的水包油型乳液制剂。

用适宜的量具以小体积或以滴计量的口服溶液剂、口服混悬剂、口服乳剂的液体制剂称为滴剂。

17. 散剂 系指药物或与适宜的辅料经粉碎、均匀混合制成的干燥粉末状制剂,分为口服散剂和局部用散剂。

口服散剂一般溶于或分散于水或其他液体中服用,也可直接用水送服。

局部用散剂可供皮肤、口腔、咽喉、腔道等处应用;专供治疗、预防和润滑皮肤的散剂也可称为撒布剂或撒粉。

18. 洗剂 系指含药物的溶液、乳状液、混悬液,供清洗或涂抹无破损皮肤用的液体制剂。

19. 冲洗剂 系指用于冲洗开放性伤口或腔体的无菌溶液。

20. 灌肠剂 系指灌注于直肠的水性、油性溶液或混悬液,以治疗、诊断或营养为目的的液体制剂。

洗剂、冲洗剂、灌肠剂均应无毒、无局部刺激性,冲洗剂应无菌。

21. 搽剂 系指药物用乙醇、油或适宜的溶剂制成的溶液、乳状液或混悬液,供无破损皮肤揉擦用的液体制剂。

22. 涂剂 系指含药物的水性或油性溶液、乳状液、混悬液,供临用前用消毒纱布或棉球等蘸取或涂于皮肤或口腔与喉部黏膜的液体制剂。

23. 涂膜剂 系指药物溶解或分散于含成膜材料溶剂中,涂搽患处后形成薄膜的外用的液体制剂。

搽剂、涂剂、涂膜剂应无毒、无局部刺激性。在标签上应注明"不可口服"。

24. 凝胶剂 系指药物与能形成凝胶的辅料制成溶液、混悬或乳状液型的稠厚液体或半固体制剂。除另有规定外,凝胶剂限局部用于皮肤及体腔如鼻腔、阴道和直肠。乳状液型凝胶剂又称乳胶剂。由高分子基质如西黄蓍胶制成的凝胶剂也可称胶浆剂。小分子无机药物(如氢氧化铝)凝胶剂是由分散的药物小粒子以网状结构存在于液体中,属两相分散系统,也称混悬型凝胶剂。混悬型凝胶剂可有触变性,静止时形成半固体而搅拌或振摇时成为液体。

凝胶剂基质属单相分散系统,有水性与油性之分。水性凝胶基质一般由水、甘油或丙二醇与纤维素衍生物、卡波姆和海藻酸盐、西黄蓍胶、明胶、淀粉等构成；油性凝胶基质由液状石蜡与聚乙烯或脂肪油与胶体硅或铝皂、锌皂构成。

25. 贴剂　系指可黏贴在皮肤上,药物可产生全身或局部作用的一种薄片状制剂。该制剂有背衬层、有(或无)控释膜的药物贮库、粘贴层及临用前需除去的保护层。贴剂可用于完整皮肤表面,也可用于有疾患或不完整的皮肤表面。其中用于完整皮肤表面,能将药物输送透过皮肤进入血液循环系统的贴剂称为透皮贴剂。

透皮贴剂通过扩散而起作用,药物从贮库中扩散直接进入皮肤和血液循环,若有控释膜层和粘贴层则通过上述两层进入皮肤和血液循环。透皮贴剂的作用时间由其药物含量及渗透速率所定。透皮贴剂的覆盖层,活性成分不能透过,通常水也不能透过。

透皮贴剂的贮库可以是骨架型或控释膜型。

保护层起防粘和保护制剂的作用,通常为防粘纸、塑料或金属材料,当除去时,应不会引起贮库及粘贴层等的剥离。

当用于干燥、洁净、完整的皮肤表面,用手或手指轻压,贴剂能牢牢地贴于皮肤表面,从皮肤表面除去时应不对皮肤造成损伤,或引起制剂从背衬层剥离。贴剂在重复使用后对皮肤也无刺激或引起过敏。

贴剂所用的材料应符合国家标准有关规定,无毒、无刺激性、性质稳定、与药物不起作用。

26. 眼用制剂　系指直接用于眼部发挥治疗作用的无菌制剂。可分为眼用液体制剂(滴眼剂、洗眼剂、眼内注射溶液)、眼用半固体制剂(眼膏剂、眼用乳膏剂、眼用凝胶剂)、眼用固体制剂(眼膜剂、眼丸剂、眼内插入剂)等。眼用液体制剂也可以固态形式包装,另备溶剂,在临用前配成溶液或混悬液。

(1)滴眼剂　系指由药物与适宜辅料制成的供滴入眼内的无菌液体制剂。可分为水性或油性溶液、混悬液或乳状液。

(2)洗眼剂　系指由药物制成的无菌澄明水溶液,供冲洗眼部异物或分泌液、中和外来化学物质的眼用液体制剂。

(3)眼内注射溶液　系指由药物与适宜辅料制成的无菌澄明溶液,供眼周围组织(包括球结膜下、筋膜下及球后)或眼内注射(包括前房注射、前房冲洗、玻璃体内注射、玻璃体内灌注等)的无菌液体制剂。

(4)眼膏剂　系指由药物与适宜基质均匀混合,制成无菌溶液型或混悬型膏状的眼用半固体制剂。

(5)眼用乳膏剂　系指由药物与适宜基质均匀混合,制成乳膏状的眼用半固体制剂。

(6)眼用凝胶剂　系指由药物与适宜辅料制成无菌凝胶状的眼用半固体制剂。其黏度大,易与泪液混合。

(7)眼膜剂　系指药物与高分子聚合物制成的无菌药膜,可置于结膜囊内缓慢释放药物的眼用固体制剂。

(8)眼丸剂　系指药物与适宜辅料制成的无菌球形或类球形或环形的眼用固体制剂。

(9)眼内插入剂　系指药物与适宜辅料制成无菌的适当大小和形状,供插入结膜囊内缓慢释放药物的无菌眼用固体制剂。

27. **耳用制剂** 系指直接用于耳部发挥局部治疗作用的制剂。耳用制剂可分为耳用液体制剂(包括滴耳剂、洗耳剂、耳用喷雾剂)、耳用半固体制剂(耳用软膏剂、耳用乳膏剂、耳用凝胶剂、耳塞)、耳用固体制剂(耳用散剂、耳用丸剂)等。耳用液体制剂也可以固态形式包装,另备溶剂,在临用前配成溶液或混悬液。

(1) **滴耳剂** 系指由药物与适宜辅料制成的水溶液,或由甘油或其他适宜溶剂和分散介质制成的澄明溶液、混悬液或乳状液,供滴入外耳道用的液体制剂。

(2) **洗耳剂** 系指由药物与适宜辅料制成澄明水溶液,用于清洁外耳道的耳用液体制剂。通常是符合生理 pH 范围的水溶液,用于伤口或手术前使用者应无菌。

(3) **耳用喷雾剂** 系指由药物与适宜辅料制成澄明溶液、混悬液或乳状液,借喷雾器雾化的耳用液体制剂。

(4) **耳用软膏剂** 系指由药物与适宜基质均匀混合,制成溶液型或混悬型膏状的耳用半固体制剂。

(5) **耳用乳膏剂** 系指由药物与适宜基质均匀混合,制成乳膏状的耳用半固体制剂。

(6) **耳用凝胶剂** 系指由药物与适宜辅料制成凝胶状的耳用半固体制剂。

(7) **耳塞** 系指由药物与适宜基质制成,用于塞入外耳道的耳用固体制剂。

(8) **耳用散剂** 系指由药物与适宜辅料制成粉末状的供放入或吹入外耳道的耳用固体制剂。

(9) **耳用丸剂** 系指药物与适宜辅料制成的球形或类球形,用于外耳道或中耳道的耳用固体制剂。

28. **鼻用制剂** 系指直接用于鼻腔发挥局部或全身治疗作用的制剂。可分为鼻用液体制剂(滴鼻剂、洗鼻剂、鼻用喷雾剂)、鼻用半固体制剂(鼻用软膏剂、鼻用乳膏剂、鼻用凝胶剂)、鼻用固体制剂(鼻用散剂、鼻用粉雾剂和鼻用棒剂)。鼻用液体制剂也可以固态形式包装,另备溶剂,在临用前配成溶液或混悬液。

(1) **滴鼻剂** 系指由药物与适宜辅料制成的澄明溶液、混悬液或乳状液,供滴鼻腔用的鼻用液体制剂。

(2) **洗鼻剂** 系指由药物制成符合生理 pH 范围的等渗水溶液,用于清洗鼻腔的鼻用液体制剂,用于伤口或手术前使用者应无菌。

(3) **鼻用喷雾剂** 系指由药物与适宜辅料制成澄明溶液、混悬液或乳状液,供喷雾器雾化的鼻用液体制剂。

(4) **鼻用软膏剂** 系指由药物与适宜基质均匀混合,制成溶液型或混悬型膏状的鼻用半固体制剂。

(5) **鼻用乳膏剂** 系指由药物与适宜基质均匀混合,制成乳膏状的鼻用半固体制剂。

(6) **鼻用凝胶剂** 系指由药物与适宜辅料制成凝胶状的鼻用半固体制剂。

(7) **鼻用散剂** 系指由药物与适宜辅料制成以适当工具吹出粉末的鼻用固体制剂。

(8) **鼻用粉雾剂** 系指由药物与适宜辅料制成的粉末,用适当的阀门系统喷出粉末的鼻用固体制剂。

(9) **鼻用棒剂** 系指由药物与适宜基质制成的棒状或类棒状,供插入鼻腔用的鼻用固体制剂。

三、生物制品的剂型(三部)

《中国药典》2010 版(第九版)三部收载的治疗用生物制品,包括血液制品、免疫血清、细胞因子、单克隆抗体、免疫调节剂、微生态制剂等。其剂型有注射剂、片剂、胶囊剂、栓剂、颗粒剂、散剂、软膏剂、乳膏剂、凝胶剂、喷雾剂、眼用制剂、鼻用制剂、外用制剂等。

1. 注射剂　系指以生物制品原液为原料药物,加入适宜稳定剂或其他辅料等制成的可供注入体内的无菌溶液、乳液、混悬液及临用前用无菌溶剂复溶为溶液、混悬液的无菌冻干制剂。

注射剂可分为注射液、注射用无菌粉末。

(1)注射液包括溶液型、乳液型或混悬型注射液。可用于皮下注射、皮内注射、肌内注射、静脉注射和静脉滴注。其中,供静脉滴注用的大体积(除另有规定外,一般不小于50 ml)注射液也称静脉输液。

(2)注射用无菌粉末系指临用前以适宜的无菌溶液配制成澄明溶液或均匀混悬液的无菌固体制剂。可用适宜的注射用溶剂配制后注射,也可用静脉输液配制后静脉滴注。以冷冻干燥法制备的无菌粉末,称为注射用冻干制剂。

2. 片剂　系指以生物制品原液经干燥后制成的干粉为原料药物,与适宜的辅料混匀压制而成的圆片状或异形片状的固体制剂,该原料药物可由一种或多种活性成分组成。

片剂以口服普通片为主,另有泡腾片、肠溶片。

(1)普通片　系指原料药物与适宜辅料混匀压制而成的普通片剂。非包衣的片剂多为此类片剂,重量一般为 0.1~0.5 g。

(2)泡腾片　系指含有碳酸氢钠和有机酸、遇水可产生气体而呈泡腾状的片剂。

泡腾片中的药物一般应是易溶性的,加水产生气泡后应能溶解。有机酸一般应用枸橼酸、酒石酸、富马酸等。

(3)肠溶片　系指用肠溶性包衣材料进行包衣的片剂。

为防止药物在胃内分解失效、避免对胃的刺激或控制药物在肠道内定位释放,可对片剂包肠溶衣;为治疗结肠部位疾病,可对片剂包结肠定位肠溶衣。

3. 胶囊剂　系指以生物制品原液经干燥后制成的干粉为原料药物,加入适宜辅料后,充填于空心胶囊或密封于软质囊材中的固体制剂。该药物可由一种或多种活性成分组成。

胶囊剂根据其溶解与释放特性,可分为硬胶囊(通称为胶囊)、肠溶胶囊等。

(1)硬胶囊　系指将原料药物或加适宜辅料制成均匀粉末、颗粒、小片或小丸等充填于空心胶囊中制成。

(2)肠溶胶囊　系指硬胶囊经药用高分子材料处理或其他适宜方法加工而成;可用适宜的肠溶材料制备而得;也可用经肠溶材料包衣的颗粒或小丸填充胶囊而制成。肠溶胶囊不溶于胃液,但能在肠液中崩解而释放活性成分。

4. 栓剂　系指以生物制品原液或经干燥后制成的干粉为原料药物,与适宜基质制成供腔道给药的固体制剂。

因施用腔道的不同,分为直肠栓、阴道栓和尿道栓。直肠栓为鱼雷形、圆锥形或圆柱形等;阴道栓为鸭嘴形、球形或卵形等;尿道栓一般为棒状。

5. 颗粒剂 系指以生物制品原液经干燥后制成的干粉为原料药物,与适宜的辅料混合制成具有一定粒度的干燥颗粒状制剂,原料药物可由一种或多种活性成分组成。颗粒剂可分为可溶颗粒(通称为颗粒)、混悬颗粒、肠溶颗粒等,供口服用。

(1)混悬颗粒 系指难溶性原料药物与适宜的辅料混合制成一定粒度的干燥颗粒剂。临用前加水或其他适宜的液体,振摇即可分散成混悬液,供口服用。

(2)肠溶颗粒 系指采用肠溶材料包裹颗粒或其他适宜方法制成的颗粒剂。肠溶颗粒耐胃酸而在肠液中释放活性成分,可防止药物在胃内分解失效,避免对胃的刺激或控制药物在肠道内定位释放。

6. 散剂 系指以生物制品原液经干燥后制成的干粉为原料药物或加入适宜辅料经粉碎、均匀混合制成的干燥粉末状制剂。

口服散剂一般溶于或分散于水、稀释液或其他液体中服用,亦可直接用水送服。

7. 软膏剂 系指以生物制品原液或经干燥后制成的干粉为原料药物,与油脂性或水溶性基质混合制成的半固体外用制剂。因药物在基质中分散状态不同,分为溶液型软膏剂和混悬型软膏剂。溶液型软膏剂为药物溶解(或共熔)于基质或基质组分中制成的软膏剂;混悬型软膏剂为药物细粉均匀分散于基质中制成的软膏剂。

8. 乳膏剂 系指以生物制品原液或经干燥后制成的干粉为原料药物,分散或溶解于乳液型基质中形成均匀的半固体外用制剂。乳膏剂由于基质不同,可分为水包油型乳膏剂与油包水型乳膏剂。

9. 凝胶剂 系指以生物制品原液或经干燥后制成的干粉为原料药物,与能形成凝胶的辅料制成溶液、混悬液或乳状液型的稠厚液体或半固体制剂。除另有规定外,凝胶剂限局部用于皮肤及体腔如鼻腔、阴道和直肠。乳状液型凝胶又称为乳胶剂。混悬型凝胶剂可有触变性,静止时形成半固体,而搅拌或振摇时成为液体。

凝胶剂基质属单相分散系统,分为水性与油性。水性凝胶基质一般由水、甘油或丙二醇与纤维素衍生物、卡波姆和海藻酸盐、西黄蓍胶、明胶、淀粉等构成;油性凝胶剂基质由液体石蜡与聚氧乙烯或脂肪油与胶体硅或铝皂、锌皂构成。

10. 喷雾剂 是以一种或一种以上生物制品原液为原料药物,加入适宜稳定剂或辅料后,充填于特制的装置中制成的液体制剂。使用时借助手动泵的压力、高压气体、超声振动或其他方法将内容物呈雾状物释出。用于直喷至皮肤的制剂,也称外用喷雾剂。按给药定量与否,喷雾剂可分为定量喷雾剂和非定量喷雾剂。

11. 眼用制剂 系指直接用于眼部发挥治疗作用的无菌生物制剂。眼用制剂可分为眼用液体制剂(滴眼剂、洗眼剂、眼内注射溶液)、眼用半固体制剂(眼膏剂、眼用乳膏剂、眼用凝胶剂)等。

12. 鼻用制剂 系指直接用于鼻腔,发挥局部或全身治疗作用的生物制品。鼻用制剂可分为鼻用液体制剂(滴鼻剂、洗鼻剂和鼻用喷雾剂)、鼻用半固体制剂(鼻用软膏剂、鼻用乳膏剂和鼻用凝胶剂)、鼻用固体制剂(鼻用散剂、鼻用粉雾剂和鼻用棒剂)等。

13. 外用制剂 系指以生物制品原液为原料药物,加入适宜稳定剂或其他辅料制成的无菌澄明溶液及临用前用无菌溶剂复溶解的无菌冻干制剂。供创伤面涂抹治疗用。

第三节 药物传递系统

药物传递系统(Drug Delivery Systems，DDS)是现代药剂学新制剂和新剂型研究产生与发展的成果。该系统无论在理论系统、新型制剂和制备工艺的设计、临床治疗中的应用等方面都取得了重大的进展,主要包括口服缓/控释给药系统、脉冲给药系统、经皮给药系统和靶向给药系统。

一、缓释/控释给药系统

(一)缓释制剂

1. 缓释制剂的定义　缓释制剂通常是指口服给药后能在机体内缓慢地非恒速释放药物,使达有效血浓,并能维持相当长时间的制剂。与相应的普通制剂比较,给药频率至少减少一半或有所减少,且能显著增加患者的顺应性或疗效的制剂。

2. 缓释制剂的特点

(1) 生物半衰期短或需要频繁给药的药物制成缓释制剂可减少给药次数。

(2) 减少了普通剂型给药所呈现血药浓度的峰谷现象,使血药浓度保持在比较平稳持久的有效范围内,提高了药物的安全性。

3. 缓释剂型的局限性　根据缓释制剂的特点,有些药物不宜制成缓释制剂,如①生物半衰期很短或很长的药物;②单次服用剂量很大的药物;③药效剧烈、溶解度小、吸收无规律或吸收差或吸收易受影响的药物;④在肠中需在特定部位主动吸收的药物。

4. 缓释制剂的分类

(1) 按给药途径分类　①经胃肠道给药:片剂(包衣片、骨架片、多层片)、丸剂、胶囊剂(肠溶胶囊、药树脂胶囊、涂膜胶囊)等;②不经胃肠道给药:注射剂、栓剂、膜剂、植入剂等。

(2) 按制备工艺不同分类　①骨架分散型缓释制剂:A. 水溶性骨架,常用羧甲基纤维素(CMC)、羟丙基甲基纤维素(HPMC)、聚乙烯吡咯烷酮(PVP)等为骨架材料;B. 脂溶性骨架,常用脂肪、蜡类物质为骨架材料;C. 不溶性骨架,常用不溶性无毒塑料为骨架材料。②膜控型缓释制剂:常见的有薄膜包衣缓释制剂、缓释微囊剂。常通过控制囊膜的厚度、微孔的孔径及微孔的弯曲度等来达到控制药物释放速度的目的。③缓释乳剂:水溶性药物可将其制成 W/O 型乳剂,由于油相对药物分子的扩散具有一定的屏障作用而达到缓释目的。④注射用缓释制剂:系将药物制成油溶液型和混悬型注射剂。⑤缓释膜剂:将药物包裹在多聚物薄膜隔室内,或溶解分散在多聚物膜片中而制成的缓释膜状制剂。

(3) 可注射缓释制剂(Sustained Release Injectable Product),它主要是通过局部注射途径给药,用于机体局部、靶位置或植入注射,其技术质量要求和标准有别于静脉注射剂。可注射缓释制剂是当前药剂学研究的热点。

5. 缓释制剂技术

目前常用的有膜包衣技术、骨架技术和渗透泵技术。

(1) 膜包衣技术:膜包衣技术是常用的缓释制剂制备技术之一,片剂、颗粒、小丸甚至药物粉末均可包衣。膜包衣技术通过包衣膜控制药物扩散到胃肠液的速度,控制和调节制剂中药物的释放速度。药物性质、包衣材料的种类、衣膜的组成、包衣厚度和包衣工艺等是决定制剂缓释效果的主要因素。

缓释用包衣材料一般为水不溶性高分子材料,目前比较常用的有渗透型丙烯酸树脂和乙基纤维素等。除包衣材料外,包衣液处方中一般还包括溶剂(分散介质)、增塑剂、致孔剂、抗粘剂、着色剂、稳定剂等其他辅料,应根据包衣材料的特点进行筛选,以获得合适的渗透性和机械性能。

(2)骨架技术 骨架技术是指药物和一种或多种惰性固体骨架材料通过压制或融合技术等制成片状、小粒或其他形式的制剂,常用的是骨架片。

根据骨架材料的不同,一般分为亲水凝胶骨架、生物溶蚀性骨架和不溶性骨架。其中,亲水凝胶骨架和生物溶蚀性骨架同属于溶蚀性骨架。①亲水凝胶骨架片的特点是骨架材料遇水或胃肠液后膨胀,形成凝胶屏障而控制药物的释放,其机理包括控制药物通过凝胶层的扩散及凝胶的溶蚀。常用的骨架材料为不同规格的羟丙甲基纤维素,其他如卡波姆、海藻酸钠、甲基纤维素、羧甲基纤维素钠等也有使用。②生物溶蚀性骨架片的骨架材料为水不溶但可溶蚀的蜡质材料、胃溶或肠溶性材料等,药物释放是由于骨架材料的逐渐溶蚀。常用的骨架材料有氢化植物油、硬脂酸、巴西棕榈蜡、胃溶或肠溶丙烯酸树脂、肠溶性纤维素等。一般水溶性较大的药物可以制成溶蚀性骨架片。③不溶性骨架片以水不溶性高分子材料为骨架,如乙基纤维素、渗透性丙烯酸树脂等,胃肠液渗入骨架孔隙后,药物溶解并通过骨架中存在的极细孔径的通道,缓缓向外扩散而释放。

在实际应用中,可以联合应用多种不同溶解或溶蚀性质的骨架材料达到缓释目的。膜包衣技术与骨架技术也可以结合使用。

(3)渗透泵技术 渗透泵技术是利用渗透压差为驱动力并结合半透膜控制药物释放的技术。目前应用较多的是渗透泵片。渗透泵片由药物、渗透压活性物质和推动剂等组成,并用半透膜材料进行包衣,包衣膜上有释药孔。常用的半透膜材料有醋酸纤维素类等。渗透压活性物质常用盐类、糖类,如氯化钠、蔗糖等。推动剂常为可溶胀物质,如聚氧乙烯、羟丙甲纤维素等。服用后,胃肠液通过半透膜进入片内,药物溶解后,依靠片剂内外的渗透压差及推动剂的作用,通过释药孔(激光打孔或微孔)均匀恒速地释放。

(4)其他技术 除以上较为常见的缓释制剂制备技术外,近年来还出现了基于胃内滞留技术、生物黏附技术、离子交换技术等开发的缓释制剂。

(二)控释制剂

1. 控释制剂的定义 控释制剂系指药物能在预定的时间内自动以预定速度释放,使血药浓度长时间恒定维持在有效浓度范围的制剂。

控释制剂包括控制释药速度、方向和时间,靶向制剂、透皮吸收制剂等都属于控释制剂的范畴。简言之,控释制剂系指在预定时间内以零级或接近零级速度释放药物的制剂。

2. 控释制剂的特点 控释制剂系指释药速度仅受给药系统本身的控制,而不受外界条件,如 pH、酶、离子、胃肠蠕动等因素的影响,是按设计好的程序控制释药的制剂,如零级释药的渗透泵、脉冲释药的微丸、结肠定位释药的片剂(胶囊)以及自动调节释药的胰岛素给药器等。

3. 控释制剂的组成 控释制剂有供口服、透皮吸收、腔道使用等多种给药途径。其基本组成:(1)药物贮库(分贮库式、整体式、包膜整体式);(2)控释膜;(3)能源(推动力,如渗透压);(4)传递孔道(激光打微孔)。

4. 控释制剂技术　控释制剂的三种类型:定时、定速、定位释药。缓/控释制剂属于定速释放型,常用的技术有膜控释和骨架控释,而高分子交换树脂和渗透泵等技术要求高,不易推广。便于实现工业化生产的新技术有:多层缓释片和包衣缓释片技术,一次挤出离心制丸工艺,药物与高分子混溶挤出工艺,不溶性高分子固体分散技术等。

(1)定速释放技术:定速释放是指制剂以一定速率在体内释放药物。基本符合零级释放动力学规律,口服后在一定的时间内能使药物释放和吸收速率与体内代谢速率相关,定速释放可减少血药浓度波动情况,增加患者服药的顺应性。借助于改变片剂的几何形状来控制药物的释放,如迭层扩散骨架片、双凹形带孔包衣片、环形骨架片等。

(2)定位释放技术:定位释放可增加局部治疗作用或增加特定吸收部位对药物的吸收。在口腔或胃肠道适当部位长时间停留,并释放一定量药物,以达到增加局部治疗作用或增加特定吸收部位对药物的吸收。利用一些比重小于水以及具有高黏性的材料,也可以使制剂在胃内滞留较长时间并定速释药。胃内滞留系统有胃漂浮系统、胃内膨胀系统、生物黏附系统。小肠定位给药系统(肠溶制剂)可避免药物在胃内降解或对胃的刺激,提高一些药物的疗效。常用的技术有:利用结肠高 pH 生理环境溶解适宜聚合物包衣材料,或利用结肠特殊酶及正常菌落分解特异性聚合物如 α-淀粉、果胶钙等。

(3)定时释放技术:定时释放可根据生物时间节律特点释放需要量药物,使药物发挥最佳治疗效果。定时释放又称为脉冲释放,即根据生物时间节律特点释放需要量的药物,针对某些疾病容易在特定时间发作的特点,研究在服药后可在特定时间释药的制剂,如通过调节聚合物材料的溶蚀速度,可在预定时间释药,释药的时间根据药物时辰动力学研究结果确定。此外,有人研究了电控制 PDDS(定时药物释放系统)、超声波控制 PDDS 和微波辐射PDDS 等。

二、迟释制剂

迟释制剂系指在给药后不立即释放药物的制剂,包括肠溶制剂、结肠定位制剂和脉冲制剂。

1. 肠溶制剂系指在规定的酸性介质中不释放或几乎不释放药物,而在要求的时间内,于 pH 6.8 磷酸盐缓冲液中,大部分或全部释放药物的制剂。

2. 结肠定位制剂系指在胃肠道上部基本不释放、在结肠内大部分或全部释放的制剂,即在规定的酸性介质与 pH 6.8 磷酸盐缓冲液中不释放或几乎不释放,而在要求的时间内,于 pH 7.5~8.0 磷酸盐缓冲液中大部分或全部释放的制剂。

3. 脉冲制剂系指不立即释放药物,而在某种条件下(如在体液中经过一定时间或一定pH 或某些酶作用下)一次或多次突然释放药物的制剂。

三、脉冲给药系统

脉冲给药系统(Pulsatile Release System)系指口服时将以时控的方式在胃肠道内特定部位释放药物。这类给药系统特别适用于夜间或醒后马上需要有一个血浓峰值的疾病(如失眠、哮喘、关节炎、局部缺血性心脏病等),也适用于在肠道较下部位处释药和吸收的那些疾病(如结肠癌、溃疡性结肠炎、口服肽类等)。

四、经皮给药系统

经皮给药系统(Transdermal Drug Delivery Systems，简称 TDDs)或称经皮治疗系统(Trandermal Thrapeutic Systems,简称 TTS)是药物通过皮肤吸收的一种方法,药物经由皮肤吸收进入人体血液循环并达到有效血药浓度、实现疾病治疗或预防。经皮给药系统特点如下:

1. 避免了口服给药可能发生的肝脏首过效应及胃肠灭活,提高了治疗效果。

2. 维持恒定的血药浓度或药理效应,增强了治疗效果,减少了副作用。

3. 延长作用时间,减少用药次数,增加患者的用药顺应性。

4. 患者可以自主用药,相对减少患者个体间差异和个体内差异。

五、靶向给药系统

靶向给药系统(Targeted Delivery Drugs System，TDDS)系指供助载体、配体或抗体将药物通过局部给药、胃肠道或全身血液循环而选择性地浓集定位于靶组织、靶器官、靶细胞或细胞内结构的给药系统。

靶向给药系统也是一种药物载体系统,具有将药物选择性地传输并释放于靶组织、靶器官或者靶细胞,使靶区药物浓度增大,降低其他非靶部位浓度以减少毒副作用的特性。靶向制剂最初只指狭义的抗癌制剂,随着研究的深入,研究领域的拓宽,从给药途径,靶向专一性及特效型方面都有突破性进展,靶向制剂发展成为一切具有靶向性的制剂。

(一)靶向给药系统分类

靶向给药系统与其他的制剂类型相比最突出的特点是具有靶向性。可分为生物物理靶向、生物化学靶向、生物免疫靶向及双重、多重靶向。根据这些靶向理论可以设计出基于不同机制的靶向给药系统。

1. 生物物理靶向给药系统　生物物理靶向是根据机体的组织生理学特性对不同大小微粒的滞留性不同,选择性地聚集于肝、脾、肺、淋巴部位释放药物而发挥疗效。

2. 生物化学靶向给药系统　生物化学靶向是根据药物微粒或者药物载体微粒表面电荷、表面疏水性质和表面吸附大分子的不同,可以达到不同的器官以实现靶向性而设计。根据药物微粒表面吸附大分子的不同可以到达不同器官,以实现主动靶向给药。

3. 生物免疫靶向给药系统　生物免疫靶向是利用生物的受体、免疫机能而设计的靶向给药系统。该系统利用受体介导的内吞作用或者抗体与配体结合的特性,实现向细胞的靶向运输。

4. 多重靶向给药系统　多重靶向指的是利用以上介绍的靶向理论设计的具有两个或两个以上靶向机制的靶向给药系统。该靶向给药系统往往具有更加专一的靶向性。

(二)靶向给药系统按靶向源动力分类

靶向给药系统按靶向源动力可分为被动靶向制剂、主动靶向制剂、前体靶向制剂等。这些制剂的源动力各不同。

1. 被动靶向的源动力及作用机制　被动靶向即自然靶向,它的靶向源动力来自于机体的正常生理活动。在被动靶向系统中,药物以微粒(乳剂、脂质体、微囊、微球等)为载体通过正常的生理过程运送至肝、脾、肺等器官。

2. 主动靶向的源动力及作用机制　主动靶向是指药物载体表面经修饰后,药物微粒不被单核吞噬系统识别,或其连接有特殊的配体,使其能够与靶细胞的受体结合。主动靶向的源动力在于微粒表面的特殊性质,使其能够逃避单核吞噬系统的作用,而被靶组织、靶器官或者靶细胞识别。主动靶向给药系统的作用机制为:通过周密的生物识别设计,如抗体识别、受体识别、免疫识别等将药物导向特异的识别靶。所以形象地将主动靶向给药系统称为"药物导弹"。

3. 前体靶向的源动力及作用机制　前体靶向即活性药物衍生成的药理惰性物质的前体药物,前体药物能在体内的靶器官或靶组织经化学反应或酶反应,使药理惰性物质再生为活性的母体药物而仅在靶器官或靶组织发挥正常的药理作用,在非靶组织则不能。前体靶向的源动力在于不同器官或组织的特异的化学反应或酶反应的选择作用。

（三）典型的靶向给药系统

1. 脂质体　脂质体(Liposome)系指将药物包封于类脂质双分子层内而形成的微型泡囊体。脂质体由与细胞膜成分相同的类脂质(磷脂和鞘脂)及附加剂(胆固醇)组成,可完全生物降解,一般无毒。其特点是具有靶向性、缓释性及细胞亲和性与组织相容性,可用于抗肿瘤药物、抗寄生虫药物、抗菌药物、抗结核药物、激素类药物、酶、解毒剂、免疫调节剂、遗传基因等的载体,适用于多种给药途径。如:静脉注射、肌内与皮下注射、口服给药、眼部给药、肺部给药、经皮给药、鼻腔给药。

2. 纳米粒　纳米粒(Nanoparticles，NP)是纳米尺度范围大小的固态胶体微粒,包括纳米脂质体、纳米球、固体脂质纳米粒、纳米囊等。纳米粒作为胶态药物载体有许多独特的优点,已成为国内外医药学的重要研究方向。纳米粒具有缓释性、稳定性、安全及靶向性好的优点,在靶向给药的应用中具有独特的优势和潜在的应用价值。用于运载药物的纳米粒子通常是一些高分子化合物,能与药物交联吸附并携带其通过各种细胞膜,但通过机制尚不十分清楚。

第九章 药品名称与药品说明书

第一节 药 品

一、药品的定义

《中华人民共和国药品管理法》(以下简称《药品管理法》)关于药品的定义："药品,是指用于预防、治疗、诊断人的疾病,有目的地调节人的生理机能并规定有适应证或者功能主治、用法和用量的物质,包括中药材、中药饮片、中成药、化学原料药及其制剂、抗生素、生化药品、放射性药品、血清、疫苗、血液制品和诊断药品等"。由此定义强调"药品"具有三方面特性:

1. 药品的使用对象为某一类特定人群。
2. 药品的用途在于预防、治疗、诊断人类疾病,有目的地调节人的生理机能。
3. 药品是具有严格规定适应证或者功能主治、用法和用量的物质。

《药品管理法》从法律意义对药品作了界定,明确我国《药品管理法》管理的是人用药品。而国外如美国、英国及日本药品的定义包括人用药品和兽用药品。

二、药品的属性

药品是人类预防、治疗、诊断疾病的物质基础,从而保证人类健康生存、繁衍和社会发展。药品除其自然属性,同时具有社会属性、法律属性和商品属性。

(一) 药品的自然属性

药品的自然属性是药品在形成使用价值中起直接和主导作用的属性,包括药品的成分、结构、性状、理化性质、规格、剂型、有效期和药品的名称等,药品是防治疾病的物质基础。药品的安全性、有效性、稳定性、均一性的质量特征,是由药品的自然属性决定的。

1. 药品的有效性 药品的有效性是指药品能满足预防、治疗、诊断人的疾病,有目的地调节人的生理机能的要求。

2. 药品的安全性 药品的安全性是指正常使用药品后,达到防治疾病的作用,同时可能对机体产生不同程度的毒副反应,即药品具有"二重性"。药品的结构特征决定多数药品都有一定的副作用,只有在衡量药品的有效性大于毒副反应或可解除、缓解毒副作用的情况下才可使用。安全性是药品评价和使用时首要考虑的特性。

3. 药品的稳定性 药品的稳定性是指在规定的条件下保持其有效性和安全性的能力。规定条件即指规定的时间内,对药品生产、贮存、运输和使用的要求,而规定的时间即为药品的有效期。

4. 药品的均一性 药品的均一性是指药物制剂的每一单位产品的含量均匀一致,且都符合安全性、有效性的规定要求,从而避免因单位产品的质量差异导致单次用药量过高而中毒或过低而无效。药品的均一性是在制药过程中形成的药物制剂的固有特性。

（二）药品的社会属性

药品的社会属性是由其自然属性派生的，主要包括社会、经济、监督管理等多方面的内容。

1. 生命关联性 药品是治疗、预防、诊断疾病的专用品，与人的生命息息相关，维系人类的健康生殖、繁衍和社会的发展，这些是药品的社会属性的本质。药品与其他消费品比较，其根本在于药品是与人们的生命密切相关的物质，这是药品的首要特性。

2. 社会公共性 人的生老病死是自然规律，追求健康、追求生命质量、保证人类的繁衍是人类的本能，药品作为增进健康、延长生命的必要手段而受到国家、社会和公众的重视，药品的相关信息(效果、不良反应和价格等)，不论是健康人还是患病者都尤为关注。

3. 公共福利性 医药业担负着为人类健康服务的社会职责，具有社会福利性质。

4. 监督的严格性 国家依法对药品及与药品有关的事项进行监督管理，药品监督管理的主体是国家、省、市、县的药品监督管理部门，药品的质量要求必须符合国家质量标准，并由药品检验部门实行药品抽查检验。

（三）药品的法律属性

药品是特殊物质，为保障人民大众用药安全，国家制定了《药品管理法》及其《实施条例》、《药品注册管理办法》等一系列法律法规，规范和监督管理药品生产、运输、销售与使用，从而保证药品的质量。

（四）药品的商品属性

药品是特殊商品，既要遵循商品经济规律，具有经济性和竞争性，又具有特殊属性，主要包括：药品的医用专属性、药品自身的二重性、药品质量标准严格性、消费者的低选择性、缺乏价格弹性以及需求的迫切性。

1. 药品的医用专属性 药品不是一种独立的商品，药品与人类健康、生殖繁衍息息相关，它与医学紧密结合，相辅相成。患者只有通过医师的检查诊断，并在医师、药师的指导下合理应用，才能达到防止疾病、保护健康的目的。

2. 药品作用的二重性 药品一般具有治疗作用与毒副作用的两面性，即药品的二重性、药品"双刃性"，俗称"是药三分毒"。使用合理，就可治病救人，保护健康，造福人类；使用不当，则危害人们的生命安全和身体健康，产生严重后果。

3. 药品质量标准严格性 由于药品直接关系到人们的身体健康甚至生命存亡，因此，药品质量标准管理极为严格。我们必须确保药品的安全、有效、均一、稳定。可见药品质量的重要性、标准严格性和唯一性，药品质量必须符合国家标准，不符合国家标准的一律判定为不合格药品，禁止销售、使用。不像其他商品，不合格可以降低等级、降价继续销售、使用。

4. 药品的时效性 药品的时效性表现在一方面国家药品标准规定药品是有有效期的，在规定时间内，质量是得到保证的，药品必须在有效期内使用，超过有效期的药品即为不合格的"药品"，若继续销售、使用，则视为销售、使用伪劣药品。因此，一旦过了药品的有效期，绝对不可继续使用。有些虽然常态下销量不大，如某些中毒解救药品，受有效期的限制，宁可到期报废，也要有所储备，做到"有备无患"。另一方面，药品关系着人的健康生死问题，患病时就必须求医用药，一旦需要，必须及时保证供应，延误就意味着病情加重甚至死亡或伤残,如用于急救的药品,有时相差几小时甚至几分钟,就可能决定生命的生存或死亡,时间就是生命。

5. 药品供需信息不对称性 药品是一种特殊商品,其特性决定了供需双方在产品选择过程存在信息不对称。药品的使用需要医师开处方(处方药)和药师的参与(供给方),患者(消费者)基本没有选择权,消费过程不可避免地存在被动消费。

6. 药品的福利性 药品是防治疾病、维护人们健康的商品,具有社会福利性质。药品的社会福利性还体现在国家对基本医疗保险药品目录中的药品实行政府定价,保证人们买到质量高、价格适宜的药品。

三、药品的分类

人类的疾病有成千上万种,药品制剂更是品种繁多,药品的分类方式也各不相同,为了加强对药品分类的理解,介绍下列几种药品分类方法,其目的在于加强药品生产、运输、储存和使用的质量管理。

（一）依据临床药理学分类

神经系统用药、麻醉药与麻醉辅助用药、精神疾患用药、心血管系统用药、呼吸系统用药、消化系统用药、泌尿系统用药、血液系统用药、内分泌系统用药、抗感染用药、抗寄生虫药、抗肿瘤用药、解热镇痛抗炎与风湿药以及抗痛风用药、抗过敏用药、维生素、矿物质和肠外肠内营养用药、糖类盐类与酸碱平衡调节药、免疫调节药、生物制品药、解毒药、诊断用药等。

（二）按药品管理分类

1. 处方药与非处方药 依据《药品管理法》第三十七条"国家对药品实行处方药与非处方药分类管理制度",国家药品监督管理局发布并于2000年1月1日起施行的《处方药与非处方药分类管理办法》(试行)规定"根据药品品种、规格、适应证、剂量及给药途径不同,对药品分别按处方药与非处方药进行管理",对"处方药与非处方药"界定为:(1)处方药必须凭执业医师或执业助理医师处方才可调配、购买和使用;(2)非处方药不需要凭执业医师或执业助理医师处方即可自行判断、购买和使用。消费者有权自主选购非处方药,并须按非处方药标签和说明书所示内容使用。非处方药美国又称为柜台发售药品(Over the Counter Drug),简称OTC药。根据药品的安全性,非处方药分为甲、乙两类。经营处方药、非处方药的批发企业和经营处方药、甲类非处方药的零售企业必须具有《药品经营企业许可证》。经省级药品监督管理部门或其授权的药品监督管理部门批准的其他商业企业(超市、宾馆、百货商店)可以零售乙类非处方药。

2. 国家基本药物 国家基本药物是指适应基本医疗卫生需求,剂型适宜,价格合理,能够保障供应,公众公平获得的药品。政府举办的基层医疗卫生机构全部配备和使用基本药物,其他各类医疗机构也都必须按规定使用基本药物。

国家基本药物制度是对基本药物目录制定、生产供应、采购配送、合理使用、价格管理、支付报销、质量监管、监测评价等多个环节实施有效管理的制度。国家基本药物制度可以改善目前的药品供应保障体系,保障人民群众的安全用药。

3. 特殊管理的药品 《药品管理法》第三十五条"国家对麻醉药品、精神药品、医疗用毒性药品、放射性药品,实行特殊管理",而有别于一般药品管理。

（三）按药品剂型分类

参见第八章。

此外，尚有按药品使用、药品原料来源、药品功能等分类方法，各有其优缺点，不一一列举。

第二节 新药的概念与分类

一、新药的定义

新药(New Drugs)是指化学结构、药品组分和药理作用不同于现有药品的药物。

《中华人民共和国药品管理法实施条例》规定，"新药，是指未曾在中国境内上市销售的药品"。国家药品监督管理局颁发的《药品注册管理办法》(2007 年 10 月 1 日起施行)进一步明确规定"新药申请，是指未曾在中国境内上市销售药品的注册申请。对已上市药品改变剂型、改变给药途径、增加新适应证的药品注册以及仿制生物制品的药品，按照新药管理"。这些规定指明新药管理范畴。

二、新药的分类

目前我国对于新药的分类，是将新药分成中药、天然药物，化学药品及生物制品三大部分。

（一）中药、天然药物注册分类

中药是指在我国传统医药理论指导下使用的药用物质及其制剂，天然药物是指在现代医药理论指导下使用的天然药用物质及其制剂。

1. 未在国内上市销售的从植物、动物、矿物等物质中提取的有效成分及其制剂。

2. 新发现的药材及其制剂。

3. 新的中药材代用品。

4. 药材新的药用部位及其制剂。

5. 未在国内上市销售的从植物、动物、矿物等物质中提取的有效部位及其制剂。

6. 未在国内上市销售的中药、天然药物复方制剂。

7. 改变国内已上市销售中药、天然药物给药途径的制剂。

8. 改变国内已上市销售中药、天然药物剂型的制剂。

9. 仿制药是指注册申请我国已批准上市销售的中药或天然药物。

注册分类 1~6 的品种为新药，注册分类 7、8 按新药申请程序申报，9 仿制药是指注册申请我国已批准上市销售的中药或天然药物。

（二）化学药品注册分类

1. 未在国内外上市销售的药品：

（1）通过合成或者半合成的方法制得的原料药及其制剂；

（2）天然物质中提取或者通过发酵提取的新的有效单体及其制剂；

（3）用拆分或者合成等方法制得的已知药物中的光学异构体及其制剂；

（4）由已上市销售的多组分药物制备为较少组分的药物；

（5）新的复方制剂；

（6）已在国内上市销售的制剂增加国内外均未批准的新适应证。

2. 改变给药途径且尚未在国内外上市销售的制剂。

3. 已在国外上市销售但尚未在国内上市销售的药品：

（1）已在国外上市销售的制剂及其原料药，和/或改变该制剂的剂型，但不改变给药途径的制剂；

（2）已在国外上市销售的复方制剂，和/或改变该制剂的剂型，但不改变给药途径的制剂；

（3）改变给药途径并已在国外上市销售的制剂；

（4）国内上市销售的制剂增加已在国外批准的新适应证。

4. 改变已上市销售盐类药物的酸根、碱基（或者金属元素），但不改变其药理作用的原料药及其制剂。

5. 改变国内已上市销售药品的剂型，但不改变给药途径的制剂。

6. 已有国家药品标准的原料药或者制剂。

（三）生物制品注册分类

1. 未在国内外上市销售的生物制品。

2. 单克隆抗体。

3. 基因治疗、体细胞治疗及其制品。

4. 变态反应原制品。

5. 由人的、动物的组织或者体液提取的，或者通过发酵制备的具有生物活性的多组分制品。

6. 由已上市销售生物制品组成新的复方制品。

7. 已在国外上市销售但尚未在国内上市销售的生物制品。

8. 含未经批准菌种制备的微生态制品。

9. 与已上市销售制品结构不完全相同且国内外均未上市销售的制品（包括氨基酸位点突变、缺失，因表达系统不同而产生、消除或者改变翻译后修饰，对产物进行化学修饰等）。

10. 与已上市销售制品制备方法不同的制品（例如采用不同表达体系、宿主细胞等）。

11. 首次采用 DNA 重组技术制备的制品（例如以重组技术替代合成技术、生物组织提取或者发酵技术等）。

12. 国内外尚未上市销售的由非注射途径改为注射途径给药，或者由局部用药改为全身给药的制品。

13. 改变已上市销售制品的剂型但不改变给药途径的生物制品。

14. 改变给药途径的生物制品（不包括上述 12 项）。

15. 已有国家药品标准的生物制品。

三、药品注册

药品注册是指国家食品药品监督管理局根据药品注册申请人的申请，依照法定程序，对拟上市销售药品的安全性、有效性、质量可控性等进行审查，并决定是否同意其申请的审批过程。

（一）药品注册申请

药品注册申请包括新药申请、仿制药申请、进口药品申请及其补充申请和再注册申请。已有国家标准的药品申请,是指生产国家食品药品监督管理局已经颁布正式标准的药品的注册申请。境内申请人申请药品注册按照新药申请、仿制药申请的程序和要求办理,境外申请人申请进口药品注册按照进口药品申请的程序和要求办理。

（二）新药注册申请

新药注册申请是指未曾在中国境内上市销售的药品的注册申请。已上市药品改变剂型、改变给药途径、增加新适应证的,按照新药申请管理。

新药注册按照新药申请的程序申报,但改变剂型不改变给药途径,以及增加新适应证的注册申请获得批准后不发给新药证书(靶向制剂,缓释、控释制剂等特殊剂型除外)。新药经申请、检验、审评、生产现场检查合格后,由国家食品药品监督管理局(SFDA)审核发给新药证书,申请人已持有《药品生产许可证》并具备生产条件的,同时发给药品批准文号。

新药证书号的格式为:国药证字 H(Z,S)＋4 位年号＋4 位顺序号,其中 H 代表化学药品,Z 代表中药,S 代表生物制品。

（三）进口药品注册与进口药品申请

1. 进口药品注册　如果境外生产企业在中国没有合法办事机构,必须委托中国的专业机构代理注册。

2. 进口药品申请　是指境外生产的药品在中国境内上市销售的注册申请。

（四）补充申请

补充申请是指新药申请、已有国家标准的药品申请或者进口药品申请经批准后,改变、增加或取消原批准事项或者内容的注册申请。

四、新药研究

（一）非临床研究(临床前研究)

该阶段的主要内容为处方组成、工艺、药学、药剂学、药理、毒理学的研究。对于具有选择性药理效应的药物,在进行临床试验前还需测定药物在动物体内的吸收、分布及消除过程。临床前的药理研究是要弄清新药的作用范围及可能发生的毒性反应,在经药物管理部门的初步审批后才能进行临床试验,目的在于保证用药安全。

（二）临床试验

新药临床研究是确定一个药物在人身上是否安全有效的关键一环。临床试验分为Ⅰ期、Ⅱ期、Ⅲ期、Ⅳ期。

1. Ⅰ期临床试验(安全性预测)　初步的临床药理学及人体安全性评价试验。观察人体对于新药的耐受程度和药代动力学,为制定给药方案提供依据。

2. Ⅱ期临床试验(有效性试验)　治疗作用初步评价阶段。其目的是初步评价药物对目标适应证患者的治疗作用和安全性,也包括为Ⅲ期临床试验研究设计和给药剂量方案的确定提供依据。此阶段的研究设计可以根据具体的研究目的,采用多种形式,包括随机盲法对照临床试验。

3. Ⅲ期临床试验(较大范围的临床研究)　治疗作用确证阶段。其目的是进一步验证药物对目标适应证患者的治疗作用和安全性,评价利益与风险关系,最终为药物注册申请的审查提供充分的依据。试验一般应为具有足够样本量的随机盲法对照试验。

4. Ⅳ期临床试验(广泛的安全性、有效性考察)　新药上市后应用研究阶段。其目的是考察在广泛使用条件下的药物的疗效和不良反应,评价在普通或者特殊人群中使用的利益与风险关系以及改进给药剂量等。

5. 生物等效性试验　是指用生物利用度研究的方法,以药代动力学参数为指标,比较同一种药物的相同或者不同剂型的制剂,在相同的试验条件下,其活性成分吸收程度和速度有无统计学差异的人体试验。

(三) 上市后调研

是指新药上市后进行的社会性考察与评价,在广泛的推广应用中重点了解长期使用后出现的不良反应和远期疗效(包括无效病例),药物只能依靠广大用药者(医生及病人)才能作出正确的评价。

第三节　药品名称

药品名称是药品标准化、规范化的基本内容,药品名称包括药品通用名(国际非专利名、中国药品通用名)、药品商品名。

一、国际非专利药名(药品通用名)

(一) 定义

国际非专利药名(International Nonproprietary Names,INN)是世界卫生组织(World Health Organization,WHO)制定的一种原料药或活性成分的唯一名称,INN 已被全球公认且属公共财产,也称之为通用名称(Generic Names)。鉴于各国药品名称混乱,WHO 一直要求"发展、制定和推行代表生物制品、药品以及类似产品的国际标准",并组织专家委员会从事统一药名工作,制定 INN 命名原则,与各国专业术语委员会协作,数次修订,为每一种在市场上按药品销售的活性物质起一个世界范围内都可以接受的唯一名称。

(二) INN 命名原则

1. 药品名称读音和拼法应清晰易辨,全词不宜太长,并应避免与已经通用的药名相混淆。

2. 对于同属一类药理作用相似的药物,在命名时应适当表明这种关系。应避免采用可能给患者以有关解剖学、生理学、病理学和治疗学暗示的药名。

为贯彻上述两项基本原则,可采用下列辅助原则:

1. 在为一类新药的第一个药物制定 INN 时,应考虑到使有可能成为这类新药的其他药物制定适宜的 INN。

2. 在为酸类制定 INN 时,宜用含一个词的名称。在为这类酸的盐命名时,不应改变酸的名称。例如,苯唑西林(Oxacillin)和苯唑西林钠(Oxacillin Sodium),异丁芬酸(Ibufenac)和异丁芬酸钠(Ibufenac Sodium)。

3. 对于以盐的形式提供应用的药物,其 INN 一般也应可用以表示该盐的活性碱或酸。对于同一活性药物的不同盐或酯,其名称仅应在无活性的酸或碱上有差别。对于季铵类药物,宜将阳离子与阴离子分开命名,不宜以铵盐的形式命名。

4. 应避免采用单个字母和数字,亦不宜采用连字符号。

5. 为便于 INN 的翻译和发音,宜用 f 代替 ph,t 代替 th,e 代替 ae 或 oe,i 代替 y。应避免采用字母 h 和 k(见"INN 药名中的字母替换"条目)。

6. 对于药物发现者或第一个研制和销售者所提出的药名,或在任一国家已经有法定的药名,如果符合上述原则,应受到优先考虑。

7. 如有可能,应采用词干(见表 9-1)以表明同类药物的 INN 的相互关系。所列词干仅应用于相应类别的药物。不加连字符号的词干,可用于药物名称的任何部位。

表 9-1　部分 INN 词干的中文译名表

英文名	中文名	药物类别 Ⅰ	药物类别 Ⅱ	示　　例
-bufen	～布芬	消炎镇痛药	丁酸衍生物	布洛芬(Ibuprofen)
-caine	～卡因	局部麻醉药		普鲁卡因(Procaine)
cef-	头孢～	抗生素	头孢菌素类	头孢氨苄(Cefalexin)、头孢拉啶(Cefradine)
-cillin	～西林	抗生素	青霉素类	阿莫西林(Amoxicillin)、美洛西林(Mezlocillin)
-conazole	～康唑	抗真菌药	唑类	咪康唑(Miconazole)、酮康唑(Ketoconazole)
-dipine	～地平	钙拮抗药	二氢吡啶类	硝苯地平(Nifedipine)、氨氯地平(Amlodipine)
-flurene	～氟烷	麻醉药	含氟吸入类	恩氟烷(Enflurene)
gli-	格列～	降糖药		格列苯脲(Glibenclamide)、格列吡嗪(Glipizide)
-oxacin	～沙星	抗菌药	喹诺酮类	氧氟沙星(Ofloxacin)、依诺沙星(Enoxacin)
-oxetine	～西汀	抗抑郁药		氟西汀(Fluoxetine)、帕罗西汀(Paroxetine)
-olol	～洛尔	循环系统药	β-受体阻滞剂	普萘洛尔(Propranolol)、美托洛尔(Metoprolol)
-pril	～普利	循环系统药	ACEI	卡托普利(Captopril)、咪达普利(Imidapril)
-profen	～洛芬	非甾体抗炎药	芳基丙酸类	布洛芬(Ibuprofen)、酮洛芬(Ketoprofen)
-relix	～瑞林	激素	多肽类	戈那瑞林(促黄体激素释放素、Gonadorelin)
-nidazole	～硝唑	抗菌药	硝唑类	甲硝唑(Metronidazole)、替硝唑(Tinidazole)
-vastatin	～伐他汀	调血脂药	HMG-CoARI	洛伐他汀(Lovastatin)、美伐他汀(Mevastatin)
-vir	～韦	抗病毒药	核苷酸类	阿昔洛韦(Acyclovir)、沙奎那韦(Saquinavir)

二、中国药品通用名称

药品通用名称是药品的法定名称。在我国,药品的通用名称是根据国际通用药品名称、卫生部药典委员会规定命名的。药品使用通用名称,即同一处方或同一品种的药品使用相同的名称,有利于国家对药品的监督管理,有利于医生选用药品,有利于保护消费者合法权益,也有利于制药企业之间展开公平竞争。根据《中华人民共和国商标法》第八条规定,药品通用名称不得作为商标注册;根据《药品广告审查标准》第十二条规定,通用名称是药品广告中必须进行宣传的内容。

(一)定义

中国药品通用名称(Chinese Approved Drug Names,CADN)系指列入国家药品标准的药品名称(中文名称),即中国法定的药物名称(Official Name),是同一种成分或相同配方组成的药品在中国境内的通用名称,具有强制性和约束性。中国药品通用名称由国家药典委员会负责制定。如该药品属《中国药典》收载的品种,其通用名称、汉语拼音及英文名必须与药典一致;其剂型应与药典一致。非药典收载的品种,其通用名称须采用《中国药品通用名称》所规定的名称,药品英文名除另有规定外,均采用国际非专利药名(INN)。

因此,凡上市流通的药品的标签、说明书或包装上必须要用通用名称,按照《药品管理法》第五十条规定,"已经作为药品通用名称的,该名称不得作为药品商标使用"。

（二）命名原则

我国药典委员会下设药品名称专业组,负责制定和修订"药品命名原则"。

1. 本命名原则中的"药品"一词系泛指除中药外的各类药品,包括化学药品、抗生素、生化药品、生物制品、放射性药品以及天然药物单体提取物等。

2. 按本命名原则制定的药品名称为中国药品通用名称。CADN 由国家药典委员会负责组织制定并报国家药品监督管理局备案。

3. 药品名称应科学、明确、简短;词干已确定的译名应尽量采用,使同类药品能体现系统性。

4. 药品的命名应避免采用可能给患者以暗示的有关药理学、解剖学、生理学、病理学或治疗学的药品名称,并不得用代号命名。

5. 药品的英文名应尽量采用世界卫生组织编订的国际非专利药名;INN 没有的,可采用其他合适的英文名称。

6. 对于沿用已久的药名,如必须改动,可列出其曾用名作为过渡。过渡时间应按有关规定。

7. 药名后附注的类别,是根据主要药理作用或药物的作用机理或学科划分的,或者直接从 INN 划分的类别翻译的,仅供参考。

8. 药品的商品名(包括外文名和中文名)不得用作药品通用名。药品的通用名(包括INN)及其专用词干的英文及中文译名均不得作为商品名或用以组成商品名,用于商标注册。

9. 中药材的名称包括中文名、汉语拼音、拉丁名。

10. 中药制剂的名称包括中文名、汉语拼音。

三、药品商品名称

（一）药品商品名称的定义

商品名称(Brand Name)经工商行政管理部门批准注册成为该药品的专用商品名称,又称专用名或专利名称。

（二）药品商品名称命名原则

1. 由汉字组成,不得使用图形、字母、数字、符号等标志。

2. 不得使用《中华人民共和国商标法》规定不得使用的文字。

3. 不得使用以下文字:

(1) 扩大或者暗示药品疗效的;

(2) 表示治疗部位的;

（3）直接表示药品的剂型、质量、原料、功能、用途及其他特点的；

（4）直接表示使用对象特点的；

（5）涉及药理学、解剖学、生理学、病理学或者治疗学的；

（6）使用国际非专利药名（INN）的中文译名及其主要字词的；

（7）引用与药品通用名称音似或者形似的；

（8）引用药品习用名称或者曾用名称的；

（9）与他人使用的商品名称相同或者相似的；

（10）人名、地名、药品生产企业名称或者其他有特定含义的词汇。

第四节　药品说明书

一、药品说明书的基本概念

（一）定义

药品说明书，是指药品生产企业印制并提供的，包含药理学、毒理学、药效学、医学等药品安全性、有效性重要科学数据和结论的，用以指导临床正确使用药品的法定指南。

（二）药品说明书的意义

药品说明书是药品的安全性、有效性、准确性等基本科学信息的重要依据，是医师、药师、护师和病人治疗用药时的科学依据，是药品生产、供应部门向医药卫生人员和人民群众宣传介绍药品特性，指导合理、安全用药和普及医药知识的重要资料。

（三）药品说明书的内容

药品说明书必须包括药品名称（通用名称、商品名称、英文名称、汉语拼音）、化学名称、分子式、相对分子质量、结构式（复方制剂、生物制品应注明成分）、性状、作用类别、药理毒理、药动学、适应证或功能主治、用法、用量、不良反应、禁忌证、注意事项、孕妇及哺乳期妇女用药、儿童用药、老年用药、药物相互作用和其他类型的相互作用（如饮食、烟、酒等）、药物过量药理毒理和药代动力学（包括症状、急救措施、解毒药等）、有效期限、包装、贮藏、执行标准、批准文号、生产企业（包括生产地址、联系电话、传真、网址）等内容，如其中某一项尚缺乏可靠的实验或者文献依据而无法表述的，必须保留该项标题并应当注明"尚不明确"字样。如临床使用明确无影响，应注明"无"。中药制剂说明书还应包括主要药味（成分）性状、药理作用、贮藏等。

二、药品说明书的法律地位

《药品管理法》第五十四条，药品包装必须附有说明书。说明书上必须注明药品的通用名称、成分、规格、生产企业、批准文号、产品批号、生产日期、有效期、适应证或者功能主治、用法、用量、禁忌证、不良反应和注意事项。

《药品管理法》第四十八条，说明书所标明的适应证或者功能主治超出规定范围的，按假药论处。

《药品管理法》第六十一条，药品广告的内容必须真实、合法，以国务院药品监督管理部门批准的说明书为准，不得含有虚假的内容。

《药品注册管理办法》第一百四十三条,药品生产企业"应当对药品说明书和标签的科学性、规范性与准确性负责"。

《处方管理办法》第十四条,医师应当根据医疗、预防、保健需要,按照诊疗规范、药品说明书中的药品适应证、药理作用、用法、用量、禁忌、不良反应和注意事项等开具处方。

国家食品药品监督管理局颁布并于 2006 年 6 月 1 日开始施行的《药品说明书和标签管理规定》第九条指出:药品说明书应当包含药品安全性、有效性的重要科学数据、结论和信息,用以指导安全、合理使用药品;第十二条还规定:药品生产企业应当主动跟踪药品上市后的安全性、有效性情况,需要对药品说明书进行修改的,应当及时提出申请。

三、药品超说明书使用管理

(一)超药品说明书用药的定义

药品未注册用法(Unlicenced Uses,Off-Label Uses,Unlabeled Uses),一般称为超药品说明书用药,是指临床实际使用药品的适应证、给药方法或剂量不在具有法律效力的说明书之内的用法,包括年龄、给药剂量、适应人群、适应证或给药途径等与药品说明书中的用法不同的情况,又称超范围用药、药品未注册用药或药品说明书之外的用法。

美国卫生系统药师协会(ASHP)将超药品说明书使用定义为:药品使用的适应证、给药方法或剂量不在美国食品药品监督管理局(FDA)批准的说明书之内的用法。它的具体含义包括给药剂量、适应人群、适应证或给药途径等与药品说明书中的用法不同。

(二)超药品说明书用药的依据

"当无现存有效的预防、诊断和治疗方法治疗病人时,若医生觉得有挽救生命、重新恢复健康或减轻痛苦的希望,那么在取得病人知情同意的情况下医生应该不受限制地使用尚未经证实的或是新的预防、诊断和治疗措施"。《赫尔辛基宣言》(2008 年版)第三十五条,"在治疗一名患者时,如果没有被证明有效的干预措施,或有被证明无效的干预措施,医生在寻求专家意见后,并得到患者或法律上被授权代表的知情同意后,可以使用未被证明有效的干预措施,如果根据医生的判断,这个干预措施有希望挽救生命、重建健康或减少痛苦"。

(三)超适应证用药存在高风险

虽然国外很多都对药品标示外用法政策相对宽松,但是不容忽视的是,标示外的使用风险要远远高于审批适应证范围内的使用。据美国的调查,美国一年内至少有 8 000 人因药品标示外使用而受到生理上的伤害,包括心脏病发作、永久性神经伤害、失明等。如在肿瘤治疗领域,有些医生往往单纯根据自己的临床经验或者在一些学术期刊上发表的文章,将美罗华用于乳腺癌治疗、格列卫用于骨肉瘤的治疗等,在临床上产生严重后果。瑞士罗氏生产的阿瓦斯汀(商品名安维汀)在中国获批的唯一适应证是转移性直肠癌。2010 年 9 月上海市第一人民医院对患者进行眼内注射阿瓦斯汀药物后,有多位患者出现眼部红肿、视力模糊等症状,其中部分患者几乎失明。由此看来,药品超适应证使用的风险不得不引起临床医师、药师的高度重视。

(四)超药品说明书使用的原则

1. 在影响患者生活质量或危及生命的情况下,无合理的可替代药品;

2. 有合理的医学实践证据:有必要的科学依据、会诊意见、充分的临床实践和相关文献、研究报道;

3. 用药目的不是试验研究；

4. 经医院药事管理与药物治疗学委员会(或药事管理委员会)及伦理委员会批准；

5. 保护患者的知情权：在使用说明书之外的用法时，医生应告知患者治疗步骤、预后情况及可能出现的危险，应该让病人签署知情同意书。

第十章 药品包装与标签、药袋

药品是特殊商品，对其包装，世界各国管理、控制均最严格。我国《药品管理法》以专章对药品包装问题作了明确规定。国家食品药品监督管理局先后公布了《直接接触药品的包装材料和容器管理办法》、《药品包装标签和说明书管理规定》等，对此作了详细的规定，以保障公众用药安全、方便。

第一节 药 品 包 装

一、概述

药品包装是药品的重要组成部分。药品包装系指运用适当的材料或容器、利用包装技术对药物制剂的半成品或成品进行分(灌)、封、装、贴签等操作，为药品提供质量保证、鉴定商标与说明的一种加工过程的总称。药品包装最基本的作用是药品存放、保护药品储存运输的质量、方便消费者使用。药品包装按其在流通领域中的作用可分为内包装和外包装两大类。

（一）内包装

内包装系指直接与药品接触的包装材料和容器(如安瓿、注射剂瓶、铝箔等)。

内包装应能保证药品的相容性与稳定性，从而保证药品在生产、运输、贮藏及使用过程中的质量，并便于医疗使用。

药品的每个最小销售单元的包装必须按照规定印有或贴有标签并附有说明书。

（二）外包装

外包装系指内包装以外的包装，按由里向外分为中包装和大包装。

1. 外包装应根据药品的特性选用不易破损的包装，以保证药品在运输、贮藏、使用过程中的质量。大包装标签应注明药品名称、规格、贮藏、生产日期、生产批号、有效期、批准文号、生产企业以及使用说明书规定以外的必要内容，包括包装数量、运输注意事项或其他标记等。

2. 中包装标签应注明药品名称、主要成分、性状、适应证或者功能主治、用法用量、不良反应、禁忌证、规格、贮藏、生产日期、生产批号、有效期、批准文号、生产企业等内容。

二、药品包装的要求

《药品管理法》、《药品管理法实施条例》在"第六章 药品包装的管理"中，对药品包装作了专门规定：

1. 直接接触药品的包装材料和容器，必须符合药用要求，符合保障人体健康、安全的标准，并由药品监督管理部门在审批药品时一并审批。

2. 药品包装必须适合药品质量的要求,方便储存、运输和医疗使用。

3. 药品包装必须按照规定印有或者贴有标签并附有说明书。

4. 标签或者说明书上必须注明药品的通用名称、成分、规格、生产企业、批准文号、产品批号、生产日期、有效期、适应证或者功能主治、用法、用量、禁忌、不良反应和注意事项。

5. 发运中药材必须有包装。在每件包装上,必须注明品名、产地、日期、调出单位,并附有质量合格的标志。

6. 中药饮片的标签必须注明品名、规格、产地、生产企业、产品批号、生产日期。实施批准文号管理的中药饮片还必须注明药品批准文号。

7. 麻醉药品、精神药品、医疗用毒性药品、放射性药品、外用药品和非处方药的标签,必须印有规定的标志。

8. 医疗机构配制制剂所使用的直接接触药品的包装材料和容器、制剂的标签和说明书应当符合《药品管理法》、《药品管理法实施条例》有关规定,并经省、自治区、直辖市人民政府药品监督管理部门批准。

三、药品包装的特殊要求

药品包装必须保证包装材料与药品的相容性,药品储存期内包装材料对药物稳定性能的影响。因此,目前新药在申报的同时,就必须提供药品的包装、药品与包材相容性的试验报告、材料的质量标准、材料供应商的许可证等资料。明确规定所有生产药品的公司、企业必须建有产品包装档案,其中包括包装形式、所用包材的质量标准、检验操作程序、包材提供商等等。总之,药品包装作为一种特殊产品的包装,必须要遵循《药品管理法》的规定。

1. **严格执行药包材国家标准**　药包材国家标准是指国家为保证药包材质量、确保药包材的质量可控性而制定的质量指标、检验方法等技术要求。

2. **应保证药品的相容性**　包装材料与药物的相容性系指一种或一种以上药品包装材料与药物的相互作用、相互适应性。

直接接触药品的包装材料、容器是药品的一部分,尤其是在药物制剂中,一些剂型本身就是依附包装而存在的,如气雾剂。包装材料配方、组成,所选择的原辅料及生产工艺的不同,都会对药品质量产生影响。不恰当的包装材料会引发药物活性成分的迁移、吸附甚至使其发生化学反应,导致药物失效,有的还会使药物对人体产生严重的副作用。

3. **应保证药物的稳定性**　由于药物的物理化学特性,在选用某药物的制剂包装材料,必须充分评价其对药物稳定性的影响,评定其在长期贮存过程中,在不同的温度、湿度、光照等环境条件下,在运输使用过程中与药物的接触反应、对药物的吸附等情况,以及容器(材料)本身的物理、化学、生物惰性和其对药物的保护效果,即进行药包材与药物的稳定性试验。

四、药品包装材料

药品包装材料是指用于制造包装容器、包装装潢、包装印刷、包装运输等满足产品包装要求所使用的材料,包括金属、塑料、玻璃、陶瓷、纸、竹木、野生蘑类、天然纤维、化学纤维、复合材料等主要包装材料,及其辅助材料包括涂料、黏合剂、捆扎带、装潢、印刷材料等。

五、药品包装材料的要求

1. **一定的机械性能**　包装材料应能有效地保护产品,应具有一定的强度、韧性和弹性等,以适应储运过程可能受到压力、冲击、振动等静力和动力因素的影响。

2. 阻隔性能　根据对产品包装的不同要求,包装材料应对水分、水蒸气、气体、光线、芳香气、异味、热量等具有一定的阻隔性能。

3. 良好的安全性能　包装材料本身的毒性要小,以免污染产品和影响人体健康;包装材料应无腐蚀性,并具有防虫、防蛀、防鼠、抑制微生物等性能,以保护产品安全。

4. 合适的加工性能　包装材料应易于加工,易于制成各种包装容器,应易于包装作业的机械化、自动化,以适应大规模工业生产,应适于印刷,便于印刷包装标志。

5. 较好的经济性能　包装材料应来源广泛、取材方便、成本低廉,使用后的包装材料和包装容器应易于处理,不污染环境,以免造成公害。

六、药品包装材料分类

依据直接与药品接触的包装材料和容器的内包装材料和非直接与药品接触的外包装材料分为三类:

Ⅰ类药品包装材料　指直接接触药品且直接使用的药品包装用材料、容器。

Ⅱ类药品包装材料　指直接接触药品,但便于清洗,在实际使用过程中,经清洗后需要并可以消毒灭菌的药品包装用材料、容器。

Ⅲ类药品包装材料指Ⅰ、Ⅱ类以外其他可能直接影响药品质量的药品包装用材料、容器。

药品包装材料类目录由国家药品监督管理局制定、公布。

第二节　药品的标签

药品标签具有指导患者合理用药的重要作用。我国《药品管理法》中明确规定药品包装必须按照规定贴有标签。《中国药典》也将药品标签的内容收入凡例中,防止药品标签不规范而对临床用药引起误导。国家食品药品监督管理局颁布的《药品说明书和标签管理规定》明确规定,"药品说明书和标签由国家食品药品监督管理局予以核准。"

一、药品标签的分类

药品的标签是指药品包装上印有或者贴有的内容,分为内标签和外标签。

1. 药品内标签指直接接触药品的包装的标签。

2. 药品外标签指内标签以外的其他包装的标签。

二、标签标示的内容

1. 药品的内标签应当包含药品通用名称、适应证或者功能主治、规格、用法用量、生产日期、产品批号、有效期、生产企业等内容。包装尺寸过小无法全部标明上述内容的,至少应当标注药品通用名称、规格、产品批号、有效期等内容。

2. 药品外标签应当注明药品通用名称、成分、性状、适应证或者功能主治、规格、用法用量、不良反应、禁忌、注意事项、贮藏、生产日期、产品批号、有效期、批准文号、生产企业等内容。适应证或者功能主治、用法用量、不良反应、禁忌、注意事项不能全部注明的,应当标出主要内容并注明"详见说明书"字样。

3. 运输、储藏包装和原料药标签标示的内容：

（1）用于运输、储藏的包装的标签，至少应当注明药品通用名称、规格、贮藏、生产日期、产品批号、有效期、批准文号、生产企业，也可以根据需要注明包装数量、运输注意事项或者其他标记等必要内容。

（2）原料药的标签应当注明药品名称、贮藏、生产日期、产品批号、有效期、执行标准、批准文号、生产企业，同时还需注明包装数量以及运输注意事项等必要内容。

4. 同一药品生产企业生产的同一药品的标签规定：

（1）药品规格和包装规格均相同的，其标签的内容、格式及颜色必须一致。

（2）药品规格或者包装规格不同的，其标签应当明显区别或者规格项明显标注。

（3）分别按处方药与非处方药管理的，两者的包装颜色应当明显区别。

5. 有效期表述形式

（1）药品标签中的有效期应当按照年、月、日的顺序标注，年份用四位数字表示，月、日用两位数表示。

（2）具体标注格式为"有效期至××××年××月"或者"有效期至××××年××月××日"；也可以用数字和其他符号表示为"有效期至××××.××."或者"有效期至××××/××/××"等。

（3）预防用生物制品有效期的标注按照国家食品药品监督管理局批准的注册标准执行。

（4）治疗用生物制品有效期的标注自分装日期计算，其他药品有效期的标注自生产日期计算。

（5）有效期若标注到日，应当为起算日期对应年月日的前一天，若标注到月，应当为起算月份对应年月的前一月。

《药品说明书和标签管理规定》规定药品包装必须按照规定印有或者贴有标签，不得夹带其他任何介绍或者宣传产品、企业的文字、音像及其他资料。药品的标签应当以说明书为依据，其内容不得超出说明书的范围，不得印有暗示疗效、误导使用和不适当宣传产品的文字和标识。

三、处方药标签

处方药标签是药房药品调剂完成后，交付患者使用药品的标签，是药师与患者沟通的主要方式。药师在发药时向患者提供重要的药品使用信息资料，利用处方标签进行细致、清楚的用药指导，是提高患者用药依从性的关键。因此，科学、正确的处方药标签，体现调剂部门工作人员的责任与服务水平。

（一）处方药标签的要求

《优良药房工作规范》（2005 年版，汤光、李大魁、袁锁中主编）第二十三条对药房标签的要求：

1. 根据患者情况加贴个体化用药方法的标签，不能只依赖药品说明书。

2. 服药标签用通俗的语言写明用法，如"每日 3 次，每次 2 片"不应写成"每日 2～3 次，每次 25 mg"。

3. 可加贴特殊提示的标签，如"每日不超过 6 片"、"服药后不宜驾驶机动车、船"、"特殊保存条件"等。

4. 有条件者,可利用电脑系统为患者打印更为详尽的用药指导标签,包括患者姓名、药名(通用名)、规格、数量、用量、用药次数、疗程、注意事项、保存条件、有效期、药房咨询电话等。

(二)处方药标签的内容

1. **患者信息**　患者姓名、性别、年龄、联系电话等。

2. **药品信息**　通用名、商品名、药品包装规格、用法用量、有效期等。

3. **特殊用法**　如缓、控释制剂应完整服用,舌下含服不可吞服,睡前服标明应在睡前15~30 min,饭前服应在餐前30~60 min服用等,使患者准确地用药,发挥显著的疗效,避免或减少不良反应的发生。

4. **特殊储藏**　说明书中规定的特殊储藏条件如阴凉处,患者不太清楚,标签上可直接标出温度10~20℃。又如冷藏处可直接标出温度2~10℃。这样患者易于掌握。

5. **温馨提示**　对说明书中常见的、较严重的不良反应提示或说明,对慢性病长期用药以及合并用药时可能产生的药物相互作用作提示,减少患者用药时的疑虑或错误,保证患者安全用药。

6. **咨询电话**　设立24小时直通联系电话,以方便患者遇有用药问题随时电话咨询。

四、非处方药标签

非处方药标签内容必须包括药品名称、规格、批号或生产日期、非处方药专有标识等内容。如可写尺寸大小允许,还应尽可能包含适应证、用法用量、贮藏、有效期和药品使用说明书中的其他内容。必须标示"请按药品使用说明书服用"。

第三节　药　袋

《优良药房工作规范(2005年版)》第二十二条药品分装项中指出:"当药品原包装与处方需要的数量相差较大时,允许药房按处方协定量进行分包装"。药袋是用于大包装药品按处方协定量进行分包装。因此,药袋制作所用材料必须符合《药品管理法》第六章第五十二条规定:"直接接触药品的包装材料和容器,必须符合药用要求,符合保障人体健康、安全的标准"。

一、调剂部门药品分装

1. 分包装上至少应清楚标明药品名称、规格、数量、分装日期、有效期和分装单位名称。提倡用计算机打印标签。

2. 除记录上述内容外,分装登记中还应包括生产厂家、生产批号、原包装规格和批号、有效期、分装数量和日期、分装责任人等。

3. 为保证药品质量,尽量临时分装。按照协定处方批量分装的药品应在严格规定的时间内用完。

4. 稳定性差的药品不宜分装。

二、药袋内容

1. **药房药品分装药袋**　《药品经营质量管理规范(2013年)》第一百七十二条有关规

定,药品拆零销售使用的工具、包装袋应清洁和卫生,出售时应在药袋上写明药品名称、规格、服法、用量、有效期等内容。医疗机构根据规定设计的药袋,包括口服药袋、注射剂药袋。以口服药袋为例,药袋上应标有医院名称、患者姓名、药名、用法用量、有效期(原包装)及分装日期(见图10-1)。

2. 中药饮片药袋　中药饮片加水煎煮,滤取药液供内服的称为汤剂;供外用熏洗的称为洗剂。因此,中药饮片药袋有其特殊性,一般在中药袋上标有医院名称、患者姓名、煎煮方法以及用法等(见图10-2)。

三、药袋式样

1. 普通手工分装药袋　如图10-1所示。

2. 电脑打印药袋　该药袋正面为白色道林纸,背面为透明胶纸,均有专门厂家生产出售,亦可按照需要定制。

3. 包药机分装纸　根据包药机品牌、规格定制。

＿＿＿医院
内　服　药　袋
姓名＿＿＿
药名＿＿＿
用法:
每日服＿次,每次＿片、粒、包
每＿小时一次,每次＿片、粒、包
□饭前　□饭后　□睡前
用温开水送下。
分装日期:20＿年＿月＿日
有 效 期:20＿年＿月＿日

图10-1　内服药用药袋

＿＿＿医院
中　药　袋
姓名＿＿＿
煎药方法:
1. 煎药的器皿宜用陶器,忌用铁、铜、铅等金属容器。加水浸泡10～20分钟。
2. 每天煎一包,每包煎两次,早、晚煎服。
3. 煎煮前加水浸泡10～20分钟后,加水浸过药面2厘米左右,煎沸后再煎20～30分钟。感冒药煎沸后煎5～10分钟。
4. 注有先煎的,应先煎15～20分钟;有后下的,则在煎沸后10分钟放入,继续煎5～10分钟。
调配时间:＿年＿月＿日

图10-2　中药饮片(汤剂)药袋

第十一章 药品外观质量检查

药品的稳定性受多种因素的影响,出厂前经检验质量合格的药品,在运输和贮存过程中会受到外界各种因素的影响,有可能发生变化而成为不合格品。为了保证患者用药安全有效,除入库时严格检查、验收并定期对所经营的药品进行质量检查,在处方调配时必须对所配药品仔细检查所配药品的外观质量。

第一节 一般外观质量检查

药品在分解变质时,往往会引起外观性状的变化,如改变了颜色、产生沉淀、吸潮结块、味道特臭、生虫长霉等,可以通过视觉、触觉、听觉、嗅觉等感官对药品的包装、容器、标签、外观形状和说明书进行检查,来判定药品在运输、储存过程中可能发生的质量改变。对药品质量外观进行检查时,要求调配药师、药剂师熟知正常药品的性状,如片剂表面或折断面的颜色和气味,丸剂大小、色泽是否均匀,糖浆剂颜色和黏稠度,胶囊剂表面清洁度和填充物性状等,同时还要掌握不同生产厂家所产药品的小包装盒、标签和说明书等。对以上几个方面仔细认真地检查和比较,检查符合规定方可调配。

一、药品性状变化

温度和光线对药品发生化学反应具有催化作用,在一般情况下,温度增高,相对湿度增大,药品吸收水分后易变质。空气中的氧和二氧化碳能对药品起到氧化还原作用;紫外线对药品的作用常常伴随着其他因素,如氧气、水分、温度等相互促进而加速药品变质,因此药品贮存时常要求避光、低温,相对湿度保持在 $40\%\sim75\%$。一般常见的药品外观性状变化有以下几个方面:

1. 颜色 药品变质常见的现象是变色,即改变原来应有的颜色。如维生素 C 片、注射液遇光线及高温后氧化变黄,生成三羟基丁酸及草酸而失效。盐酸普鲁卡因注射液因水解而呈黄色,其分解产物对氨基苯甲酸无麻醉作用。安乃近注射液易氧化,分解出 4-甲基氨替比林而变成黄色。异烟肼注射液遇光线及高温等会分解变成黄色,其分解产物游离肼会使毒性增大。维生素 E 胶囊剂、含有维生素 E 的霜剂遇光后易氧化变质显黄色。鱼肝油易氧化变质呈橙色至红色。氨茶碱片受潮、遇光变质后呈黄棕色。

2. 臭气 有些药物分解变质后产生特臭的分解产物。如阿司匹林片剂在贮藏时受潮易分解产生明显的醋酸臭,同时药片的表面出现结晶。尿素注射液或粉针剂在水中或受热后均不稳定,常会引起不同程度的分解,产生氨臭。一些脏器制剂和生物制品,如肝浸膏片、干酵母片、胰酶、胃蛋白酶、甲状腺制剂,受潮或贮藏不当也易产生恶臭或霉味。

3. 析出结晶或不溶物 指液体制剂由于酸碱度改变、溶剂挥发、药物性质发生变化后析出结晶和产生沉淀。如维生素 K_3 注射液遇光、受热使溶液变黄并析出针状结晶性沉淀。马来酸麦角新碱注射液遇光或温度增高变成黄棕色及出现沉淀。维生素 B_1 注射液遇光分解氧化生成有荧光的硫色素或析出硫的沉淀。卡巴克洛(安络血)注射液氧化变质后溶液呈棕褐色或黑褐色并产生沉淀。酊水剂、糖浆制剂发生氧化还原、物理等变化时,常会导致溶液变色并呈现沉淀或浑浊。某些注射液(如甘露醇、苯丙酸诺龙、二巯基丙醇等)在低温情况下,其成分由于溶解度关系可能析出沉淀,这种情况通常在标签和说明书中注明可温热使其溶解后使用,如按照指定的方法处理后仍不能很好地溶解,则属不正常现象。

4. 微生物和螨　药品质量标准规定,灭菌制剂应无菌;口服药品卫生学标准对杂菌和霉菌都作了限制性规定,大肠杆菌、活螨和螨卵不得检出。如大容量输液封口不严或灭菌不完全,会发生溶液浑浊或出现棉絮状物等长菌现象。口服药品由于生产技术、包装或贮存条件不符合规定,可能会发现药品或瓶口外盖及内盖之间有霉菌、活螨和螨卵。

5. 水分　包装不严,贮藏湿度大,药物吸潮而易发生潮解、结块或溶化等现象。如胃蛋白酶、胰酶和乳酶生吸潮后结块,药效降低;碳酸氢钠由于吸潮结块生成碳酸钠;氯化钾片、氯化铵片都有较强的吸湿性。粉针剂含水分较大时,会发生粘瓶或结块现象,如抗生素类,若发现有粘瓶时,其药效显著降低,还会增加药物不良反应。

6. 其他　乳剂或混悬剂产生分层和结块现象,如氢氧化铝凝胶、醋酸可的松滴眼液等,其沉淀物经振摇不能均匀分布,应作为变质处理。含氧化镁制剂中氧化镁吸收二氧化碳和水分,生成碱式碳酸镁的硬块,影响药效。药品变质还会发生硬化、风化、挥发等现象。

二、制剂外观检查

1. 注射剂　注射剂类药品包括水针剂、粉针剂和冻干剂,外观检查内容:

(1) 澄明度与澄清度合格:除药品标准规定的特殊品种允许有轻微浑浊或沉淀(如肝注射液、葡萄糖酸钙注射液、水解蛋白注射液等),一般应为澄明的液体。注射剂中微粒的污染,特别是大输液中所含微粒异物对人体造成的危害是非常危险的,因此对注射剂澄明度与澄清度的检查也是非常严格的。调配时应在自然光或灯光下观察,不应有肉眼能观察到的浑浊异物。

(2) 装量:对注射剂进行装量检查,按照每一种药品的包装规格的规定,注射剂的装量不应超过或低于装量限度的规定。

除了对注射剂进行常规检查外,按不同的规格、注射途径和类型,对注射剂的检查还有具体规定:水针剂1~20 ml的注射剂,一般采用无色或棕色玻璃制成曲颈瓶(安瓿)分装。曲颈瓶不得有气泡、麻点或砂粒,粗细应均匀;50 ml以上的水针列为大输液剂。输液瓶多以硬质中性玻璃制作,应为无色透明、耐酸、耐碱、耐高热,隔离膜、橡胶塞盖瓶,铝盖严密封口,不得松动漏液,瓶体不得有裂纹。如发现松盖、歪盖、漏气、隔离膜脱落的成品,不能供临床使用。

水针剂调配时,应在自然光亮处检查,要求达到:①除另有规定的特殊品种外,液体内不应有纤维、玻屑、白点、色块等异物;②药液中不得有絮状物,凡能看到明显浑浊或沉淀现象的不可使用(特殊品种加温可溶解的例外);③因光照而明显变色的不得使用。

2. 注射用粉针剂　应为干燥的粉末或结晶性颗粒,色泽应均匀一致,在玻璃容器中转动时,一般不附在瓶壁上,如有细粉附着时,轻轻一敲就能落下。不得有粘瓶、结块、吸潮、溶化等现象。如出现药粉结块、粘靠瓶壁或变色等现象之一时,说明已变质,不得调配使用。

3. 注射用混悬剂　静置时允许有沉淀物,但振摇后应呈均匀混悬状态。如振摇后,不为均匀的混悬液,出现分层较快或变成不均匀的悬浮状,药品严重粘瓶或结块,长菌,容器不能封严或破裂,不得调配使用。

4. 固体制剂 包括片剂、胶囊剂、散剂和各种丸剂,有下列情形之一者,不可供药用:药品发生虫蛀、发霉或有活螨及螨卵;瓶口外盖及内盖长霉或有活螨及螨卵;出现不应有的臭味;色泽不均匀或出现色斑;表面不光洁,破裂、粘连、软化或松散,散剂结块等现象。

5. 酊剂、流浸膏、醑剂、芳香水剂、溶液剂、合剂、滴眼剂、糖浆剂、乳剂、混悬剂如有下列情况之一者,不可供药用:长菌或发酵;瓶口外盖及内盖长霉或有活螨及螨卵;溶媒或有效成分显著挥发;不应有的臭味;明显变色;发生结晶和多量沉淀;乳剂发生分层,混悬剂经振摇后很快分层呈不均匀状态。

6. 软膏剂、眼膏剂、霜剂、栓剂有下列情况之一者,不可供药用:基质不均匀,有明显的颗粒;栓剂有花斑点和裂痕;熔化及渗水;栓剂变软或较严重变形;有败油臭或长霉。

第二节 制剂外观质量检查及处理原则

一、注射剂

1. 检查澄明度时,凡肉眼看到浑浊或沉淀现象的均不可供药用。有些注射液由于温度变化,遇冷析出结晶,如注明加热可溶解的(微温指 $40\sim50℃$,热水指 $70\sim80℃$),加温后应澄明才能使用。如按规定温度加温不溶,则作不合格处理(油溶液注射液可加热到 $80℃$ 半小时后,冷却至 $20\sim30℃$ 应为澄明液)。

2. 注射液的变色是药物在一定外界条件下发生的变化。它除与光线有关外,大多受安瓿空间中残存氧的氧化所致,明显变色不供药用(见表 11-1)。

表 11-1 常用注射剂的外观检查及处理原则

药物名称	正常外观性状	变化情况及原因	处理意见
肾上腺素注射液	无色或几乎无色的澄明液体	遇空气、光、热易氧化变色,溶液由淡黄、粉红、浅棕色变棕黑色,并析出沉淀	不可供药用
卡巴克络注射液	橘红色澄明液体	易生成暗红、红黑及黑色浑浊或沉淀,有时析出结晶或块状	不可供药用
氨茶碱注射液	无色至微黄色的澄明液体	① 吸收 CO_2 析出茶碱,出现浑浊或结晶沉淀;② 遇光变淡黄色	淡黄且澄明暂可用,变黄色、产生浑浊沉淀不可供药用
安乃近注射液	无色或淡黄色澄明液体	氧化分解出 4-甲基氨基安替比林,变成黄色或深黄色	变深黄色不可供药用
硫酸阿托品注射液	无色的澄明液体	酯类结构易水解,一般外观无变化,有时变淡绿色	变色不可供药用
安钠咖注射液	无色的澄明液体	析出针状结晶	微温溶解冷后不析出结晶者可供药用
溴化钙注射液	无色澄明液体	浑浊、沉淀,析出小白点及玻璃脱片	不宜供药用
氯化钙注射液	无色澄明液体	久贮产生小白点、白块	不宜供药用
氯霉素注射液	无色或微黄色澄明液体	变黄色或析出结晶	析出结晶微温溶解可用,变黄或结晶微温不溶不可供药用
盐酸氯丙嗪注射液	无色或几乎无色的澄明液体	易氧化为醌类化合物而呈色,遇光尤易变色,逐渐变红色并出现浑浊	溶液稍带淡黄色尚可用,变橙黄色不可供药用

续　表

药物名称	正常外观性状	变化情况及原因	处理意见
醋酸氟美松注射液	无色澄明液体	产生小白点	不宜供药用
己烯雌酚注射液	微黄色至淡黄色的澄明油状液体	因酚羟基氧化变色为黄色或橙红色	变色不可供药用
酚磺乙胺注射液	无色澄明液体	氧化成黄色,含量降低	不宜供药用
洋地黄毒苷注射液	无色或几乎无色的澄明液体	遇光变质,贮存过久外观未变而效价下降	贮存时间较久不宜供药用
盐酸麻黄碱注射液	无色澄明液体	遇光变质,变淡黄或黄色	变色不可供药用
氟尿嘧啶注射液	无色或几乎无色的澄明液体	遇冷析出结晶	微温溶解后使用
庆大霉素注射液	无色或几乎无色的澄明液体	变黄色	色变深不可供药用
葡萄糖注射液	无色或几乎无色澄明液体	受热分解成 5-羟甲基糖醛,并聚合成黄色聚合物,产生浑浊,絮状沉淀	微黄色尚可用,黄色或浑浊不可供药用
胰岛素注射液	无色或几乎无色澄明液体	①久贮、光、热促蛋白质主链断裂,发生浑浊沉淀;②外观未变,效价降低	有浑浊或沉淀不可供药用
异烟肼注射液	无色澄明液体	氧化变色,分解出游离肼,毒性增大,产生浑浊、沉淀、颜色变黄	不可供药用
卡那霉素注射液	无色至微黄色或黄绿色的澄明液体	变黄色	不可供药用
山梗菜碱注射液	无色澄明液体	光、热易分解出现白色浑浊物	不可供药用
硫酸镁注射液	无色澄明液体	产生白点、白块,析出微量黄色或棕色沉淀	不可供药用
甘露醇注射液	无色澄明液体	析出结晶	本品为饱和或过饱和水溶液,如析出结晶加温溶解后可用
吗啡阿托品注射液	无色澄明液体	吗啡遇光或高温变质生成双吗啡,阿托品遇高温水解生成莨菪醇与莨菪酸,而变成淡黄、黄色、棕色或棕色沉淀	淡黄尚可用,颜色变深不可供药用
盐酸吗啡注射液	无色澄明液体	变淡黄色、浅棕色、棕色或析出沉淀	淡黄色暂可用,变棕色或析出沉淀不可供药用
醋碘苯酸钠注射液	无色或淡黄色澄明液体	① 析出结晶,加热至沸不溶解;② 变粉红色或黄色	变色不可供药用
乳酸钠注射液	无色澄明液体	遇光变色,久贮颜色变深,由于碱性液腐蚀玻璃,出现脱片,甚至变浑浊	如变色,产生浑浊或脱片不可供药用
硫代硫酸钠注射液	无色澄明液体	遇 CO_2、氧或酸均易分解,析出硫,产生浑浊和沉淀	不可供药用
尼可刹米注射液	无色澄明液体	黄色或黄绿色	不可供药用
催产素注射液	无色澄明液体	久贮分解产生浑浊或沉淀,效价降低	不可供药用
盐酸哌替啶注射液	无色澄明液体	遇光及空气变质,变浅红色	不可供药用
苯巴比妥钠注射液	无色澄明液体	水解析出苯乙基乙酸脲沉淀	不可供药用
垂体后叶注射液	无色澄明或几乎澄明的液体	久贮分解产生浑浊沉淀,效价降低	浑浊或沉淀不可供药用
盐酸普鲁卡因胺注射液	无色澄明液体	易水解、氧化,变淡黄色、黄色、黄棕色甚至棕色	淡黄色暂可用,黄棕色、棕色不可供药用
盐酸普鲁卡因注射液	无色或几乎无色澄明液体	溶液受 pH、温度、杂质影响而水解	淡黄色暂可用,颜色变深不可供药用

续 表

药物名称	正常外观性状	变化情况及原因	处理意见
黄体酮注射液	无色或淡黄色澄明液体	遇冷析出结晶,碱或光线使变成黄色或黄棕色	结晶经微温能溶的可用,变色不可供药用
盐酸异丙嗪注射液	无色澄明液体	光、空气使逐渐氧化变为紫色或蓝紫色到绿色	不可供药用
解磷定注射液	无色或微黄色澄明液体	① 光、空气、温度可促氧化析出碘变成黄色或绿色,棕色,遇冷析出黄色结晶;②分解产生 N-甲基二氢吡啶酮,再遇光变绿色	不可供药用(如仅有结晶析出,可微温溶解后再用)
利血平注射液	无色澄明液体	水解、氧化变深绿或深橙色	变色不可供药用
氢溴酸东莨菪碱注射液	无色澄明液体	高温易被水解成左旋莨菪酸或部分消旋化的莨菪酸和异东莨菪醇	变质不可供药用
酒石酸锑钾注射液	无色澄明液体	遇碱性分解生产三氧化二锑沉淀	不可供药用
毒毛旋花子苷 K 注射液	无色或微黄色澄明液体	遇光易变质,久贮效价降低。外观有浑浊或玻璃脱片	浑浊、沉淀、脱片不可供药用
氯化琥珀胆碱注射液	无色澄明液体	遇光、热易分解,含量下降,分解为琥珀酸,外观一般无变化,偶有沉淀	室温贮存一年后应检验
磺胺嘧啶钠注射液	无色或微黄色澄明液体	遇光、热、金属离子氧化变黄及黄棕色。吸收 CO_2 使 pH 下降,析出磺胺嘧啶	变色,沉淀不供药用
丙酸睾丸素注射液	无色或几乎无色的澄明油状液	析出结晶,变黄色	析出结晶在温水浴中溶解可用,变色不供药用
盐酸丁卡因注射液	无色或淡黄色澄明液	受热易水解成丁氨基苯甲酸,变深黄色,麻醉效果降低	变深黄色不可供药用
维生素 AD 注射液	淡黄色澄明油状液	维生素 A 和 D 遇光、热易氧化分解,而外观不变	贮存过久需检验
维生素 B_1 注射液	无色或几乎无色澄明液体	遇光分解氧化出现荧光或黄色或出现浑浊沉淀	不可供药用
维生素 B_2 注射液	橙黄色的澄明液体	遇光、热变色,颜色极淡,荧光消失或有浑浊沉淀,变棕色	不可供药用
维生素 B_6 注射液	无色或微黄色澄明液体	遇光及 pH 升高易氧化变黄色或黄棕色	不可供药用
维生素 B_{12} 注射液	淡粉红色至粉红色的澄明液体	遇光分解失效,产生浑浊,含量下降	不可供药用

二、片剂

1. 片剂受潮后发粘、松碎、变色或出现严重的色斑;胶囊内的药物变质均不供药用。

2. 糖衣片开裂或失去光泽等现象如很严重不供药用。

3. 凡原瓶霉变、生虫、有异臭的不供药用,如药品外包装受潮长霉而内部质量未变,可整理包装后尽快使用(见表 11-2)。

三、口服固体制剂

1. 胶囊剂、胶丸剂　有无软化、漏药、破裂、变形、粘连、内容物收缩、结块等。软胶囊(胶丸)还应查看有无气泡及畸型丸、内容物有无沉淀。

2. 颗粒剂　有无吸潮结块、发粘、生霉、变色等,包装封口是否严密,有无破裂等现象。

3. 丸剂　性状、色泽、溶散时限有无改变。

4. 散剂　性状、粒度、外观均匀度有无改变。

表 11-2　常用片剂外观性状变化检查

药物名称	正常外观性状	变化情况及原因	处理意见
乙酰水杨酸	白色片、无臭、略有酸味	遇潮水解产生醋酸和水杨酸,有浓厚的醋酸味或析出针状结晶	醋味太大、变色者不供药用
氢氧化铝片	白色片	久贮制酸力下降	贮存较长时间需检验
异戊巴比妥片	糖衣片,基片为白色	吸潮受热糖衣粘连,褪色	糖衣片轻度褪色尚可用,粘连者不供药用
硫酸阿托品片	白色片	遇光易变质,颜色变深	不供药用
药用炭片	黑色或灰黑色片,无臭无味	吸湿后吸附力降低,药片松散甚至破裂	不供药用
盐酸氯丙嗪片	糖衣片,基片白色味苦	易氧化,对光敏感,基片变成黄色、黄绿、黄棕或红棕色	稍黄色可用,色深不供药用
多酶片	双层糖衣片	久贮、受热或吸潮均可使活力降低	贮存时间较长的应检验合格
洋地黄毒苷片	白色片,无臭	遇光变质,久贮则效价下降	贮存时间较长的应检验合格
盐酸麻黄素片	白色片,味苦	遇光变质,变淡黄或黄色	变色不供药用
红霉素片	糖衣片,基片显白色或微黄色	微有引湿性	糖衣粘连,不可供药用
硫酸亚铁片	糖衣片,基片显淡蓝绿色	糖衣干裂或粘连,基片受潮、热氧化成黄棕色碱式硫酸铁	不供药用
呋喃唑酮片	黄色片	强光颜色变深	不可供药用
含碘喉片	黄色或粉红色、淡紫红色片	含糖片遇热吸潮易粘连,色泽不稳定。遇光析出碘,片面有斑点	片面斑点颜色不深暂可用
异烟肼片	白色片	受潮、光线、温度、重金属等影响产生氧化反应使颜色变深	变色后不可供药用
乳酶生片	白色片	外观一般不变,久贮活乳酸菌数下降,遇潮下降更快	吸潮后不用
甲基睾丸素片	白色片	有引湿性,遇光易变质,变为黄色	轻度变色尚可用
薄荷喉片	白色或微黄色片	薄荷脑受热易挥发,遇冷变针状或絮状结晶附在片子表面或瓶壁,糖粉受热、受潮易融化	不宜久贮,轻度挥发者尚可用
盐酸吗啡片	白色片	遇光易变质,变为灰白色、暗灰色或黄棕色	变色不可用
碳酸氢钠片	白色片,无臭味,咸	吸潮遇热分解成碳酸钠,碱性增加	碱度超过规定不供药用
对氨基水杨酸钠片	糖衣片,基片为白色或淡黄色	基片变棕黄、棕红色,系因氧化生成有毒的间氨基酚,继续氧化成二苯醌化合物	基片变色,不可供药用
呋喃妥因片	肠溶片,基片为橙黄色	日光下或遇碱性使颜色变深	不可供药用
硝酸甘油片	白色片	遇空气、光线缓缓分解,过有效期外观不变含量降低	贮期较久应检验
制霉菌素片	糖衣片,基片淡黄色	有引湿性,受潮易致效价下降	受潮不供药用

续 表

药物名称	正常外观性状	变化情况及原因	处理意见
土霉素片	淡黄色片、灰黄或土黄色，或糖衣片	基片变深土黄色,效价显著降低	变深土黄色不供药用
胰酶片	肠溶片,基片为白色或淡黄色	久贮或吸潮后作用降低	检验后方可药用
苯妥英钠片	糖衣片,基片白色	裂片或潮解粘连,裂片后易吸收空气中 CO_2 析出苯妥英	不供药用(轻微糖衣吸潮应尽快用)
枸橼酸哌嗪片	白色,无臭片	受潮变黄,有异臭,含量降低	微黄色尚可用
磷酸哌嗪片	白色片,无臭,微酸带涩	遇潮湿或高温逐渐变淡黄、黄、深黄并有异臭	微黄暂可用,色变深或有异臭不供药用
磷酸伯氨喹片	糖衣片,基片白色	在空气中遇光变质,出现红色小斑点或棕红色、紫红色、黑色	不供药用
盐酸异丙嗪片	白色,无臭味	遇空气、光线逐渐氧化,在湿空气中长时间放置,氧化变蓝色	变色不供药用
盐酸颅痛定片	白色片,无臭,微酸带涩	遇光及高温表面显黄色	不供药用
磺胺嘧啶片	糖衣片,基片显橘红色	遇光渐变黄色、棕黄色	淡黄色暂可用,棕黄色不供药用
四环素片	糖衣片,基片显白色或微黄色	糖衣受潮呈花斑,基片受潮呈棕色	变棕色不供药用
甲状腺片	白色或淡黄色有特殊臭	生霉或腐臭、生虫贮存年久含量降低	不供药用
三溴片	白色片	易吸潮、粘连、变形,有时变黄色	不供药用
维生素 B_1 片	白色片,有特殊香味	遇光易氧化变黄色,有的外观未变,但因久贮含量下降	变黄色不供药用,久贮外观未变的可送检
维生素 B_2 片	黄色至橙黄色片,味微苦	受光线照射被破坏,吸潮易变质,片松散或变暗黄色	轻微松散尚可用,受潮色变暗不供药用
维生素 B_6 片	白色片	遇光易变质	变色不供药用
维生素 C 片	白色或略带淡黄色片,味酸	遇光受潮分解变色,变黄棕色或深棕色	淡黄色暂可用,黄棕色、深棕色含量下降,不供药用
维生素 K_3 片	糖衣片,基片白色	空气中易引湿,遇光与高温易分解变色,有时糖衣片出现花斑、裂片,基片变黄色、粉红或红色	不供药用

四、口服液体制剂

1. 口服溶液剂　性状、色泽、澄清度改变。
2. 糖浆剂　性状、澄清度、相对密度、pH 改变。
3. 乳剂　性状、分层速度改变。
4. 混悬剂　性状、再悬性、颗粒细度改变。
5. 酊水剂、膏剂及流浸膏剂　应检查有无挥发、沉淀、发霉、变色、酸败等现象。

五、其他制剂

1. 眼药水　性状、澄明度,有无浑浊、沉淀产生,pH 等。
2. 眼膏　性状、均匀性、粒度改变。
3. 吸入气雾剂　容器严密性、每撳动一次的释放剂量等改变。

4. 透皮贴片　性状、释放度改变。

5. 搽剂　性状改变。

6. 栓剂　性状、含量、软化、融变时限、有关物质改变。

7. 软膏　性状、均匀性、粒度，如乳膏还应检查有无分层现象。

第十二章　药物制剂的稳定性

药物制剂的稳定性系指一种药物制剂在贮存和使用过程中，保持其原有的性质和效能。药物分解变质致使药效降低、产生毒副反应、造成经济损失。因此，研究药物制剂的稳定性，保证产品质量以及安全有效具有重要的作用。

药物制剂的稳定性包括化学稳定性、物理稳定性、生物稳定性三个方面：

1. 化学稳定性是指药物由于水解、氧化等化学降解反应，使药物含量（或效价）、色泽产生变化。药物与药物之间或药物与溶剂，如附加剂，赋形剂、容器、外界物质（空气、光线、水分等）、杂质（夹杂在药物或附加剂等之中的金属离子、中间体、副产物等）产生化学反应而导致药剂的分解。

2. 物理稳定性方面主要是制剂的物理性能发生变化，如混悬剂中药物颗粒结块、结晶生长，乳剂的乳析、分层、破裂，颗粒剂中颗粒的结块或粗化，胶体制剂的老化，某些散剂的共熔，芳香水剂中挥发性油挥发逸散、片剂崩解度、溶出速度的改变等。一般而言，物理方面的不稳定性仅是药物的物理性质改变，但药物的化学结构不变。

3. 生物学稳定性一般指药物制剂由于受微生物的污染，而使药品制剂变质、腐败。

药物制剂稳定性变化，往往引起下列一种或数种后果：①产生有毒物质，一旦发现这种情况，药剂就应停止使用；②使药剂疗效减低或副作用增加，这种情况比较多见；③病人使用不便，如混悬剂中的药物沉淀成硬饼状，使用时不仅不便而且可能造成每次剂量不准确；④有时虽然药物分解的极少，药剂的疗效、含量、毒性等可能改变不显著，但因为产生较深的颜色或少量的微细沉淀（例如注射液），因而不能供药用。

其中以化学稳定性最为重要、最为复杂，也关系到其他两种类型的稳定性。故予重点阐述。

第一节　影响药物制剂稳定性的因素

药物制剂的稳定性与其所处的状态和外界环境密切相关。比如环境因素（如湿度、温度、光线、包装材料等）和处方因素（如辅料、pH、离子强度等）对药物稳定性的影响。

一、外界因素对药物制剂稳定性的影响

（一）温度的影响

药物各种降解途径（如水解、氧化等）都可能受温度的影响，其化学反应速度一般随温度的升高而增快。从实验室可得出一近似规律：多数药物的化学反应，温度每升高 10℃，反应速度可以增加 2～4 倍。

药物制剂在进行加热操作，或在炎热季节进行药物加工和贮存时，均须充分考虑温度对药物稳定性的影响。至于对热很敏感的药物，应避免受热，如生物制品应冷处（2～10℃）贮

存,抗生素应贮存于阴凉处(不超过 20℃)等。

（二）湿度和水分的影响

水往往是许多药物化学变化必要的媒介,有的还直接参与反应。固体药物制剂吸附了水分以后,在表面形成一层液膜,分解反应就在膜中进行。对于这些药物,其溶液的稳定性远较其干燥品为差。例如青霉素 G 钾(钠)盐,干燥时较为稳定,但其水溶液在 24℃放置一周效价损失达 78％。更值得注意的是,有些稳定性差的固体药物,无论是水解反应,还是氧化反应,微量的水均能加速阿司匹林、青霉素钠盐、氨苄青霉素钠、链霉素、对氨基水杨酸钠、硫酸亚铁等的分解,其表面吸收水分后,外观仍为疏散的粉末,但在固体表面会形成肉眼不易觉察的液膜,其分解反应就在此液膜中进行。

药物是否容易吸湿,取决其临界相对湿度(CRH％)的大小。氨苄青霉素极易吸湿,其临界相对湿度仅为 47％,如果在相对湿度 75％的条件下,放置 24 小时,可吸收水分约20％,同时粉末溶化。因此,这些配制制剂的原料药物水分含量,一般水分控制在 1％左右,水分含量越高分解越快。

（三）光线的影响

光能激发氧化反应,加速药物的分解。光的波长愈短所具有的能量就愈大,愈易发生光化反应。药物的光化反应主要是由于吸收太阳光中的蓝、紫光和紫外光所引起的。因此,紫外线更易激发化学反应,加速药物的分解。

有些药物分子受辐射(光线)作用使分子活化而产生分解的反应叫光化降解,其速度与系统的温度无关。这种易被光降解的物质叫光敏感物质。

药物对光线的敏感性与其化学结构有关。例如酚类药物如苯酚、肾上腺素、吗啡等,含双键的药物如利血平、叶酸及维生素 A 等,以及含卤素的药物如碘化钾、碘仿等在光线影响下容易分解变质。对光敏感的药物制剂还有氯丙嗪、异丙嗪、核黄素、氢化可的松、强的松、叶酸、维生素 B、辅酶 Q_{10}、硝苯吡啶等。

硝普钠是一种强效速效降压药,实验表明本品 2％的水溶液用 100℃或 115℃灭菌 20分钟,都很稳定,但对光极为敏感,在阳光下照射 10 分钟就分解 13.5％,颜色也开始变化,同时 pH 下降。室内光线条件下,本品半衰期为 4 小时。因此,临床使用硝普钠静脉滴注溶液应新鲜配制并注意避光。新配溶液为淡棕色,如变为暗棕色、橙色或蓝色,不应使用。溶液的保存与应用不应超过 24 小时。

对于光敏感的药物制剂,除在制备过程中要避光操作,选择包装甚为重要。这类药物制剂应采用棕色玻璃瓶包装或容器内衬垫黑纸,避光贮存与使用。

（四）空气(氧)的影响

由于空气中的氧对于液体制剂药物易发生氧化反应,制备过程在溶液中和容器空间通入惰性气体如二氧化碳或氮气,置换其中的空气,但一定要充分通气。现在对于易于氧化的药物制剂除通惰性气体外,也有采取真空包装以避免或降低氧化降解的影响。

（五）容器的影响

盛装药物的容器与药剂稳定性的关系很大。应该先经"装样试验",比较结果,然后决定选用何种材料。

1. 玻璃　主要优点为透明、隔绝空气及化学性质较稳定;主要缺点为可释放碱性物质和不溶性脱片于溶液中。实用中克服的办法有：

（1）玻璃中以硼硅酸盐玻璃较为稳定。它只在高温高压灭菌时，才会出现脱片现象。

（2）玻璃容器中充满水和稀盐酸后，蒸煮适当时间可减少脱片现象及碱性物的溶出。但蒸煮条件（温度、时间及酸度）不宜过分剧烈，否则会破坏玻璃表面原有的致密结构。

（3）强碱或碱性盐如枸橼酸钠、磷酸钠等的溶液，特别容易使玻璃容器脱片，最好改用其他盛装容器（如塑料）。

（4）棕色玻璃能阻挡波长小于 470 nm 的光线透过，故可大大减少光线对药物的影响。

2. 塑料　为一大类高分子聚合物的总称，常含有增塑剂、防老剂等附加剂。与玻璃比较，塑料具有下列缺点：①容器中的水分或溶剂可逐渐透过塑料进入空气中；空气也可透入溶液中。②塑料中的低分子物质（附加剂、单体、低聚物）可漏到溶液中；溶液中的物质也可被吸附于塑料中。③有时，溶液中的组分可与塑料中的低分子物质产生理化反应。各种塑料对药物制剂稳定性的影响不尽相同，但必须选用无毒的塑料制品。

3. 金属　锡管、铝管或搪锡铅管常作为软膏剂、眼膏剂的盛装容器。选用时，应充分考虑药物与金属的相互作用。

4. 橡胶　广泛用作塞子、垫圈及滴头等，用于大输液瓶塞的量最大。主要问题有：①可吸附药液中的组分，并可进入橡胶的内部。抑菌剂用量较小，如被吸附，将大大影响抑菌效能。克服方法：可先在较浓的抑菌溶液中浸泡，使吸附至饱和，然后使用。②橡胶中的低分子物质如硫黄、硫酸钙、氧化锌及防老剂［双-（苯基异丙基）］、过氧化物（DCP）等，可溶入溶液中，与药物发生作用，影响药效。在输液中也是形成小白点的原因之一。DCP 溶于水中还具有特殊的臭味。故在使用前，一般先用 0.1‰～1‰ 氢氧化钠，后用 1‰ 盐酸煮沸处理。如用聚四氟乙烯涂于橡胶塞上，基本上可防止橡胶的吸附作用，也可防止橡胶中的成分溶入水中。

二、处方因素对药物制剂稳定性的影响

制备任何一种药物制剂，由于处方的组成对制剂稳定性影响很大，因此，制备任何一种制剂，首先要进行处方设计，因处方的组成对制剂稳定性影响很大。pH、广义的酸碱催化、溶剂、离子强度、表面活性剂等因素，均可影响易于水解药物的稳定性。溶液 pH 与药物氧化反应也有密切关系。半固体、固体制剂的某些赋形剂或附加剂，有时对主药的稳定性也有影响，都应加以考虑。

（一）pH 的影响

许多酯类、酰胺类药物常受 H^+ 或 OH^- 催化水解，这种催化作用也叫专属酸碱催化或特殊酸碱催化，此类药物的水解速度，主要由 pH 决定。在 pH 很低时主要是酸催化，在 pH 较高时 pH 调节要同时考虑稳定性、溶解度和疗效三个方面。如大部分生物碱在偏酸性溶液中比较稳定，故注射剂常调节在偏酸范围。但将它们制成滴眼剂，就应调节在偏中性范围，以减少刺激性，提高疗效。一些药物最稳定的 pH 见表 12-1。

表 12-1 一些药物的最稳定 pH

药物	最稳定 pH	药物	最稳定 pH
盐酸丁卡因	3.8	毛果芸香碱	5.12
盐酸可卡因	3.5～4.0	氯洁霉素	4.0
溴本辛	3.38	链霉素	4.7～7.0
溴化丙胺太林	3.3	地西泮	5.0
三磷酸腺苷	9.0	氢氯噻嗪	2.5
乙酰水杨酸	2.5	维生素 B_1	2.0
头孢噻吩钠	3.0～8.0	吗啡	4.0
甲氧苯青霉素	6.5～7.0	维生素 C	6.0～6.5
苯氧乙基青霉素	6	对乙酰氨基酚(扑热息痛)	5.0～7.0

（二）广义酸碱催化的影响

按照 Bronsted-Lowry 酸碱理论,给出质子的物质叫广义的酸,接受质子的物质叫广义的碱。有些药物也可被广义的酸碱催化水解。这种催化作用叫广义的酸碱催化或一般酸碱催化。许多药物处方中,往往需要加入缓冲剂。常用的缓冲剂如醋酸盐、磷酸盐、枸橼酸盐、硼酸盐等均为广义的酸碱。HPO_4^{2-} 对青霉素 G 钾盐、苯氧乙基青霉素也有催化作用。

为了减少这种催化作用的影响,在实际生产处方中,缓冲剂应用尽可能低的浓度或选用没有催化作用的缓冲系统。

（三）溶剂的影响

对于容易水解的药物,有时采用非水溶剂如乙醇、丙二醇、甘油等而使其稳定。含有非水溶剂的注射液如苯巴比妥注射液、安定注射液等。

溶剂对稳定性的影响比较复杂。如果药物离子与攻击的离子的电荷相同,如 OH^- 催化水解苯巴比妥阴离子,在处方中采用介电常数低的溶剂将降低药物分解的速度。故苯巴比妥钠注射液用介电常数低的溶剂如丙二醇(60%),可使注射液稳定性提高。相反,若药物离子与进攻离子的电荷相反,如专属碱对带正电荷的药物的催化,则采取介电常数低的溶剂,就不能达到稳定药物制剂的目的。

（四）离子强度的影响

在制剂处方中,往往加入电解质调节等渗,或加入盐(如一些抗氧剂)防止氧化,加入缓冲剂调节 pH。因而存在离子强度对降解速度的影响。相同电荷离子之间的反应,如药物离子带负电,并受 OH^- 催化,加入盐使溶液离子强度增加,则分解反应速度增加,如青霉素在磷酸缓冲液中(pH=6.8)的水解速度随离子强度的增加而增加。如果药物离子带负电荷,而受 H^+ 催化,则离子强度增加,分解反应速度低。如果药物是中性分子,离子强度增加对分解速度没有影响。

（五）表面活性剂的影响

一些容易水解的药物,加入表面活性剂可使稳定性增加,如苯佐卡因易受碱催化水解,在 5% 的十二烷基硫酸钠溶液中,30℃ 时的 $t_{1/2}$ 增加到 1 150 分钟(不加十二烷基硫酸钠时则为 64 分钟)。这是因为表面活性剂在溶液中形成胶束(胶团),苯佐卡因增溶在胶束周围形成一层"屏障",阻止 OH⁻ 进入胶束,而减少其对酯键的攻击,因而增加苯佐卡因的稳定性。但要注意,表面活性剂有时使某些药物分解速度反而加快,如吐温-80 可使维生素 D 稳定性下降。故须通过实验,正确选用表面活性剂。

（六）制剂药物纯度的影响

原料药中由于杂质的存在,影响药物制剂的稳定性。例如,苯甲醇中含有苯甲醛和二苄醚,可使氨茶碱注射液出现黄色并出现油状物;卡那霉素中含旋光性杂质则能使其注射液变色;核黄素-5′-磷酸酯含有杂质,可使复合维生素 B 注射液产生红点;葡萄糖中含有水解不完全的多糖,易使配制的输液产生"白点"。有些杂质可催化药物分解,如青霉素水溶液中若含有微量铜等重金属离子,则大大加速青霉素的降解。

在设计一新药物制剂时,首先应考虑药物的纯度或规格。杂质的影响,易误认为是药物自身所引起的,可通过化学或层析等方法加以鉴别。

（七）晶型的影响

多数有机药物有多种晶型。由于晶型不同,其熔点、溶解度、密度和蒸气压等也可能不相同。在特定温度和压力下,同一药物中只有一种晶型是最稳定的,称稳定型,其他那些热力学不稳定的均称为亚稳定型。亚稳定型往往具有较强的药理作用,在一定时间后,会转变为稳定型。在剂型设计时,若对药物的晶型欠了解,就会出现严重的质量问题。例如,以不合要求的醋酸可的松晶型制备其混悬注射液,则能导致结块。又如利福平有多种晶型,无定型的以 70℃、15 天加速试验,含量下降 10% 以上,室温贮放半年含量明显下降,而晶型 A 和 B 以 70℃、15 天加速试验,含量仅下降 1.5%～4%,室温贮藏三年,含量仍在 90% 以上。

（八）处方中基质或赋形剂的影响

一些半固体剂型如软膏、霜剂,药物的稳定性与制剂处方的基质有关。有人评价了一系列商品基质对氢化可的松的稳定性的关系,结果聚氧乙二醇能促进该药物的分解,有效期只有 6 个月。栓剂基质聚氧乙二醇也可使乙酰水杨酸分解,产生水杨酸和乙酰聚乙二醇。维生素 U 片采用糖粉和淀粉为赋形剂,则产品变色,若应用磷酸氢钠,再辅以其他措施,产品质量则有所提高。一些片剂的润滑剂对乙酰水杨酸的稳定性有一定影响。硬脂酸钙、镁可能与乙酰水杨酸反应形成相应的乙酰水杨酸钙及乙酰水杨酸镁,提高了系统的 pH,使乙酰水杨酸溶解度增加,分解速度加快。因此生产乙酰水杨酸片时不应使用硬脂酸镁这类润滑剂,而须用影响较小的滑石粉或硬脂酸。

第二节　药物制剂的化学分解

一、药物制剂水解反应

凡是药物与水发生分解反应的都属水解。

（一）盐类药物的水解

在水溶液中,除强酸强碱所生成的中性盐外,其他所有可溶性盐类,如弱酸强碱盐、强酸弱碱盐、弱酸弱碱盐等均能发生部分水解,并建立动态平衡:

$$盐 + 水 \underset{中和}{\overset{水解}{\rightleftharpoons}} 酸 + 碱 - 热量$$

上式表达盐型药物水解反应特征：

1. 水解后生成的酸或碱，若析出沉淀或挥发散失或难以离解，则有利于水解反应的进行。

2. 溶液中的 pH 对水解反应影响极大。若盐类水解后显酸性，在溶液中加入碱可促进水解，加入酸可抑制水解；若显碱性，加碱抑制水解，加酸促进水解。

3. 溶液愈稀，即溶液水量愈大，平衡向右移，水解程度变大。

4. 水解反应一般是吸热反应，加热可促进水解反应，尤其当水解产物具有挥发性时，加热更促使水解反应进行。

有机药物常制成盐的形式供使用，借以提高药物的稳定性及溶解度。但因有机药物的酸碱性一般较弱，故其盐类的水溶液都可能发生水解反应。如果外界条件有利于水解时，所生成的游离有机药物很可能从溶液中析出，形成沉淀或产生"油瓶"现象（容器内壁易挂水珠）。如盐酸普鲁卡因若溶液酸度不足，在加热灭菌后，可产生游离的普鲁卡因，出现"油瓶"。

（二）酯类药物的水解

这是一大类常用的药物，其中包括无机酸酯、脂肪酸酯、芳酸酯、杂环羧酸酯及内酯等。

酯类药物的水解均在酰基和氧之间断裂，形成相应的酸和醇（酚），使溶液酸度随之增高。水解反应是可逆的，反应速度较盐类水解缓慢。在酸、碱或水解酶的催化下，能大大加速反应的进行。酯类一般均有一个最稳定的 pH，调配制剂时，应尽量使制剂的 pH 接近最稳定值。

例如，阿司匹林在干燥空气中无变化，露置潮湿空气中易水解，使产品由无臭变为带醋酸臭。为了防止水解，在压片制粒时，应小心控制温度在 60℃ 以下，淀粉糊中宜加入枸橼酸。最好是以干制颗粒法制粒，或直接压片。贮运过程遇湿气易变质，密封，在干燥处保存。

（三）酰胺类药物水解

酰胺类药物水解条件与酯类药物相似，为酸、碱所催化，随温度升高而加速。水解时，分子中的酰胺键断裂，形成相应的羧酸和氨基化合物。

一般来说，酰胺类较酯类稳定，但有些酰胺类药物，如青霉素类、头孢菌素类、巴比妥类、利多卡因、对乙酰氨基酚（扑热息痛）等，由于结构的特殊性，极易发生水解反应。青霉素类、头孢菌素类均制成粉针剂或冻干粉针剂。

例如，巴比妥类药物分子中具有二酰亚胺结构，氮上氢原子受相邻二羰基影响而显酸性，故可制成可溶性钠盐供使用，其钠盐为弱酸强碱盐，在水溶液中易水解产生游离的巴比妥类而析出沉淀，在碱性影响下，巴比妥类分子中的酰亚胺结构可进一步水解成无效物。水解速度以苯巴比妥钠最快。为了防止本类药物水解，注射剂常制成粉针剂，宜临用前配成溶液。

（四）苷类及多聚糖类药物的水解

糖类分子中的环状半缩醛与非糖化合物（苷元）的羟基（少数为硫基或氨基）缩合成环状缩醛结构的化合物称为苷，原称为甙。复杂的苷可由苷元与几个分子的单糖缩合而成。

苷类的水解方式有两种：一是酸催化水解，另一是酶催化水解。酸催化水解能力强，可使苷最后水解成苷元和单糖；酶水解能力较弱，有时只能部分水解。苷经水解后一般失效或减效。

苷常为中药的有效成分,与其专属水解酶常共存于同一中药中,在中药加工处理过程中,应注意防止苷的水解以及酶的水解催化作用。

聚多糖是由糖分子的半缩醛羟基缩合而成的高分子物质,如淀粉、糊精及纤维素的半合成品等。性质一般较稳定,但在一定条件下(如加酸加热或酶催化下),会发生水解作用。随着相对分子质量降低,其溶液的黏滞度也相应下降,失去原有的特性和作用。

例如,链霉素常以硫酸盐供使用,性质较青霉素稳定,干燥品可在室温保存长时间不失效,但潮解后性质不稳定。其溶液 pH 4.7~7.0 最稳定,过酸、偏碱均能水解失效。由于溶液不稳定,一般制成粉末安瓿,临用前配成溶液。

（五）卤烃类药物的水解

在药物的结构中,含有活性较大的卤素时,较易水解,在碱性环境及加温下,更加促使反应的进行。

例如,盐酸氮芥分子中的氯原子受氮的影响,非常活泼,易水解成醇,故多制成粉针。

（六）其他

1. 肟类一般较稳定,但 pH 调节不当易水解。如解磷定,pH 4 以下易水解成羟胺和吡啶-2-甲醛-甲碘化物,pH 4 以上易生成 N-甲基-2-吡啶酮及微量氰化物。

2. 四环素族抗生素分子中具有多种功能基,化学性质活泼,分解反应复杂,其中最主要的是水解反应。水解反应的特点是整个分子结构重排。在 pH 小于 2 时,生成脱水四环素;在碱性条件下,生成相应的异构物。四环素族抗生素稳定性比较:四环素＞土霉素＞金霉素。

3. 阿糖胞苷在酸性溶液中脱氨水解为阿糖脲苷,在碱性溶液中,嘧啶环破裂,水解速度加快。

维生素 B、地西泮、碘苷等药物的降解,主要也是水解作用。

二、药物的氧化反应

氧化也是药物变质最常见的反应。失去电子为氧化,在有机化学中常把脱氢称氧化。药物的氧化一般可分为两种:一种是氧化剂所引起的氧化,主要出现于配伍变化中,或用于定性定量分析;另一种是在空气中氧的影响下进行缓慢的氧化过程,即所引起的自动氧化,此与药物的稳定性有关。

药物是否被氧化,可从它的标准还原电位 $E^{\ominus}$ 值作出初步估计。如果氧化剂(氧气)的 $E^{\ominus}$ 大于还原剂(药物)的 $E^{\ominus}$ 时,反应就可以发生。已知氧气在酸性、中性和碱性水溶液中的 $E^{\ominus}$ 值是不同的,分别为 +1.239 V、+0.815 V、+0.40 V。凡是药物的 $E^{\ominus}$,在同样条件下,小于上述的数值,那药物就可能被氧气所氧化。这是重要的依据,但反应的发生和变化的速度还要取决于其他因素。药物的 $E^{\ominus}$ 值,有些可在资料中查到,也可从实验中得出。

由于药物经氧化后,一般会生成氧化物,故药物是否被氧化,可通过下面方法加以鉴别:

1. 碘化钾试验 在干燥的碘化钾淀粉纸上滴上检品,如显蓝色,示有过氧化物存在。

2. 间苯三酚试验 过氧化物可使间苯三酚氧化成品红色的邻醌。此法常用于油脂酸败产物的检出和定量。

氧化过程一般都比较复杂,有时一个药物,氧化降解、光化分解、水解等过程同时存在。

因此,易氧化药物要特别注意光、氧、金属离子对它们的影响,以保证产品质量。

（一）无机类药物氧化

一些变价元素处于低化合价时,即可能被氧化成高价产物。

例:碘化钠　本品为白色结晶性粉末,露置空气中易潮解,继而吸收空气中的 CO_2 而呈微酸性,使微量碘化钠变成氢碘酸,后者再与空气中的氧作用产生游离碘,使本品变成棕黄色。在制备碘化钠注射液时,常加入适量硫代硫酸钠或乌洛托品作抗氧剂,以防碘的析出。

（二）醛类药物的氧化

醛基具有还原性,很容易被氧化成羧酸。含有游离醛基的药物较少,一般是以潜基形式存在,如水含氯醛、葡萄糖、鱼腥草素等。

例:葡萄糖　在溶液中,pH 3.5～5.5 时较稳定,倘溶液酸性太强或碱性太强,经加热产生一系列氧化产物,其中有 5-羟甲基呋喃甲醛的聚合物,致使色泽变深,另有酸性物质生成,使溶液 pH 下降。

（三）醇类药物的氧化

一般醇类较稳定,不易自动氧化,但连接芳环、羰基、羟基、氨基的碳原子上有醇基存在时,则还原性增强,较易被氧化。维生素 C 分子中具有烯二醇结构,极易被氧化,其氧化过程较为复杂。在有氧条件下,先氧化成去氢抗坏血酸,然后经水解为 2、3-二酮古罗糖酸,此化合物进一步氧化为草酸与 L-丁糖酸。在无氧条件下,发生脱水作用和水解作用生成呋喃甲醛和二氧化碳,由于 H^+ 的催化作用,在酸性介质中脱水作用比碱性介质快。

例:维生素 B_6（盐酸吡多辛）　干燥品较稳定,其水溶液 pH 3.5 左右较稳定,pH 7 以上则易氧化分解,先生成吡哆醛,继而生成吡哆酸。

（四）酚类药物的氧化

这类药物分子中具有酚羟基,如肾上腺素、左旋多巴、吗啡、去水吗啡、水杨酸钠等。特别是多酚基的药物,都具有较强的还原性,经氧化后生成一系列复杂的有色产物。具有酚基的苯环上,若有给电子基团（如氨基）取代时,药物更易氧化。反之,若引入吸电子取代基团（如羧基）,则药物趋于稳定。如对羟基苯甲酸及其酯类（尼泊金等）较苯酚不易自动氧化。

例:肾上腺素　本品为邻苯二酚衍生物,极易氧化变色。其水溶液在酸性条件下较稳定,pH 3 左右最适宜;pH 升高,稳定性降低;在碱性条件下迅速氧化分解。肾上腺素的氧化系先生成黄色的邻醌肾上腺素,继续氧化生成红色的肾上腺醌色素,最后生成黑棕色的高聚物。

（五）胺类及肼类药物的氧化

胺类及肼类等低氧化价的含氮药物,具有一定还原性。胺类中脂肪胺较稳定,芳胺较易发生自动氧化。在芳胺的苯环上,邻、对位有羟基、氨基等给电子基时,更易发生自动氧化。若苯环对位有硝基、羧基等吸电子基时,则趋于稳定。

芳胺类如磺胺嘧啶钠。吡唑酮类如氨基比林、安乃近。噻嗪类如盐酸氯丙嗪、盐酸异丙嗪等。这些药物都易氧化,其中有些药物氧化过程极为复杂,常生成有色物质。含有碳-碳双键的药物如维生素 A 或 D 的氧化,是典型的游离基链式反应。

例:磺胺类药物　一般均较稳定,但其溶液放置过久,可受光线、空气中的氧及金属离子等影响而逐渐氧化变色。故其溶液剂常加入适量硫代硫酸钠作抗氧剂。

（六）含硫醇及硫化物类药物的氧化

含巯基及低价硫的化合物、含二硫键的化合物、含硫杂环等，均具有还原性。特别是硫醇类，其巯基一般比醇基或酚基更易氧化。这是因为硫原子电负性小于氧原子，遇氧化剂时，较易给出电子。

例：二巯基丙醇　本品水溶液极易氧化，经氧化后生成二硫化合物，疗效降低或消失，故注射剂需加苯甲酸苄酯作助溶剂和稳定剂。

（七）含碳碳双键化合物类药物的氧化

如维生素 A、维生素 D 以及不饱和脂肪酸等含有碳碳双键的药物，均易发生自动氧化。碳碳双键的自动氧化是典型的游离基链式反应。在日光、热等因素引发下，产生微量的游离基－R，在氧的参与下，开始一系列的链式反应，不断生成过氧化物，最后再分解成醛、酮、酸等化合物。

例：油脂　一般油脂都是饱和及不饱和脂肪酸的甘油酯的混合物。含不饱和成分多的常呈液态（通称油），含不饱和成分少的常呈固态或半固态（通称脂）。油脂久放后，会发生酸败。这主要是由于油脂中的不饱和键，在空气、水分、微生物等的作用下，被水解和氧化而生成醛、酮或酸类化合物，产生特异的臭和味。酸败后的产物有毒性和刺激性，并因有过氧化物的存在，能使配伍的药物被氧化。因此，药典将药用油脂的酸败列为检查项目。

（八）含杂环的药物氧化

含杂环类的药物，由于所含母核及母核取代基的不同，氧化情况十分复杂，往往不易从化学结构上来判断，尚需进行实验。就母核而论，吡咯类、吡唑类、吲哚类、噻吩类、呋喃类较吡啶类、嘧啶类不稳定。环上具有某些取代基，如氨基、羟基、甲基，一般可增加环的稳定性。对于一种新的杂环药物，我们可根据同类型老药的性质，对它的稳定性作出初步判断。

例：盐酸氯丙嗪　本品不稳定，易发生自动氧化，尤其水溶液氧化更为迅速。故在注射液中，需调节 pH 至稳定值（3.5～5.0），并加入多种抗氧剂。它的氧化主要是由于吩噻嗪母环不稳定所致，氧化后主要生成深红色的醌式化合物。

三、其他变化

（一）异构化

异构化一般分光学异构（Optical Isomerization）和几何异构（Geometric Isomerization）两种。通常药物异构化后，生理活性降低甚至没有活性。

1. 光学异构化　光学异构化可分为外消旋化作用（Racemization）和差向异构（Epimerization）。

有些药物因分子结构中含不对称碳原子而具有旋光性。不同的旋光异构体往往有不同的药理作用。酸、碱、温度或某些催化剂，可使某些药物的旋光性质改变，结果使药物的药理性质也随之改变。例如，麦角新碱、莨菪碱、肾上腺素等药物的溶液可发生变旋现象。

（1）外消旋化作用：左旋肾上腺素具有生理活性，本品水溶液在 pH 4 左右产生外消旋化作用，外消旋以后，只有 50％的活性。因此，应选择适宜的 pH。左旋莨菪碱也可能外消旋化。

例：莨菪碱　存在于颠茄等生药中的莨菪碱为左旋体，很容易发生变旋，在热和碱的影响下，可生成右旋体，后者的散瞳作用仅为前者的 1/25～1/20。故药典规定颠茄流浸膏的浓缩温度不得超过 60℃。

（2）差向异构化 系指具有多个不对称碳原子上的基团发生异构化的现象。通过改变差向异构不对称中心（手性中心）的构型，将一个差向异构体转变为其非对映异构体的过程。

含有两个或两个以上手性中心的药物分子中，某手性中心的构型通过化学反应转换成其相反构型的过程所形成的两种非对映异构体，称为差向异构体。

例：糖类物质的差向异构现象最常见，例如 D-（+）-葡萄糖分子中含有 4 个不对称碳原子，是 16 个立体异构体之一。在碱溶液中，葡萄糖分子中与羰基相连的 α-碳原子上的 H 原子可能发生烯醇化，从碳原子移位到氧原子上，生成烯二醇。烯醇式的 H 原子仍可回到原来的位置，复原为 D-（+）-葡萄糖，也可能回到交错方向的位置，生成 D-（+）-甘露糖。在所得平衡混合物中，甘露糖是主要的，甘露糖是葡萄糖的几个非对映异构体之一，它是葡萄糖的 2-差向异构体。

四环素在酸性条件下，在 4 位上碳原子出现差向异构形成 4-差向四环素，治疗活性比四环素低，甚至失去活性。毛果芸香碱在碱性 pH 时，α-碳原子也存在差向异构化作用，生成异毛果芸香碱。麦角新碱也能差向异构化，生成活性较低的麦角异新碱（Ergometrinine）。

2. 几何异构化 有些有机药物，反式异构体与顺式几何异构体的生理活性有差别。维生素 A 的活性形式是全反式（All-Trans）。在多种维生素制剂中，维生素 A 除了氧化外，还可异构化，在 2,6 位形成顺式异构化，此种异构体的活性比全反式低。

（二）聚合

聚合是两个或多个分子结合在一起形成的复杂分子。某些药物由于长期贮存，药物本身或其分解产物可发生聚合，产生沉淀或变色。葡萄糖溶液受热后颜色变深，是由于其分解产物 5-羟甲基糠醛的聚合所致。鱼腥草中的挥发油有效成分癸酰乙醛，在空气中可缓缓聚合析出沉淀。

氨苄青霉素浓的水溶液在贮存过程中能发生聚合反应，一个分子的 β-内酰胺环裂开与另一个分子反应形成二聚物。此过程可继续下去形成高聚物。据报告，这类聚合物能诱发氨苄青霉素产生过敏反应。

噻替派在水溶液中易聚合失效，以聚乙醇 400 为溶剂制成注射液，可避免聚合，使本品在一定时间内稳定。

维生素 K 光照后变为紫色沉淀，维生素 K_3 光照后变为紫色，是因为分解并聚合成双分子化合物而引起的。

（三）药物的脱羧反应

羧酸分子中失去羧基放出二氧化碳的反应叫做脱羧反应（Decarboxylation）。一般情况下，羧酸中的羧基较为稳定，不易发生脱羧反应，但在特殊条件下，羧酸能脱去羧基（失去二氧化碳）而生成烃。

对氨基水杨酸钠在光、热、水分存在的条件下很易脱羧，生成间氨基酚，后者还可进一步氧化变色。

普鲁卡因水解产物对氨基苯甲酸，也可慢慢脱羧生成苯胺，苯胺在光线影响下氧化生成有色物质，这就是盐酸普鲁卡因注射液变黄的原因。

碳酸氢钠注射液热压灭菌时产生二氧化碳,故溶液及安瓿空间均应通以二氧化碳。

（四）药物变性作用

一些蛋白质类制剂,受某些物理或化学因素影响后,可使其理化性质改变,生理活性消失,这种现象称为变性作用。能使蛋白质变性的化学因素有强酸、强碱、重金属、乙醇、丙酮等,物理因素有加热、高压、振荡或搅拌、紫外线或 X 线照射、超声波等。蛋白质制剂在贮存和使用过程中促使变性的常见因素有吸湿、冷冻、光、热、pH 等。因此,人血白蛋白使用说明书规定:运输及贮存过程中严禁冻结。应贮藏于 2～8℃或室温(不超过 30℃)避光保存。

第三节　解决化学不稳定的方法

一、改善物理状态及外界条件

如果药物的晶型、浓度、纯度以及外界的环境如光线、空气、容器等是稳定性的影响因素,则不难采取相应措施予以解决。例如,某一药物制剂易为空气中氧所氧化,可采用下列措施:①操作时尽量避免长期露置空气中;②容器中通入氮气或二氧化碳等以驱除空气中氧气;③作溶剂用的注射用水,可先煮沸,驱除溶解氧,必要时还可通入氮气;④产品密封,并尽量充满整个容器等。

二、调整 pH

溶液中的 pH 对药物制剂的稳定性影响极大。水解反应中,酸或碱都有催化作用;氧化反应中,常伴有质子的转移,故溶液的 pH 可影响氧化还原电位;其他化学反应也常要求一定的 pH。各种药物有不同的最稳定的 pH,可从资料中查得,或通过实验确定之。必须指出,一种药物制剂的最适宜 pH,除考虑其稳定性外,还应考虑到药物的疗效和对人体的刺激性。操作中可用酸碱或 pH 缓冲剂调整到适当 pH。

三、添加稳定剂(注意! 在输液中不宜应用)

1. 抗氧剂　抗氧剂可分为水溶性抗氧剂与油溶性抗氧剂两大类,其中油溶性抗氧剂具有阻化剂的作用。有一些药物能显著增强抗氧剂的效果,通常称为协同剂(Synergists),如枸橼酸、酒石酸、磷酸等。

一些抗氧剂本身为强还原剂,它首先被氧化而保护主药免遭氧化,在此过程中抗氧剂逐渐被消耗(如亚硫酸盐类)。另一些抗氧剂是链反应的阻化剂,能与游离基结合,中断链反应的进行,在此过程中其本身不被消耗。使用抗氧剂(包括协同剂)时,还应注意主药是否与此发生相互作用。

2. 螯合剂　微量金属离子(如铜离子、铁离子)具有氧化催化作用。加入螯合剂可与金属离子生成稳定的螯合物,大大减低金属离子的浓度,缓解药物的氧化反应。依地酸(EDTA)盐类(尤其是钙盐)是常用螯合剂。除此外,还有环己二胺四醋酸钠、N-羟基乙二胺三醋酸、二乙基三胺六醋酸等。

3. 抗光解剂　近年来发现一些化合物有对抗光分解的作用,称抗光解剂。主要的有腺嘌呤、鸟嘌呤、肌苷、肌苷酸、鸟苷酸钠、次黄嘌呤、次甲蓝、伊文思蓝、靛胭脂、苋菜红、右旋糖酐铁等。

4. 表面活性剂　近来研究发现,某些药物在阳离子表面活性剂(溴化十六烷三甲胺,CTAB)的胶团系统中,可延缓水解速度。

5. 络合剂　加入后可与主药形成稳定的络合物。例如,核黄素在水溶液中遇碱催化分解,加入咖啡因可使分解速度下降,这是因为核黄素与咖啡因生成络合物的缘故。

6. 清除剂　在片剂中,可加入吸收水分强的物质以"清除"水分,减少水分对主药的影响,例如用二氧化硅作清除剂来稳定阿司匹林片。另外一些片剂如氨基比林等,用 CMC 制粒可显著减少其变色,也认为 CMC 是作为微量金属的清除剂而发挥稳定药物的作用的。

7. 抑菌剂　可使制剂含量、效价处于相对稳定。

8. 助溶剂和增溶剂　可使一些制剂不析出沉淀。

四、改变溶剂、剂型或生产工艺

1. 制成粉末安瓿　极易水解的药物如青霉素、链霉素、苯巴比妥钠等,只有制成粉末安瓿,才能保证质量。

2. 采用乙醇、甘油、丙二醇或油类作溶剂　例如苯巴比妥钠溶液可用甘油和水,或丙二醇和水混合溶剂来制备,又如塞替派注射液采用聚乙二醇作溶剂。

3. 制成混悬液　药物分解速度与它在溶液中的浓度有关,制成混悬液可减少药物的溶解度,有利于防止药物的分解。普鲁卡因青霉素就是大家所熟悉的例子。

4. 直接压片　可减少与水分接触机会,减少受热过程。有人报道维生素 C 用微晶纤维和乳糖直接压片并包衣,稳定性较好。

5. 包衣　这是众所周知的常规措施。现薄膜包衣已逐渐采用。据认为聚甲基丙烯酸树脂乳胶和羟丙基纤维素薄膜有较好的抗潮湿性能。

6. 用类脂质包衣　实验表明,类脂质包衣后,对青霉素 G 及 V 均有明显抗酸保护作用,并可改善口服效果。其效果是:胆甾醇乙酸>β-谷甾醇>胆甾醇。

7. 制成微型包裹　可用于提高药剂的稳定性。例如用复凝聚法制成维生素 A 微囊,大大改善了维生素 A 易氧化和不稳定的弊病。

8. 采用无菌操作　对于不耐热的灭菌制剂的制备,可采用无菌操作并加防腐剂,或控制温度间歇灭菌。产品置置冷处保存。此法不适于静注药液。

9. 采用防潮包装　对水分敏感的药物,应采用防潮包装;对光敏感的药物应采用避光包装。同时,也应提高包装材料的质量,防止包装材料与药物相互作用。

五、制成稳定的盐类或衍生物

许多药物制成盐类或衍生物后,既保持疗效又能提高稳定性。某些含酯键及酰胺键的药物,在游离状态下易水解,制成盐类后稳定性增高,例如硫酸阿托品、硝酸毛果芸香碱、马来酸麦角新碱等,均比相应的游离酸、游离碱的稳定性高。

改变化学结构,如局部麻醉药由氨基苯甲酸酯型发展成酰胺型,大大提高了药物的稳定性(因酰胺比酯稳定),而且像利多卡因、丙胺卡因、甲哌卡因(卡波卡因)等酰胺药物,由于酰胺基的近邻有甲基存在,产生了空间位阻,使水解速度更为降低。但应注意,这种化学结构的改变,往往会使药物的生理活性也发生变化。

六、药品贮藏的规定

为避免污染和降解而对药品贮藏和保管的基本要求,用以下名词术语表示:

遮光 系指用不透光的容器包装,例如棕色容器或黑纸包裹的无色透明、半透明的容器。

密闭 系指将容器密闭,以防止尘土及异物进入。

密封 系指将容器密封以防止风化、吸潮、挥发或异物进入。

熔封或严封 系指将容器熔封或以适宜的材料严封,以防止空气与水分的侵入并防止污染。

阴凉处 系指不超过 20℃。

凉暗处 系指避光并不超过 20℃。

冷处 系指 2~10℃。

常温 系指 10~30℃。除另有规定外,贮藏未规定贮藏温度一般系指常温。

第十三章　药物溶解、药剂稀释
与表面活性剂

第一节　溶解、溶解度及溶解速度

一、溶解

广义上说,超过两种以上物质混合而成为一个分子状态的均匀相的过程称为溶解。而狭义的溶解指的是一种液体对于固体、液体或气体产生化学反应使其成为分子状态的均匀相的过程。即一种物质(溶质)均匀地分散到另一种物质(溶剂)中。溶解具有物理的扩散和化学的溶剂化,是一种物理化学过程。

二、溶解度

(一)溶解度的定义

在一定温度下,某固态物质(溶质)在 100 g 溶剂中达到饱和状态时所溶解溶质的量,叫做这种物质在这种溶剂中的溶解度。药物的溶解度系指在一定的温度下(气体要求在一定的气压下),在一定量的溶剂中溶解药物的量。在未注明溶剂的情况下,通常溶解度指的是物质在水里的溶解度。

(二)《中国药典》对药品溶解的表述

《中国药典》2010 年版二部对药品的近似溶解度以下列名词术语表示:

极易溶解	系指溶质 1 g(ml)能在溶剂不到 1 ml 中溶解;
易溶	系指溶质 1 g(ml)能在溶剂 1～不到 10 ml 中溶解;
溶解	系指溶质 1 g(ml)能在溶剂 10～不到 30 ml 中溶解;
略溶	系指溶质 1 g(ml)能在溶剂 30～不到 100 ml 中溶解;
微溶	系指溶质 1 g(ml)能在溶剂 100～不到 1 000 ml 中溶解;
极微溶解	系指溶质 1 g(ml)能在溶剂 1 000～不到 10 000 ml 中溶解;
几乎不溶或不溶	系指溶质 1 g(ml)在溶剂 10 000 ml 中不能完全溶解。

(三)影响药物溶解度的因素

1. 药物的分子结构　药物在溶剂中的溶解度是药物分子与溶剂分子间相互作用的结果。药物的溶解度取决于药物分子结构,即"相似相溶",指溶质与溶剂极性程度相似的可以相溶。药物的极性大小对溶解度有很大的影响,而药物的结构则决定着药物极性的大小。

2. 溶剂因素　溶剂通过降低药物分子或离子间的引力,使药物分子或离子溶剂化而溶解,是影响药物溶解度的重要因素。

3. 温度的影响　温度对溶解度的影响取决于溶解过程是吸热还是放热。如果固体药物溶解时,需要吸收热量,则其溶解度通常随着温度的升高而增加。绝大多数药物的溶解是一吸热过程,故其溶解度随温度的升高而增大。

4. **药物粒径大小** 一般情况下,药物的溶解度与药物粒子的大小无关。但是,对于难溶性药物来说,一定温度下,其溶解度和溶解速度与其表面积成正比。但这个小粒子必须小于 $1\ \mu m$,其溶解度才有明显变化。但当粒子小于 $0.01\ \mu m$ 时,如再进一步减小,不仅不能提高溶解度,反而导致溶解度减小,这是因为粒子电荷的变化比减小粒子大小对溶解度的影响更大。

5. **晶型的影响** 同一化学结构的药物,因为结晶条件如溶剂、温度、冷却速度等的不同,而得到不同晶格排列的结晶,称为多晶型。多晶型现象在有机药物中广泛存在。药物的晶型不同,导致晶格能不同,其熔点、溶解速度、溶解度等也不同,因而,晶格能决定在某种溶剂中的溶解度。

具有最小晶格能的晶型最稳定,称为稳定型,其有着较小的溶解度和溶解速度。其他晶型的晶格能较稳定型大,称为亚稳定型,它们的熔点及密度较低,溶解度和溶解速度较稳定型的大。无结晶结构的药物通称无定型。与结晶型相比,由于无晶格束缚,自由能大,因此溶解度和溶解速度均较结晶型大。如无味氯霉素 B 型和无定型是有效的,而 A、C 两种晶型是无效的。维生素 B_2 三种晶型在水中的溶解度为:Ⅰ 型 60 mg/L,Ⅱ 型 80 mg/L,Ⅲ 型 120 mg/L。新生霉素在酸性水溶液中生成的无定型,其溶解度比结晶型大10倍。

6. **溶剂化物** 药物在结晶过程中,因溶剂分子加入而使结晶的晶格发生改变,得到的结晶称为溶剂化物。如溶剂是水,则称为水化物。溶剂化物和非溶剂化物的熔点、溶解度和溶解速度等不同,多数情况下,溶解度和溶解速度按水化物<无水物<有机溶剂化物排列。如:导眠能无水物溶解度为 0.04%(g/ml),而水化物则为 0.026%(g/ml);醋酸氟氢可的松的正戊醇化合物溶解度比非溶剂化合物提高 5 倍。

7. **pH 的影响** 大多数药物为有机弱酸、弱碱及其盐类。这些药物在水中溶解度受 pH 影响很大。弱酸性药物随着溶液 pH 升高,其溶解度增大;弱碱性药物的溶解度随着溶液的 pH 下降而升高。而两性化合物在等电点 pH 时,溶解度最小。

8. **同离子效应** 若药物的解离型或盐型(非解离型)是限制溶解的组分,则其在溶液中的相关离子浓度是影响该药物溶解度大小的决定因素。一般在难溶性盐类的饱和溶液中,加入含有相同离子的化合物时,其溶解度降低,这就是同离子效应。如许多盐酸盐类药物在生理盐水或稀盐酸中的溶解度比在水中低。

9. **其他** 如在电解质溶液中加入非电解质(如乙醇等),由于溶液的极性降低,电解质的溶解度下降。非电解质中加入电解质(如硫酸铵),由于电解质的强亲水性,破坏了非电解质与水的弱的结合键,使溶解度下降。另外,当溶液中除药物和溶剂外还有其他物质时,常使难溶性药物的溶解度受到影响。故在溶解过程中,宜把处方中难溶的药物先溶于溶剂中。

三、溶解速度

(一) 药物溶解速度的定义

溶解速度是指在某一溶剂中单位时间内溶解溶质的量。溶解速度的快慢,取决于溶剂与溶质之间的吸引力大于固体溶质中结合力的程度及溶质的扩散速度。固体药物的溶出(溶解)过程包括两个连续的阶段:先是溶质分子从固体表面释放进入溶液中,再是在扩散或对流的作用下将溶解的分子从固/液界面转送到溶液中。有些药物虽然有较大的溶解度,但要达到溶解平衡却需要较长时间,即溶解速度较小,直接影响到药物的吸收与疗效,临床药物治疗过程需要设法增加其溶解速度。

(二)影响药物溶解速度的因素

1. 药物的粒径 同一重量的固体药物,其粒径小,表面积大,溶出速度快;对同样大小表面积的固体药物,孔隙率高,溶解速度大;对于颗粒状或粉末状的固体药物,如在溶出介质中结块,可加入润湿剂改善。

2. 药物的溶解度 药物在溶出介质中的溶解度增大,能增加溶出速度。凡影响药物溶解度的因素,均能影响药物的溶出速度,如温度、溶出介质的性质、晶型等。

3. 溶出介质的体积(V) 溶出介质的体积小,溶液中药物的浓度(C)高,溶出速度慢;体积大,则 C 低,则溶出快。

4. 扩散系数(D) 溶质在溶出介质中的扩散系数越大,溶出速度越快。在温度一定条件下,D 的大小受溶出介质的黏度和扩散分子大小的影响。

5. 扩散层的厚度(h) 扩散层的厚度越大,溶出速度越慢。扩散层的厚度与搅拌程度有关。搅拌程度取决于搅拌或振摇的速度,搅拌器的形状、大小、位置,溶出介质的体积,容器的形状、大小及溶出介质的黏度。

第二节 溶　剂

药品调剂常用溶剂依据其介电常数 ε 值,分为极性溶剂 (ε＝30～80)、半极性溶剂(ε＝5～30)、非极性溶剂(ε＝0～5)三类。

一、极性溶剂

极性物质最易溶解在极性溶剂中。常用的极性溶剂有水(药品调剂中用水专指蒸馏水、注射用水,下同)、甘油、二甲基亚砜等。

(一)水

水是极性溶剂。盐类、电解质、醇类、糖类以及其他含极性基团多的药物均易溶于蒸馏水中。水溶解盐类或其他电解质,主要是由于水的偶极子对溶质分子的引力,克服了溶质分子本身离子-离子的结合力,形成了离子-偶极子的结合体,使离子"水化"而溶解。水对电解质具有特殊的溶解性能,这是由于其具有较大的介电常数。水的介电常数是80,这就是说,将电解质放入水中,其离子间的吸引力就被降低到原来(晶体中)的 1/80。其次由于水分子间在其周围的定向排列和布朗运动,将不同电荷的离子拉开(水化作用)而使电解质溶解。氯仿和苯的介电常数很小(分别为 5 和 2),故电解质在这些溶剂中几乎不溶。

除电解质以外的极性物质如有机酸、糖类、低级酯类、醛类、低级酮类、酰胺类、胺类、醇类等,则是通过溶质分子的极性基团与水的偶极子形成氢键缔合体,使之溶剂化而溶解。此外,溶质的结构对溶解度也有很大影响。当脂肪族醇的非极性链增长时,它们在水中溶解度就降低。直链的一元醇、醛、酮和酸如具有 4 个或 5 个以上的碳原子时,即不能与水形成氢键结构,因此在水中仅微溶。但分子中增加了极性基团时,如丙二醇、甘油、酒石酸等,其水溶性大大增加。碳链的分支,由于能减少非极性效应而能导致水溶性的增加,如叔丁醇与水能任意混合,而正丁醇在 100 ml 水中仅能溶解 8 g。

(二)甘油(Glycerin)

甘油又名丙三醇,为无色、澄明黏稠液体,味甜,随后有温热感觉。有吸湿性,也能吸收硫化氢、氰化氢和二氧化硫。能与水、乙醇、丙二醇混溶。有些药物如酚、硼酸、鞣酸在甘油中溶解度比在水中大。用于配制各种制剂的溶剂、吸湿剂、防冻剂、甜味剂以及外用软膏剂、栓剂等。

(三)二甲基亚砜(Dimethyl Sulfoxide,DMSO)

二甲基亚砜为无色黏稠透明油状液体或结晶体。具弱碱性,几乎无臭,稍带苦味,能与水、乙醇、乙醚、丙酮、乙醛、吡啶、乙酸乙酯、苯二甲酸二丁酯和芳烃化合物等任意互溶,不溶于脂肪烃类化合物,称为"万能溶剂",是常用的有机溶剂。对皮肤有极强的渗透性,有助于药物向人体渗透。

二、非极性溶剂

非极性溶剂如烃类化合物,其溶解作用与极性溶剂不同。由于介电常数小,不能减弱电解质离子间的吸引力,也不能与非电解质形成氢键,因此离子型溶质和极性的溶质均不溶或微溶于非极性溶剂中。然而非极性溶剂能溶解具有相同内聚力的非极性溶质。溶质的分子是借微弱的分子间力而保留在溶液中。常用的非极性溶剂有液状石蜡、植物油、乙醚等。这样,油脂能在四氯化碳、苯或液状石蜡中溶解。生物碱和高级脂肪酸等也可在非极性溶剂中溶解。药物调剂常用的非极性溶剂有液状石蜡、植物油、乙醚等。

(一)液状石蜡(Liquid Paraffin)

本品为无色透明的油状液体,无臭,无味,在日光下不显荧光。本品在氯仿、乙醚或挥发油中溶解,在水或乙醇中均不溶。

(二)植物油

植物油的主要成分是直链高级脂肪酸和甘油生成的酯,脂肪酸除软脂酸、硬脂酸和油酸外,还含有多种不饱和酸,如芥酸、桐油酸、蓖麻油酸等。

三、半极性溶剂

半极性的溶剂,如乙醇、丙二醇、聚乙二醇和丙酮等,能诱导某些非极性分子产生一定程度的极性而溶解,这类溶剂称为半极性溶剂。半极性溶剂可作为中间溶剂,使极性溶剂和非极性溶剂混溶或增加非极性药物在极性溶剂(水)中的溶解度。如丙酮能增加乙醚在水中的溶解度,乙醇能增大氢化可的松在水中溶解度等。

半极性溶剂如酮、醇能对非极性溶质分子诱导某种程度的极性。如苯,因易极化,而能在醇中溶解。事实上,半极性溶剂可以作为中间溶剂,使极性与非极性液体混合溶解。例如醇起到水和蓖麻油的中间溶剂的作用,使后者能部分溶于水中。丙酮能增加乙醚在水中的溶解度,丙二醇能增加薄荷油、苯甲酸苄酯等在水中的溶解度。对于固体药物,中间溶剂也能起增加溶解度的作用,乙醚能增加氢化可的松在水中的溶解度。

（一）乙醇（Alcohol）

乙醇俗称酒精，为无色透明液体，有特殊香味，易挥发，易燃烧，能与水、氯仿、乙醚、甲醇、丙酮和其他多数有机溶剂混溶。

（二）丙二醇（Propylene Glycol）

丙二醇为无色吸湿黏稠液体，几乎无味无臭。与水、乙醇及多种有机溶剂混溶。能溶解很多有机药物，如磺胺类药，局部麻醉药，维生素 A、D 及性激素等，在液体药剂中可代替甘油。丙二醇与水的等量混合液能延缓某些药物的水解，增加其稳定性。

用于配制各种制剂、溶剂、吸湿剂、防冻剂和甜味剂，配剂外用软膏或栓剂等。

第三节　增加药物溶解度的方法

一、增溶

增溶是指药物由于表面活性剂的存在，使在水中的溶解度增大的过程。由于非离子型表面活性剂的广泛应用，不仅在外用制剂中，在内服和注射剂中也如此。中草药制剂中往往加入 1%～2% 的吐温-80，使制品在放置后不致出现微量的沉淀或析出挥发油。

（一）影响增溶因素

1. 增溶剂的性质　因相对分子质量的不同而有不同的增溶能力。例如吐温类对羟基苯甲酸等有明显增溶量差异。增溶剂的增溶效果随烃基链长度的增加而增加，但随着碳链分支的增多而减少。非离子型增溶剂的聚氧乙烯链加长，则略微减少其增溶能力。

2. 增溶剂的浓度　在临界胶团浓度以上，才有明显增溶作用。在稀溶液中，增溶物的溶解度，通常是增溶剂浓度的线性函数。但如增溶剂浓度更高，则溶解度可更大地增加，这依赖于胶团的大小和形状的改变。

3. 增溶物的性质　增溶物即被增溶的物质，在同系物中，一般是增溶物的相对分子质量愈大，被增溶的量（以物质的量表示）则愈小。因为增溶剂所形成胶团的体积或多或少是固定的，而增溶物的相对分子质量愈大，则其摩尔体积也愈大，在增溶剂浓度一定时，它能溶解的物质的量必然少于相对分子质量较小的。增溶物极性增加也导致增溶程度的增大。增溶物中引入双键也使它更易增溶。

4. 电解质　在增溶剂溶液中加入盐类电解质，可增强对增溶物的增溶能力。这是由于盐类的增加可以降低增溶剂的临界胶团浓度，使增溶剂在较低的浓度下能生成大量胶团而起增溶作用。再则，电解质可中和胶团的电荷而使胶团增大，并能增加胶团的有效体积，使更多的增溶物进入胶团内部空间，引起胶团形状改变。

5. 非电解质　水溶性非电解质化合物（如尿素）的添加一般可使临界胶团浓度升高。如添加物可进入胶团而浓度又不高时，则趋向于增加胶团的稳定性。微量的乙醇可略微降低临界胶团浓度，长链醇类能降低临界胶团浓度，但大量的乙醇则抑制胶团的形成。另外，增溶作用可受到添加的溶剂和在胶团内外溶液之间可能存在的碳氢化合物的影响。有时水溶性化合物的加入，可使一定量的增溶物用更少的增溶剂增溶。例如甘油、山梨醇及蔗糖可减少增溶维生素 A 的非离子型增溶剂的量。碳氢化合物的加入也可以增加难溶性化合物的溶解度。如将长链醇加于表面活性剂十四酸钾溶液中则可显著地增强对正庚烷的增溶作用。对于这种增加增溶量的作用,有人称为共和增溶(作用)。长链胺类和硫醇类也是有效的共和增溶剂。

6. 温度　温度升高可以降低分子的水合作用和临界胶团浓度。如果是离子型表面活性剂,在较低浓度时的疏水链效应比在较高浓度时强,则胶团能更加稳定。当温度升高到能产生最低临界胶团浓度以上时,十二烷基硫酸钠胶团的解离作用增大,此即热搅动的破坏迹象。同时化合物的晶格因温度升高而变得较不稳定,故能显著地增加固体增溶物的溶解度。但在离子型增溶剂的稀溶液中,温度对液体碳氢化合物的溶解度影响不大。可是极性增溶物的溶解度则随温度的增加而大大增加。升高温度也可以增加非离子型增溶剂溶液的增溶能力。但是许多增溶物特别是对具有更低浊点的两亲性增溶物,在达到更高的温度时其溶解度又下降。

此外,温度变化还可引起胶团性质的改变,也可引起增溶物在胶团中溶解度的改变,但后者是主要的。

7. 氢离子浓度　pH 对烷基硫酸酯盐类的影响不大。脂肪酸碱金属皂的临界胶团浓度则随皂液 pH 的降低而减小,这是由于游离脂肪酸比其碱金属盐更少解离和溶解之故。脂肪酸碱金属皂溶液的 pH 稍微下降可以引起增溶量增大。增溶物若为弱电解质,则其解离程度受 pH 的影响。增溶的程度取决于胶团的疏水性内部或胶团的栅状层与胶团外水溶液之间的分布,若 pH 向着抑制解离的方向改变,可使增溶物的亲水性更小而能增加增溶物的比例。一些化合物如苯甲酸,是与非离子型增溶剂的极性链以氢键相缔合的,pH 降低可减少酸的解离,从而增加与胶团表面的结合。

(二) 增溶的应用及问题

1. 中草药常用的 1‰～2‰ 吐温-80 作为增溶剂(但久贮还是析出沉淀)。中草药制剂尤其配制成注射液不宜久贮(心血管用药不得加入吐温)。

2. 固体增溶物的增溶程度　取一定量的增溶物(略多于溶解量)分别置于适当容器中,精确加入不同量增溶剂,加水至同一容量,在恒温水浴中振摇 2～5 天,使成饱和溶液,在保持同一温度条件下,分别精密吸取一定量的上清液,用适当方法进行含量测定,即可求出每一容器中增溶物在该浓度的增溶剂存在下的溶解度。以溶解度及增溶剂用量绘成坐标图,即得出二者之间关系。

3. 液体增溶物　在恒温条件下,精密取一定量的增溶物(液体)与一定量的增溶剂混合溶解,然后滴加蒸馏水,随滴随搅拌,直至开始出现浑浊为止,根据加入蒸馏水的量计算出在该增溶剂的浓度下增溶物(液体)的溶解度。

4. 增溶剂的选择与添加次序　主要通过反复实践后确定。也可借助增溶剂的 HLB 值来判断增溶剂对某些增溶物是否适用。混合次序一般可先将增溶剂与增溶物混合均匀,再将水加入,这样增溶效果好,增溶量也大。如果将增溶物加入增溶剂溶液中则增溶量较少。

5. 增溶剂对药物稳定性的影响　增溶制剂可预防药物的氧化和水解。如维生素 A、维生素 D 不稳定,容易氧化失效,如选用非离子型表面活性剂加以增溶,则可防止氧化。这是由于增溶物在胶团之内,与氧隔绝,同时其亲水部分向水,而其分子上的不饱和位置受到了保护之故。药物的水解可能是由于与胶团上的电荷相排斥,或胶团阻碍了促进水解的 H^+

或OH^-接近之故。

6. 增溶药物的生理活性　含有表面活性剂的药物制剂往往能改善制剂的物理化学性质,改善药物的吸收和增强其生理作用。但如水杨酸,通常较易吸收,增溶后则反使吸收降低。含酚羟基的消毒防腐剂,加入表面活性剂(特别含聚氧乙烯基的)后,可使其作用减低。这是由于聚氧乙烯基和酚羟基之间形成了复合物而影响了它们的释放。

二、助溶

1. 助溶作用　增大难溶性药物在某一溶剂中溶解度的过程称为助溶作用,具有这种作用的物质称为助溶剂。如碘酊中加入碘化钾可使不溶性的碘(1∶2 950溶解度)由非极性分子变成离子型KI_3络合物分子而增加了碘的溶解度。就其形成络合物而增大药物溶解度而言,则所加的助溶剂称为络合剂。如苯甲酸钠咖啡因和水杨酸钠咖啡因两药中形成的络合物,其溶解度均比游离的咖啡因的溶解度大。

2. 常用助溶剂　常用助溶剂有两大类:一类是有机酸及其盐类,如苯甲酸钠、枸橼酸钠、对羟基苯甲酸钠、对氨基苯甲酸钠等。另一类是酰胺类,如烟酰胺、乙酰胺、脲等。这两类均有活性氢供给成络合物,致使一些难溶性药物的溶液浓度大大增加。

三、成盐

某些难溶性药物将其制成盐类,以增加在水中的溶解度。但要考虑到稳定性、药效性、毒性、吸湿性和溶出速率等各方面的影响。如甲磺丁脲是一个弱酸,其钠盐溶解度大大增加,在酸性介质中的初溶出速率比游离酸约快5 000倍。口服甲磺丁脲钠后可立即使血糖下降,甚至发生低血糖休克。又如对氨基水杨酸的钠盐,水溶性很好,但很不稳定,而其铝钙复盐则甚稳定。

1. 酸性药物　药物分子中有酸性基团时,均可考虑用氢氧化钠、碳酸氢钠、氨水、氢氧化钾等制成水溶性盐。个别情况也可用有机胺,如乙二胺、二乙醇胺等制成盐。

(1)磺胺类　可用氢氧化钠制成钠盐。如磺胺乙酰的酸性比较强,其钠盐极易溶于水,该溶液较接近中性,故适用于配制眼用药剂。

(2)羧酸类　羧酸类的钠盐在水中溶解度很大,如苯甲酸钠、对氨基水杨酸钠等。有些还可制成钙盐,如乙酰水杨酸钙。有机酸的钾盐、钠盐的溶解度往往不及其有机胺盐的溶解度大,如泛影酸在实际应用时与甲葡胺制成泛影葡胺高浓度(60%和76%)的注射液。

(3)亚胺类　如糖精制成钠盐可溶于水,茶碱制成氨茶碱可溶于水。

2. 碱性药物　有机碱性药物可与无机酸、有机酸制成可溶性的盐,如盐酸盐、硫酸盐、氢溴酸盐、硝酸盐、枸橼酸盐、马来酸盐、酒石酸盐等。在制成盐类时,需要考虑下列问题:

(1)溶解度　如可待因的磷酸盐溶解度大,然而小檗碱的盐酸盐溶解度却很小,但后者的硫酸盐、硫酸氢盐、磷酸盐的溶解度都较大。

(2)吸湿性　无机盐具有吸湿性,有机碱的盐酸盐或硫酸盐有时因溶解度大而吸湿性强,所以多用有机酸盐。如扑尔敏马来酸盐无吸湿性,但其无机酸盐则有吸湿性。

(3)稳定性　易氧化的碱性药物,将它们制成有机酸盐,对其稳定性有利,如马来酸麦角新碱、重酒石酸去甲肾上腺素等。

（4）刺激性　同一药物不同盐类的刺激性也不同。如奎尼丁的硫酸盐刺激性大,而它的葡萄糖酸盐的刺激性就小。

（5）毒性和疗效　不同的盐类毒性和疗效也不一样,如苯海拉明的丁二酸氢盐与其盐酸盐的疗效相似,但其丁二酸氢盐的毒性低。

四、改变溶剂和变更化学结构

改变溶剂可改变溶解度,如黄体酮不溶于水而溶于植物油;氯霉素在水中溶解度只有0.25%,若改用水中含 25%乙醇、55%甘油的混合物作溶剂,则可配成 12.5%的注射剂;氢化可的松注射液是以 50%乙醇作溶剂的;火棉胶在醇、醚混合溶剂中颇易溶解。有些药物在结构上略加改变往往使其极性增加,导致在水中溶解。倘在分子结构中引入亲水基团,如磺酸钠基、羧酸钠基、醇基、氨基以及多元醇等,不但在水中溶解度增大,其药理作用也可能改变。

第四节　药剂的稀释

在药品调配时根据处方的内容要求或服用方法的需要,将一些药剂进行稀释,并观察外观的稳定性。

药剂稀释是药剂调配的基本操作,掌握正确的药剂稀释方法,并要求稀释后的药剂不改变临床治疗的需要,不影响稀释后的药剂稳定性,并要防止霉变,以保证药效。

一、溶液的稀释

液体药剂的稀释,当药液量少时可直接进行稀释。常用稀释溶剂通常选用蒸馏水（以下简称水）、糖浆等。方法是在准备好的配药容器内加适量水,然后将量取的药剂徐徐倒入水中,用玻棒轻轻搅拌均匀,加水至足量混匀,即得。必要时可在稀释溶液中加适量的防腐剂。

二、粉剂的稀释

根据处方内容需要（如婴幼儿用药）,粉剂（或片剂等固体制剂经粉碎成粉状）的稀释,可选用适当的稀释剂稀释。选用的稀释剂应具有粉粒细、不易吸潮、与主药不发生化学反应等特点。常用的粉剂稀释剂有淀粉、乳糖、糊精、蔗糖、葡萄糖、硫酸钙等。

含毒性药品的稀释:由于服用剂量小,准确服用有一定困难,故在调配中常将小剂量的毒性药物加一定量的稀释剂稀释成 1:5 或 1:10 等不同稀释倍数的"储备散"。如配制1:10倍散时,取药物 1 份加入稀释剂 9 份,用"等量递增法"混合均匀,即得。如剂量过小,（10 mg 以下）宜制成 1:100 或 1:1 000 倍散。必要时可加适量食用色素着色,或预先配制着色的稀释剂备用。

三、注射用粉针剂、冻干制剂的溶解与稀释

由于药物稳定性的需要,制成供注射用的灭菌粉末或冷冻干燥品,临用前加入适当的溶剂（通常为灭菌注射用水）溶解或混悬而成的制剂,然后加入适当的溶剂或输液中,供静脉注射或静脉输注（见表 13-1）。

表 13-1 常用注射剂适宜溶媒、配制与临床使用

品名	剂型	适宜溶媒、配制和临床使用	备注
青霉素*☆	粉针	肌内：1～2 ml 注射用水或 0.25%利多卡因（不能用生理盐水）溶解后，肌内注射。 静滴：以适量注射用水溶解后加入输液中滴注，速度不能超过 50 万 U/min，以免发生中枢神经系统毒性反应。	青霉素钠或钾盐的水溶液在室温下均不稳定，应配现现用，必须保存时，应置冰箱中，以当天用完为宜。 静脉滴注以青霉素钠为宜。
苯唑西林钠*☆	冻干粉针	肌内：每 500 mg 加注射用水 2.8 ml。 静滴：溶于 100 ml 输液中，其浓度在 20～40 mg/ml 以上，滴注 30～60 min。	本品与氨基苷类、去甲肾上腺素、间羟胺、苯巴比妥、维生素 B 族、维生素 C 等药物配伍禁忌，不可同瓶滴注。
氨苄西林钠*☆	结晶粉针	肌内：本品 125 mg，500 mg 和 1 g 相应溶于 1 ml，1.5 ml 和 5 ml 注用水，肌内注射。 静滴：溶于 100 ml 输液中，浓度不宜超过 30 mg/ml，滴注时间：30～60 min。	本品溶液浓度愈高，稳定性愈差。稳定性可因葡萄糖、果糖和乳酸的存在而降低，亦随温度升高而降低。
哌拉西林*☆	冻干粉针	肌内：本品 1 g，用 2.5 ml 注射用水溶解后使用。每个注射部位一次量不可超过 2 g。 静滴：本品 1 g，以注射用水溶解后加入输液 50～100 ml，滴注时间：20～30 min。	本品不可加入碳酸氢钠溶液中静滴。 本品与氨基糖苷类不可置于同一容器内给药。
阿洛西林*▲	冻干粉针	肌内：静注或静滴；可用生理盐水、GS 或乳酸钠林格液溶解给予。 静注：剂量＜2 g 药液浓度≤10%，缓慢推注。 静滴：加入适量 GNS 或 5%～10%GS 中滴注，滴注时间：30 min 以上。	本品滴注速度不宜太快。 本品与氨基苷类可相互影响活力，勿混合给药，应用大剂量时应定期检测血清钠
苄星青霉素*☆▲	结晶粉针	肌内：临用前加适量注射用水使成混悬液，深部肌内注射。	本品须新鲜配制。 有哮喘、湿疹、枯草热、荨麻疹等过敏性疾病患者应慎用本品。 本品肌注有局部刺激作用，不用于小婴儿。
美洛西林钠*	冻干粉针	肌内：每日 100～125 mg/kg，分 4 次注射。临用前加注射用水溶解。一次肌内注射不宜超过 2 g。 静注：通常加入 GNS 或 5%～10%GS 溶解后使用。 静滴：以生理盐水、GS 或乳酸钠林格液溶解后静滴。	本品与头孢噻吩、林可霉素、四环素、万古霉素、琥乙红霉素、两性霉素 B，去甲肾上腺素、间羟胺、盐酸羟嗪、丙氯拉嗪、异丙嗪、维生素 B 族、维生素 C 等混合后将出现浑浊。应用大剂量时应定期检测血钠。
阿莫西林钠☆	结晶粉针	肌内：一次 0.5～2 g，一日 3～4 次。用注射用水或生理盐水适量溶解后肌内注射。 静滴：本品临用前溶于生理盐水注射用水后，加入输液中滴注。	传染性单核细胞增多症患者应用本品易发生皮疹，应避免使用。疗程较长患者应检查肝、肾功能和血常规。

续表

品名	剂型	适宜溶媒、配制和临床使用	备注
阿莫西林/克拉维酸钾☆	粉针	静注:本品3 g溶于13 ml生理盐水或灭菌注射用水,缓慢静注。静滴:溶于50～100 ml氯化钠注射液中,30 min内滴完。	本品不宜肌内注射,不宜加入GS、葡聚糖或酸性碳酸盐的溶液中使用。不能与氨基糖苷类抗生素混合,因可使后者灭活性。
阿莫西林钠/舒巴坦钠*	结晶粉针	静滴:临用前用注射用水或生理盐水溶解后,再加入生理盐水或GS 100 ml,滴注时间不少于30～40 min。	配成溶液应及时使用,不宜久置。接受用嘧喃醇或硫双嘧喃的病人,不宜使用本品,孕妇使用时,血浆中的结合雌三醇、雌三醇、葡萄糖酸、结合雌酮会出现一过性升高。
氨苄西林/舒巴坦钠*	结晶粉针	肌内:一次1.5～3 g,q6～8 h。以注射用水溶解后作深部肌内注射。静滴:每次给药量溶于适当稀释液中滴注。滴注时间15～30 min。	本品配成溶液后必须及时使用,不宜久置。肌注每日不超过6 g;静脉用药每日不超过12 g(舒巴坦钠每日给药剂量超过4 g)。接受别嘌醇或硫双嘧喃化治疗的病人,不宜使用本品。
哌拉西林钠/舒巴坦钠*	结晶粉针	静滴:先以注射用水或生理盐水或5%GS溶解并稀释至200 mg/ml,继以同一溶媒稀释后滴注。滴注时间30～60 min。	本品应静脉滴注给药。本品不可加入静脉碳酸氢钠溶液中静滴。哌拉西林钠与溶栓剂合用时可发生严重出血,因此不宜伍用。
哌拉西林钠/他唑巴坦钠*	冻干粉针	静滴:临用前以注射用水或生理盐水初步溶解并稀释至200 mg/ml,继以生理盐水或5%GS或乳酸钠林格液等液体稀释。滴注时间每大于30 min。	本品不能与其他药物在注射器或输液瓶中混合。不推荐本品用于2个月以下婴儿患者。
替卡西林/克拉维酸钾*	粉针	静滴:每3.1 g本品应以约13 ml注射用水或生理盐水溶解并稀释,继以5%GS或生理盐水或乳酸钠林格格液稀释至200 mg/ml。滴注时间应大于30 min。生理盐水或乳酸钠林格格液稀释至3.1 g在30 min以上。	本品应静脉滴注给药。配制好的本品须立即使用。同一包装的本品不宜多次使用,残余药液必须弃弃。本品与血制品或蛋白质水解液(如水解蛋白或静注脂肪乳剂)混合使用。本品与氨基糖苷类抗生素联合用药,不可混合于同一容器或输液中使用,以防氨基糖苷类作用降低。
头孢唑林钠☆	粉针	肌内:本品0.5 g、1 g分别用2 ml和2.5 ml注射用水或生理盐水完全溶解后肌内注射。静注:本品0.5 g、1 g溶于10 ml注射用水,缓慢静注(3～5 min)。静滴:按静注溶液再加100 ml输液(生理盐水、GS等)稀释后滴注。	强利尿剂增加本品肾毒性;不可与那霉素、庆大霉素、乳糖酸红霉素、葡萄糖酸钙等同瓶滴注。供肌内注射的注射剂内含利多卡因,不可注入静脉。
头孢呋辛钠☆	结晶粉针 溶媒	肌注:3 ml注射用水加入0.75 g装瓶中,作深部肌内注射。静注:8 ml注射用水加入0.75 g装瓶中,使完全溶解后,于3～5 min内缓慢推注。静滴:按静注溶液中所得溶液加入墨菲管输液随进一步稀释后静滴。	本品严禁与碳酸氢钠溶液溶解。如溶液发生浑浊或有沉淀不能使用。本品不可与其他抗感染药在同一容器中给药。

续表

品　名	剂　型	适宜溶媒、配制和临床使用	备　注
头孢曲松钠☆	结晶粉针	肌内：本品 1 g 溶于 3.56 ml 注射用水、生理盐水、5%GS 或 1%利多卡因，使浓度成 250 mg/ml，供肌内注射。 静注：1 g 溶于 9.6 ml 注射用水或生理盐水或 5%GS 中，使浓度成 1 000 mg/ml，缓缓静注（2～4 min）。 静滴：按静脉注制备的溶液，用 5%GS 或生理盐水 100～250 ml 稀释后静滴，滴注时间 0.5～1 h。	本品不能加入哈特曼氏及林格氏等含钙的溶液中使用。 本品禁止与含钙的药品同时静脉输注，包括继续静脉输注胃肠外营养等含钙的输液。禁止在正在或准备接受含钙的静注产品的新生儿。如前后使用，之间应有其他静脉输液间隔，新生儿应有 48 小时以上的时间间隔。 本品配伍禁忌药物甚多，所以应单独给药。
头孢拉定▲	结晶粉针	肌内：2 ml 注射用水加入 0.5 g 装瓶内，完全溶解后，深部肌内注射。 静注：10 ml 以上注射用水或 5%GS 分别加入 0.5 g 装瓶内，溶解后缓缓注入（5 min）。 静滴：将适宜的稀释液 10 ml 注入 0.5 g 装瓶内，然后再以生理盐水或 5%GS 进一步稀释至 100～500 ml 静滴。	本品与氨基苷类抗生素可相互灭活，不能混入同一容器内，亦不能与其他抗生素相混合用，忌与强利尿药、保泰松合用。 本品中含有碳酸钠，与含钙溶液如林格液配伍禁忌。
头孢噻肟钠▲	粉针	肌内：本品 0.5 g、1.0 g 或 2.0 g 分别加入 2 ml、3 ml 或 5 ml 注射用水，溶解后使用。 静注：加至少 10～20 ml 注射用水上述不同量的本品，于 5～10 min 徐徐注入。 静滴：按静脉注制备的溶液再以适当溶剂再稀释至 100～500 ml 静滴。	一次肌内注射剂量超过 2 g 时，应分不同部位注射。 本品与氨基苷类抗生素不可同瓶滴注。不能与碳酸氢钠液混合。与阿洛西林或美洛西林等合用，可使本品的总清除率降低，如两者合用需适当减低剂量。
头孢唑肟钠	结晶粉针	肌内：1 g 本品加 4 ml 灭菌注射用水溶解。 静注：将 1 g 本品溶于 10 ml 注射用水、5%GS 或生理盐水中，于 3～5 min 内徐徐注入。 静滴：本品 4 g 溶于 20 ml 注射用水内，然后再适量稀释。	本品不宜用作肌内注射或静脉注射。 本品与氨基苷类抗生素及其他任何药物不可同瓶滴注。 本品与氨基苷类、呋塞米等强利尿药、抗肿瘤药合用有增加肾毒性的可能。
头孢哌酮钠	粉针	肌内：少用。 静注：用注射用水、生理盐水、5% GS 溶解，缓慢注入。 静滴：加入 10% GS、电解质注射液等，滴注 0.5～2 h。	本品溶解后置室温不宜超过 7 h，冰箱存放置不宜超过 48 h。 本品与氨基苷类抗生素、异丙嗪、非格司亭等药物呈配伍禁忌，联用时不能同瓶滴注：以免发生沉淀。 本品肌内注射制剂不能用。
头孢他啶☆	粉针	静注：10 ml 注射用水加入 5%GS 或生理盐水 100 ml 稀释后，于 3～5 min 内静脉缓慢推注。 静滴：将上述已经溶解的药加入 5%GS 或生理盐水 100 ml 稀释后静滴。	本品在碳酸氢钠溶液中不稳定，不可配伍；不可与氨基苷类抗生素在一容器中给药；与万古霉素混合可发生沉淀。

实用调剂学

续表

品名	剂型	适宜溶媒、配制和临床使用	备注
头孢哌酮钠	结晶粉针	肌内：每1g本品2.8 ml注射用水和2%利多卡因1 ml，其浓度为250 mg/ml。 静推：每1g本品，加GNS 40 ml，徐缓注射。 静滴：每1～2 g本品溶解于100～200 ml GNS或其他输液中，浓度为5～25 mg/ml。	本品与氨基苷类抗生素不可同瓶滴注，禁忌：氨基苷类、多西环素、禁忌、苯海拉明、门冬酸钾镁、盐酸羟嗪、氨茶碱、普鲁卡因胺、细胞色素C、喷他佐辛、抑肽酶等。
盐酸头孢替安	结晶粉针	静滴：生理盐水或5%GS溶解，一般1g稀释成20 ml溶液，缓慢注入。 静滴：5%GS、生理盐水或氨基糖醛溶液100 ml溶解后滴注。	本品不可用于肌内注射，不可用注射用水稀释。不宜与氨基苷类抗生素同瓶或同一静脉通路给予。
头孢哌酮舒巴坦	结晶粉针	肌内：用注射用水或5%GS溶解。 静注：先用注射用水溶解本品，再加入5%GS中，时间不少于3 min。 静滴：适量5%GS或生理盐水50～100 ml，滴注时间30～60 min。	本品与氨基苷类联合应用时不可置于同一容器中。 本品与乳酸钠林格液、利多卡因注射液混合有配伍禁忌，应先用注射用水进行初步溶解，然后再用乳酸钠林格液或盐酸多卡因注射液做进一步稀释应用。
头孢米诺钠*	结晶粉针	肌内：本品不可用于肌内注射。 静注：每1g（效价）本品用20 ml注射用水、5%GS或生理盐水溶解。 静滴：每1g（效价）本品可用100～500 ml 5% GS或生理盐水溶解，滴注时间1～2 h。	患者或其双亲、兄弟有支气管哮喘、皮疹、荨麻疹等过敏体质者慎用本品。本品可能引起休克，使用前应仔细问诊，如欲使用，应进行皮试。做好休克急救准备，给药后应注意观察。
头孢吡肟	结晶粉针	肌内：1g本品加入生理盐水、5%或10% GS 3 ml，深部肌内注射。 静注：1～2 g本品溶于适量生理盐水、5%GS、10%GS、0.16 mol/L乳酸钠林格液静注。 静滴：1～2 g本品溶于50～100 ml上述输液，浓度不能超过40 mg/mL。	本品不宜与氨基苷类、万古霉素、甲硝唑、氨苄西林、氨茶碱同瓶滴注，因可能发生理化性质相互作用。本品不推荐用于2个月以下婴幼儿患者。
头孢硫脒	结晶粉针	肌注：1次0.5～1.0 g本品注射用水或生理盐水适量溶解后注人。 静注：1次2 g本品注射用水或生理盐水适量溶量溶解，再用生理盐水或5%GS 250ml稀释后静滴。	本品不宜与氨基苷类药物、呋塞米等髓袢利尿剂合用，否则会增加肾毒性。药液宜现配现用，配制后不宜久放。
头孢替唑钠	结晶粉针	肌内：溶于0.5%利多卡因注射液中。 静注：用注射用水、生理盐水、5%GS溶解，一般将本品1 g稀释成20 ml溶液，缓慢注入。 静滴：每次用量溶于100 ml生理盐水或5%GS中。	本品溶解时如因温度原因出现浑浊，可加温使其澄清后立即使用。对利多卡因或酰胺基苯胺类局部麻醉剂有过敏史者禁用本品肌内注射。

续表

品名	剂型	适宜溶媒、配制和临床使用	备注
拉氧头孢钠	冻干粉针	肌内：以0.5%利多卡因注射液2～3 ml充分摇匀。静注：本品与4 ml以上的注射用水、5%～10%GS或生理盐水充分摇匀，缓缓注入。静滴：溶于生理盐水5%～10%GS或低分子右旋糖酐100 ml，滴注时间30 min以上。	溶解后应立即使用，未用完药物必须置冷藏水箱保存，24 h内用完。本品不得与甘露醇注射液配伍。本品应用期间应每日补充维生素K。
头孢西丁钠	结晶粉针溶媒	肌内：每克本品溶于0.5%盐酸利多卡因2 ml。静注：每克溶于10 ml无菌注射用水。静滴：1～2 g本品溶于50 ml或100 ml生理盐水、5%或10%GS中。	不可与氨基糖苷类抗生素同瓶或同一静脉通路给予。可引起维生素K、维生素B缺乏，应适当补充。
头孢美唑钠☆	粉针	静注：本品1 g（效价）用注射用水、生理盐水或5%GS 10 ml溶解后，缓慢注入。静滴：本品1～2 g（效价）用生理盐水或5%GS 10 ml溶解后，加入输液中（不得用注射用水）滴注。	使用本品原则上应做药敏试验。静滴不得用注射用水溶解，因其渗透压过低。本品与氨基糖苷类抗生素联用时不可混合于同一容器中。妊娠期、哺乳期妇女及肾功能受损者慎用。
亚胺培南/西司他丁钠	结晶粉针溶媒	肌内：本品500 mg以1%利多卡因2 ml稀释，750 mg以3 ml稀释，混匀后注射。静滴：使用自带的碳酸氢钠缓冲剂溶解后，可以用生理盐水、5%或10%GS稀释，每500 mg本品静滴时间应大于15～30 min。	本品不可用作静脉注射，用作肌内注射时，以利多卡因稀释，此不可作静脉滴注，亦不可用于利多卡因过敏者，或房室传导阻滞等其他利多卡因禁忌证的患者。本品不可与含乳酸钠的输液或其他碱性药液相配伍。
链霉素	粉针	肌内：0.5 g注射用水或生理盐水溶解，药液浓度一般为200～250 mg/ml，不宜超过500 mg/ml。	用前应做皮试。肌注应经常更换注射部位。应给予患者充足水分以减少肾小管的损害程度。
阿米卡星☆	注射液粉针	肌内：注射液可直接使用，粉针用生理盐水溶解后使用。静滴：500 mg加入生理盐水、5%GS或其他灭菌稀释液100～200 ml稀释后滴注，滴注时间30～60 min，婴儿患者稀释的药量相应减少。	本品不可直接静脉推注，以免产生神经—肌肉阻滞和呼吸抑制作用。应监测血药浓度，尤其是新生儿、婴儿、老年人和肾功能减退的患者，或根据肌酐清除率调整剂量。
庆大霉素☆	注射液	肌内：取注射液注入。静滴：将每次剂量用50～200 ml的生理盐水或5%GS稀释成浓度不超过1 g/L（盐基）（相当于0.1%溶液），在30～60 min缓慢静脉滴入。儿童患者药量应相应减少。	本品不宜用于皮下注射，不可静脉注射。不宜与其他药物同瓶滴注，因此不应与α-半乳糖激酶或β半乳糖激酶同用。本品可抑制α-半乳糖激酶。

续表

品名	剂型	适宜溶媒、配制和临床使用	备注
依替米星▲	注射液 粉针	静滴:0.1~0.15 g/12 h 或 200~300 mg/d,溶于生理盐水或 5%GS 100 ml 或 250 ml 中,滴注时间 60 min,疗程 3~10 d。	参阅庆大霉素。孕妇使用本品前必须充分权衡利弊,哺乳期妇女在用药期间需暂时停止哺乳,儿童慎用。
乳糖酸红霉素☆	冻干粉针	静滴:先加 10~20 ml 注射用水(不能直接用含盐溶液溶解)至 0.5~1.0 g 乳糖酸红霉素粉针瓶加入,用力振摇至溶解,然后加入生理盐水或其他电解质溶液中稀释,红霉素溶液以 1~2 mg/ml 为宜,缓慢滴注。	本品溶解后,也可加入 GS 稀释,因 GS 偏酸,必须在每 100 ml 溶液中加入 4%碳酸氢钠 1 ml。本品局部刺激性较强,不宜用作肌内注射;在酸性较强的溶液中活力很快消失,注射液的 pH 宜维持在 5.5 以上,最后稀释液度<1 mg/ml。
阿奇霉素▲	冻干粉针	静滴:本品 500 mg 以注射用水充分溶解,配制 0.1 g/ml,再加入至 250 ml 或 500 ml 的生理盐水或 5%GS 中使成 1~2 mg/ml 浓度,静脉滴注 1~2 h。	本品不可作肌内注射和静脉注射。用药期间如发生过敏反应(如血管神经性水肿、皮肤反应,Steveous-Jonson 综合症及葚性表皮坏死等),应立即停药,并采取适当措施。
盐酸克林霉素☆	注射液	肌内:1次不超过 0.6 g,否则采用静滴。 静滴:本品 0.6 g 用 100 ml 生理盐水或 5%~10%GS 稀释,静滴时间 30 min。	新生儿不宜应用本品。 本品与氨苄青霉素、苯妥英、巴比妥、氨茶碱、葡萄糖酸钙及硫酸镁等配伍禁忌;与红霉素呈拮抗作用,不宜合用。
盐酸林可霉素	注射液	肌内:本品 0.6 g,肌内注射。 静滴:每 0.6 g 溶于 100~200 ml 输液中,滴注时间不少于 1 h。	本品不可直接静脉注射。 不推荐本品用于 1 月龄以下的新生儿及早产儿患者。
盐酸万古霉素	冻干粉针	静滴:临用前先用 10 ml 注射用水溶解 0.5 g,再用生理盐水 100 ml 或 100 ml 以上生理盐水、5%GS 或乳酸钠林格液稀释,滴注时间>60 min 或应以<10 ml/min 的速度给药。	本品作肌内注射和静脉注射。治疗过程必须监测血药浓度,峰浓度在 25~40 μg/ml,谷浓度在 10~15 μg/ml。如不能监测血药浓度,应根据肌酐清除率调整剂量。
去甲万古霉素	冻干粉针	静滴:临用前加注射用水适量使溶解,再加到适量生理盐水或适量生理盐水 250 ml 中,缓慢滴注。如采用连续滴法给药,则可将 1 日量药物加到 24 h 内所用的输液中给予。	本品不可肌内注射,因可致剧烈疼痛。 本品与许多药物可产生沉淀反应,含本品的输液中不得添加其他药物。
替考拉宁	冻干粉针	肌内:以注射用水溶解后直接注射。 静注:以注射用水溶解后注入,静注时间>1 min。 静滴:本品溶于生理盐水、乳酸钠林格液或 5% GS,滴注时间>30 min。	本品宜现配现用,若保存在 4 ℃条件下,不得超过 24 h。
磷霉素☆	粉针剂	静滴:先用注射用水适量溶解,再加至 250~500 ml 的 5%~10%GS、生理盐水或含乳酸钠的输液稀释,缓慢滴注。	不推荐静脉注射,肌内注射局部疼痛较剧,现基本不用。

续表

品 名	剂 型	适宜溶媒、配制和临床使用	备 注
磺胺嘧啶☆	注射液	静注:用注射用水或生理盐水稀释成浓度<5%,混匀后缓慢推注。静滴:用注射用水或生理盐水稀释成浓度为1%,混匀后静脉滴注。	静脉给药时药液稀释浓度不高于5%。多数感染性疾患游离磺胺浓度达50~150 μg/ml(严重感染者应测定血药浓度,对大多数感染游离磺胺浓度120~150 μg/ml)有效。总磺胺血药浓度不应超过200 μg/ml。如超过此浓度,不良反应发生率增高。
环丙沙星☆	注射液	静滴:100~200 mg加入5%~10%GS或生理盐水250~500 ml中缓慢滴注,滴注时间不少于30 min。	禁止同服用替扎尼定。避免同用可碱化尿液的药物。肾功能减退者应根据肌酐清除率调整剂量。
左氧氟沙星☆	注射液	静滴:本品100~300 mg加入5%~10%GS或生理盐水250~500 ml中滴注,滴注时间不少于60 min。	本品只供缓慢静脉滴注,不可快速静脉输注,也不可用作肌内注射。每200 mg的本品静脉滴注时间不少于60 min。肾功能减退者应根据肌酐清除率调整剂量。
盐酸洛美沙星▲	冻干粉针	静滴:临用前将本品溶于5%~10%GS或生理盐水250 ml中缓慢滴注,滴注时间不少于60 min。	肾功能减退者应根据肌酐清除率调整剂量;肝功能不全者慎用,若使用,应注意监测肝功能。患者的尿 pH在7以上时易发生结晶尿,故每日进水量必须充足,以使每日尿量保持在1 200~1 500 ml以上。
加替沙星	注射液	静滴:400 mg溶于5%GS或生理盐水200 ml(不可用注射用水,使药液浓度为2 mg/ml后方可使用。滴注时间不少于60 min。	不可静脉推注,不可与其他任何药物同瓶滴注。清除率调整剂量。糖尿病患者,妊娠妇女禁用。
两性霉素 B	冻干粉针	静滴:以注射用水10 ml配制本品50 mg或5 ml配制25 mg,然后用5%GS稀释(GS的 pH应在4.2以上),滴注液浓度不超过10 mg/100 ml,避光缓慢静滴。本品开始一次1~5 mg或0.02~0.1 mg/kg,以后每日每日增加1 mg,直至增加至0.6~0.7 mg/kg可暂停增加剂量,最高单次剂量不超过1 mg/kg。 鞘内注射:同静脉溶解和稀释。首次为0.05~0.1 mg,以后逐渐增加至每次0.5 mg,最大每次不超过1 mg,需用脑脊液反复稀释药液,边稀释边慢注入。 持续膀胱冲洗:每日50 mg加入注射用水1 000 ml中,按40 ml/h速度进行膀胱冲洗,疗程5~10日。	不可用生理盐水溶解与稀释,因可产生沉淀。静滴前或疗间可给予小剂量肾上腺皮质激素。鞘内注射时宜与小剂量地塞米松或琥珀酸氢化可的松同时给予。本品治疗如中断7日以上者,需重新自小剂量(0.25 mg/kg)开始逐渐加量至所需量。应用本品可能发生过敏性休克,应立即停药并予以相应抢救措施,并不可再使用本品。治疗期间应监测肾功能、肝功能、血钾、周围血象,每周1次。
氟康唑☆	注射液	静滴:本品加入GS、生理盐水、乳酸钠林格液滴注。滴注速度不超过200 mg/h。	用药期间应监测肝肾功能;给予妊娠期妇女应慎重考虑其利弊;哺乳期妇女慎用。本品可抑制口服降糖药的代谢;肾移植后使用环孢素可使环孢素血药浓度升高。

续 表

品 名	剂 型	适宜溶媒、配制和临床使用	备 注
甲硝唑☆	注射液	静滴：本品与GS按需要取用滴注。滴注时间1 h以上。	有活动性中枢神经系统疾患和血液病患者及妊娠头3个月禁用；用药期间不应饮酒和含乙醇的饮料；药液不应与含铝针头和套管接触；避免与其他药物同瓶滴注。一次使用不完，禁止再用。
替硝唑▲	注射液	静滴：本品为氯化钠或葡萄糖的输液，一般不需稀释。药液浓度为2 mg/ml时，滴注时间应不少于1 h，浓度大于2 mg/ml时，滴注速度宜再延长1～2倍。	12岁以下儿童禁止注射给药；妊娠早期、哺乳期妇女禁用。用药期间不应饮酒和含乙醇的饮料；药液不应与含铝针头和套管滴注。
奥硝唑▲	注射液	静滴：本品为氯化钠或葡萄糖的输液，滴注时间500 mg/100 ml不少于30 min。	肝损伤患者用药每次剂量无需调整，但用药间隔时间加倍，以免药物蓄积。
利巴韦林☆	注射液	静滴：用生理盐水或5%GS稀释成1 mg/ml。滴注时间20 min以上。	孕妇及其男性伴侣禁用；肾功能损害患者用药期间监测肾功能并相应调整剂量。
阿昔洛韦钠▲	冻干粉针	静滴：0.5 g加入10 ml注射用水中，使浓度50 mg/ml，充分摇匀成溶液后，再用生理盐水或5%GS稀释至100 ml，使最后浓度不超过7 mg/ml。至少在1 h内匀速滴入。	静滴后2 h应给予充足水分，以防药物沉积于肾小管内。
更昔洛韦	冻干粉针	静滴：用适量注射用水或生理盐水溶解。浓度达50 mg/ml，再加生理盐水或乳酸林格液100 ml，缓慢滴注，滴注时间至少1 h。	本品不可肌内注射。应给予充足水分，以免增加毒性。肾功能减退患者根据肌酐清除率调整剂量。
异烟肼☆	注射液 结晶粉针	肌内：成人与其他抗结核药合用，每日5 mg/kg，最高0.3 g；或每日15 mg/kg，最高0.9 g，每周2～3次。（国内很少肌内给药）静注：0.3～0.6 g加入5%GS或生理盐水20～40 ml缓慢推注。静滴：0.3～0.6 g加入5%GS或生理盐水250～500 ml中静滴。	急性肝病患者、精神病患者和癫痫病人禁用。用药前、疗程中应定期检查肝功能；不得饮酒或使用含乙醇的药物；不宜与其他神经毒药合用；注射给药有协同抗菌作用，但肝毒性也增加。
对氨基水杨酸钠☆	粉针剂	静滴：临用前加注射用水适量溶解，再用5%GS稀释。滴注时间2～3 h。	国内已极少肌内给药，注射药用于重症病例。静滴液需新配，滴注时应避光，溶液变色即不得使用。
利福霉素钠	注射液 冻干粉针	肌内：250 mg(125 mg/2 ml×2支)，肌内注射。静注：500 mg加适量5%GS，缓慢推注。静滴：500～1 000 mg 加入5%GS 250～500 ml 中，滴注，滴注时间1～2h。	不宜与其他药物混合使用，以免药物析出。有肝病或肾损害者禁用，用药期间应检查肝功能；与异烟肼合用，对结核菌有协同抗菌作用，但肝毒性也增加。
磷酸氯喹☆	注射液	静滴：本品0.5～0.75 g加入500 mL 5%GS或生理盐水中，滴注速度为12～20滴/min。	肝、肾功能不全、心脏病患者、孕妇及哺乳期妇女禁用；本品不宜做肌内注射、禁止静注。

续表

品 名	剂 型	适宜溶媒、配制和临床使用	备 注
葡萄糖酸锑钠☆	注射液	肌内：6 ml 相当于本品 1.9 g，成人剂量 1.9 g，1 次/d，连用 6 日。静注：同肌内。	肺炎、肺结核及严重心、肝、肾疾患者禁用；肝功能不全者慎用；过期药物有变成三价锑的可能，不宜使用。
盐酸利多卡因☆	注射液	肌内：抗心律齐剂量 4～5 mg/kg，60～90 min，可重复一次，现已少用。静注：负荷量 50～100 mg，于 2～3 min 缓慢注入，必要时 5 min 后再重复注射 1～2 次。静滴：本品负荷量后继之用 5%GS 稀释成 1～4 mg/ml 静滴维持，或 0.015～0.03 mg/(kg·min)滴注。	本品若加防腐剂，不得用于神经阻滞或椎管内注射。肝肾功能不全者，大于 70 岁患者，心力衰竭、心源性休克、肝血流量减少者用于抗心律失常时应减少用量 0.5～1 mg/min 静滴。
盐酸布比卡因☆	注射液	浸润麻醉：0.1%～0.25%溶液。神经传导阻滞：0.5%～0.75%溶液。一次极量 200 mg，一日极量 400 mg。	12 岁以下小儿慎用或禁用。静脉注射区域阻滞禁用。
盐酸普鲁卡因*☆	注射液	浸润麻醉：0.25%～0.5%溶液，一次极量 0.5～1.0 g。外周神经(丛)阻滞：1.0%～2.0%溶液，总用量以 1.0 g 为限。蛛网膜下腔阻滞：一次量不宜超过 150 mg，用 5%溶液，约可麻醉 1 h，主要用于腹部以下需时不长的手术。	用药应个体化。成人处方限量：一次量不得超过 1.0 g。不能渗入皮肤黏膜，外用无效。不宜与葡萄糖溶液配伍，因可使其局麻作用降低。
盐酸氯胺酮☆	注射液	全麻诱导：静注成人 1～2 mg/kg。全麻维持：静滴成人 15～30 μg/(kg·min)。镇痛：静注成人 0.2～0.75 mg/kg，2～3 min 注完，而后后续静滴 5～20 μg/(kg·min)。方法 2：先肌内注射 2～4 mg/kg，而后连续静滴 5～20 μg/(kg·min)。	给药前后 24 h 禁忌饮酒；给药量应作个别调整；建议空腹给药，以免发生呕吐；为减少气管内黏液分泌，给药前须用阿托品或东莨菪碱，但后者能增加苏醒时出现幻觉的儿童；肌内注射一般限用于小儿，起效比较慢，常难调节全麻的深度；静注切忌过快，短于 60 秒者易致呼吸暂停。
盐酸丁卡因▲	粉针剂	注射用水或生理盐水溶解。硬膜外腔阻滞：常用浓度为 0.15%～0.3%溶液，与盐酸利多卡因合用，一次常用量为 40～50 mg，极量为 80 mg。蛛网膜下腔阻滞：常用其混合液(1%盐酸丁卡因 1 ml 与 10%GS 1 mL、3%盐酸麻黄素 1 ml 混合使用)，一次常用量为 10 mg，15 mg 为限量，20 mg 为极量。神经传导阻滞：常用浓度 0.1%～0.2%，一次常用量为 40～50 mg，极量为 100 mg。黏膜表面麻醉：常用浓度 1%，眼科用 1%等渗溶液，耳鼻喉科用 1%～2%溶液，一次极量为 40 mg。	禁用于浸润麻醉，静脉注射和静脉滴注；禁用于心、肾功能不全、重症肌无力等患者。注射部位不能遇碘，以防引起本品沉淀。本品为酸性，在 pH<5.2 时较稳定，不得与碱性药物混合；药液不得注入血管内，注射时需反复抽吸，不可有回血。

实用调剂学

续 表

品 名	剂 型	适宜溶媒、配制和临床使用	备 注
丙泊酚☆▲	注射液	全麻诱导：静注 1.5～2.5 mg/kg，30～45 s 内注完，维持量为 4～12 mg/(kg·h)，静脉注或根据需要间断静脉注射 25～50 mg。辅助椎管内麻醉或重症监护病劳患者镇静，催眠用量为 0.5～2mg/(kg·h)，老人用量酌减。	本品不作肌内注射；先用 1%利多卡因 2 ml 注射后再注入本品，可消除注射部位疼痛；静注应选用较粗静脉，按 40 mg/min 慢速注入。
阿曲库铵▲	冻干粉针	静注：临用前以 5 ml 注射用水溶解，成人起始剂量 0.3～0.6 mg/kg，可维持肌松弛 15～25 min，需要时可追加剂量 0.1～0.2 mg/kg。 静滴：静注起始剂量后，也可以 5～10 μg/(kg·min)滴注维持。	本品溶解后，应立即使用。本品只能静脉注射；肌内注射可引起肌肉组织坏死。一次剂量不宜太大，因可致肌张力增高。
维库溴铵☆	冻干粉针	静注：本品以注射用水或 5%GS 或生理盐水或 GNS 或乳酸钠林格氏液溶解，1 mg/ml 供静注。 静滴：本品以注射用水溶解后，加入 5%GS 或 GNS 或乳酸钠林格氏液稀释成 40 mg/L 浓度滴注。	本品不可肌内注射。对本品或溴离子有过敏史者禁用。与吸入麻醉药同用时，本品应减量 15%。
枸橼酸芬太尼☆	注射液	肌内或静脉注射：一次 0.05～0.1 mg，麻醉、静注 0.05～0.1 mg，于手术前 30～60 min 肌注诱导麻醉，2～3 min 重复注射，维持麻醉静注或肌注 0.025～0.05 mg，一般镇痛术后镇痛肌注 0.05～0.1 mg。	静注时可能引起胸壁肌肉强直，如一旦出现，需用肌肉松弛剂对抗。静注太快出现呼吸抑制。孕妇、心律失常病人慎用，支气管哮喘、血压下降，尤其与氧丙嗪以及中枢性抑制药以及重症肌无力病人禁用，对本品特别敏感的病人有衰弱或瘫痪，不宜与单胺氧化酶抑制剂合用。
哌替啶☆	注射液	肌内：镇痛成人一次 25～75 mg，一日 210～400 mg；极量一次100 mg；一日 600 mg；麻醉前给药于术前 30～60 min，1.0 mg/kg。 静注：镇痛成人一次 0.1～1.0mg/kg 为限。麻醉维持：按 1.2～2.0 mg/kg 计算总用量，配成稀释液，成人 1 mg/min 滴注。	肌内注射后便秘和尿潴留发生率较吗啡低，严重性小。静注后可出现外周血管扩张、血压下降。本品有成瘾性。
吗啡☆▲	注射液	皮下：成人常用量，一次 5～15 mg，一日 15～40 mg；极量一次 20 mg，一日 60 mg；慢性癌痛患者根据病情加量。 静注：成人镇痛常用量 5～10 mg，静脉全麻不超过 1 mg/kg。注入硬膜外腔成人一次不超过 3 mg；注入蛛网膜下腔成人一次 0.1～0.2 mg。	连用 3～5 天可能产生耐药性，长期应用可成瘾。慎用于婴幼儿和老年人，禁用于肾绞痛、胆绞痛。本品注入硬膜外腔或蛛网膜下腔后，应监测呼吸及循环功能 12～24 h。

续表

品名	剂型	适宜溶媒、配制和临床使用	备注
盐酸曲马多▲	注射液	皮下:成人常用量,一次 50～100 mg,必要时可重复。日剂量不超过 400 mg。 肌内:一次 50～100 mg,必要时重复。日剂量不超过 400 mg。 静注:一次 100 mg,缓慢注入,日剂量不超过 400 mg。 静滴:以 5%～10%GS 稀释后滴注,日剂量不超过 400 mg。	具有一定程度的耐受性和依赖性,故慎用于轻度疼痛。本品严禁与单胺氧化酶抑制剂合用。酒精、安眠药、镇痛药,中枢神经系统急性中毒的患者,1 岁以下儿童禁用。
盐酸美沙酮	注射液	皮下:成人常用量,一次 2.5～5 mg,极量一次 10 mg,一日 20 mg。肌内:同皮下。	本品不作静注,由于能释放组胺。忌作麻醉前和麻醉中用药。与碱性液、氧化剂、糖精钠以及苯红等接触,药液显浑浊。
赖氨匹林▲	粉针剂	肌内:4 ml 注射用水或生理盐水溶解后注射。成人一次 0.9～1.8 g,一日 2 次。儿童一日按体重 10～25 mg/kg,分 2 次给药。 静注:4 ml 注射用生理盐水溶解后注射。 静滴:用生理盐水溶解并稀释静滴。	禁用于活动性消化性溃疡或其他原因引起的消化道出血、血友病或血小板减少症、哮喘、神经血管性水肿或休克者。本品水溶液 pH 为 5～6,尿液碱化剂增加排泄,尿液酸化剂降低排泄。
新斯的明☆	注射液	皮下:一次 0.25～1 mg,一日 1～3 次,极量一次 1 mg,一日 5 mg。 肌内注射:一次 0.25～1 mg,一日 1～3 次,极量一次 1 mg,一日 5 mg。 静注:0.5～2 mg,以后维持量每次 0.5～1 mg,应与阿托品 0.5～1 mg 同用。	本品对癫痫、心绞痛、室性心动过速、机械性肠梗阻或泌尿道梗阻及哮喘病人忌用。心率失常、窦性心动过缓、血压下降、迷走神经张力升高禁用甲状腺功能亢进和帕金森症等慎用。
苯妥英钠☆	粉针剂 注射液	静注:150～250 mg 用 5%GS 20～40 ml 溶解后,缓慢注射(不超过 50 mg/min),需要时 30 min 后可再静注 50 mg,总量不超过 500 mg。 小儿常用量,静注 5 mg/kg 或按体表面积 250 mg/m²,1 次或分 2 次注射。 成人抗心律失常,为终止心律失常,以 100 mg 缓慢静注 2～3 min,根据需要每 10～15 min 重复一次至心律失常终止,或出现不良反应为止,总量不超过 500 mg。	本品禁用于对乙内酰脲类药有过敏史或窦性心动过缓等心功能损害者、窦房结阻滞,Ⅱ～Ⅲ度房室阻滞、有酶诱导作用,可对诊断产生干扰,如地塞米松试验,甲状腺功能试验、血清碱性磷酸酶、各谷丙转氨酶、血糖浓度升高。
苯巴比妥☆	粉针剂 注射液	肌内注射:抗惊厥与癫痫持续状态,成人一次 100～200 mg,必要时 4～6 h 重复 1 次。 麻醉前给药,术前 0.5～1 h,给予 100～200 mg。 静注:本品以注射用水适量溶解,缓慢注入,注射速度不超过 60 mg/min。	肌内注射选择大肌肉,如臀大肌或臀大肌外侧肌的深部注射,不论大小,每次注射量不应大于 5 ml。静注应选择较粗的静脉,否则有可能引起血栓形成,切勿选择曲张的静脉。静注应避免药物外渗或注入动脉内,外渗可引起组织化学性创伤;注入动脉内则可引起动脉痉挛,顿时剧痛,甚至发生肢端坏死。

续表

品 名	剂 型	适宜溶媒、配制和临床使用	备 注
倍他司汀▲	粉针剂 注射液	肌内：每次2~4 mg，2次/d。静滴：每次20 mg，1次/d，以2 ml的5%GS或生理盐水溶解后，加入5%GS或生理盐水500 ml中缓慢滴注。	支气管哮喘、嗜铬细胞瘤患者、孕妇和对艾欣益宁过敏者禁用。严重低血压、儿童慎用。勿与抗组胺药物配伍使用。
尼麦角林▲	粉针剂 注射液	肌内：每次2~4 mg，2次/d。适量生理盐水溶解后肌注。静注：每次4 mg溶于10 ml生理盐水缓解后注入（2 min）。静滴：每次4~8 mg、100 ml生理盐水或5%GS缓慢滴注。	注射给药偶有直立性低血压及眩晕，故应平卧数分钟。卟啉症患者慎用。慎与抗凝药，抗血小板药合用。饮酒可增加中枢神经系统不良作用的风险。
尼莫地平	粉针剂 注射液	静滴：4 mg用适量5%GS或GNS溶解，注入250 ml或500 ml 5%GS或适量GNS。混合均匀后立即静滴。体重低于70 kg（或血压不稳定）者，开始2 h可按7.5 μg/(kg·h)给药；如耐受性好，2 h后增至15 μg/(kg·h)，体重大于70 kg者，开始2 h宜按15 μg/(kg·h)给药；如耐受性好，2 h后剂量可增至30 μg/(kg·h)。	静滴应用缓慢输液泵与普通输液一起，以二路形式缓慢输入，滴速须慢，滴入太快会出现头痛，且易脸色潮红。本品可引起低血压。静滴时应避光。
吡拉西坦▲	粉针剂 注射液	静滴：每次4.0~6.0 g，2次/d，用5%或10%GS溶解后，加入相同溶液250 ml静滴。	椎体外系疾病，Huntington舞蹈症患者禁用本品，以免加重症状。肝肾功能障碍者慎用。孕妇、新生儿禁用。
胞磷胆碱☆	粉针剂 注射液	肌内：一日0.1~0.3 g，分1~2次注射。静注：每次100~200 mg用5%或10%GS溶解，缓慢注入。静滴：一日0.25~0.5g，用5%或10%GS溶解并稀释，缓慢滴注。	一般不采用肌内注射，只在静注或静滴困难时才做肌内注射并应在小剂量范围内使用，且应经常更换注射部位。有癫痫发作、肝肾功能不全者慎用。
地西泮☆	注射液	肌内(成人)：(1)基础麻醉或静脉全麻：10~30 mg。(2)镇静、催眠或急性酒精戒断：开始10 mg，以后按需每隔3~4 h加3~4 h加5~10 mg，24 h总量以40~50 mg为限。(3)解除肌肉痉挛：破伤风时可能需要较大剂量。静注：基础麻醉或静脉全麻、镇静、催眠或急性酒精戒断，解除肌痉挛：开始静注10 mg，每隔10~15 min可按需重复，达30 mg。需要时可在2~4 h重复治疗。癫痫持续状态和严重频发性癫痫：开始静注10 mg，每隔10~	肌内注射禁用于学龄前儿童。孕妇、妊娠期妇女、新生儿禁用。青光眼病史及重症肌无力病可慎用。本品静注后，应卧床观察3 h以上。静注宜慢，否则可引起心血管和呼吸抑制。有
尼可刹米☆	注射液	皮下、肌内或静注。常用量：成人一次0.25~0.5 g，必要时1~2 h重复用药。极量：一次1.25 g。	抽搐及惊厥患者禁用，避光密闭保存。大剂量出现血压升高、心率快、震颤及肌僵直时应及时停药以防惊厥。如出现惊厥，应及时静注苯二氮䓬类药物或小剂量硫喷妥钠。

续　表

品名	剂型	适宜溶媒、配制和临床使用	备注
洛贝林☆	注射液	皮下或肌内：常用量成人一次10 mg；极量一次20 mg，一日50 mg。静注：常用量成人一次3 mg；极量一次6 mg，一日20 mg。缓慢静注。新生儿窒息可注入脐静脉，用量3 mg。小儿每次0.3～3 mg，必要时30 min后重复用药；新生儿、脐静脉注射，每次3 mg。	剂量较大时能引起心动过速，传导阻滞，呼吸抑制甚至惊厥。本品与碱性药物合用，产生山梗素沉淀。本品可用于重复幼儿、新生儿。
细胞色素C*	注射液 冻干粉针	静注：本品一次15～30 mg，一日30～60 mg。静注前将此量用GS稀释至20 ml，混匀后缓慢推注。静滴：本品用5%～10%GS或生理盐水稀释后静脉滴注。	用药前需做过敏试验（见药物过敏试验方法）。皮试阳性者禁用。停止用药后再继续用药时，过敏反应尤易发生，须再做皮试，且应用用药量较小的皮内注射法。
奋乃静☆	注射液	肌内：用于精神病，一次5～10 mg，隔6 h一次或酌情调整，用于呕吐一次5 mg。静注：成人一次5 mg，用生理盐水稀释成0.5 mg/ml，注射速度不超过1 mg/min。	年老或体弱者，应从小剂量开始，慢慢增至可以耐受剂量。一般建议尽量口服。
氯丙嗪☆	注射液	肌内：成人一次25～50 mg，深部缓慢注射。静注：一次25～50 mg，用生理盐水稀释至1 mg/ml，注射速度1 mg/min缓慢输入。	用药量从小剂量开始，按照个体化给药的原则，调整增加剂量。本品溶液与皮肤接触，可产生接触性皮炎，应注意防止。
氟哌啶醇☆	注射液	肌内：成人，对急性精神病，开始时一次5 mg，根据需要和耐受情况，可每隔8～12 h重复一次，使症状得到控制。静滴：本品10～30 mg加入250～500 ml GS中滴注。	使用本品时必须注意各药物用量的个体化，宜从小剂量开始。长期用药常需停药时应在几周内逐渐减药量。骤然停药易出现迟发性运动障碍。
硝酸甘油☆	注射液	静滴：本品用5%GS或生理盐水稀释，无分混合，供滴注。开始剂量：按5 μg/min（最好经恒定的输液泵滴注）。用于控制性降压或治疗心力衰竭，可每3～5 min增加5 μg/min以达到满意效果。如在20 μg/min时无效可以10 μg/min递增，以后可间20 μg/min递增，一旦有效则剂量渐减小和给药时间延长。	本品不得直接静脉注射，不能与其他药物混合使用。本品一经开启后立即使用，本品与聚乙烯不相容，如果用这种材料制作容器盛装，硝酸甘油会有明显的丢失。应用本品过程应进行血压和心功能监测，从而调整剂量。
硝酸异山梨酯☆	注射液	静滴：本品10 mg，加入5%GS 250 ml滴注。从40 μg/min滴注。情况每4～5 min增加10～20 μg/min，一般药量为2～10 mg/h，药量须根据病人反应而调节。	静滴给药期间，必须密切监测心率与血压。
单硝酸异山梨酯▲	注射液	静滴：用生理盐水或5%GS稀释后从1～2 mg/h开始静滴，根据患者的反应调整剂量，最大剂量为8～10 mg。一般有效剂量为60～120 μg/min。开始给药速度为60 μg/min，7 mg/h，开始给药速度为2～7 mg/h.min。	用药期间须密切观察患者的心率及血压。由于个个体反应不同，需个体化应用。青光眼，严重低血压，休克和急性心肌梗死者忌用。

续表

品名	剂型	适宜溶媒 配制和临床使用	备注
普罗帕酮☆	注射液	静注：成人1~1.5 mg/kg，或以70 mg加5%GS稀释，在5~10 min内缓慢注入，必要时15 min后重复一次，总量不超过210 mg。 静滴：在静注起效后改为静滴，滴注速度0.5~1.0 mg/min维持。	静脉给药时须严密监测血压和心电图。心肌严重损害者，严重的心动过缓、肝、肾功能不全、明显低血压患者慎用。如出现窦房性或室传导高度阻滞时，可静注乳酸钠、异丙肾上腺素或阿托品、异丙肾上腺素等解救。
普鲁卡因胺☆	注射液	静注：成人常用量一次0.1 g，静注时间5 min，必要时每隔5~10 min重复一次，总量按体重不得超过10~15 mg/kg。 静滴：10~15 mg/kg加入输液中，滴注。滴注时间为1 h，然后以1.5~2 mg/(kg·h)维持。	静注后立即产生作用，此法限于有监测设备的医院使用，且静注时患者应取卧位，并需连续监测血压和心电图。禁忌症：低钾血症、重症肌无力等。
美托洛尔☆	注射液	静注：(1)用于心律失常，成人开始剂量5 mg，用5%~10%GS 20 ml稀释后，缓慢注射（1~2 mg/min），如病情需要5~10 min重复一次，直至生效，总剂量10 mg(静脉注射)，成人2 mg，可重复注射。 (2)诱导麻醉或麻醉期间治疗心律失常时，采用缓慢静脉注射，成人2 mg，可重复注射。 静滴：大剂量如40 mg，可加入1 000 ml生理盐水或5%~10%GS或林格液、林格-葡萄糖液和乙酸化林格液中滴注。注射液稀释后应在12小时内使用。	本品易出现心律及心搏出量的急剧变化，故应在心电监测下慎用。酒石酸美托洛尔不应加入右旋糖酐70血浆代用品中滴注。本品治疗结束时，不要突然停药，尤其在重症冠心病病人突然停药时会诱发急性心动过速、突然死亡，应逐渐地减量停药。心动过缓、糖尿病、孕妇、肝、肾功能不良者慎用。
胺碘酮☆	注射液	静注：负荷量按体重3 mg/kg，用注射用水适量稀释后，缓慢注射(10 min)。 静滴：维持量，负荷量后以1~1.5 mg/min滴注，6 h后减至0.5~1 mg/min，24 h内总量不超过1 200 mg为宜。	本品滴注最好不超过3~4天。若溶液浓度大于2 mg/ml应采用中心静脉导管给药。静脉给药宜用定量输液泵。用药前后及用药时应当严格监测：血压、心电图、肝功能、甲状腺功能(T_3、T_4及促甲状腺激素)、肺功能、胸部X线片及眼科检查等。
维拉帕米☆	注射液	静注：一般起始剂量为5~10 mg(或按0.075~0.15 mg/kg)，用生理盐水或5%GS或林格液稀释后缓慢静脉推注(2~3 min)。如无效则在首剂15~30 min后给一次5~10 mg或0.15 mg/kg。 静滴：本品5~10 mg/h，加入生理盐水或5%GS稀释后滴注，一日总量不超过50~100 mg。	本品静注适用于治疗心律失常，必须在持续心电监测和血压监测下，静脉给药且注射速度不宜过快，否则可使心搏停。
地尔硫䓬▲	冻干粉针	静注：初次为10 mg或按0.15~0.25 mg/kg计算剂量，临用前以生理盐水或GS溶解并稀释成1%浓度，在3 min内缓慢注射，15 min后可重复。 静滴：初次剂量后，按5~15 μg/(kg·min)滴注速度给药。	用于治疗室上性心动过速，须心电图监测。本品与其他药剂混合时，若pH超过8，可能析出。

续表

品名	剂型	适宜溶媒、配制和临床使用	备注
川芎嗪▲	注射液 冻干粉针	肌内:本品的一次盐酸盐 40~80 mg(或磷酸盐 50~100 mg),1~2 次/d,15 天为一疗程。 穴位注射:选 3~4 个穴位,每穴位注射盐酸盐 12.5~25.0 mg),隔日 1 次,一个月为一疗程。 静滴:一次盐酸盐 40~80 mg(或磷酸盐 50~100 mg),稀释于 5%~10%GS 或生理盐水 250~500 ml 中,滴注时间 3~4 h,1 次/d,10~15 d 为一疗程或遵医嘱。	脑出血或有出血倾向的患者禁用。 本品盐酸盐注射液酸性较强,不适宜肌内大量注射,不宜与碱性药物混合使用。 静脉滴注速度不宜过快。 冻干粉针以 5%~10%GS 或生理盐水适量溶解。
地高辛	注射液	静注:负荷剂量本品 0.25~0.5 mg,用 5%GS 稀释后缓慢注射。以后可用 0.25 mg,每隔 4~6 h 按需注射(不能口服者),但每日总量不超过 1 mg。	本品不宜肌内注射,因肌内注射有明显局部反应,且作用慢、生物利用度差。
去乙酰毛花苷☆ (西地兰D)	注射液	静注:成人负荷剂量日总量不超过 1.6 mg。首剂 0.4~0.6 mg,用 GS 稀释后缓慢注射,以后每 2~4 h 可再给 0.2~0.4 mg。	2 周内用过洋地黄制剂者,剂量酌减。 本品禁与钙注射剂合用;严重心肌损害及肾功能不全者慎用。
毛花苷丙 (西地兰)	注射液	静注:成人全效量 1~1.2 mg,首次剂量 0.4~0.6 mg,用 GS 稀释后缓慢注射,1 次/d 或分 2 次,隔 12 h。维持量为 0.2~0.4 mg。	本品水溶液不如去乙酰毛花苷稳定,注射液多用后者。 心肌梗死患者发病起初 24 小时内尽量避免静注给药。
硝普钠☆	粉针剂	静滴:本品 50 mg 先用 2~3 ml 5%GS 溶解,并稀释于 5%GS 250 ml 中,在避光输液瓶中静脉滴注。开始 0.5 μg/(kg·min)。根据治疗反应以 0.5 μg/(kg·min)递增,逐渐调整剂量,常用剂量为 3 μg/(kg·min),极量为 10 μg/(kg·min)。总量为 3.5 mg/kg,用作麻醉期间短时间控制性降压,滴注最大量为 0.5 μg/(kg·min)。	本品只宜做静脉滴注;溶液应新鲜配制,用剩部分应弃去。溶液的保存与应用不应超过 6 h。溶液不宜加入其他药物。 最好不使用输液泵,以便精确调节流速。用于心力衰竭治疗应从更小剂量开始,如 0.1 μg/(kg·min)。根据血压和病情逐渐增加剂量。静滴已达 10 μg/(kg·min),经 10 min 降压仍不满意,应考虑停用本品,改用或加用其他降压药。
硫酸镁☆	注射液	治疗中度妊娠高血压综合征:本品注射液 2.5~4 g,用 25%GS 20 ml 稀释后,5 min 缓慢静脉注射。以后 1~2 g 静滴维持,24 h 总量为 30 g。 治疗重度妊娠高血压综合征:负荷剂量为 4 g,用 25%GS 20 ml 稀释后,5 min 内缓慢静脉注射;以后 25%本品注射液 60 ml,加入 5%GS 1 000 ml 中静滴,静滴速度 2 g/h,直到宫缩停止 2 h,以后口服 β-肾上腺素能受体激动药维持。	每次用药前和用药过程中,定时做膝腱反射,呼吸和尿量监测,测血镁浓度。如出现膝腱反射明显减弱或消失,或呼吸少于 14~16 次/min,尿量少于 25~30 ml/h 或少于 600 ml/24 h 应及时停药。如出现急性镁中毒现象,可用 10%葡萄糖酸钙注射液 10 ml 缓慢注射。

续表

品　名	剂　型	适宜溶媒、配制和临床使用	备　注
酚妥拉明☆	注射液	肌内：血管痉挛性疾病每次 5~10 mg，20~30 min 后可按需要重复给药。 静注：(1) 嗜铬细胞瘤手术前 1~2 h 静注 5 mg，术时静注 5 mg 或术时肾上腺素大量释出。 (2) 血管痉挛性疾病每次 5~10 mg，20~30 min 后可按需要重复给药。 静滴：(1) 心力衰竭以 0.17~0.4 mg/min 静滴，以减轻心脏负荷。 (2) 抗休克以 0.3 mg/min 静滴。	用药自小剂量开始，逐渐加量，并严密监测血压。忌与铁剂配伍。速尿剂与本品直接混合将出现沉淀反应，如须稀释则无配伍禁忌。治疗急性左心衰竭，两药联用有临床效益。
酚苄明	注射液	静滴：每日 0.5~1 mg/kg。 静滴：(1) 用于心力衰竭和休克，1 mg/kg，加入生理盐水 200~500 ml 中，滴注时间 1 h，或 0.5~1 mg/kg，加入 5%GS 25~500 ml 中，滴注时间 2 h。每日总量不超过 2 mg/kg。 (2) 嗜铬细胞瘤术前准备 1 mg/kg 加入生理盐水 200~500 ml 中，滴注时间 1 h，应用 3 天，必要时麻醉诱导时给药一次。术前应用 3 天，必要时麻醉诱导时给药一次。	给药须按个体化原则，开始宜小剂量逐渐增至最小有效剂量，可减少不良反应。本品因局部刺激性强，不作皮下或肌内注射。静脉注射时应注意补充血容量，以防血压骤降。
肾上腺素☆	注射液	常用量：皮下注射一次 0.25~1 mg，极量：1 mg。心室内注射一次 0.25~1 mg。 (1) 抢救过敏性休克：皮下或肌内 0.1~0.5 mg，也可用 0.25~1 mg 用生理盐水稀释后缓慢静注。如疗效不好，可改用本品 4~8 mg 溶于 5%GS 500~1 000 ml 中静脉滴注。 (2) 抢救心脏骤停：以 0.25~0.5 mg 心内注射。 (3) 治疗支气管哮喘：效果迅速但不持久。皮下注射 0.25~0.5 mg，必要时可重复注射 1 次。3~5 min 即见效，但仅能维持 1 h。	本品长期或过量使用可产生耐药性。停药数天后再用，效应可恢复。本品心内或静脉注射前必须稀释。使用时必须严格控制药物剂量，静注应稀释后缓慢给药。本品用于过敏性休克时，由于其血管通透性增加，有效血容量不足，必须同时补充血容量。必须密切注意血压、心率与心律变化，长期应用须测血糖变化。
去甲肾上腺素☆	注射液	本品用 5%GS 或 GNS 稀释后供静脉滴注。 静滴：成人按 8~12 μg/min 速度滴注，调整滴速以达到血压理想水平；维持量为 2~4 μg/min，必要时可超越上述剂量，但滴注意保持或补足血容量。 小儿常用量，开始以 0.02~0.14 μg/(kg·min) 速度滴注；按需要调节滴速。	本品不宜用生理盐水稀释。须静脉滴注给药，不宜皮下或肌内注射，滴注部位在前臂静脉或股静脉，而不用小腿以下静脉；滴注速度精确，滴注速度按需调整。注意保持和补足血容量。禁止与含有麻醉剂和其他儿茶酚胺类药物合并使用。可卡因中毒及心动过速患者禁用。

续表

品　名	剂　型	适宜溶媒、配制和临床使用	备　注
异丙肾上腺素☆	注射液	心腔内注射：救治心脏骤停，心腔内注射 0.5～1 mg。 静滴：(1) 三度房室传导阻滞，心率<40 次/min 时本品 0.5～1 mg 加在 5%GS 200～300 ml 内缓慢静滴。 (2) 抗休克，以 0.5～1 mg 加于 5%GS 200 ml 中滴注。滴注速度在 0.5～2 μg/min，根据心率调整滴速，使收缩压维持在 12 kPa(90 mmHg)、脉压在 2.7 kPa(20 mmHg)以上，心率 120 次/min 以下。	本品治疗心源性休克和感染性休克，对中心静脉压高、心输出量低者，应在补足血容量的基础上再用本品。给药时遇有胸闷痛及心律失常宜早重视，并予处理。与其他拟肾上腺素药物合用可增效，但不良反应也增多。合用普萘洛尔时本品的作用能受到拮抗。心绞痛、心肌梗死，甲状腺功能亢进及嗜铬细胞瘤患者禁用。
去氧肾上腺素▲	注射液	静滴：10～20 mg 稀释于葡萄糖液 100 ml，滴速及剂量根据血压而定。 (1) 升高血压，轻或中度对低血压，肌内 2～5 mg，再次给药间隔不短于 10～15 min，静脉注射一次 0.2 mg，按需每隔 10～15 min 给药一次。 (2) 阵发性室上性心动过速，初量静脉注射 0.5 mg，20～30 s 注入，以后用量速增，每次加药不超过 0.1～0.2 mg，一次量以 1 mg 为限。 (3) 严重低血压和休克(包括与药物有关的低血压)，静滴 5%GS 或生理盐水每 500 ml 中加本品 10 mg(1：50 000 浓度)，开始时滴速为 100～180 滴/min，血压稳定后速减至 40～60 滴/min，必要时浓度可加倍，滴速则根据血压而调节。 (4) 为了预防蛛网膜下腔阻滞期间低血压，可在阻滞前 3～4 min 肌内注射 2～3 mg。	治疗休克或低血压时须及早补充血容量。治疗期间除应经常测量血压外，须根据不同情况作其他必要的检查。酸中毒或缺氧时本品疗效减弱。防止药液漏出血管，出现缺血性坏死。甲状腺功能亢进、高血压、心动过缓、动脉硬化、心肌病、糖尿病病人慎用。2 周内用过单氨氧化酶抑制剂者禁用本品。
间羟胺☆	注射液	皮下：每次 2～10 mg(以间羟胺计，以下同)，由于最大效应不是立即出现，在重复用药前对初始量效应至少要观察 10 min。 肌内：见皮下注射项。 静注：用于重症休克，初始量 0.5～5 mg 静注，继而静滴，用于重症休克。 静滴：本品 15～100 mg 加入生理盐水或 5%GS 500 ml 内，调节滴速以维持理想的血压。成人极量一次 100 mg(0.3～0.4 mg/min)。	不宜与碱性药物共同滴注，因可引起本品分解。给药途径以静脉注射为宜，静脉注射的部位以选用较粗大的静脉为宜。四肢远端应避免使用，尤其周围血管病、糖尿病或高凝状态的病人。肌内或皮下注射部位应选择血循环佳的部位。临用前应无化入生理盐水或 5%GS 稀释，配制后应于 24 h 内用完。滴注液中不得加入与碳酸性溶液有配伍禁忌的药物，静脉注射或静脉滴注应避免药物外溢。

续表

品名	剂型	适宜溶媒、配制和临床使用	备注
多巴胺☆	注射液	静滴:5% GS 稀释后滴注,开始时 1~5 μg/(kg·min),10 min 内以 1~4 μg/(kg·min)速度递增,以达到最大疗效。(1)慢性顽固性心力衰竭,静滴开始时按 0.25~2 μg/(kg·min)滴注,逐渐递增,多数病人给予 1~3 μg/(kg·min)即可生效。(2)闭塞性血管病变患者,静滴开始时按 1 μg/(kg·min),渐增至 5~10 μg/(kg·min)直到 20 μg/(kg·min),以达到最满意效果。(3)危重病例,先以 5 μg/(kg·min)滴注,然后以 5~10 μg/(kg·min)速增至 20~50 μg/(kg·min),以达到满意效果。	应用本品治疗前必须先纠正低血容量。在静脉滴注前必须稀释,稀释的浓度取决于剂量和个体所需要的液体量和个体需要的液体容量。若需扩容不需 0.8 mg/ml 溶液,如有液体潴留可用 1.6~3.2 mg/ml 溶液。选用粗大的静脉做静注或静滴,以防药液外溢,导致组织坏死。静滴时应控制每分钟滴速,异位搏动出现与否根据血压、心率、尿量、外周血管灌流情况,异位搏动出现时同需根据血压的改变,以立即减慢滴速。比单用去甲肾上腺素、异丙肾上腺素、多巴酚丁胺合用,注意多巴胺与 α 受体阻滞剂合用,后者的扩血管效应可被本品的收缩血管作用拮抗。
多巴酚丁胺☆	注射液 粉针剂	静滴:将本品 250 mg 加入 5% GS 或生理盐水 250 ml 或 500 ml 中稀释后滴注。滴注速度 2.5~10 μg/(kg·min),一般从小剂量开始,滴注视病情每隔 10~30 min 增加剂量。对临床反应较差患者,滴速可能需要高达 40 μg/(kg·min)。	本品用前应先补充血容量,纠正血容量。药液的浓度随用量和病人所需液体量而定,但不应超过 5 mg/ml。治疗时间和给药速度按治疗效应调整,可依据心率、血压、尿量以及是否出现异位搏动等情况。如有可能,应监测中心静脉压、肺毛细血管压和心排血量。本品不能与碳酸氢钠等碱性溶液配伍,也不能与其他含有焦亚硫酸钠的制剂或稀释剂合用。滴注时应用 5% GS 或生理盐水稀释后,输液过程中应于 24 h 内使用完。本品不良反应与剂量有关,滴注速度过快或剂量过大,可增加心率及心肌耗氧量,且可诱发室性心律失常,引起猝死。由于本品可在 10 min 内几乎被完全清除,故减慢或停止用药后不良反应会很快消失。用药过程中应使心率增加幅度不超过基本心率的 10%。本品能增加糖尿病患者的胰岛素的用量。
三磷酸腺苷▲	注射液 冻干粉针	肌内:应用本品注射液,每次 10~20 mg,一日 1~3 次。 静注:本品冻干粉针用 5%~10% GS 10~20 ml 溶解并稀释缓慢注射。 静滴:本品冻干粉针用 5%~10% GS 10~20 ml 溶解并稀释静滴,一次 20 mg,一日 1~3 次。	静注宜缓慢,以免引起头晕、头胀、胸闷及低血压等。心肌梗死和脑出血在发病期患者慎用。用药前后及用药时密切监测血压、心率。
环磷腺苷	冻干粉针	肌内:一次 20 mg,溶于 2 ml 生理盐水中一日 2 次,15 日为一疗程。 静注:一次 20 mg,溶于 20 ml 生理盐水中推注,一日 2 次。 静滴:本品 40 mg 溶于 250~500 ml 5% GS 中,一日 1 次,冠心病以 15 日为一疗程,可连续应用 2~3 疗程;白血病以一个月以上为一疗程。	治疗过程中,同时口服氨茶碱,每次 0.1 g,一日 3 次,可提高本品的效果。孕妇及过敏症患者禁用。

续表

品名	剂型	适宜溶媒、配制和临床使用	备注
葛根素	注射液 冻干粉针	静滴：每次 200～600 mg，加入 5%GS 或生理盐水溶解并稀释至 250～500 ml 中滴注，一日 1 次，10～20 天为一疗程，可连续使用2～3 个疗程。	有出血倾向者慎用，容量不足者应在短期内补足血容量后使用本品。严重肝、肾损害，心衰及其他严重质性疾病患者禁用。有出血倾向者慎用。使用本品应定期监测胆红素、血红细胞、网织红细胞、血红蛋白及尿常规。本品长期低温(10℃以下)存放，可能析出结晶，此时可将安瓿置温水中，待结晶溶解后仍可使用。
阿魏酸钠	冻干粉针	静注：一次 0.1～0.3 g，一日 1 次，溶解后加入 GS、GNS 或生理盐水 100～500 ml 静滴。 肌内：一次 0.1 g，一日 1～2 次。临用前以生理盐水 2～4 mL 溶解。建议一个疗程为 10 天。	生理盐水溶解时少许沉淀不影响使用，摇匀后即可。应避光保存。
氨茶碱☆	注射液	肌内：每次 0.25～0.5 g，应用加 2%盐酸普鲁卡因。 静注：一次 0.25～0.5 g，一日 0.5～1 g，每次用 25～50 mg 用 25%或 50%GS 稀释至 20～40 ml，注入速度≤10 mg/min。 静滴：一次 0.25～0.5 g，一日 0.5～1 g，以 5%或 10%GS 稀释后缓慢滴注。静脉给药极量一次 0.5 g，一日 1 g。	本品肌内注射可刺激局部引起疼痛，肌内注射时需与 2%盐酸普鲁卡因合用(本品已有专供肌内注射用)。静脉注射时需稀释，不能用于静脉给药。静注太快可引起一过性低血压或周围循环衰竭，注入速度一般≤10 mg/min 为宜。应定期监测血清茶碱浓度，以保证最大的疗效而不发生血药浓度过高的危险。
尼麦角林	注射液 冻干粉针 专用溶媒	肌内：每次 2～4 mg 每日 2 次。 静滴：每次剂量 4～8 mg 溶于 250ml 生理盐水或 GS 滴注。滴注时间至少 30 min。 或溶于 500 ml 生理盐水或 GS 滴注。滴注时间至少 60 min。	本品忌用于近期心肌梗死、急性出血、出血倾向、严重的心动过缓、直立性调节功能障碍。慎用于高尿酸血症的患者或有痛风病史的患者。肾功能不全者应减量。本品粉针剂溶解后在室温避光下可保存 48 小时。
七叶皂苷钠	注射液	静注：一日 0.1～0.4 mg/kg，或 5～10 mg 溶于 10～20 ml 10%GS 或生理盐水中静注。 静滴：一日 0.1～0.4 mg/kg，或 5～10 mg 溶于 10%GS 或生理盐水 250 ml 中供静滴。	本品只能用于静注和静滴，禁用于肌动静脉、肌肉或皮下注射。注射时宜透射皮较粗静脉，切勿漏出血管外，如出现红、肿，用 0.25%普鲁卡因局封或热敷。用药前后须检查肾功能。孕妇禁用。哺乳期妇女慎用。
氨溴索▲	注射液	皮下、肌内：均为 15 mg，2次/d。 静注：15～30 mg，2次/d。婴儿呼吸道综合征(IRDS)每日用药总量以婴儿体重计算 30 mg/kg，分 4 次给药。应用注射泵给药，注射时间不少于 5 min。 静滴：本品加入 GS 或生理盐水内缓慢滴注。	本品 pH 5.0，不能与大于 6.3 的其他溶液混合，因为 pH 增加会导致本品游离碱沉淀。

续表

品名	剂型	适宜溶媒、配制和临床使用	备注
糜蛋白酶▲	冻干粉针	肌内：通常一次 4 000 U(5 mg)，用前以生理盐水 5 ml 溶解。	本品肌内注射前需做药物过敏试验。禁止静脉注射。
雷尼替丁☆	注射液	肌内：治疗溃疡出血 25～50 mg/(4～8)h。静注：25～50 mg 或生理盐水 100 mg，用生理盐水或 5%GS 稀释至 20 ml 缓慢注入(>2 min)。静滴：(1) 消化性溃疡出血，以 25 mg/h 的速率间歇静滴 2 h，2 次/d 或每 6～8 h 一次。(2) 术前用药：100～300 mg 加入 5%GS 100 ml，30 min 滴完。	老年患者严重肝、肾功能不全者慎用，必须使用时应减少剂量和进行血药浓度监测。病情严重者或预防消化道出血，可连续注射给药，直至病人可口服为止。
法莫替丁☆	注射液	静注：本品 20 mg 溶于生理盐水 5～10 ml 中，缓慢注入(至少 2 min)。静滴：本品溶于 5%GS 100 ml 中滴注，滴注时间 15～30 min。	本品稀释液应现用现配。只有澄清无色的溶液才能使用。已稀释的注射液在室温下可以稳定 24 h。
西咪替丁▲	注射液	肌内：200 mg，q6h。静注：本品用 GS 或 GNS 20 ml 稀释后缓慢注入(>5 min)，200 mg，q4～6 h，一日剂量不宜超过 2 g。静滴：本品 200～600 mg 用 GS 或 GNS 250～500 ml 稀释后滴注。注速度 1～4 mg/(kg·h)。	肾功能不全者剂量应根据肌酐清除率调整(减少剂量或适当延长给药间隔时间)。肝功能不全者严重者最大剂量为一日 600 mg。
奥美拉唑☆	注射液 冻干粉针专用溶媒	静注：本品以专用溶剂溶解后，缓慢推注(每 40 mg 不可少于 2.5 min)，40 mg，q12 h，首次剂量可加倍。静滴：本品 40 mg，临用前将 10 ml 专用溶剂及时加入冻干粉小瓶内溶解后及时静注。滴注时间不少于 20 min。出血量大时首剂 80 mg，之后改为 8 mg/h 维持，至出血停止。	本品冻干粉针禁止用其他溶剂或其他药物溶解和稀释。本品溶解和稀释后必须在 4 h 内用完。
泮托拉唑☆	注射液 冻干粉针专用溶媒	静滴：一次 40 mg，1～2 次/d，临用前将 10 ml 专用溶剂注入冻干粉小瓶内使溶解，将上述溶解后的药液加入 100 ml 生理盐水或 5%GS 100 ml 中稀释后静滴。本品溶解和稀释后必须在 3 h 内用完。静脉滴注时间要求 15～30 min 内滴完。	冻干粉针禁止用其他溶剂或其他药物溶解和稀释。肾功能不全者不须调整剂量，严重肝功能不全患者剂量应减少至隔日 40 mg。
山莨菪碱☆	注射液	肌内：每次 5～10 mg，每日 1～2 次。静注：感染中毒性休克，依病情决定剂量，每次 10～40 mg 静注，每隔 10～30 min 重复给药，情况不见好转可加量，病情好转后逐渐延长间隔时间，直至停药。静滴：治疗脑血栓，每日 30～40 mg 加于 5% GS 200 ml 中静脉滴注。	本品不宜与安定在同一注射器中应用，为配伍禁忌。脑出血急性期及青光眼患者，前列腺肥大、严重肺功能不全等疾患忌用。静滴过程中若出现排尿困难，成人肌注新斯的明 0.5～1.0 mg 或氢溴酸加兰他敏 2.5～5 mg，小儿肌注 0.01～0.02 mg/kg，以解除症状。

续表

品名	剂型	适宜溶媒、配制和临床使用	备注
阿托品☆	注射液	皮下：一般情况，每次0.3～0.5 mg，每日0.5～3 mg，极量每次2 mg。 肌内：一般情况，同皮下给药量。术前0.5～1 h肌注0.5 mg。 静注：一般情况，同皮下给药量。抗休克改善循环，0.02～0.05 mg/kg用50%GS稀释后于5～10 min静注。每15～30 min静注一次，2～3次后如不见好转可逐渐增加剂量，直到患者面色潮红，四肢温暖，瞳孔中度散大，收缩压在10 kPa(75 mmHg)以上，逐渐减量至停药。 静滴：本品1～2 mg用GS稀释后静滴。	本品静注宜缓慢。本品用于阿·斯综合征和有机磷农药中毒时往往需用至接近中毒的大剂量，使之达到阿托品化才能奏效。
甲氧氯普胺☆	注射液	肌内：一次10～20 mg，一日剂量不超过0.5 mg/kg。 静注：一次10～20 mg，一日剂量不超过0.5 mg/kg。缓慢注射(1～2min注完)。	肾功能不全者，剂量减半。静脉注射甲氧氯普胺须慢，1～2 min注完，快速给药可出现躁动不安，随即进入昏睡状态。
甘草酸二铵▲	注射液 冻干粉针	静滴：本品冻干粉针150 mg用注射用水溶解后，以10% GS 250 ml稀释或本品注射液150 mg，以5%～10%GS 250 ml稀释后缓慢滴注，一日1次。	本品未经稀释不得进行注射。治疗过程中应定期检测血压、血清钾、钠浓度。如出现高血压、血钠潴留、低血钾等情况应停药或适当减量。严重低血钾症、高钠血症、高血压、心衰、肾衰竭患者禁用。
谷氨酸钠▲	注射液 粉针剂	静滴：本品注射液11.5 g或粉针剂用5% GS溶解后，用5% GS稀释后缓慢滴注。1次11.5 g，一日不超过23 g。	肾功能不全者慎用。用药期间应注意电解质平衡。用于肝昏迷时，与谷氨酸钾合用，二者比例一般为3：1或2：1，钾低时为1：1。
谷氨酸钾▲	注射液 冻干粉针	静滴：本品18.9 g注射液(3支)或冻干粉针18.9 g(1瓶)溶于适量5%或10%GS，稀释至500～1 000 ml中缓慢滴注，一日1～2次。	低血钾患者适用。为维持电解质平衡，谷氨酸钾常与谷氨酸钠合用，以1：3或1：2混合应用。
门冬氨酸钾镁▲	注射剂	静滴：一次10～20 ml，加入5%GS 250 ml或500 ml中缓慢滴注，一日1次。或遵医嘱。	本品不能肌内和静脉注射，静脉滴注速度宜缓慢。滴注速度太快可引起高钾血症和高镁血症，还可出现恶心、呕吐、颜面潮红，血压下降，偶见血管刺激性疼痛，极少数可出现心率减慢、减慢滴速或停药后即可恢复。大剂量可能引起腹泻。
促肝细胞生长素	注射液 冻干粉针	肌内：一次20～40 mg，加2 ml注射用水或生理盐水溶解后肌内注射，一日2次。 静滴：本品80～120 mg溶于10%GS中，一日1次；或将本品注射液120 mg加入10%GS中一日1次或分2次滴注。疗程视病情而定，一般1个月，也可用4～8周。或遵医嘱。	本品冻干粉针未溶解稀释前若颜色变为棕黄色时忌用。本品现配现用。

续表

品　名	剂　型	适宜溶媒、配制和临床使用	备　注
醋酸奥曲肽	注射液	皮下：一次 0.1 mg，q8 h，注射用水稀释后皮下注射。疗程视病种而定。静注：初始量 0.05～0.1 mg 用 5%GS 稀释溶解后缓慢静脉注射（不少于 5 min）。然后给予初始量后，取本品溶于 5%GS，以 0.025～0.05 mg/h 静脉滴注。	本品久置后有结块或浑瓶现象，稀释溶解后使用不影响疗效。注射前使药液达到至温，可减少用药后的局部不适。避免短时间内同一部位多次注射。两餐之间或临床休息时注射本品可减少胃肠道不良反应。
还原性谷胱甘肽	冻干粉针专用溶媒	肌内：一日 300～1 800 mg，溶解于所附的 2 ml 维生素 C 溶解液后肌内注射。静滴：溶解液溶解后，加入 100 ml，250～500 ml 生理盐水或 5%GS 中缓慢静脉滴注。滴注时间为 1～2 h。	肌内注射时的必须完全溶解于溶解液，溶解后应立即使用，余液放置后不得再用。本品不得与维生素 B_{12}、甲萘醌、泛酸钙、乳清酸、抗组胺类及磺胺类药，抗生素等混合使用。溶解后溶解液清澈无色。
硫普罗宁	冻干粉针专用溶媒	静滴：临用前每 0.1 g 注射用硫普罗宁先用所附专用溶解液（5%的碳酸氢钠溶液，pH7.5～8.5）2 ml 溶解，在 10 min 内扩溶至 5%～10%GS 或生理盐水 250～500 ml 中，滴注。建议在 4 h 内滴注完。	用药期间应注意全面观察患者情况，定期检查肝功能，如发现异常常停用本品。孕妇、哺乳期妇女、儿童禁用；急性重症肾、汞中毒患者禁用。
苦参素	注射液冻干粉针	肌内：本品注射液 400～600 mg qd。静滴：本品 600 mg，溶于 5%GS 或生理盐水 100～250 ml 滴注。滴注速度 3 ml/min。一日 1 次，三月为一疗程，或遵医嘱。	本品肌内注射后个别病人在注射后局部疼痛，改用深部注射可减轻症状。专供肌内注射制剂，不可用于静脉给药。长期使用应密切注意肝功能变化，肝功能衰竭者慎用。
甘草酸二铵	注射液冻干粉针	静滴：本品 150 mg 一日 1 次，用 5%～10%GS 250 ml 稀释后静脉滴注。	本品未经稀释不得进行注射。治疗过程中，应定期监测血压和血清钾、钠浓度。如出现高血压，血钠潴留、低血钾等情况应停药或适当减量。
亮菌甲素	冻干粉针	肌内：一次 1～2 mg（每 1 mg 以 1 ml 氯化钠注射液溶解），一日 2～4 次，或遵医嘱。急性胆道感染一日 2 次，一次 1～2 mg。每 6～8 小时 1 次。急性症状控制后改为一日 2 次，一次 1～2 mg，一疗程为 7～10 日。	本品外观性状发生改变时禁止使用。严重胆道梗硬阻及化脓性胆管炎慎用。
呋塞米☆	注射液粉针剂	静注：本品用生理盐水适量溶解后缓慢注入，注射时间 1～2 min 以上。静滴：本品以生理盐水溶解并稀释后滴注。速度不超过 4 mg/min。	本品碱性较强，故静宜用生理盐水稀释，而不宜合用 GS 稀释。本品无尿者禁用；不推荐肌内注射，剂量个体化，从小剂量开始，然后根据利尿反应调整剂量，以减少水、电解质紊乱。

续表

品 名	剂 型	适宜溶媒、配制和临床使用	备 注
托拉塞米▲	注射液	静注:初始量为5～10 mg,注射液缓慢静注,或用5%GS或生理盐水溶解并稀释后静注。一日1次,递增至一次10～20 mg,一日剂量不超过40 mg。	无尿的患者禁用本品。本品快速静注可能发生听力短时障碍,故单次注射不宜20 mg,注射时间不短于2 min。使用本品者应定期检查电解质(特别是血钾)、血糖、尿酸、肌酐、血脂等。
右旋糖酐铁☆	注射液	肌内:一次50～100 mg(铁),1～3日1次。本品无须稀释,做深部肌内注射。 静注:一次100～200 mg(铁),用5%GS或生理盐水10～20 ml溶解并稀释后缓慢静注。在初次给药时缓慢推注25 mg(1～2 min),如无不良反应发生,再给予剩余的剂量(0.2 ml/min)。 静滴:100～200 mg(铁),用5%GS或生理盐水100 ml溶解并稀释,给予首次剂量时,应先缓慢滴注25 mg至少15 min,如无不良反应发生,可将剩余剂量在30 min内滴注完毕。	适用于不能耐受口服铁剂的缺铁性贫血患者,或需迅速纠正缺铁患者。严重肝、肾功能不全者禁用。注射本品后血红蛋白未见逐步升高者应即停药。一般不宜静注,因有可能引起静脉周围疼痛,有的可发生栓塞性静脉炎。必须静注时,操作要谨慎缓慢,防止漏出静脉外。
维生素B$_{12}$☆	注射液	肌内:治疗维生素B$_{12}$缺乏症,一日25～100 μg或隔日50～200 μg,共2周;如伴有神经系统表现,每日用量可增加至500 μg。以后每周肌内注射2次,每次50～100 μg,直到血象恢复正常;维持量,维持量每月肌内注射100 μg。本品也可用于穴位封闭。	本品不得静脉注射。本品也可用于穴位封闭。有条件时,用药过程中应监测血中维生素B$_{12}$浓度。痛风患者使用本品可能发生高尿酸血症。
维生素K$_1$☆	注射液	本品肌内、皮下注射或静脉注射:1次10 mg,1日10～20 mg。 (1)低凝血酶原血症:由于肠道吸收不良或其他药物引起的低凝血酶原血症,严重者可重复注射:1次10 mg,6～8 h后可重复注射,24 h内总量不超过40 mg。成人每次肌内或皮下注射,注射速度不超过1 mg/min。 (2)长期使用预防肠道外高尿酸的患者,补充维生素K,成人和儿童每周肌内注射5～10 mg,婴儿肌内注射2 mg。	本品对肝素引起的出血倾向无效,外伤出血无必要使用本品。本品于静脉注射宜缓慢,给药速度不超过1 mg/min。本品应避免冷冻,如有油滴析出或分层则不宜使用,如溶明度正常则仍可继续使用。热至70～80℃,振摇使其自然冷却。本品大剂量或超剂量可加重肝损害。
氨基己酸▲	注射液	静滴:初始剂量4～6 g,以5%～10%GS或生理盐水100 ml稀释缓慢滴注,滴注时间15～30 min。维持量为1 g/h,维持时间依病情而定,每日最大量不超过20 g,可连用3～4日。	注射用制剂禁用于早产儿。
酚磺乙胺▲	注射液	肌内与静注:一次0.25～0.5 g,一日0.5～1.5 g。 静注:一次0.25～0.75 g,与5%GS或生理盐水混合滴注。必要时可根据病情增加剂量。 预防手术后出血与术前15～30 min静滴或肌注0.25～0.5 g;必要时2 h后再注射0.25 g。	本品可与维生素K注射液混合使用,但不可与氨基己酸注射液混合使用。

续表

品 名	剂 型	适宜溶媒、配制和临床使用	备 注
氨甲苯酸☆▲	注射液	静注：每次 0.1~35 g，用 5%GS 或生理盐水 10~20 ml 稀释后缓慢注射。一日最大用量 0.6 g。	用量过大，可促进血栓形成。对有血栓形成倾向或有血栓栓塞病史者禁用或慎用。
肝素钠☆	注射液	深部皮下：首次 5 000~10 000 U，以后每 8 h，8 000~10 000 U 或每 12 h，15 000~20 000 U；每 24 h 总量约 30 000~40 000 U，一般能达到满意的效果。 静注：首次 5 000~10 000 U，之后每 4 小时 100 U/kg，用氯化钠注射液稀释后应用。 静滴：每日 20 000~40 000 U，加至生理盐水 1 000 ml 中持续滴注，滴注前可先静脉注射 5 000 U 作为初始剂量。	本品过量可致自发性出血倾向。肝素过量时可用 1%的硫酸鱼精蛋白溶液缓慢滴注：如此可中和肝素作用。每 1 mg 鱼精蛋白可中和 100 U 的肝素钠。
低分子肝素钠☆	注射液	皮下：(1) 一般用量，首次 5 000~10 000 U，以后 8 000~10 000 U，q8 h 或 15 000~200 000U，q12 h，每日总量 30 000~40 000 U。 (2) 预防高危病人血栓形成(多为防止腹部手术后深部静脉血栓)，手术前 2 h 先给药 5 000 U，以后 5 000 U，q8~12 h，共 7 日。 静注：5 000~10 000 U，或每隔 4 h 给药 100 U/kg，均用生理盐水稀释。 静滴：每日给药 20 000~40 000 U，加入 1 000 ml 生理盐水中持续滴注，但滴注前应先静注 5 000 U 作为首次滴注量。	宜皮下注射，不能肌内注射。给药期间应避免肌内注射其他药物。静脉给药时最好使用微量输液泵入，按 100 U/kg 泵入，随时测部分凝血活酶(APTT)以调整剂量。给药过量时，可用鱼精蛋白拮抗，每 1 mg 鱼精蛋白可中和 100 U 的肝素钠。
尿激酶☆▲	冻干粉针	本品临用前先用注射用水 5 ml 溶解，再用生理盐水或 5%GS 稀释。 静滴：(1) 急性心肌梗死，1 次 50 万~150 万 U，溶于生理盐水或 5%GS 50~100 ml 中，滴注 30 min。(2) 急性肺栓塞，负荷剂量 4 400 U/kg 在 10 min 内静脉注入。继之以 4 400 U/(kg·h)的速率持续滴注 12 h，或 20 000 U/kg 在 2 h 内静推。目前指南推荐短时间给药法。(3) 防治心脏瓣膜置换术后的血栓形成，4 400U/kg 生理盐水稀释后静注 10~15 min 滴注完，然后以 4 400 U/(kg·h)静脉滴注维持。	本品仅供静脉注射，用药前应先建立好静脉输液输血取血标本的通道，用药后应反复穿刺或血管需谨慎压迫止血。避免肌内注射。本品必须临用前新鲜配制，随配随用。先用注射用水 5 ml 溶解(不可用其他溶液溶解)，溶解时轻轻倾斜和转动，切勿用力振荡，制得的药液要求通过 0.45 μm 过滤装置以除去不溶性颗粒，再按用法要求稀释后应用。
血凝酶▲	冻干粉针	临用前，用注射用水溶解后，静注、肌注或皮下注射，也可局部用药。成人肌内注射每次 1.0~2.0 kU，静注、肌注或皮下注射，紧急情况下，立即静脉注射 1.0 kU。各类外科手术前 1 h 肌内注射 1.0 kU，或术前 15 min 静注 1.0 kU。手术后每日肌内注射 1.0 kU，连用 3 日，或遵医嘱。	弥散性血管内凝血(DIC)及血液病所致的出血不宜使用本品。血中缺乏血小板或某些凝血因子(如缺血酶原)时，本品没有代偿作用，宜在补充血小板、缺乏的凝血因子或新鲜血液的基础上应用本品。在原发性纤溶系统亢进的情况下(如内分泌腺、癌症手术等)，宜与抗纤溶酶制剂药物联合应用。使用期间应注意观察病人的出凝血时间，应防止意外。过量应用则其止血作用会降低。

续表

品　名	剂　型	适宜溶媒、配制和临床使用	备　注
链激酶		静滴:(1) 急性心肌梗死,本品 150 万 U 溶于生理盐水或 5%GS 100 ml中,静滴 60 min。继之以 10 万 U/h 维持 24～48 h。 (2) 肺栓塞,负荷剂量 25 万 U 溶于输液中,30 min 输完,继之 10 万 IU/h,共输注 24～48 h。 (3) 深静脉血栓,初始剂量 25 万 U 溶于输液中滴注 30～45 min,继之 10 万 IU/h,共滴注 48～72 h。如血栓范围广而患者能耐受,则可滴注 5～7 天,仍不能溶解者,则代以肝素抗凝治疗。	本品溶解时,用生理盐水或 5%GS 稀释,不可剧烈振荡,以免活性降低。溶液在 5℃左右可保持 12 h,至温下要及时应用,放置较久即可能活性降低。治疗结束时,可用低分子右旋糖酐作为过渡,以防血栓再度形成。
右旋糖酐 40☆	注射液	静滴:(1) 成人常用量一次 250～500 ml,24 h 内不超过 1 000～1 500 ml。 (2) 休克病例用量可较大,速度可快,滴注速度为 20～40 ml/min。在给药初期 15～30 min 须滴入 500 ml。在使用前必须纠正脱水。 (3) 对冠心病和脑血栓者应缓慢滴注,疗程视病情而定,通常为每日或隔日 1 次,7～14 天为 1 个疗程。 (4) 预防术后血栓形成术后给予 500 ml,通常为术后第一、二日 500 ml/日,以 2～4 小时的速度给药。血管栓塞性疾病应缓慢静滴,一般每次 250～500 ml,每日或隔日 1 次,7～10 次为 1 疗程。	首次使用本品时共滴注速度宜慢,并且应严密观察 5～10 min。滴注过程中,应注意调节电解质平衡,如发现有休克反应,须立即停药,本品每日用量不应超过 1 500 ml,否则易引起出血倾向和低蛋白血症。
右旋糖酐 70☆	注射液	静滴:用量视病情而定。常用剂量每次 500 ml。休克时,通常快速扩容的剂量为 500～1 000 ml,滴注速度 20～40 ml/min,第 1 天推荐使用的最大剂量是 20 ml/kg。为预防术后血栓栓塞,可在术中或术后给予 500 ml,第 2 天继续给予 500 ml,对于高危患者,疗程可达到 10 天。	首次输用本品,开始应缓慢静滴,并在注射开始后严密观察 5～10 min,出现的所有不正常现象(寒颤、皮疹等)都应立即停药。对严重的肾功能不全,应降低剂量并严密监测尿量和肾功能。重度休克时,应同时给予一定数量的全血,以维持血液携氧能力,不影响血液凝固及防止低蛋白血症发生。对于脱水病人,应同时纠正水电解质紊乱情况。每日用量不宜超过 1 500 ml,否则有致出血的危险。本品不应与维生素 C、维生素 K、双嘧达莫在同一溶液中混合给药。维生素 B_{12}

续表

品名	剂型	适宜溶媒、配制和临床使用	备注
羟乙基淀粉☆	注射液	静滴：初始的10～20 ml，应缓慢输入，并密切观察病人（防止可能发生的过敏性样反应）。每日剂量及输注速度应根据病人失血量、血液动力学参数的维持或恢复及稀释效果确定。没有心血管或肺功能危险的病人使用胶体扩容剂时，红细胞压积应不低于30%。每日最大剂量按体重33 ml/kg。根据病人的需要，本品在数日内可持续使用，治疗持续的时间和稀释程度，及血液动力学参数和稀释效果。	避免过量使用引起液体负荷过重，特别是心功能不全和严重肾功能不全的病人。液体负荷过重的危险性增加，应调整剂量。为防止重度脱水，使用本品前应先给予晶体液溶液。监测血清电解质水平。应避免与其他药物混合。如果在特别情况下需要与其他药物混合，要注意相容性（无絮状或沉淀），无菌及均匀混合。密封盖开启后，应立即使用，未用完的药品应丢弃。
肌苷▲	注射液	肌内：每次100～200 mg，每日1～2次。 静滴：每次200～600 mg，每日1～2次。 静滴：本品加入5%GS或生理盐水稀释后滴注。每日1～2次。	不能与乳清酸、双嘧达莫、氯霉素、洛贝林、氨茶碱、普鲁卡因、硫喷妥钠等注射液配伍。
辅酶A▲	冻干粉针	注射：一次50～200 U，一日50～400 U，临用前用生理盐水2 ml溶解后注。 静滴：一次50～200 U，一日50～400 U，临用前用以5%GS溶解并稀释至500 ml缓慢静滴。	因本品内含胰岛素，不宜空腹使用。缓慢滴注，细胞色素C等合用；效果更好。急性心肌梗死病人禁用。
三磷酸腺苷	冻干粉针（缓冲液）注射液	肌内：本品一次20 mg，一日1～3次。一般用注射液。 静滴：多用冻干粉针，以所附缓冲液溶解，再以5%～10%GS 20 ml稀释后缓慢注入。 静滴：上述溶解液，用5%～10%GS输液再滴注。	静注宜缓慢，以免引起头晕、头胀、胸闷及血压低等。心肌梗死和脑出血在发病期患者慎用。
人绒促性素（HCG）☆	冻干粉针	肌内：(1) 男性促性腺激素功能不足所致性腺功能减退症，1 000～5 000U用生理盐水2 ml溶解后注入。每周2～3次，持续数周至数月。为促发精子生成，治疗往往需持续性6个月或更长，若精子数未达到500万/ml，应合并应用尿促性素12个月左右。 (2) 促排卵 治疗女性无排卵性不孕或体外受精，可于末次给予人绝经后尿促性素后1天或氯米芬末次给药后5～7天肌内注射，一次5 000～10 000 U，连续治疗3～6周期，如无效应停药。 (3) 黄体功能不全，于排卵之日开始隔日注射一次1 500 U，连用5次。根据反应作剂量调整。妊娠后须维持原剂量至7～10孕周。	本品应用前临时配制。前列腺肥大、哮喘、癫痫、心脏病、高血压、偏头痛、肾功能损害等应慎用。发现卵巢过度刺激综合征及卵巢肿大、腹水、胸闷等胎娠的可能性。使用前应向患者说明有多胎妊娠的可能性。使用中询问不良反应和定期进行有关的临床检查。对妊娠试验可出现伪阳性，应在用药10天后进行检查。

续表

品名	剂型	适宜溶媒、配制和临床使用	备注
尿促性素（HMG）▲	冻干粉针	肌内：本品溶于1~2 ml灭菌注射用水后肌内注射。起始（或周期第五天起）1次75~150 U，一日1次。七日后根据患者雌激素水平和卵泡发育情况调整剂量，增加至每日150~225 U。卵泡成熟后肌内注射绒促性素（HCG）10 000 U，诱导排卵。对注射三周后卵巢无反应者，则停止用药。	本品计量单位（U）以促卵泡素效价计。过敏、卵巢早衰、绝经、原因不明的阴道出血、子宫肌瘤、卵巢囊肿、卵巢增大患者禁用。哮喘、心脏病、癫痫、肾功能不全、垂体肿瘤或肥大、甲状腺或肾上腺皮质功能减退患者慎用。
地塞米松☆	注射液	肌内：一次1~8 mg，一日1次。静滴：按需要剂量，以5%GS稀释后滴注。可2~6 h重复给药至病情稳定，但大剂量连续给药一般不超过72 h。鞘内注射：每次5~10 mg，间隔1~3周注射一次；关节腔内注射一般每次0.8~4 mg；按关节腔大小而定。	结核病、急性细菌性或病毒性感染患者应用时，必须给予适当的抗感染治疗。长期服药后，停药前应逐渐减量。糖尿病、高血压、血栓症、肝硬化、骨质疏松症、精神病、胃与十二指肠溃疡、电解质代谢异常、心肌梗死、肾脏手术、青光眼等患者一般不宜使用。
泼尼松龙▲	注射液	肌内（泼尼松龙磷酸钠）：1日10~40 mg，必要时可加量。静注（泼尼松龙磷酸钠）：用于危重病人一次10~20 mg，必要时可重复。静滴（泼尼松龙磷酸钠）：1次10~20 mg，加入5%~10%GS 500 ml中滴注。	泼尼松龙磷酸钠水溶性大，作用快速，可供肌内注射、静脉注射或静脉滴注。醋酸泼尼松龙混悬液吸收缓慢，供肌内注射、关节腔或软组织内注射，应在无菌条件下操作，以防引起感染。
帕米膦酸二钠	注射液粉针	静滴：本品30~60 mg加入500~1 000 ml 5%GS或生理盐水中缓慢滴注。浓度不得超过15 mg/125 ml。滴注时间6 h以上。	本品不可用含钙的液体林格液溶解稀释。重度肾功能减退（肌酐清除率<30 ml/min）者禁用。
曲安奈德▲	注射液	皮下：用量酌情决定，一般为2.5~5 mg。肌内：20~80 mg/次，每周1次，每次注入均须更换注射部位。关节腔内：注射用量酌情决定，一般为2.5~5 mg。	本品为混悬剂，严禁静脉注射和椎管注射。关节腔内注射可能引起关节损害，本品作用强，故应严格掌握适应证，防止滥用，才能免不良反应和并发症的发生。如长期大量应用，一旦病情控制，停药时应逐渐减量，不宜骤停，以免复发或出现肾上腺皮质功能不足症状。注射时应深入臀部肌肉以使药物有效吸收。本品受冻会凝集成块，故应在不低于10℃的条件下保存。

続表

品 名	剂 型	适宜溶媒、配制和临床使用	备 注
胰岛素☆	注射液	皮下：一般一日3次，餐前15～30 min注射，必要时睡前加注1小量。剂量根据病情，血糖、尿糖由小剂量（视体重等）逐步调整。1型糖尿病患者每日总量0.5～1 U/kg，根据血糖监测结果调整。2型糖尿病患者总量每日仅需5～20 U，肥胖、对胰岛素敏感性较差者需量可明显增加。静注：主要用于糖尿病酮症酸中毒、高血糖高渗性昏迷的治疗。可静脉持续滴入，成人4～6 U/h。	本品是唯一可供静脉注射的制剂。低血糖反应，严重者血糖昏迷，在有严重低血糖、肾病变等患者应密切观察血糖。本品需要量增减依据病情，并发症及肝肾功能适当调整，用药期间应定期检查血糖、尿常规、肝肾功能、视力、眼底视网膜血管、血压及心电图等，以了解病情及糖尿病并发症情况。
重组人胰岛素▲	注射液	皮下：于早晚餐前1 h左右皮下注射，具体时间由医师根据病情决定。	本品为白色悬浮液，应将药瓶放置于双手掌心轻轻滚转，直至该胰岛素呈均匀混悬液再按规定方法抽取使用。
精蛋白生物合成人胰岛素▲	注射液（混悬液）	剂量因人而异，由医生根据患者的需要而定。皮下：每日早餐前0.5～1 h注射1次，一般从预定小剂量开始（例如4～8 U），按血糖、尿糖变化调整剂量。有时需于早餐前注射1次，起始量可为早餐前量的1/2，以后按需调整。	本品不可静脉注射。使用时应先滚动药瓶或须滚动药瓶放在两手掌中来回轻搓，使药物混匀，以免产生气泡。如需与普通胰岛素混合使用，应在注射前先抽取普通胰岛素，后抽取本品。
精蛋白锌重组人胰岛素▲	注射液（混悬液）	皮下：本品于早餐前30～60 min皮下注射，起始治疗每天1次，每次4～8 U，按血糖、尿糖变化调整维持剂量。有时需于晚餐前再注射1次，剂量根据病情而定，一般每日总量10～20 U，与正规胰岛素合用，开始时应正规胰岛素与本品混合用的剂量比例为（2～3）：1，剂量根据病情而调整。	本品不能用于静脉注射。使用前应滚动药瓶，使胰岛素混匀，但不要用力摇动以免产生气泡。本品与正规胰岛素混合时应先抽取正规胰岛素，后抽取本品。
门冬胰岛素	注射液	皮下：剂量应根据饮食习惯、代谢需要和生活方式个体化。因本品起效快，故应在餐前5～10 min用药。如有必要，可于餐后立即给药。最大作用时间为注射后1～3 h，降糖作用可持续3～5 h。注射部位可以是腹部、大腿、上臂或臀部，应在同一区域内轮换注射部位。	皮下注射后，10～20分钟内起效，因此注射后10分钟内需进食含有碳水化合物的食物。如果本品溶液不再透明或无色，请勿使用。

续表

品　名	剂　型	适宜溶媒、配制和临床使用	备　注
丙酸睾酮☆	注射液	肌内:(1)男性性腺功能低下激素替代治疗,一次25~50 mg,一周2~3次。 (2)绝经后女性晚期乳腺癌,一次50~100 mg,一周3次。 (3)功能性子宫出血,配合黄体酮使用,每次25~50 mg,每日1次,共3~4次。 (4)再生障碍性贫血,每次100 mg,每日或隔日1次,疗程应在3~6个月以上。 (5)月经过多或子宫肌瘤,每次25 mg,一周2次。 (6)老年性骨质疏松症,每次25 mg,一周2~3次,连用3~6个月。 (7)雄激素缺乏症,每次10~50 mg,一周2~3次。	注射液如有结晶析出,可加温溶解后再用。应作深部肌内注射,不能用于静脉注射。 一般不与其他睾酮制剂换用,因它们的作用时间不同。 用于乳腺癌治疗时,治疗3个月内应有效果。若病情有发展,应立即停药。 男性应定期检查前列腺。 用药期间如发现肝功能有损害者或曾有过敏反应者应立即停药。
黄体酮☆	注射液	肌内:(1)先兆流产,一般20 mg,待疼痛止及出血停止后,减为每日10 mg。 (2)习惯性流产史者,自妊娠开始,每次5~10 mg,一周2~3次,一直到妊娠四个月。 (3)功能失调性子宫出血,于月经后半周期用药,每日10 mg,连用5~10日,如在本周期同月经未来,应立即停药。 (4)闭经,闭经患者应先作黄体酮试验,每日给药10 mg,共5天,观察停药后有无月经来潮。若有效,则可在预计月经来潮前8~10天,每日给药10 mg,共6~8天。 (5)经前期紧张综合症,在预计月经前12天注射10~20mg,连续10天。	严重肝损伤患者禁用(使症状恶化);肾病、心脏病水肿、高血压的患者及慎用。 对早期流产以外的患者投药前应进行全面检查,确定属于黄体功能不全再使用。
己烯雌酚▲	注射液	肌内:一次0.5~1 mg,一日0.5~6 mg。	孕妇禁用(可能引起第二代女性阴道腺病及腺癌发生率升高,男性生殖道异常及精子异常发生率增加)。 有血栓性静脉炎和肺栓塞病史患者,与雌激素有关的肿痛患者及未确证的阴道不规则流血者禁用。
缩宫素 (催产素)☆	注射液	肌内:于胎盘排除后肌内注射5~10 U。 静滴:引产或催产一次2.5~5 U,用5%GS或生理盐水稀释至5~10 U。 引产或催产:一次2.5~5 U,用5%GS或生理盐水稀释至5~10 U。引产时0.005~0.01/ml.滴注速度开始不超过0.001~0.002 U,15~20 min增加0.001~0.002 U,至达到引宫缩与正常分娩相似,最快不超过0.02 U/min,通常为0.02~0.05 U/min。 (2)控制产后出血,静滴0.02~0.04 U/min,胎盘排出后可肌内注射5~10 U。	用于引产或催产加强宫缩,必须稀释后作静脉滴注。不可肌内注射。因肌内注射时用量难以调节及胎儿窘迫。静脉滴注时需使用滴速调节器控制用量。滴速应根据患者的具体情况而定。遇有子宫收缩乏力过强者收缩乏力必须立即停药。多次经径给药及并用多种引产药,遇子宫收缩过强或胎儿窘迫时必须立即停药。静脉滴注时间不宜超过6~8 h。当出现子宫收缩乏力下降,则表示子宫胎盘储备不足,应结束分娩。现胎儿心率明显下降,静脉滴注时胎盘排出后应分娩较晚。

续表

品 名	剂 型	适宜溶媒、配制和临床使用	备 注
麦角新碱☆	注射液	肌内：一次 0.2 mg，必要时可 2～4 h 重复注射 1 次，最多 5 次。静注：一次 0.2 mg，必要时可 2～4 h 重复注射 1 次，最多 5 次。用生理盐水 25%GS 20ml 稀释后缓慢注入（至少 1 min）。	本品用量不得过大和时间过长。用药期间不得用吸烟，因烟碱（尼古丁）可使本品的血管收缩加剧。如有感染存在，用药应谨慎，因感染可增强本品的敏感性。遇有低钙血症，本品的效应减弱，应重慎补钙，以恢复复宫缩。患者在用本品时切勿用洋地黄。
垂体后叶素☆	注射液	肌内：每次 5～10 U。极量为 20 U。静注：5～10 U 加入 5%GS 20 ml 稀释后缓慢注入。极量为 20 U。滴注：5～10 U 加生理盐水或 5%GS 500 ml 稀释后缓慢滴注。速度 1 ml/min。	本品用于产后出血患儿和胎盘均已娩出后再肌注 10 U，如作预防性应用，可在胎儿前肩娩出后立即静注 10 U。本品不宜用于引产或堕产。本品静脉滴注时应注意意药物浓度及滴速，一般为 1 ml(20 滴)/min。
维生素 D₃▲	注射液	肌内：用于佝偻病（不能口服及重症患者）：一次 7.5～15 mg（30 万～60 万 U），病情严重者可于 2～4 周后重复注射 1 次。	本品应用前及用药时需服钙剂。由于个体差异，维生素 D₃ 用量应依据临床反应作调整。使用本品时应定期作血钙检测，维持血钙浓度 2.00～2.50 mmol/L。
苯海拉明☆	注射液	肌内：一次 20 mg，一日 1～2 次。	本品宜作深部注射。重症肌无力，闭角型青光眼，前列腺肥大者禁用。应用本品后避免驾驶车辆、高空作业或操作精密危险或危险机器。
异丙嗪☆	注射液	肌内：一次 25～50 mg，必要时 2 h 后重复。静注：25～50 mg 用 25%GS 10～20 ml 稀释后，缓慢静脉注射。	静脉直接注射时，浓度不能超过 25 mg/ml，速度不能超过 25 mg/min。避免药液溢出。不能用于皮下注射或动脉注射。
氯苯那敏▲	注射液	皮下：每次 1 ml。肌内：一次 5～20 mg。直肠灌注：对于呕吐严重的病人，可将 1 次口服剂量用温水溶解成 50～100 ml，作保留灌肠。	新生儿和早产儿，癫痫患者，接受单胺氧化酶抑制药治疗的患者禁用。不可用于下呼吸道感染和哮喘发作的患者（因可使痰液变稠而加重疾病）。用药期间，不得驾驶车、船或操作危险的机器。由于本品的抗 M 胆碱受体作用，泌尿受到抑制，哺乳期妇女不宜使用。本品性状发生改变时禁用。
维生素 B₁☆	注射液	肌内：一次 50～100 mg，3 次/d。	本品不宜静脉注射，如特殊需要静脉注射，则在应注射前，用其 10 倍稀释液 0.1 ml 作皮试，以防止过敏反应。
维生素 B₆☆	注射液	肌内：50 mg～100 mg，1 次/d。用于环丝氨酸中毒，每日 300 mg 或 300 mg 以上。静注：用于异烟肼中毒解毒，每 1 g 异烟肼给 1 g 本品静注。	维生素 B₆ 影响左旋多巴治疗帕金森病的疗效，但对卡比多巴的疗效无影响。

续　表

品　名	剂　型	适宜溶媒、配制和临床使用	备　注
维生素 B₁₂	注射液	肌注：(1) 维生素 B₁₂ 缺乏症。1 日 25～100 μg 隔日或隔日 50～200 μg，共 2 周。 (2) 维生素 B₁₂ 有神经系统表现者，每日量可增至 500 μg，以后每周 2 次，每次 50～100 μg，直到血象恢复正常；维持量每月肌注 100 μg。	本品不得作静脉注射。 可致过敏反应，甚至过敏性休克，不宜滥用。 有条件时，用药过程中应监测血中维生素 B₁₂ 浓度。 痛风患者使用本品可能发生高尿酸血症。 治疗巨幼细胞贫血，在起始 48 h，宜查血钾，以防止低钾血症。
维生素 C☆	注射液	肌内：治疗维生素 C 缺乏，每日 100～500 mg，至少 2 周。 静注：(1) 同肌内注射。 (2) 克山病心源性休克，首剂 5～10 g，加入 25%GS 中缓慢静脉注射。 静滴：每日 250～500 mg 以 5%～10%GS 稀释后滴增。必要时可酌增。	不宜与碱性药物（如氨茶碱、碳酸氢钠、谷氨酸钠等）、核黄素、三氯叔丁醇、铜、铁离子（微量）的溶液配伍，以免影响疗效。 制剂色泽变黄后不可应用。 快速静脉注射可引起头晕、昏厥。
维生素 D₂☆	注射液	肌内：一次 7.5 mg～15 mg(30 万～60 万 U)，病情严重者可于 2～4 周间重复注射 1 次。	治疗低钙血症前，应先控制血清磷的浓度，并定期复查血钙等有关指标；由于个体差异大，本品用量须根据临床反应作调整。
甲钴胺▲	注射液	本品肌内注射或静脉注射用法和用量相同。 (1) 成人巨幼细胞性贫血。通常一次 500 μg，一日 1 次。隔日 1 次，每 1～3 个月 1 次。约 2 个月后，可维持治疗一次 500 μg，一日 1 次，一周 3 次，可按年龄、症状酌情增减。 (2) 周围神经病，通常一次 500 μg，一日 1 次。给药	避免同一部位反复肌内注射；注意避开神经分布密集的部位；针扎入时，如有剧痛、血液逆流的情况，应立即拔出针头，换部位注射。
水溶性维生素▲	冻干粉针	静滴：成人和 10 kg 以上儿童，每日 1 瓶。新生儿及 10 kg 以下的儿童，每日按每 kg 体重给予 1/10 瓶。本品用注射用水或 GS 10 ml 每日量再稀释于同一类型药液中滴注。	本品加入葡萄糖注射液中进行输注时，应注意避光。 临用前溶解，并在无菌条件下立即加入输液中，溶后须在 24 h 内用率。
葡萄糖酸钙☆	注射液	静注：用 10%GS 稀释后缓慢注射，注射速度不超过 5 ml/min。 (1) 低钙血症，本品 10 ml(1 g)静注，注射速度不超过 2 ml/min，必要时可重复注射至抽搐控制。 (2) 抗高血钾，本品 10～20 ml(1～2 g)，注射速度不超过 2 ml/min。 (3) 抗高血镁，同抗高血钾。 (4) 氟中毒解救，静脉注射本品 1 g，1 h 后重复，如有搐搦或静注本品 3 g；如有皮肤组织氟化物损伤，每平方厘米受损面积应用 10%葡萄糖酸钙 50 mg。	本品刺激性较大，不宜皮下或肌内注射，应缓慢静脉注射。静脉注射时如漏出血管外，可致注射部位皮肤发红、皮疹并疼痛，并可随后出现脱皮和组织坏死。若发现药液漏出血管外，应立即停止注射，并用氯化钠注射液作局部冲洗注射，局部给予 1%利多卡因和透明质酸，并抬高局部肢体及热敷。 不宜用于肾功能不全患者与呼吸酸中毒患者。 应用强心苷期间禁用本品。

续表

品名	剂型	适宜溶媒、配制和临床使用	备注
复方氨基酸18AA☆	注射液	静滴:一次250～500 ml,一日1～4次。滴注速度40～50滴/min。	应严格控制滴注速度;本品系盐酸盐,大量输入可导致酸碱失衡。用或并用电解质输液时,应注意电解质平衡。用前必须详细检查药液,如发现塑料袋破裂、漏气、变色、发霉时绝对不应使用,本品打开后,不可贮存再用。
复方氨基酸(3AA)	注射液	静滴:一日250～500 ml或用适量5%～10%GS混合后缓慢滴注,滴注速度不超过40滴/min。	详细检查药液,如有浑浊、切勿使用。输注时应一次用完,剩余药液切勿保存再用。使用本品时,应控制输注速度和用量,以防静脉曲张患者使用。重度食道静脉曲张过高、胸水时,应避免输入量过多。本品输注过快可引起恶心、呕吐等反应,应及时减慢速度。本品遇冷低溶易析出结晶,宜微温溶解后再用。
复方氨基酸(17AA)	注射液	滴注:常用量一日250～1 000 ml。成人滴速40滴/min,儿童、老人及重病者滴速宜更慢。应按年龄、病情和体重增减剂量。	注射后剩余药液不能储存再用。本品遇冷能析出结晶,应微温溶解,待冷至37℃,溶液澄明后方可使用。如药液遇冷发生浑浊、沉淀时不可再用。
复方氨基酸(18AA-Ⅱ)	注射液	静滴剂量:成人根据病人的需要,一般为500～2 000 ml/24 h。最大剂量5%为50 ml/(kg·d);8.5%为29 ml/(kg·d)。11.4%为23 ml/(kg·d)。一般剂量约输入0.4 g氮/(kg·d)。 静注:本品5%与8.5%可经中心静脉或周围静脉输注,11.4%单独使用须经中心静脉输注,但与其他营养制剂混合使用也可经周围静脉输注。约输入0.15～0.2 g氮/(kg·d)。	应严格控制滴注速度;本品系盐酸盐,大量输入可导致酸碱失衡。用或并用电解质输液时,应注意电解质平衡。用前必须详细检查药液,如发现瓶身有破裂、变色、发霉、沉淀,变质等异常现象时绝对不应使用。遇冷药液可能出现结晶,可将药液加热到60℃,缓慢摇动一次用完,剩余药液不宜贮存再用。
复方氨基酸(18-B)	注射液	(1)周围静脉给药:通常为成人一次200～400 ml,缓慢滴注。注射时间不应少于120 min(25滴/min)。用量可根据年龄、症状、体重适当增减。小儿、老人、危重病人应减慢。本品最好与糖类同时输注以提高人体对氨基酸的利用率。 (2)中心静脉给药:通常为成人一日400～800 ml。本品可与糖类混合,由中心静脉24 h持续滴注。根据年龄、症状、体重适当减。	本品含60 mEq/L的醋酸,大量应用并用电解质输液时,应注意电解质与酸碱平衡。外周静脉输注时,因加有葡萄糖呈高渗状态,滴注速度必须缓慢。用前必须详细检查药液,如发现瓶身有破裂、漏气、变色、发霉、沉淀、变质等异常现象时绝对不应使用。本品遇冷可能出现结晶,可将药液完全溶解后应使用。开瓶后能结晶遇冷析出,缓慢摇动使结晶完全溶解后再用。
小儿复方氨基酸(18AA-Ⅰ)	注射液	(1)周围静脉滴注:用10%GS稀释后缓慢匀速滴注。滴注速度全日用量不少于16 h。 (2)中心静脉给药:应与GS或高渗GS和脂肪乳剂、电解质、维生素、微量元素等联合应用,以期达到营养支持的目的。	用前仔细检查药液,如有浑浊、生霉或瓶身漏气等切勿使用。药液应一次用完,剩余药液不可保存再用。本品遇冷能有结晶析出,可置40～50℃温水中使其溶解。放至体温后再用。

续　表

品　名	剂　型	适宜溶媒、配制和临床使用	备　注
脂肪乳(中链及长链复合剂)▲		静滴:成人,每天10%或20%本品250~500 ml,最大推荐剂量为1日3 g/kg;注射必须缓慢而连续,开始5~10滴/min,0.5 h后逐渐增至10~20滴/min。滴注时间不得少于5 h。新生儿和婴儿,早产儿首日1 g/kg,以后每天增加0.5 g/kg,最好是24 h连续输注:开始时每天剂量为0.5~1 g/kg,以后逐渐增加至每天2 g/kg;新生儿和婴儿,1日0.5~4 g/kg;滴注速度不超过0.17 g/(kg·h)。	长期使用应注意脂肪排泄量及肝功能,应定期测定肝功能,应定期测定脂肪酸、血清三酰甘油、血小板计数、血周血作血象,每周应作血象、血小板计数等检验;如血标有乳光或乳色出现,应推迟或停止应用;若每天使用本品,一周后要检查病人所给予脂肪的廓清能力。使用本品时不可将电解质溶液直接加入,以防乳剂破坏而使凝聚脂肪进入血液。过可直接添加脂溶性维生素、营养素、血浆代用剂配伍。过高或过低温度均可导致乳剂破坏,一经开启,应立即用完。如发现有变色或成沉淀、油滴滴浮,不应使用。
硫代硫酸钠☆	注射液 粉针剂	临用前,用注射用水溶解成5%溶液后应用。常用量为肌内或静脉注射一次0.5~1 g。 静注:(1)抢救氰化物中毒时,12.5~25 g缓慢注入。必要时在1 h后重复半量或全量。 (2)抗过敏,5%的本品,10~20 ml,一日1次,10~14日为一疗程。	静脉一次量容积较大,应注意一般的静注反应。 本品与亚硝酸钠治疗氰化物中毒解毒机制不同,应先后作静脉注射,不能混合后同时静注。立即由原针头注入本品。口服中毒者,须用5%溶液洗胃,并保留适量于胃中。
氯解磷定☆	注射液	肌内:0.5~1 g,视病情需要可重复注射。 静注:0.5~1 g,严重中毒1~1.5 g,缓慢静脉注射,每1.5~2小时可重复1~3次。情和血胆碱酯酶水平。	有机磷杀虫剂中毒应早应用本品越好。 口服中毒患者用2.5%碳酸氢钠溶液彻底洗胃。由于有机磷杀虫剂可在下消化道吸收,因此口服中毒患者应用本品至少要维持48~72 h,以防引起延迟吸收后立即静注。本品继续服用重中毒,甚至致死。立即进行人工呼吸。 用药过程中要随时测定血胆碱酯酶维持在50%~60%以上。急性中毒患者的血胆碱酯酶水平与临床状态有关,因此密切观察临床表现亦可及时使用本品。要求血胆碱酯酶作为用药监护指标,昏迷患者要保持呼吸道通畅、呼吸运应维持在50%~60%以上。急性中毒患者的血胆碱酯酶水平与临床表现亦可及时应用本品。
亚甲蓝☆	注射液	静注:(1)正铁血红蛋白血症,1%本品6~10 ml(每次1~2 mg/kg)加入50%GS 20~40 ml,于15 min内缓慢静脉注入,如1~2 h未见好转或反复,可于2 h后重复1次半量或全量,至最大剂量为20 mg/kg,或遂长者给药时间,用至发绀基本消退、病情平稳为止。 (2)治疗氰化物中毒,1%本品5~10 mg/kg加入25%~50%GS 20~40 ml缓慢静脉注入,最大剂量为20 mg/kg,随后立即静脉注射用硫代硫酸钠。	本品不能皮下、肌肉或鞘内注射,前者引起坏死,后者引起瘫痪。6-磷酸葡萄糖脱氢酶缺乏患者和小儿应用本品剂量过大可引起溶血。对肾功能不全患者应慎用。本品为1%溶液,应用时需用25%葡萄糖注射液40 ml稀释。静脉缓慢注射(10 min注射完毕)。对化学物和药物引起的高铁血红蛋白血症,静脉注入,若30~60 min皮肤黏膜发绀不消退,可重复用药。

续表

品名	剂型	适宜溶媒、配制和临床使用	备注
纳洛酮☆	注射液 冻干粉针	本品可肌内、静脉注射或静脉滴注。粉针用生理盐水或 GS 适量溶解后供注射。(1) 常用量:成人一次 0.4~0.8 mg;小儿同成人量。(2) 用于促使吗啡或芬太尼全麻后自发呼吸恢复:1.3~3 μg/kg。(3) 用于阿片类中毒:一次 400 μg 或 10 μg/kg,需要时 2~3 min 可重复 1 次。静滴:本品剂量个体化溶于 500 ml GS 或 GNS 中,供静脉滴注。	应根据病情和病人情况选用适当的剂量和给药速度。密切观察生命体征的变化,如呼吸、心率和心率、血压和心率等。如有变化及时采取相应措施。高血压和心功能不全患者慎用。阿片类及其他麻醉性镇痛药成瘾者,注射本品时立即出现或加断症状,因此要注意掌握剂量。
乙酰胺☆	注射液	肌内:成人一次 2.5~5 g,一日 2~4 次,或按每日 0.1~0.3 g/kg,分 2~4 次注射,一般连续注射 5~7 日;严重中毒者首次给全日量的一半(10 g),疗效更佳。	本品与 2%普鲁卡因或 4%利多卡因 1~2 ml 混合注射,可缓解局部刺激症状,减轻注射局部疼痛及防治有机氟引起的心律失常。
破伤风抗毒素*☆	注射液 冻干剂	(1) 预防用:皮下或肌内注射,一次 1 500~3 000 IU,经 5~6 日,如破伤风感染危险未消除,应重复注射。伤势严重者可增加用量 1~2 倍,应重复注射。(2) 治疗用:肌内或静脉注射,第 1 次 50 000~200 000 IU,儿童与成人相同,以后视病情决定注射剂量和间隔时间,同时还可将适量抗毒素注射于伤口周围的组织中。	皮肤过敏试验反应,若呈现弱阳性反应,必须用脱敏注射法进行注射。皮下注射应在上臂外侧三角肌下缘附着处,同时注射疫苗时注射部位须分开。注射应在上臂三角肌处或臀部。病人注射血清后,须观察至少 30 min,方可离开。本品开瓶后应一次用完,如剩余均应废弃。
抗狂犬病血清*☆	注射液 冻干剂	肌内:注射总剂量按体重计算为 40 IU/kg(特别严重者可酌情增至 80~100 IU/kg),在 1~2 日分数次注射,注射完毕后,开始注射狂犬疫苗。亦可同时注射狂犬疫苗,但注射部位应分开。	皮肤过敏试验反应,若呈现弱阳性反应,必须用脱敏注射法进行注射。本品开瓶后应一次用完。每次注射剂量按标签规定量加入注射用水,轻轻摇使完全溶解后使用。每次注射血清后,须观察至少 30 min,方可离开。
抗蛇毒血清*☆	注射液	通常采用静脉注射,也可作肌内或皮下注射。五步蛇咬伤注射五步蛇毒血清 6 000 U,银环蛇咬伤注射银环蛇毒血清 8 000 U,银环蛇咬伤或眼镜蛇咬伤注射银环蛇毒血清或眼镜蛇毒血清 2 000 U。以上剂量约可中和一条蛇的排毒量。注射前必须做过敏试验,阴性者才可全量注射。	本品为液体制品,制品浑浊、有摇不散的沉淀、异物或安瓿有裂纹、标签不清者均不能使用。安瓿打开后应一次用完。每次注射前必须做过敏试验,即做皮内注射扑尔敏治疗。使用抗血清须特别注意防止过敏反应。注射前应询问既往过敏史。遇有血清过敏反应史,应用地塞米松 5 mg 加入 25%或 50%GS 20 ml 中静脉注,或氢化可的松 100 mg 加入 25%或 50%GS 40 ml 中静脉滴注,亦可静脉注射。对蛇咬伤者应同时注射破伤风抗毒素 1 500~3 000 U。
泛影葡胺*☆	注射液	(1) 尿路造影:60%溶液、76%溶液,每次用量 20 ml。(2) 周围血管造影:60%或 76%溶液,每次用量 10~40 ml。(3) 心血管造影:76%溶液,每次用量 40 ml。(4) 脑血管造影:60%溶液,20 ml。	过敏试验:应用本品前,用 0.3%本品 1 ml 试验制剂作静脉注射预测试,注射后观察 15 min,无过敏反应再注射。不推荐使用小剂量对比剂做过敏试验,因为这没有预测价值。注射后如有过敏反应,可用肾上腺素抢救。

续表

品　名	剂　型	适宜溶媒、配制和临床使用	备　注
胆影葡胺*	注射液	静注:成人 20 ml(50%),缓慢推注 10 min 以上。静滴:0.6 ml(50%)/kg 加入 5%GS 150 ml,缓慢滴注 30 min 以上。	造影前应先做碘过敏试验。注射本品及 1 h 内必须严密观察,操作现场应有急症抢救人员并备有复苏器械和药品。本品 24 h 不宜重复使用。
糜蛋白酶*▲	冻干粉针	肌注:一次 5 mg(4 000 U),用前以生理盐水 5 ml 溶解后注入,1~2 次/日。	本品肌内注射前需做过敏试验,并禁止静脉注射。如引起过敏反应,应立即停止使用,并用抗组胺类药物治疗。本品应临用前配制。
环磷酰胺▲	粉针剂	静注:500~1 000 mg/m²,加生理盐水 20~30 ml,缓慢注入。1 次/周,连用 2 次,休息 1~2 周重复。联合常用量,静注每次 10~15 mg/kg,加生理盐水 20 ml 稀释后缓慢注射,1 次/周,连用 2 次,休息 1~2 周重复。儿童常用量 500~600 mg/m²	本品的代谢产物对尿路有刺激性,应用时应鼓励患者多饮水,大剂量应用时应水化、利尿,同时给予尿路保护剂美司钠。本品水溶液仅能稳定 2~3 h,应现配现用。
氟尿嘧啶▲	注射液 冻干粉针	本品冻干粉针须先用适量注射用水溶解后加入人生理盐水或 5%GS 稀释后使用。静注:每日 0.25~0.5 g 1 日或隔日 1 次,一疗程总量 5~10 g。静滴:一次 0.5~0.75 g 1 日或隔日 1 次,一疗程总量 8~10 g。静脉滴注速度宜慢,疗效越好,而毒副作用相应减轻。动脉插管注:一次 0.75~1 g。腹腔内注:一次 500~600 mg/m²(溶另一生理盐水 50~100 ml),也可加用丝裂霉素 10 mg(置另一注射器中)利顺铂 50~60 mg,每周 1 次,连用 3~5 次为一疗程。	本品不可用作鞘内注射。开始治疗前及疗程中应每周定期检查周围血象。使用本品时,不宜饮酒或同用阿司匹林类药物,以减少消化道出血的可能。静脉注射或静脉滴注药物外溢可引起局部疼痛,坏死或蜂窝组织炎,要及时处理。
丝裂霉素▲	冻干粉针	静注:每次 6~8 mg,以生理盐水溶解后静脉注射,1 次/周。也可一次 10~20 mg,每 6~8 周重复治疗。动滴:剂量与静脉注射同。腔内:每次 6~8 mg。	本品不可肌内或皮下注射。本品局部刺激严重,若药液漏至血管外,应立即停止注射,并以 1%盐酸普鲁卡因注射局部封闭。联合化疗:氟尿嘧啶、阿霉素、丝裂霉素主要用于胃肠道肿瘤。
长春新碱▲	冻干粉针	静注:临用前加生理盐水适量,使其溶解。每次 1.0~1.4 mg/m² 或 0.02~0.04 mg/kg(一次量不能超过 2 mg),每周 1 次,一个疗程总量为 20 mg。本品与左旋天冬酰胺酶合用时,为减少毒性作用,应在左旋天冬酰胺酶给药前 12~24 h 给予。	本品不能作肌内,皮下或鞘内注射。宜采用静脉注射或冲入。本品静脉注射时药液如漏至血管外,应立即停止注射,并以生理盐水冲洗局部。温湿敷或冷敷。如皮肤发生破溃则按常规方法处理。用药期间应注意本品毒性反应,应停药或减量。

续表

品名	剂型	适宜溶媒配制和临床使用	备注
顺铂▲	粉针剂	静注：20 mg/m²，1次/日，连用五日，或一次30 mg/m²，连用3天，并需充分水化利尿。用前用生理盐水溶解。静滴：每次80～100 mg/m²，用生理盐水或5%GS溶解并稀释，避光2 h内滴完。每3～4周一次，最大剂量不应超过120 mg/m²，以100 mg/m²为宜。	为预防本品的肾脏毒性需充分水化：本品用前12 h静滴5%GS 2 000 ml，在使用当日需静滴5%GS 3 000～3 500 ml或生理盐水，并用氯化钾、甘露醇及呋塞米，每日尿量2 000～3 000 ml。治疗过程中注意血钾、血镁变化，必要时需纠正低钾、低镁。
卡铂	注射液冻干粉针	静滴：单药为300～400 mg/m²或药AUC进行计算，联合用药300 mg/m²，先用5%GS制成10 mg/ml溶液，再加入5%GS 250～500 ml滴注。3～4周1次。2～4周期为一疗程，用药后剂量需根据用药后白细胞、血小板计数调节。	静脉滴注时应避免漏于血管外。注射用卡铂溶解后，应在8小时内用完。滴注及存放时应避免直接日晒。
奥沙利铂	注射液冻干粉针	静滴：单独应用一次130 mg/m²，每3～4周1次；联合用药100 mg/m²或130 mg/m²（稀释溶液）先用5%GS 250～500 ml进一步稀释，滴注时间2 h（稀释溶液在室温中只能保存4～6 h）。21日后重复1次。一般应尽快给予滴注。	不能用生理盐水溶解与稀释。应当用注射用水或5%GS溶解液10～20 ml，使本品浓度2.5～5.0 mg/ml。该溶液于2～8℃冰箱保存4～48 h。未经进一步稀释不可直接静脉滴注。在配制液体或输注时应当避免接触铝制品。禁止和碱性液体或碱性药物配伍滴注：包括联合用药的氟尿嘧啶和亚叶酸钙。
多柔比星	冻干粉针	静注：一次50～60 mg，每3～4周1次；或一次20～30 mg，一周1次，连用3周，停药2～3周后重复。目前认为总量不宜超过450 mg/m²，以免发生心脏毒性。本品临床应用前用生理盐水溶解后静脉注射，注射时间2～3 min。	本品可用于浆膜腔内给药和膀胱灌注，但不能鞘内注射。配制后的溶液于室温正常人工光照下可保持稳定48 h，但根据药物操作规范，通常建议溶液避光保存于2～8℃，并在24 h内使用。
表柔比星	粉针剂	静注：表柔比星单独应用时，成人剂量为按体表面积一次60～90 mg/m²，3～5 min注入人体内。联合化疗时，每次50～60 mg/m²静脉注射。根据病人血象可同间隔21天重复使用。	本品不可肌肉注射和鞘内注射。静脉给药，用灭菌注射用水稀释，使其终浓度不超过2 mg/ml。建议先注入生理盐水检查输液管通畅性及注射针头确实在静脉之后，再经此管给药，以此减少药物外渗的危险，并确保给药后静脉用盐水冲洗。表柔比星注射时溢出静脉会造成组织的严重损伤甚至坏死，小静脉注射或反复注射同一血管会造成静脉硬化，建议以中心静脉注射好。
柔红霉素	冻干粉针	静注：临用前，将所需用量加5～10 ml生理盐水振摇溶解后，再加生理盐水适量使成2～4 mg/ml，缓慢静脉注射。成人常用量一次30～40 mg/m²，一周1次，老年人酌减。	本品口服无效，仅能用作静脉注射，避免肌内注射，不宜静脉注射。本品可与其他抗白血病药物联合应用，但切不可用同一只针筒未混合这些药物。

续表

品名	剂型	适宜溶媒、配制和临床使用	备注
博来霉素	冻干粉针	肌内：用注射用水或生理盐水或GS约5 ml溶解后肌内注射。一次15 mg，一日1次。或一周1次，总量不超过400 mg。皮下：同肌内，浓度为1 mg，（效价，下同）/ml以下为宜。静注：用注射用水或生理盐水或GS约5~20 ml溶解后缓静注（>10 min）。胸腔内注射：用注射用水或生理盐水或GS溶解。慢注入胸腔内，保留4~6 h后，抽出残留积液，一般一次可缓解。	本品可用注射用水或生理盐水或GS等溶解。70岁以上老年病人，肺及肝肾功能损害者慎用。淋巴瘤病人易引起高热、过敏、休克，用药前应作好充分准备。胸腔内注射前应抽净胸腔积液，注射后让患者变换体位，使药液均匀分布。
紫杉醇	注射液 冻干粉针 脂质体	静滴：单药治疗一次135~200 mg/m²。联合用药135~175 mg/m²，每3~4周1次；或60~90 mg/m²，每周用药1次，连用3周停2周，或连用6周停2周。可用生理盐水或5%GS稀释，稀释浓度为0.3~1.2 mg/ml，供静脉滴注。	为预防过敏反应，本品治疗前12 h和6 h口服地塞米松20 mg。给药前30~60 min肌内或口服苯海拉明50 mg和静注西咪替丁300 mg或雷尼替丁50 mg；配制时谨防皮肤接触紫杉醇；静注时谨防药液外渗；注射时应采用非聚乙烯材料的输液瓶和输液管；本品静滴开始后1 h内，每15 min测血压、心率和呼吸1次。
多西他赛（多西紫杉醇）	注射液 专用溶媒	静滴：临用前将本品所对应的溶剂全部吸入对应的溶液中，轻轻振摇混合均匀，将混合后的药瓶室温放置5 min，然后检查溶液是否均匀溶明，根据计算病人所用药量，用注射器吸入混合液，注入输液袋中，轻轻摇动，混合均匀，最终浓度不超过0.9 mg/ml。本品的推荐剂量为75 mg/m²，滴注1 h，每3周1次。	只能用于静脉滴注。所有病人在接受本品治疗期前必须口服糖皮质激素类，如地塞米松，在本品滴注一天前开始服用。每天16 mg，持续至少3天，以预防过敏反应和体液潴留。防过敏反应的最初几分钟内有可能发生过敏反应，如其反应的症状轻微，如脸红或局部皮肤过敏反应则不需停止治疗。
羟喜树碱	注射液 冻干粉针	静注：本品一次注射液10 mg/m²或冻干粉剂6 mg/m²。1日1次，5日为一疗程。每日1次，15~30天为一个疗程。肝动脉给药：用4 mg加生理盐水10 ml灌注。膀胱灌注：每次10 mg，加入生理盐水10 ml溶解，保持2~4 h左右，一周1次，10次为一疗程。胸腔内注射：10~20 mg本品冻干粉剂加入生理盐水20 ml稀释后注入。	本品呈碱性。不宜用葡萄糖等酸性药液溶解和稀释，并应尽量避免与其他药物混合使用。本品用药期间应严格检查血象。本品仅限用于生理盐水稀释。为避免膀胱刺激和血尿发生，用药期间应该多饮水。给静脉注射时，药液切勿外溢，否则会引起局部疼痛及炎症。
高三尖杉酯碱	注射液 冻干粉针	肌内：一日1~2 mg，加于灭甲醇注射液2 ml中注射，以4~6个月为一疗程。同歇1~2周重复给药。静滴：每日1~4 mg，同歇1~2周重复给药。加5%GS 250~500 ml溶解后缓慢滴入，如血细胞无急骤下降，可连续滴40~60日，或同歇给药，以4~6日为一疗程，停药1~2周再用药。滴注速度1 mg/h，临用时加入。	本品静滴时滴速要慢，要求稀释为500 ml的本品要滴注3 h以上。使用本品及联合化疗方案时应当增加病人的输入量，以防止血清尿酸含量增高及尿酸性肾病的发生。用药同歇应密切观察下列各项：肝肾功能；心脏体征及心电图检查。禁与碱性药物配伍。

实用调剂学

续表

品名	剂型	适宜溶媒、配制和临床使用	备注
门冬酰胺酶*	冻干粉针	肌内：先在含本品1万IU的小瓶内加入2ml生理盐水溶解后肌内注入。每一注射部位每次的注射量不应超过2ml。 静注：先用注射用水或生理盐水加以溶解并稀释，每1万IU的小瓶稀释液量为5ml。静注时，本品的溶液应经正在输注在5%GS的侧管注入。静注时间不得短于30min。 静滴：本品要先用等渗溶液如生理盐水或5%GS稀释，然后加入生理盐水或5%GS滴注。 据不同病种，本品的用量有较大差异。以急淋的诱导缓解方案为例，剂量可根据患者体表面积计，日剂量500IU/m²，或1000IU/m²，最高可达2000IU/m²，以10～20日为一疗程。	使用本品的患者必须住院，在对肿瘤有经验的医生指导下治疗，每次注射前须有过敏反应的应急药物与地救器械。 皮肤过敏试验：首次应用本品或已用过但已停用1周或1周以上的患者，在注射本品前须做皮试（见过敏反应与过敏试验方法），患者必须试验皮阴性才能接受本品治疗。 应大量补充水、碱化尿液、口服别嘌醇，以防白血病或淋巴瘤或发生高尿酸血症和尿酸性肾病。
阿糖胞苷	冻干粉针	1. 诱导缓解 静注：一次2mg/kg，用生理盐水或5%GS或GNS溶解，一日1次，连用10日，如无明显不良反应，剂量可增至4mg/kg。 滴注：一日0.5～1mg/kg，用生理盐水或5%GS或GNS溶解并稀释后注入，持续1～24h；连用10日，如无明显不良反应，剂量可增至一日2mg/kg。 2. 维持巩固（完全缓解后改用维持治疗） 皮下：一次1mg/kg，用生理盐水或5%GS或GNS溶解，一日1～2次。 3. 鞘内注射：一次25～75mg，联用地塞米松5mg，用2ml生理盐水溶解，鞘内注射，每周1～2次，至脑脊液正常。如为预防则每4～8周1次。	孕妇及哺乳期妇女忌用。 本品口服无效。 本品应在临用前配制溶液使用，24h内稳定。 使用本品时应适当增加患者液体的摄入量，使尿液保持碱性，必要时同用别嘌醇以防止血清尿酸增高及尿酸性肾病的形成。
柴胡☆	注射液	肌内：一次2～4ml，一日1～2次。	孕妇禁用。对本品过敏者禁用、过敏体质者慎用。 若发现浑浊、沉淀、变色，或瓶身细微破裂，均不得使用。
清开灵☆	注射液	肌内：一日2～4ml。 静滴：一日20～40ml，用10%GS 200ml或生理盐水100ml稀释后滴注。 注：滴速勿快，成人以40～60滴/min，儿童以20～40滴/min为宜。	有恶寒发热等表征者禁用。孕妇禁用。药物过敏史者慎用。 若发现浑浊、沉淀、变色，漏气或瓶身细微破裂，均不得使用。如经GS 200ml或生理盐水稀释后，出现浑浊不得使用。 本品经稀释后须在4h内使用。

续表

品名	剂型	适宜溶媒、配制和临床使用	备注
参麦☆	注射液	肌内：一次2~4 ml，一日1次。静滴：一次10~60 ml，用5%GS 250~500 ml稀释后滴注，或遵医嘱。抢救危急重症每日用量不宜低于200 ml，剂量太小可能影响疗效。	孕妇禁用。本品含有皂苷，不宜与其他药物同时滴注。若发现浑浊、变色、沉淀、漏气或瓶身细微破裂，均不得使用。
生脉☆	注射液	肌内：一次2~4 ml，一日1~2次。静滴：一次20~60 ml，用5%GS 250~500 ml稀释后缓慢滴注，或遵医嘱。本品大剂量高浓度对心脏表现出先抑制后兴奋作用，故用药宜慢，并适量稀释。	孕妇禁用。过敏体质者慎用。本品一般不得与其他注射剂混合使用。若发现浑浊、变色、沉淀、漏气或瓶身细微破裂，均不得使用。
血栓通☆	注射液 冻干粉针	本品用冻干粉针临用前用注射用水或生理盐水适量使溶解。肌内：一次150 mg，一日1~2次，或遵医嘱。静注：一次150 mg，用10%GS 30~40 ml稀释，一日1~2次，或遵医嘱。静滴：一次250~500 mg，用10%GS 250~500 ml稀释，一日1次，或遵医嘱。	孕妇慎用。禁用于对酒精高度过敏的患者，用药期勿从事驾驶及高空作业等危险工作。连续给药不得超过15天。
血塞通☆	注射液 冻干粉针 专用溶剂	本品用冻干粉针所附的专用溶剂溶解后使用。肌内：一次100 mg，一日1~2次。静注：一次200 mg，以25%~50%GS 40~60 ml稀释后缓缓注射，一日1次。静滴：一次200~400 mg，用5%~10% GS 250~500 ml稀释，一日1次。	孕妇禁用。过敏体质者慎用。糖尿病患者可用生理盐水代GS稀释后用。不宜与异丙肾上腺素同用。若发现浑浊、变色、沉淀、漏气或瓶身细微破裂，均不得使用。
丹参☆	注射液 粉针剂	肌内：一次2~4 ml，一日1~2次。静注：一次4 ml，用50%GS 20 ml稀释后静脉注射。静滴：一次10~20 ml，用5%GS 100~500 ml稀释后或粉针剂400 mg先以适量注射用水或5%GS充分溶解，再用生理盐水或5%GS 500 ml稀释，每日1次，或遵医嘱。	本品不宜与其他药物在同一容器中混合使用。冻干粉针与其他化学药品配伍使用时，如出现浑浊或产生沉淀，则禁用。冻干粉针勿静脉注射，使用时严密观察本品溶解后有无细粒沉淀，并注意澄明度，如有沉淀、溶解不充分请勿使用。
脉络宁☆	注射液	静滴：一次10~20 ml，一日1次，用5%GS或生理盐水250~500 ml稀释后连续使用2~3个疗程。10~14天为1个疗程，重症患者可连续使用。	孕妇禁用。妊娠期、月经期、哺乳期妇女、出血性疾病或有出血倾向的患者、虚寒体质、腹泻便溏者、肝、肾功能不全的患者慎用。本品不得与其他药物混合时，静脉滴注，初始速度应缓慢，并严密监测，如用药过程中出现过敏反应，并采取相应措施。其他不良反应时应立即停药，若发现浑浊、变色、沉淀、漏气或瓶身细微破裂，均不得使用。

续表

品 名	剂 型	适宜溶媒、配制和临床使用	备 注
苦黄注射液▲	注射液	静滴：注射液：加入 5% GS 或 10% GS 500 ml 稀释后滴注，一次 10～60 ml，一般可增加至 60 ml，用量可增加至 60 ml；重症及淤胆型肝炎患者每次用量可增加至 60 ml，或遵医嘱，滴注速度不超过 30 滴/min。	孕妇禁用。用药期间忌食辛辣、油腻食物，宜戒酒。本品一般不宜与其他药物同时滴注。若发现浑浊、沉淀、变色、漏气或瓶身细微破裂，均不得使用。
醒脑静注射液	注射液	肌内：一次 2～4 ml，一日 1～2 次。静滴：一次 10～20 ml，用 5% 或 10% GS 或生理盐水 250～500 ml 稀释后滴注，或遵医嘱。	外感发热、寒闭神昏者禁用；孕妇禁用。本品一般不宜与其他药物混合滴注，以免发生不良反应。若发现浑浊、沉淀、变色、漏气或瓶身细微破裂，均不能使用。
天麻素▲	注射液	肌内：一次 100～200 mg，一日 1～2 次、器质性疾病可适当增加剂量，或遵医嘱。静滴：一次 600 mg，一日 1 次，用 5% GS 或生理盐水 250～500 ml 稀释后静脉滴注。	当药品性状发生改变时禁止使用。若发现溶液浑浊、沉淀、变色或瓶身细微破裂者，均不能使用。
热毒宁▲	注射液	静滴：一次 20 ml(2 支)，以 5% GS 或生理盐水 250 ml 稀释后静脉滴注。滴注速度 30～60 滴/min。上呼吸道感染患者疗程为 3 天，急性气管、支气管炎患者疗程为 5 天，或遵医嘱。	孕妇禁用。有药物过敏史者慎用。若发现溶液浑浊、沉淀、变色或瓶身细微破裂者，均不能使用。
双黄连	注射液 冻干粉针	肌内：一次 2～4 ml，一日 2 次。静注：一次 10～20 ml。静滴：注射液：每次 60 mg/kg，加入生理盐水 5%～10% GS 中静脉滴注。冻干粉针：每次 60 mg/kg，一日 1 次；或遵医嘱。临用前，先以适量注射用水充分溶解，再用生理盐水或 5%～10% GS 500 ml 稀释后静脉滴注。	孕妇禁用。过敏体质慎用。本品滴速不宜过快、剂量不宜过大，稀释用溶媒不宜过少，儿童及年老体弱者应注意。本品一般不宜与其他药物同时滴注，以免发生不良反应。若发现浑浊、沉淀、变色、漏气或瓶身细微破裂，均不能使用。
复方苦参	注射液	肌内：一次 2～4 ml，一日 1 次。静滴：一次 12 ml，一日 1 次，用生理盐水 200 ml 稀释后滴注。	孕妇禁用。阴虚火旺、脾胃虚寒者慎用。本品不宜与其他药物同时滴注。若发现溶液浑浊、沉淀、变色或瓶身细微破裂者，均不能使用。
灯盏花素	注射液 冻干粉针	肌内：注射针，一次 5 mg，一日 2 次。临用前，用 2 ml 注射用水溶解后使用。冻干粉针，一次 5～10 mg，一日 2 次。临用前，用 2 ml 注射用水溶解使用。静滴：注射液：一次 10～20 mg，用 10% GS 500 ml 稀释后滴注，一日 2 次。冻干粉针：一次 10～20 mg，用 250 ml 生理盐水或 5% 或 10% GS 500 ml 溶解后滴注。	孕妇禁用。脑出血急性期或有出血倾向的患者不宜使用。过敏体质者慎用。本品在酸性较高条件下可能折出，故静滴药液出现浑浊时请勿继续使用。若发现浑浊、沉淀、变色、漏气或瓶身细微破裂，均不得使用。

续表

品名	剂型	适宜溶媒、配制和临床使用	备注
灯盏细辛	注射液	肌内：一次 4 ml，一日 2～3 次。穴位注射：每穴 0.5～1 ml，多穴总量 6～10 ml。静滴：一次 20～40 ml，用 1～2 次，用生理盐水 250～500 ml 稀释后缓慢滴注。	孕妇禁用。过敏体质慎用。若发现浑浊、变色、沉淀、漏气或瓶身细微破裂，均不得使用。
苦参碱	注射液 冻干粉针	静滴：注射液，15 ml（150 mg），加入 10%GS 500 ml 中滴注，滴注速度以 60/min 滴为宜。一日 1 次。疗程 2 个月。冻干粉针，150 mg 用注射用水溶解后加入 5%～10%GS 250～500 ml 中静脉缓慢滴注。每日 1 次，2 个月为一疗程。	本品只供静脉滴注，滴注速度以不超过 60 滴/min，避免长期在一个部位注射而造成血管及局部组织损伤。肾功能不全者用量酌减。若发现浑浊、变色、沉淀、漏气或瓶身细微破裂，均不得使用。
银黄	注射液	肌内：一次 2～4 ml，一日 1～2 次。	孕妇禁用。阴虚火旺或脾胃虚寒者慎用。若发现浑浊、沉淀、变色、漏气或瓶身细微破裂，均不得使用。
鱼金	注射液	肌内：一次 2～4 ml，一日 2～4 次。	孕妇禁用。过敏体质者慎用。风寒束肺或寒湿阻肺证慎用。本品不宜与其他药物同时滴注，以免发生不良反应。若发现浑浊、变色、沉淀、漏气或瓶身细微破裂，均不得使用。
鱼腥草	注射液	肌内：一次 2 ml，一日 4～6 次。	孕妇、儿童禁用。禁用静脉输注。老年人、心脏病患者、过敏体质及对其他药物过敏史者慎用。若发现浑浊、沉淀、变色、漏气或瓶身细微破裂，均不得使用。
雪莲	注射液	肌内：一次 2～4 ml，一日 1 次，10 日为一疗程。	孕妇禁用。风湿热痹者给药，过敏体质者慎用。本品不得静脉给药，不得与其他注射剂混合使用。若发现浑浊、变色、沉淀、漏气或瓶身细微破裂，均不得使用。
华蟾素注射液	注射液	肌内：一次 2～4 ml，一日 2 次。静滴：一日 1 次，一次 10～20 ml，用 5%GS 500 ml 稀释后缓缓滴注，用药 7 天，休息 1～2 天，4 周为一疗程，或遵医嘱。	孕妇禁用。本品不宜与其他药物同时滴注，以免发生不良反应。若发现浑浊、变色、沉淀、漏气或瓶身细微破裂，均不得使用。
蟾酥注射液	注射液	肌内：一次 2～4 ml，一日 2 次。静滴：每次 10～20 ml，用 5%GS 500 ml 稀释后缓慢滴注，一日 1 次，30 日为 1 疗程；抗肿瘤，30 日为 1 疗程，或遵医嘱。抗感染，7 日为 1 疗程。	孕妇禁用。哺乳期的妇女慎用。有药物或食物过敏或既往史者慎用。心、肝、肾功能疾病者禁用。静脉滴注的剂量一般为 8～12 ml，剂量过大时，输液部位可能会有疼痛，合并有严重停药后反应消失，仍可继续使用。

续表

品名	剂型	适宜溶媒、配制和临床使用	备注
血必净注射液	注射液	静滴：由感染引起的全身炎性反应综合征，本品 50 ml 加入生理盐水 100 ml 滴注时间 30～40 min，一日 2 次，病情重者可一日 3 次。多器官功能失调综合征，本品 100 ml 加入生理盐水 100 ml 滴注，滴注时间 30～40 min，一日 2 次，病情重者可一日 3～4 次。	孕妇禁用。本品与其他注射剂同时使用时，不能同瓶混合，要用 50 ml 生理盐水间隔。若发现浑浊、沉淀、变色、漏气或瓶身细微破裂，均不得使用。
丹参冠心注射液	注射液	肌内：一次 2～4 ml，一日 1～2 次。静注：一次 4 ml，用 50%GS 20 ml 稀释应用，一日 1～2 次。静滴：一次 10～20 ml，用 5%GS 100～500 ml 稀释应用，一日 1 次。	孕妇及哺乳期妇女禁用。本品不宜与其他药物在同一瓶中使用。若发现浑浊、沉淀、变色、漏气或瓶身细微破裂，均不得使用。
黄芪注射液	注射液	肌内：一次 2～4 ml，一日 1～2 次。静滴：一次 10～20 ml，加入 5%GS 或生理盐水 250 ml 稀释后，缓慢滴注，一日 1 次或遵医嘱。	孕妇禁用。本品不宜与其他药物在同一容器内混合使用。若发现溶液浑浊、沉淀、变色或瓶身细微破裂者，均不能使用。
康艾注射液	注射液	静注：每日 40～60 ml，一日 1～2 次，缓慢注入。静滴：每日 40～60 ml，一日 1～2 次，加入 5%GS 或生理盐水 250～500 ml 稀释后，缓慢滴注。30 天为一疗程或遵医嘱。	若发现溶液出现浑浊、沉淀、变色或瓶身细微破裂者，均不能使用。
刺五加注射液	注射液	静滴：一次 300～500 ml，一日 1～2 次。滴注速度 40～50 滴/min，或按总黄酮 7 mg/kg，加入生理盐水或 5%～10%GS 250～500 ml中稀释后滴注。	若发现溶液浑浊、沉淀、变色或瓶身细微破裂者，均不能使用。
大蒜素	注射液	静滴：一次 60～120 mg，用 5%～10%GS 或生理盐水 500～1 000 mL，稀释后缓慢滴注。一日 1 次。	本品对皮肤、黏膜有刺激，不宜作皮下或肌内注射。如出现等现象，可减慢滴速。使用本品后有蒜臭味。若发现溶液浑浊、沉淀、变色或瓶身细微破裂者，均不能使用。
复方麝香注射液	注射液	肌内：一次 2～4 ml，一日 1～2 次。静注：一次 10～20 ml，用 5%～10% GS 或生理盐水 250～500 ml 稀释后滴注；或遵医嘱。	孕妇禁用。本品为芳香性药物，开启后立即使用，开启后应立即使用，防止挥发。若发现溶液浑浊、沉淀、变色或瓶身细微破裂者，均不能使用。
冠心宁	注射液	肌内：一次 2 ml，一日 1～2 次。静滴：一次 10～20ml，用 5% GS 500 ml 稀释后使用，一日 1 次。	孕妇禁用。本品不宜与其他药物在同一容器内混合使用。若发现溶液浑浊、沉淀、变色或瓶身细微破裂者，均不能使用。

续表

品名	剂型	适宜溶媒、配制和临床使用	备注
川芎嗪	注射液 冻干粉针	肌内：一次盐酸盐40~80 mg（或磷酸盐50~100 mg），一日1~2次，15天为一疗程。 穴位注射：选3~4个穴位，每穴位注射12.5~25.0 mg，隔日1次，一个月为一疗程或遵医嘱。 静滴：一次盐酸盐40~80 mg（或磷酸盐50~100 mg），用5%GS或生理盐水250~500 mg溶解，缓慢滴注，宜在3~4 h滴完，一日1次，10~15天为一疗程或遵医嘱。	孕妇或哺乳期妇女慎用。脑出血或有出血倾向的患者禁用。脑水肿或少量出血者与缺血性脑血管病鉴别困难时应慎用。对冠心病患者任静脉滴注时应注意观察心脏、血压的变化。注射时缓慢推人，并经常更换注射部位，可减少疼痛。注射液酸性较强，不宜与碱性注射剂配伍。不适于大量肌注。
艾迪注射液	注射液	静滴：一次50~100 ml，以生理盐水或5%~10%GS 400~450 ml稀释后静脉滴注。与放、化疗合用时，疗程与放、化疗同步；手术前后使用介入治疗10天为一疗程；单独使用15天为一周期，2周期间隔3天，或视病情而定。滴注速度开始15滴/min，30 min后如无不良反应，给药速度控制50滴/min，如有不良反应应立即停药并作相应处理。再次应用时，本品用量20~30 ml开始，加入地塞米松注射液5~10 mg。	孕妇禁用。阴虚火旺者和有出血倾向者慎用；肝肾功能不良者慎用，用药期间注意检查肝肾功能。本品不宜与其他药物同时滴注。因本品含有微量斑蝥素，外周静脉给药时注射部位静脉有一定刺激，可在静滴本品前后给予2%利多卡因5 ml加入生理盐水100 ml静滴。用药期间饮食宜清淡，忌食辛辣燥热食物。若发现溶液浑浊、沉淀，变色或瓶身细微破裂者，均不能使用。
止喘灵	注射液	肌内：一次2 ml，一日2~3次；儿童酌减。1~2周为一疗程，或遵医嘱。	孕妇禁用。青光眼患者禁用。高血压病、心脏病、前列腺肥大和尿潴留患者慎用。过敏体质者慎用。本品不得静脉注射。若发现溶液浑浊、沉淀，变色或瓶身细微破裂者，均不能使用。
参附	注射液	肌内：一次2~4 ml，一日1~2次。 静注：一次5~20 ml，用5%~10% GS 20 ml稀释后注人，或遵医嘱。 静滴：一次20~100 ml，用5%~10% GS 或生理盐水250~500 ml稀释后滴注。	孕妇禁用。神昏闭证慎用。过敏体质者慎用。不宜与其他药物同时滴注。不宜长期使用。若发现溶液浑浊、沉淀，变色或瓶身细微破裂者，均不能使用。
正清风痛宁	注射液	肌内：一次1~2 ml，一日2次，或遵医嘱。	孕妇禁用；支气管哮喘患者禁用。本品不得静脉给药；抽取药液后应立即使用。不得与其他静脉注射液合并使用。若发现溶液浑浊、沉淀，变色或瓶身细微破裂者，均不能使用。
参芪扶正	注射液	静滴：一次250 ml，每日1次，与化疗合用，在化疗前3天开始使用，疗程与化疗同步结束。	孕妇禁用。非气虚证慎用。有出血倾向者慎用。不得与化疗药物混合使用，一般不得与其他注射剂混合滴注。若发现溶液浑浊、沉淀，变色或瓶身细微破裂者，均不能使用。

续表

品名	剂型	适宜溶媒、配制和临床使用	备注
香菇多糖	注射液	肌内:一次2 ml,一日1次,8周为一疗程,或遵医嘱。静注:每次2 ml(1 mg),每周2次。用5%GS 20 ml稀释后静脉注射;静滴:每次2 ml(1 mg),每周2次。加入生理盐水或5%GS 250 ml稀释后滴注。	孕妇禁用。一般不宜与其他药物同时滴注,以免不良反应。若发现溶液浑浊、沉淀、变色或瓶身细微破裂者,均不能使用。
茵栀黄	注射液	肌内:一次2~4 ml,一日1次。静滴:一次10~20 ml,用10%GS 250~500 ml稀释后滴注。	孕妇禁用。阴黄者慎用。一般不宜与其他药物同时滴注,以免不良反应。若发现溶液浑浊、沉淀、变色或瓶身细微破裂者,均不能使用。
鸦胆子油乳	注射液	静滴:10%本品一次10~30 ml,一日1次。用生理盐水250 ml稀释后立即滴注。滴注速度30~50滴/min。	孕妇禁用。脾胃虚寒者慎用。本品出现分层现象者不能使用。本品不宜与其他药物同时滴注。本品酸性,不可与碱性药物(如环磷酰胺),否则可产生沉淀。若发现溶液浑浊、沉淀、变色或瓶身细微破裂者,均不能使用。
痰热清	注射液	静滴:成人常用量一次20 ml,重症患者一次可用40 ml,一日1次。加入5%GS或生理盐水250~500 ml中稀释后滴注。滴注速度不超过60滴/min。儿童0.3~0.5 ml/kg,最高剂量不超过20 ml,加入5%GS或生理盐水100~200 ml中稀释后滴注。一日1次。滴注速度不超过30~60滴/min。	对本品、薄荷类过敏或过敏体质者禁用。其他禁用见说明书。如合并用药,在换药时需先用5%GS或生理盐水(50 ml以上)冲洗输液管或更换新的输液器,并保持一定的时间间隔,以免药物相互作用而产生不良反应。严格控制输液速度,滴速过快或有渗漏可引起局部疼痛。若发现溶液浑浊、沉淀、变色或瓶身细微破裂者,均不能使用。
复方当归	注射液	肌内:一次1~2支。穴位注射:一穴0.3~1 ml,一次2~6穴,一日或隔日1次。腱鞘内注射:用注射用水稀释至浓度为5%~10%后使用,一次1~5 ml。	孕妇禁用。患有外感者禁用。有出血倾向者及月经过多者慎用;本品诸药均为辛温之品,有热象者不宜使用。若发现溶液浑浊、沉淀、变色或瓶身细微破裂者,均不能使用。
复方苦参	注射液	肌内:一次2~4 ml,一日1次。静滴:一次12 ml,一日1次。用生理盐水200 ml稀释后滴注。	孕妇禁用。阴虚火旺、脾胃虚寒者慎用。本品不宜与其他药物同时滴注。若发现溶液浑浊、沉淀、变色或瓶身细微破裂者,均不能使用。
香丹	注射液	肌内:一次2 ml,一日1~2次。静滴:一次10~20 ml,用5%~10%GS 250~500 ml稀释后滴注,或遵医嘱。	月经期妇女及有出血倾向者禁用。孕妇禁用。本品不宜在同一容器中与其他药物混用,以免发生不良反应。若发现溶液浑浊、沉淀、变色或瓶身细微破裂者,均不能使用。
红茴香	注射液	肌内:一次1~2 ml,一日或隔日1次。3~5次为一疗程;或遵医嘱。痛点、穴位注射,同肌内注射。	经期妇女及孕妇禁用。风湿热痹、关节红肿热痛者不宜使用。若发现溶液浑浊、沉淀、变色或瓶身细微破裂者,均不能使用。

续表

品名	剂型	适宜溶媒、配制和临床使用	备注
骨瘀启	注射液	肌内：一次2～4 ml，一日1～2次。	孕妇禁用。月经期停用。若发现溶液澄浊、沉淀、变色或瓶身细微破裂者，均不能使用。
莲必治	注射液	肌内：一次0.1～0.2 g，一日2次。静滴：一日0.4～0.75 g，加于5%GS或生理盐水中滴注。	孕妇禁用，哺乳期妇女禁用，肾脏疾病的患者禁用。本品不宜与其他药物在同一容器中混合使用。静滴浓度不宜过高，用量要适宜，滴注速度不宜过快。用药期间注意监测肾功能。如出现肾功能损伤，应立即停药，并做相应处理。用药过程中建议尽量多饮水。若发现溶液澄浊、沉淀、变色或瓶身细微破裂者，均不能使用。
夏天无	注射液	肌内：一次2～4 ml，一日1～2次，小儿酌减。	孕妇禁用。中风瘫痪、湿热痹病者不宜使用。若发现溶液澄浊、沉淀、变色或瓶身细微破裂者，均不能使用。
热可平	注射液	肌内：一次2～4 ml，一日2次。儿童一次1～2 ml，一日2次，或遵医嘱。	孕妇禁用。阴虚者慎用。若发现溶液澄浊、沉淀、变色或瓶身细微破裂者，均不能使用。
康莱特	注射液	静滴：本品200 ml，缓慢静脉滴注，每日1次。21天为1疗程，间隔3～5天，可进行下一疗程。联合放、化疗时，可酌减剂量。首次使用，滴注速度应缓慢，开始10 min滴速应为20滴/min，20 min后可持续增加，30 min后可控制在40～60滴/min。	孕妇禁用。本品可能引起血脂增高、高血脂症者慎用，应密切观察血脂变化。本品不宜与其他药物同时滴注，以免发生不良反应。若发现溶液澄浊、沉淀、变色或瓶身细微破裂者，均不能使用。
羚羊角	注射液	肌内：一次2～4 ml，一日1～2次，小儿酌减。	孕妇禁用。若发现溶液澄浊、沉淀、变色或瓶身细微破裂者，均不能使用。
银杏达莫	注射液	静滴：成人一次10～25 ml，加入生理盐水或5%～10%GS 500 ml中静滴，一日2次。	孕妇慎用。有出血倾向者慎用。与肝素、双香豆素等抗凝药同用时，易引起出血倾向。

查阅"常用注射剂适宜溶媒、配制与临床使用表"的说明

本表收录了目前临床常用的化学药、生物制品和中药注射剂品种，介绍了包括药品名称、剂型、溶媒选择、配制、临床使用及注意事项。供医师、护师、药师及注射液配制人员工作参考。

注射剂应用前请仔细阅读药品说明书，并以药品说明书为准。注射剂配制和应用前均需仔细检查、若有浑浊、沉淀、变色、漏气或瓶身细微破裂及其他异常情况，一律不得使用。本表收载品种禁用和过敏性体质禁用等内容请参见药品说明书或遵医嘱。

其过敏反应和过敏性体质禁用应用。本表收载品种的临床应用仅涉及药品性质、药品与溶媒相容性、配制及临床使用的有关注意事项，配制及临床使用的有关注意事项，关于药物使用中不良反应和禁忌，尤其过敏反应和过敏性体质禁用等内容请参见药品说明书或遵医嘱。

关于中药注射剂的临床应用，根据《卫生部、国家食品药品监督管理局、国家中医药管理局关于进一步加强中药注射剂生产和临床使用管理的通知》(卫医政发[2008]71号)附件"中药注射剂临床使用基本原则"第四条"严禁混合配伍、谨慎联合用药。中药注射剂应单独使用。禁忌与其他药品混合配伍使用。

谨慎联合用药,如确需联合使用其他药品时,应谨慎考虑与中药注射剂的间隔时间以及药物相互作用等问题"。再有第五条"用药前应仔细询问询问过敏史,对过敏体质者应慎用"。用药过程中,应密切观察用药反应,特别是开始 30 分钟。发现异常,立即停药,采用积极救治措施,救治患者。

一、收录的药品资料主要来源

1. 国家药典委员会编:

《中华人民共和国药典临床用药须知》化学药和生物制品卷,2010 年版,北京,中国医药科技出版社,2011

《中华人民共和国药典临床用药须知》中药成方制剂卷,2010 年版,北京,中国医药科技出版社,2011

2.《国家基本药物目录(2012 版)》

3.《江苏省基层医疗卫生机构增补药物目录(2011 版)》

4. 陈新谦,金有豫,汤光:《新编药物学》,第 17 版,北京,人民卫生出版社,2011

二、符号意义

＊：需做皮试的品种。

☆：国家基本药物目录(2012 版)收载品种。

▲：江苏省基层医疗卫生机构增补药物目录(2011 版)收载品种。

三、缩写含义

注射用水：灭菌注射用水。

生理盐水：0.9％氯化钠注射液。

GS：葡萄糖注射液。

GNS：葡萄糖氯化钠注射液。

第五节　表　面　活　性　剂

表面活性剂(Surfactant)是指具有固定的亲水亲油基团,在溶液的表面能定向排列,并能使表面张力显著下降的物质。

一、表面活性剂的性质

表面活性剂的基本性质是由其分子结构决定的。分子结构中都有具有亲水的和疏水的两种基团:一端为亲水基团,另一端为疏水基团。亲水基团常为极性的基团,如羧酸、磺酸、硫酸、氨基或胺基及其盐,也可以是羟基、酰胺基、醚键等;而疏水基团常为非极性烃链,如8个碳原子以上烃链。

表面活性剂溶解于水时,不论离解与否,两种基团同时对水产生了相反的作用。亲水基团受水的吸引而伸向水溶液,疏水基团则受水的排斥而伸向空气,整齐地排列在溶液的表面而生成为单分子层的薄膜和胶束,溶液的表面张力逐渐下降,达到某一最低浓度后便不再下降,这时的溶液浓度称为临界胶束浓度(CMC)。不同的表面活性剂有不同的临界胶束浓度,且随温度而异。达到临界胶束浓度后,溶液中的表面活性剂离子或分子便自行缔合而成为球状(有时也成为层状或棒状)的聚集体,即所谓胶束,以疏水基团朝内,亲水基团向外,如表面活性剂是离子型的,则离解出来的离子(如 Na^+ 和 Cl^- 等)部分包围在胶束之内,部分扩散在胶束外层。

表面活性剂在水溶液中除降低表面张力外,其他性能如渗透、吸附、润湿、分散、乳化、胶溶、起泡等在临界胶束浓度附近都将发生明显的变化。

二、表面活性剂的分类

在水中能电离而生成离子的表面活性剂叫离子表面活性剂,不能电离的表面活性剂叫非离子表面活性剂。在离子表面活性剂中,亲油和亲水基团都在阴离子上的叫阴离子表面活性剂,都在阳离子上的叫阳离子表面活性剂。视溶液酸碱度不同而离解成阴离子或阳离子的则称为两性表面活性剂。因此,表面活性剂基本上可以分为阴离子型、阳离子型、两性离子型与非离子型四种类型。

（一）阴离子型

阴离子表面活性剂(Anionic Surfactants)是在水中能离解出具有表面活性的阴离子的一类表面活性剂。起表面活性剂作用的部分是阴离子,带有负电荷,因而称为阴离子表面活性剂。如肥皂、长链烃基的硫酸化物和磺酸化物等,均属于这一类。一般多用于外用制剂。

（二）阳离子型

阳离子表面活性剂(Cationic Surfactants)在水溶液中离解时生成的表面活性部分是阳离子,带正电荷,因而称为阳离子表面活性剂。其中疏水基与阴离子表面活性剂相似,亲水基和疏水基可直接相连,也可通过酯、醚和酰胺键相连。在阳离子表面活性剂中,最重要的是含氮的表面活性剂,根据氮原子在分子中的位置,又可分为常见的直链的胺盐、季铵盐和环状的吡啶型、咪唑啉型等四类。阳离子表面活性剂主要用于杀菌和防腐。

（三）两性离子型

两性离子型表面活性剂(Amphoteric Ionic Surfactant)是指其分子上同时具有正、负电荷的表面活性剂。这类表面活性剂具有阴、阳离子的性质和两者的特性,并随着介质的 pH 不同可成为阳离子型,也可成为阴离子型。在碱性水溶液中,呈阴离子表面活性剂的性质,起泡性良好,去污力亦强;在酸性水溶液中,则呈阳离子表面活性剂的性质,杀菌力很强。这类表面活性剂构成阴离子部分的主要是羧酸盐型(氨基酸型和甜菜碱型),其他如硫酸酯型和磺酸盐型;构成阳离子部分的是铵盐或季铵盐。氨基酸型在等当点时可能产生沉淀,而甜菜碱型在等当点时就没有沉淀,不论在酸性、中性或碱性溶液中均易溶于水,适用于任何的 pH。

(四)非离子型

非离子表面活性剂(Nonionic surfactants)在水溶液中不呈解离状态。在其分子结构上,构成亲水基团的是甘油、聚乙烯二醇和山梨醇等;构成亲油基团的是长链脂肪酸、长链脂肪醇和烷芳基等。它们以酯键和醚键相结合,具有许多不同的品种。在合成时,可调节或改变各基团的大小而获得各种不同大小的亲水亲油性的表面活性剂。本类表面活性剂,其毒性和溶血作用较小,对皮肤无刺激性和过敏性,对黏膜刺激性极小,不易解离,不易受电解质和溶液 pH 的影响,且能与大多数药物配伍,因此应用很广,可供外用和内服,有些品种尚可用于注射剂中。

1. 单脂肪酸甘油酯:具有 $RCOOCH_2CHOHCH_2OH$ 的通式,式中 $RCOO^-$ 为月桂酸根、硬脂酸根、油酸根或蓖麻油酸根等。本类化合物亲水性较弱,亲油性较强,例如单硬脂酸甘油脂不溶于水。若用这类物质作乳化剂,其乳化作用差,但与其他优良的乳化剂配合使用时,可增加乳剂的稳定性。常用于乳剂型的半固体制剂和软膏剂中。

2. 脱水山梨醇脂肪酸酯:系由山梨醇与各种不同的脂肪酸所组成的酯类化合物,通常称为司盘(Span)类或阿拉索(Arlacel)类。脱水山梨醇实际上是一次脱水和二次脱水的混合物,所以,所生成的酯也是一种混合物,其品种因脂肪酸种类和数量的不同而不同,见表 13-2。

这类表面活性剂,由于其亲油性较强(油溶性的),一般用作 W/O 型乳化剂,用于搽剂和软膏剂中。常与水溶性表面活性剂复合使用,可发挥其良好的乳化作用。

3. 聚氧乙烯脱水山梨醇脂肪酸酯:这类表面活性剂系在司盘类的剩余羟基上,再结合聚氧乙烯基而制得的醚类化合物,通常称为吐温(Tween)类。和司盘类一样,因山梨醇有一次和二次脱水物,所以它们也是一种混合物,其品种仍因脂肪酸种类和数量的不同,以及聚氧乙烯基聚合度的不同而不同。见表 13-2。

表 13-2 常见的司盘和吐温

商品名	化学组成	熔点
司盘-20	脱水山梨醇单月桂酸酯	油状
司盘-40	脱水山梨醇单棕榈酸酯	42~46℃
司盘-60	脱水山梨醇单硬脂酸酯	49~53℃
司盘-80	脱水山梨醇单油酸酯	油状
司盘-85	脱水山梨醇三油酸酯	油状
吐温-20	聚氧乙烯脱水山梨醇单月桂酸酯	油状
吐温-40	聚氧乙烯脱水山梨醇单棕榈酸酯	油状
吐温-60	聚氧乙烯脱水山梨醇单硬脂酸酯	油状
吐温-80	聚氧乙烯脱水山梨醇单油酸酯	油状
吐温-85	聚氧乙烯脱水山梨醇三油酸酯	油状

吐温类表面活性剂,由于增加了亲水性的聚氧乙烯基,因此大大地增加了它们的亲水性,而成为水溶性的表面活性剂。目前常用于增溶和乳化等。

4. 聚氧乙烯脂肪酸酯:本类是由聚氧乙烯二醇与长链脂肪酸缩合而成。卖泽(Myri)类表面活性剂就是其中之一。

这类表面活性剂都是水溶性的,一般单独使用乳化力较弱,如果加入少量阴离子表面活性剂(如月桂醇硫酸钠或硬脂酸钠)则变为很好的 O/W 型乳化剂。

5. 聚氧乙烯脂肪醇醚:本类是由聚氧乙烯二醇与脂肪醇缩合而成的醚类。这类表面活性剂由于是醚的结构,所以不致遇酸或碱发生水解。

6. 氧乙烯丙烯聚合物:本类是由聚氧乙烯和聚氧丙烯缩合而成。聚氧乙烯基是亲水的,但聚氧丙烯则随相对分子质量的增大而逐渐变为亲油,从而构成了这类表面活性剂的亲油基团,如普流罗尼(Pluronic)类。这类表面活性剂的相对分子质量(1 千至数千)比普通表面活性剂的相对分子质量(约几百)高得多,故又称高分子表面活性剂。对皮肤无刺激性和过敏性,对黏膜的刺激性较小,毒性也比其他非离子型表面活性剂小。因此可考虑作静脉注射用乳剂的乳化剂,近年已用作制备人工血的乳化剂。

三、表面活性剂的亲水亲油平衡值

表面活性剂亲水和亲油的强弱,可以定量地用亲水亲油平衡值(Hydrophile-Lipophile Balance,HLB)来表示,通常用 HLB 值表示,常用表面活性剂的 HLB 值见表 13-3。

表 13-3 常用表面活性剂的 HLB 值

名称	HLB 值	名称	HLB 值
油酸	1.0	西黄蓍胶	13.2
司盘-85	1.8	TritonWR-1339	13.9
司盘-65	2.1	聚氧乙烯辛基苯基醚	14.2
单硬酯酸甘油酯	5.5	吐温-60	14.9
司盘-80	4.3	吐温-80	15.0
司盘-60	4.7	卖泽-49	15.0
司盘-40	6.7	吐温-40	15.6
阿拉伯胶	8.0	平平加-20	16.0
司盘-20	8.6	Pluronic F-68	16.0
苄泽-30	9.5	聚氧乙烯十六醇醚	16.4
明胶	9.8	吐温-20	16.7
甲基纤维素	10.5	卖泽-52	16.9
吐温-85	11.0	苄泽-35	16.9
聚氧乙烯-400 单油酸酯	11.4	卖泽-53	17.8
聚氧乙烯-400 单硬酯酸酯	11.6	油酸钠	18.0
阿特拉斯 G-3300	11.7	油酸钾	20.0
油酸三乙醇胺	12.0	十六烷基乙基吗啉基乙基硫酸钠	25~30
聚氧乙烯-400 单月桂酸酯	13.1	十二烷基硫酸钠	40.0

(1) 某些多元醇脂肪酸酯 HLB 值的计算

计算式：
$$HLB = 20\left(1 - \frac{S}{A}\right)$$

式中：S 为酯的皂化价；A 为脂肪酸的酸价；20 为非离子型表面活性剂亲水性最大的聚乙烯二醇基的 HLB 值。

例：已知单硬脂酸甘油酯，其酯的皂化价为 161，脂肪酸的酸价为 198，求 HLB 值。

解：

$$HLB = 20\left(1 - \frac{S}{A}\right) = 20\left(1 - \frac{161}{198}\right) = 3.74$$

上述计算式不适用于含环氧丙烯、环氧丁烯以及氮、硫等非离子型表面活性剂。

(2) 非离子型表面活性剂 HLB 值的计算

计算式：
$$HLB = 7 + 11.7 \log \frac{M_W}{M_O}$$

式中：M_W 和 M_O 分别是亲水基团和亲油基团的相对分子质量。

上述计算式是 Griffin 氏的乳剂实验法而得出的经验式之一。

(3) 混合表面活性剂 HLB 值的计算

计算式：
$$HLB = (HLB_A \times W_A + HLB_B \times W_B)/(W_A + W_B)$$

式中：HLB_A 和 HLB_B 分别为乳化剂 A 和 B 的 HLB 值；W_A 和 W_B 分别为乳化剂 A 和 B 的质量分数。

例：司盘-80(HLB 值为 4.3)45% 和吐温-80(HLB 值为 15.0)55% 混用时的 HLB 值为多少？

解：$HLB = (HLB_A \times W_A + HLB_B \times W_B)/(W_A + W_B)$
$= (4.3 \times 0.45 + 15.0 \times 0.55)/(0.45 + 0.55)$
$= 10.2$

又例：要得到混合乳化剂的 HLB 值为 10.5 时，需司盘-80 及吐温-80 各多少？

解：设需司盘-80 为 X，则需吐温-80 为 $1-X$。

∵ $10.5 = 4.3X + 15.0(1-X)$。

∴ 司盘-80$(X) = (15.0 - 10.5)/(15.0 - 4.3) = 0.42 = 42\%$

吐温-80$(1-X) = 1 - 0.42 = 0.58 = 58\%$

(4) 有人把表面活性剂的结构分解为一些基团，从已知的 HBL 表面活性剂中确定各种基团对 HLB 值的贡献(见表 13-4)，再用一定的计算式算出表面活性剂的 HLB 值。

$$HLB = 7 + \sum (各个基团的 HLB 值)$$

例：$C_{16}H_{33}OH$(鲸蜡醇)的 HLB 值为
$7 + 1.9 + 16 \times (-0.475) = 1.3$

大部分表面活性剂的 HLB 值均可用此法求出(见表 13-3)。

表 13-4 一些基团的 HLB 数值

亲水基	HLB 值	亲油基	HLB 值
—SO₄—Na	38.7	—CH₂—	
—COO—K	21.1	CH₃—	−0.475
—COO—Na	19.1	=CH—	
—N⁺—(叔胺)	0.94	=CH₂ 诱导基	
酯(失水山梨醇环)	6.8	—(CH₂—CH₂—O)—	0.33
酯(游离)	2.4	—(CH₂—CH₂—CH₂—O)—	−0.15
—COOH	2.1		
—OH(游离)	1.9		
—O—	1.3		
—OH(失水山梨醇环)	0.5		

四、表面活性剂在药物制剂中的应用

除阳离子型表面活性剂直接被用于消毒、杀菌、防腐外,阴离子型及非离子型表面活性剂已用于对药物的增溶,混悬液的分散、助悬,油的乳化,有效成分的提取,促进片剂的崩解,增加药物的稳定性,促进药物的透皮吸收,增强药物的作用以及改进药剂的制备操作等等。但是表面活性剂的性质、用途与它的 HLB 值有一定的关系,如果应用不当或浓度不适,也会带来相反的结果,应用时必须加以注意。表面活性剂在药剂制备中的主要用途如下:

1. 做增溶剂。

2. 做乳化剂。表面活性剂在乳剂中的作用,是使乳剂易于生成并使之稳定。这是由于表面活性剂被吸附在油-水的界面上,使油-水界面张力降低,同时表面活性剂的分子在分散相液滴周围形成一层保护膜,防止了液滴相碰撞时的聚结合并。

表面活性剂的 HLB 值可决定乳剂的类型。一般说,亲水基大于亲油基的 HLB 值在 8~16 者,能较多地降低水的表面张力,形成 O/W 型乳剂;反之,亲油基大于亲水基的 HLB 值在 3~8 者,能较多地降低油的表面张力,形成 W/O 型乳剂。

表面活性剂除广泛用于外用乳剂、内服乳剂以及试用于静脉注射用的乳剂中外,还大量用于软膏剂中。在软膏剂中,表面活性剂除起乳化剂作用外,还增加基质的吸水性,并加速药物自基质中的释放和增大药物的透皮性。

3. 做润湿剂。表面活性剂可降低分散相和分散媒之间的界面张力,帮助疏水性物质湿润与分散。实际上就是利用表面活性物质的分子在固-液界面上的定向吸附,排出固体表面上所吸附的气体,降低液体与固体表面间的接触角,从而改善润湿作用。作为润湿剂的表面活性剂,分子中的亲水基和亲油基应该具有适宜的平衡,其 HLB 值一般在 7~11 之间。直链脂肪族表面活性剂则以碳原子在 8~12 之间为最合适;烷基硫酸盐则以硫酸根处于碳氢链的中部者为合适;有支链者,一般降低液体与固体间的界面张力较大。

表面活性剂做润湿剂时,外用药剂常用肥皂、月桂醇硫酸钠、二辛酸酯磺酸钠、磺化蓖麻油、司盘类等。内服药剂常用吐温类等。

4. 做消泡剂。泡沫是一层很薄的液膜包围着气体,是一种气体分散在液体中的分散系统。某些溶液由于含有表面活性物质(如中草药的乙醇或水浸出液中常含有皂苷、蛋白质、

树胶以及其他高分子化合物等),从而降低了液体的表面张力,增加了液体的黏度,因此当溶液剧烈搅拌或蒸发浓缩时,可产生稳定的泡沫。在这种情况下,为了破坏泡沫,可加入适量的 $C_5 \sim C_6$ 的醇或醚类、豆油、硅酮以及其他 HLB 值为 $2 \sim 3$ 的表面活性剂。因其表面活性剂的表面活性大,可吸附在泡沫表面上,代替原来的起泡剂。又因本身碳链短,不能形成坚固的液膜使泡沫破坏,从而达到消泡的作用。例如抗生素发酵液的消泡等。

5. 做去垢剂。表面活性剂吸附在固-液和油-液界面上,降低其界面张力,通过搓擦、搅拌可使油腻污垢卷成细粒而从固体表面脱离,这些细粒则形成乳剂或被增溶在胶团内部。

表面活性剂的去垢是一个复杂的过程,包括渗透作用、润湿作用、乳化分散作用、增溶作用、反絮凝作用、混悬作用和起泡作用等的综合。

常用的洗涤剂有油酸钠或其他脂肪酸的钠、钾盐,十二烷基磺酸钠或其他烷基磺酸钠等。

第十四章 药物制剂的配合变化

第一节 概　　述

一、药物配合使用的临床意义

临床上经常有计划地联合用药,通常可以充分发挥药物的治疗作用,降低药物不良反应。

1. 协同作用,增强疗效。两种或两种以上药物联合应用可以产生协同作用,如青霉素类与氨基糖苷类抗生素配合使用,充分发挥青霉素类抑制细菌胞壁合成作用,使氨基糖苷类进入细菌胞内,从而增强杀菌作用。降压药与利尿药合用治疗高血压,既增强降压作用,又减少了降压药引起水钠潴留的不良反应等。

2. 降低药物的毒副作用,如异烟肼与维生素 B_6 合用可减少异烟肼引起的神经系统毒性。

3. 提高机体耐受性或延缓病原体耐药性的产生,使疗程延长,从而提高药物的效果,如抗结核病治疗的联合用药是典型的例子,结核菌对单药治疗时易产生耐药性,联合用药则可延缓细菌耐药性的产生。

4. 并存多种疾病或症状,必须采用多种药物治疗。然而,两种或两种以上联合应用,可能产生配伍变化,尤其注射给药。联合用药不当,可能降低治疗效应,加大毒副反应,给患者带来损害。

二、药物配合变化的含义

药物制剂的配合变化系指药物施用于人体前在配合(配伍)后所发生的物理、化学变化或生理效应产生的变化。一般在调剂或制剂中发生,故又称为药剂配合变化或药剂配伍变化。

三、药物的配合分类

配伍变化可分为物理的、化学的和药理的三个方面。但有些药物的配伍则往往同时发生几种变化,如由于发生化学变化而使效价下降或产生有毒物质,则同时可引起药理上的变化。

药物制剂配合后,对药物制剂的成型、使用和疗效将产生很大影响。有目的地利用药物的配合变化也是药物制成各种制剂的重要依据。

药物配合可分为合理的配伍、不合理的配伍、配伍困难、配伍禁忌。配伍变化符合用药目的和临床治疗需要的称为合理性配伍变化。但在某些情况下,药物配合后将往往发生不期望的变化,致使药物使用不便,疗效降低,甚至生成毒性物质而危及病人的生命安全。凡上述的不利变化而又无法克服的,则称为药剂配伍禁忌。

四、研究药物制剂配合变化的意义

研究药物制剂配伍变化,是为了能根据药物和制剂成分的理化性质和药理作用,预测药物的配伍变化,探讨其产生变化的原因,给出正确处理或防止的方法,设计合理的处方,进行制剂合理配伍,避免不良药物配伍,保证用药安全、有效。

第二节　药物的配合变化

药物配合后,可产生"可见的"和"不可见"的各种变化。变化的原因与药物的理化性质、处方组合、调制技术、贮存环境条件、医疗要求等有关。常见的变化有以下几种:

一、湿润或液化

某些药物粉末混合时,或某固体制剂在贮放过程中可发生湿润、液化,或逐渐固化结块,以致影响使用和疗效。

1. 形成共熔混合物　两种以上药物混合后出现熔点下降现象。下降的程度与药物性质及混合物的比例有关。当熔点下降至室温或室温以下时,混合物出现湿润或液化,这种混合物称共熔混合物。此现象是由于物质集结状态的改变而造成,对药物的疗效一般无明显改变,但有的能改善药物的疗效。例如樟脑与苯酚混合液化能降低苯酚的刺激性和增强杀菌力。灰黄霉素(10%)与聚乙烯二醇 6000 所形成的低熔混合物,临床证实内服后溶解速度加快,吸收率增高,可使灰黄霉素口服的剂量减低一半。

可形成共熔混合物常见的有醇类、酚类、酯类、酮类等药物,如薄荷脑、樟脑、苯酚、间苯二酚、麝香草酚、水杨酸(钠)、β-萘酚、水合氯醛、安替比林等。

2. 水的形成　药物间发生化学变化后产生水,使固体制剂逐渐潮湿。例如某些酸性药物与碱性药物粉末混合后,由于发生中和成盐反应,可逐渐生成水。

3. 吸潮　某些固体药物,如干浸膏、乳酶生、干酵母、胃蛋白酶、氯丙嗪、四环素、氯化乙酰胆碱、巴比妥类钠盐以及碱金属、钙、镁、铵的卤素化合物等,都具有较强的吸湿性,制成的固体制剂易吸湿受潮。重要的是,因吸湿后容易引起药物之间的化学变化,从而影响疗效。

药物的吸湿性与其临界相对湿度有关。药物的临界相对湿度是指药物开始显著吸潮或潮解时的相对湿度。药物的临界相对湿度愈高,引湿性愈低,药物愈稳定。相互间无化学作用的药物混合物,其临界相对湿度低于各药物的临界相对湿度,约等于各自的临界相对湿度的乘积。因此,混合物比单一药物较易吸湿,纯度不高的药物比纯度高的药物较易吸湿。常见的吸湿性药物及其临界相对湿度值见表 14-1。

表 14-1　常用水溶性药物在 37℃ 时的临界相对湿度

药物名称	临界相对湿度(%)	药物名称	临界相对湿度(%)
溴化钠	53.7	氯化钾	82.3
盐酸毛果芸香碱	59	青霉素 G 钾	82
亚硝酸钠	61.8	枸橼酸钠	84

续 表

药物名称	临界相对湿度（%）	药物名称	临界相对湿度（%）
重酒石酸胆碱	63	蔗糖	85
硫代硫酸钠	65	米格来宁	85
尿素	69	安乃近	87
枸橼酸	70	苯甲酸钠	88
酒石酸	74	对氨基水杨酸钠	88
安钠咖	71	盐酸硫胺	88
溴化六烷季铵	75	氨茶碱	92
盐酸苯海拉明	77	葡萄糖醛酸内酯	95
氯化钠	75.1	安替比林	95
水杨酸钠	78	维生素 C	96
乌洛托品	78	烟酰胺	93
葡萄糖	78		

二、燃烧或爆炸

这种现象是由于剧烈的氧化还原作用所引起的。伴随着反应进行，释放出大量热，引起燃烧甚至爆炸。故强氧化剂和强还原剂都不宜配合（其中包括一些液体药物在内），以免发生危险。如高锰酸钾与甘油，氧化剂与蔗糖或葡萄糖混合研磨可引起爆炸。

三、产生沉淀或分层

液体药剂在配制时，发生沉淀或分层是常见的和重要的配合变化。在供静脉注射用时，如遇到这种情况，则不能使用。发生的原因主要有：

1. 溶剂不足或溶剂发生改变　溶剂量不足，则药物不能完全溶解，而以沉淀或油层形式存在于制剂中。有的液体药剂所含溶剂不同，在互相混合时，药物在混合溶液中的溶解度变小，以沉淀或油层析出使溶液变浑。例如，酊剂、醑剂、流浸膏等是以乙醇为溶剂，若与某药物的水溶液配合，有效成分很可能析出。

2. 盐析　蛋白质或其他亲水性胶体溶液，在电解质（无机盐）影响下，可凝集而产生沉淀。例如两性霉素注射液不能用氯化钠注射液溶解，就是由于盐析的缘故。

3. 发生化学变化　生成解离度较小的物质。常见的有：

（1）由于 pH 的改变而形成不溶性的酸或碱：大多数有机药物常利用其酸碱性，制成可溶性的盐类供使用，在与其他药物配合时，可因 pH 的改变而析出沉淀或油层。由弱酸所生成的盐，在酸性环境下或受空气中二氧化碳的影响往往析出游离酸；由弱碱所生成的盐，在碱性环境下会析出游离碱；某些金属（如锌、铁、铝）盐类在碱性环境下也会生成难溶于水的碱。

例 1：磺胺嘧啶钠　为弱酸所生成的盐，其水溶液不稳定，遇空气中 CO_2，可逐渐析出沉淀，如与盐酸硫胺注射液、维生素 C 注射液、较高浓度的葡萄糖注射液等配合时，酸度增高，往往有沉淀析出。

例2：盐酸氯丙嗪　为弱碱所生成的盐,其注射液如与维生素 K_3、维生素 B_2、氨茶碱、苯巴比妥钠、谷氨酸钾、碳酸氢钠、青霉素 G 钠、卡巴克络(安络血)、复方磺胺甲噁唑(复方SMZ)等注射液配合,立即发生沉淀或浑浊。

例3：硫酸锌　常在弱酸介质中制成滴眼剂供用,若溶液为中性或碱性,或与碱性药物配合,会析出氢氧化锌沉淀。

(2) 由于复分解反应产生水不溶性的分解产物,在无机药物中尤为常见,如硫酸镁溶液遇钙离子或氢氧化钠、碳酸氢钠等,均可产生沉淀。又如硝酸银遇卤化物溶液即产生沉淀,故在配制 0.5% 硝酸银滴眼液时往往用硝酸钠(或钾)而不是用卤化物调节渗透压。

(3) 大多数有机碱(包括生物碱)盐类除能与碱性物质作用析出有机碱外,还可与鞣酸、碘、碘化钾、水杨酸盐、溴化物、乌洛托品等生成沉淀。

(4) 鞣酸(单宁)存在于许多中草药制剂中,它除能与生物碱盐类、蛋白质、淀粉等生成沉淀外,尚能与许多多价金属离子(铝、银、铜、锌、铅、铋、锑)生成沉淀,与铁盐生成黑色化合物。在中草药注射剂中若含有鞣酸,长期放置后,鞣酸可逐渐形成不溶于水的非晶形的鞣红沉淀,影响注射剂澄明度,因此在注射液中一般应将鞣酸除尽。

四、产生气体

此为化学变化所引起。一般见诸于比较强的酸与挥发性酸的盐配合时,或比较强的碱与挥发性碱的盐配伍时(表 14-2)。有时在发生氧化还原反应的同时,也可能产生少量气体。

表 14-2　由于释放气体而发生的配合变化

药物名称	所形成的气体产物		
	无机酸	有机酸	碱或强碱弱酸盐
可溶性的硫化物	H_2S	H_2S	—
硫代硫酸盐	SO_2	SO_2	—
碳酸盐	CO_2	CO_2	—
次氯酸盐(如漂白粉)	Cl_2**		—
氯胺类	Cl_2**		—
过氧化氢	—		O_2
铵盐			NH_3
乌洛托品	HCHO		NH_3+HCHO
碳酸酯类	CO_2*		
巴比妥类	—	—	NH_3* 或胺类*
N-亚甲基磺酸盐类 (如安乃近)	HCHO+SO_2*		
氨甲酸衍生物(安定)	CO_2*		NH_3* 或胺类*
季铵盐	—		胺类

*当加热时,**与盐酸作用时

五、变色

这是由于药物经化学变化(氧化、还原、水解、缩合、聚合等)而产生。倘药物(或经化学变化后的产物)的分子结构中含有共轭双键、醌式，或含有 $\diagdown C{=}N{-}$、$\diagdown C{=}O$、$-N{=}N{-}$、$-N{=}O$、$\diagdown C{=}S$、$-N{=}S$、$-N\underset{O}{\overset{O}{\diagup\kern-0.5em\nwarrow}}$ 等"发色基团"，尤其同时含有"助色基团"(—OH、—NH$_2$ 等)时，往往产生颜色。例如，酚类药物经氧化后可生成醌式结构的有色物质，蒽类药物在碱性环境下显色，碘化物在氧化后生成游离碘，均使溶液颜色变深。

六、潜在变化

潜在变化系指某些药物经配合后已发生化学变化，疗效降低，但在外观上却没有出现异常。由于不易被人觉察，故应特别加以注意，必要时可用实验做出判断。在维生素、抗生素、蛋白质制剂及一些易水解的药物(如苷类)中，常会发生这种潜在变化。

第三节　配合变化的处理原则与方法

在审查或调配处方时，如果发生不利的药物配合变化，则应在确保用药安全有效的前提下，采用不同方法加以处理。

一、处理原则

1. 了解用药意图　在审查处方时如发现存在配合变化，应与处方医师联系，了解用药意图，既要发挥制剂应有的疗效，又要保证用药安全。然而，配伍禁忌是相对的，必须根据具体对象与条件来判定。在明确用药意图和病人的具体情况后，再结合药物的物理、化学和药理等性质分析可能产生的不利因素和作用，对处方药品成分、剂量、服用法等各方面加以全面的审查，确定克服方法，必要时还须与医师联系，共同确定解决方法，使药剂能在具体条件下，较好地发挥疗效并使病人服用方便。

2. 控制处方调配工艺与贮藏条件。

3. 保证药物制剂应有的疗效与用药安全。

二、处理方法

1. 改变贮存条件　有些药物制剂不稳定，在贮存和使用过程中，易受外界条件(如温度、光线、空气等)影响，加速变质、失效。如对氨基水杨酸钠、肾上腺素等的溶液易氧化变色；颠茄酊、巴比妥盐类的水溶液易水解失效；漂白粉的水溶液有效氯易丧失；胃蛋白酶等蛋白质溶液易变质失效；氯化钠、蔗糖的复方散剂易吸湿失去疏散性；中草药流浸膏的片、冲剂易吸湿结块或崩解，等等。这些都应采取相应措施加以解决。贮备量不宜太多，最好新鲜配制；发药时，应尽量采用密闭、防潮、避光的包装；发药量也不要太多，并应嘱咐病人不宜久藏。

2. 变更调配次序　此法往往可克服某些不应产生的配伍禁忌，也可简化操作及提高产品质量。例如，氧化性药物与还原性药物不宜直接混合制成散剂，倘确有必要，可先分别研细,然后各用惰性稀释剂稀释后再轻轻混合。

3. 改变溶剂组成和数量　根据化学上的"相似相溶"(即溶质易溶解在同它"相似"的溶剂中,不易溶解在同它"不相似"的溶剂中)的原理,富含羟基、羰基、氨基等药物,其水溶液可在机体允许条件下添加适量的乙醇、丙二醇、甘油等形成混合溶剂,以增加药物的溶解度。用此法可以防止或延缓溶液剂的沉淀析出或分层。例如,制备1‰的甲紫溶液时,倘甲紫直接加入水中,溶解速度很慢,有时溶解不完全且不易发现,故一般将甲紫先溶解在少量的醇中,制成醇溶液,再加入水中即成(总醇量不超过1‰)。又如,防腐剂尼泊金在水中难溶,加热促使溶解时又易挥发和水解,可先将尼泊金制成5%乙醇溶液备用。

有些药物在水中不易溶解,可改用适当有机溶剂。醇、甘油常用于配制外用药物;脂肪油、液体石蜡常用作樟脑、薄荷脑、酚、挥发油等的溶剂。

4. 添加辅助剂　添加不降低药物疗效和使用便利的辅助剂,也是解决配伍禁忌的方法之一。

(1) 加入助溶剂,如碘化钾可增加碘的溶解,苯甲酸钠可增加咖啡因的溶解,二乙胺可增加茶碱的溶解等。

(2) 加入增溶剂,常用的有吐温-80,促使难溶于水的药物制成澄明水溶液。

(3) 加入抗氧剂、抗光解剂、螯合剂等有利于药物的化学稳定性。

5. 调节溶液的pH　溶液的pH对药物溶液的稳定性影响极大。pH低即H_3O^+浓度高时,可使阴离子活动型药物(如巴比妥酸盐、青霉素盐类)呈游离酸析出,可使阳离子活动型药物(如生物碱及其类似物等)呈盐而溶解。另一方面,H_3O^+浓度的改变,也影响药物的氧化、水解、降解等作用的速度。

6. 改换药物　征得医师同意,改用疗效相似的药物。将游离的酸性或碱性药物与相应的盐类互相改换,这是常用的办法。例如盐酸麻黄碱不溶于液状石蜡,改用无结晶水的游离碱后即可制得澄明的麻黄碱液体石蜡滴鼻液。另外,苯甲酸与苯甲酸钠,硼酸与硼砂,常在实际工作中调换使用。注射液间产生物理化学配伍禁忌时,通常不宜配伍使用,应分别注射或建议医师换用其他的注射液或输液。

7. 改变剂型　在不影响用药安全有效的前提下,可以与医师共同协商改变剂型。在溶液剂中,如果析出沉淀,可考虑改制成混悬剂;如果析出油层,可考虑改制成乳剂。倘以上方法都不能克服配伍禁忌,可分别包装给药。

第四节　注射液的配合变化

在医疗抢救工作中,常将几种注射剂混合后使用,尤其是在输液中添加几种药物进行静脉滴注,容易发生注射液的物理、化学配合变化。这除了与主药、附加剂和溶剂的性质有关外,还与配伍时的条件如pH、浓度、混合次序、混合后使用的时间、原料纯度以及外界环境等因素有关。配合的结果可使溶液产生沉淀或分层、氧化变色、分解、聚合等各种"可见的"和"不可见的"变化。按规定,输液应是澄明的溶液,混合后应立即使用或在数小时内用完。因此,药学工作者必须熟悉和善于观察在配合当中和配合后的变化,以决定注射液是否可以配合应用。

常用的输液有5%葡萄糖注射液、0.9%氯化钠注射液、复方氯化钠注射液、葡萄糖氯化钠注射液、右旋糖酐注射液等。这些单糖、盐类、高分子化合物的溶液一般都较稳定,可用来和其他注射剂配伍,但这类输液均为弱酸性,与碱性药(或阴离子活性药)配伍时,易产生沉淀。水解蛋白、甘露醇、碳酸氢钠等输液,因性质特殊,一般不适于与某些注射液配伍。静脉注射用的油乳剂、血液,因不透明,稳定性差,故不宜与注射液配伍。

一、注射液的配合变化与 pH 的关系

1. pH 的影响　如前所述,药物在不适当的 pH 环境下可从溶液中析出沉淀或加速药物的分解。pH 对各药物的影响是不同的(表 14-3)。粉针剂如抗生素青霉素 G 钠(钾)、羧苄青霉素、氨苄青霉素、硫酸链霉素、新生霉素钠等一般较不稳定,在不适宜的 pH 环境中容易发生变化。

表 14-3　一些注射液的 pH 移动后的变化情况

名称及规格	成品 pH	变化点 pH	pH 移动指数	消耗 0.1 N 液(ml)		变化情况
				NaOH	HCl	
水杨酸钠 5%	7.1	3.8	−3.3		3.6	针状结晶
汉防己甲素	3.8	9	+5.2	4.9		白色沉淀
对氨基水杨酸钠	7.1	6.4	−0.7		2.0	针状结晶
苯巴比妥钠 5%	9.8	8.5	−1.3		5.9	白色浑浊
戊巴比妥钠	10.8	9.4	−1.4		2.8	白色沉淀
异戊巴比妥钠	10.3	9.8	−0.5		0.8	白色沉淀
氯苯那敏	4.85	9.3	+4.45	0.5		白色浑浊
安钠咖	9.1	5.7	−3.4		2.0	白色沉淀
利血平 0.3 mg	2.9	6.3	+3.4	0.2		白色浑浊
0.5 mg	2.7	5.9	+3.2	0.25		白色浑浊
1.0 mg	2.4	5.5	+3.1	0.45		白色浑浊
2.5 mg	2.2	5.3	+3.1	1.2		白色浑浊
洛贝林 0.3%	3	7	+4.0	0.2		白色浑浊
保泰松	9.6	9.1	−0.5		0.3	白色沉淀
盐酸异丙嗪	6.2	6.6	+0.4	0.86		白色结晶
盐酸利多卡因 1%	6.7	7.3	+10	0.9		白色浑浊
盐酸苯海拉明	6.2	7.3	+1.1	0.86		白色浑浊
盐酸依米丁	5.0	8.0	+3.0	2.0		析出结晶

续 表

名称及规格	成品 pH	变化点 pH	pH移动指数	消耗 0.1 N 液(ml)		变化情况
				NaOH	HCl	
盐酸普鲁卡因 2%	5.6	9.3	+3.8	0.9		白色浑浊
盐酸氯丙嗪	4.6	6.3	+1.7	0.1		微量沉淀
复方氯丙嗪	5.7	6.7	+1.0	0.6		白色浑浊
硫代硫酸钠	7.0	3.4	−3.6		0.88	白色浑浊
硫喷妥钠 10%	11.1	8.8	−2.3		0.76	白色沉淀
葡萄糖酸钙	6.2	11.1	+4.9	12.0		微量沉淀
磺胺二甲嘧唑	8.0	7.0	−1.0		11	白色结晶
磺胺异双甲嘧啶	10.1	8.4	−1.7		5.4	白色结晶
磺胺嘧啶钠	9.9	9.3	−0.6		0.01	白色结晶
去甲肾上腺素	2.2	8.6	+6.4	0.7		橙红色
异烟肼 5%	6.1	8.9	+2.8	5.0		变黄
麦角新碱	3.7	10.3	+6.6	1.4		变色
细胞色素 C	4.8	2.15	−2.65		1.6	黄褐色
盐酸肾上腺素	4.9	11.2	+6.3	10.0		橙黄色
维生素 B₁ 100 mg	2.5	5.3	+2.8	23.0		白色结晶
50 mg	2.9	6.2	+3.3	6.5		白色结晶
25 mg	3.1	8.2	+5.5	3.0		橙红色
复合维生素 B	5.1	10.5	+5.4	7.2		变黄
维生素 B₂	5.8	11.4	+5.6	3.4		变色
维生素 C 500 mg	6.7	10.0	+3.3	9.0		黄褐色
100 mg	6.7	10.0	+3.3	5.5		橙黄色
50 mg	6.7	9.0	+3.2	2.4		黄褐色
葡萄糖醛酸内酯 100 mg	5.0	11.3	+6.3	5.0		黄褐色
200 mg	5.2	10.7	+5.5	4.54		黄褐色
500 mg	5.4	7.6	+2.2	3.0		黄褐色
溴磺酞	5.2	7.0	+1.8	0.05		暗褐色
甲基硫酸新斯的明	5.1~5.3	7.0	+1.9	0.06(0.01N)		黄褐色
尼可刹米	6.1	12.6	+6.5	15.0		黄褐色
戊四氮 10%−1 ml	6.6	7.0	+0.04	0.03(0.01N)		黄褐色
右旋糖酐(小相对分子质量)	5.3	11.9	+6.6	10.0		变色
右旋糖酐(小相对分子质量)	5.3	1.35	−3.95		10.0	变色
右旋糖酐(中相对分子质量)	5.4	11.9	+6.6	10.0		变色

续 表

名称及规格	成品 pH	变化点 pH	pH 移动指数	消耗 0.1 N 液(ml)		变化情况
				NaOH	HCl	
甘氨酸	6.1	10.4	+4.3	10.0		红紫色
氨苄西林钠 250 mg	8.1	7.4	−0.7		24.0	外观无变化
肝素	5.2	1.3	−3.9		10.0	外观无变化
谷氨酸钠 20ml	8.82~8.60 8		−1.2		8.0	外观无变化
去乙酰毛花苷	5.9	12.7	+6.8	10.0		外观无变化
细胞色素 C	4.8	12.6	+7.8	10.0		外观无变化
烟酸	6.2	11.6	+5.4	12.0		外观无变化
酒石酸锑钠	4.3	1.2	−3.1		10.0	外观无变化
酒石酸麦角胺	4.3	11.3	+7.0	10.0		外观无变化
氨茶碱	9.2	2.8	−6.4		24.0	外观无变化
盐酸吡多辛(VB$_6$)	7.0	8.4	+1.4	10.0		外观无变化
盐酸妥拉苏林	6.1	10.6	+4.2	10.0		外观无变化
盐酸组氨酸 5ml	2.7~2.8	7.0	+4.2	0.4		外观无变化
盐酸氧氮芥	2.8	12.5	+9.1	10.0		外观无变化
盐酸麻黄素	6.2	10.1	+3.9	12.0		外观无变化
盐酸普鲁卡因酰胺	4.7	9.3	+4.6	20.0		外观无变化
维生素 B$_{12}$	4.5	12.6	+8.1	10.0		外观无变化
维生素 K$_3$	8.9	6.1	−2.8		10.0	外观无变化
硝酸士的宁	6.3	12.6	+6.3	10.0		外观无变化
氯化筒箭毒碱	3.7	11.9	+8.2	10.0		外观无变化
葡萄糖 5%		1.35	−3.95		10.0	外观无变化
新福林	3.9	12.7	+8.8	20.0		外观无变化
碘化钙	6.9	1.3	−5.6		10.0	外观无变化

* 变化点 pH 见下面"注射液配合变化的实验方法"项下。

药物在不同 pH 条件下的分解速度是不相同的。例如乳糖酸红霉素分解速度在中性时较小,而 pH 下降至 5.5 时则分解速度加快(表 14-4)。

表 14-4 红霉素在不同 pH 的输液中的分解情况

红霉素(1 g/L)	葡萄糖氯化钠注射液	5%葡萄糖注射液	等渗氯化钠注射液
混合后的 pH	5.5	6.15	6.45
6 小时下降数	11.90%	6.90%	几乎无变化
24 小时下降数	32.50%	15.30%	3%

2. **注射液的 pH 范围** 各注射液规定有 pH 的允许范围,在此范围内一般是比较稳定的,偏离此范围越远,越容易起变化(表 14-5)。输液的 pH 范围较大,例如葡萄糖注射液的

pH 为 3.2~6.5,这意味着其间的[H_3O^+]相差 200 多倍,倘输液的 pH 低,则与遇酸不稳定的抗生素如青霉素 G 钾配伍时,引起分解失效的百分数较大。各书中所提供的静脉滴注配合变化表仅供参考。

表 14-5 常用输液的 pH 范围

品名	pH 范围	品名	pH 范围
葡萄糖注射液	3.2~6.5	碳酸氢钠注射液	7.5~8.5
氯化钠注射液	4.5~7.0	右旋糖酐注射液	4.0~7.0
复方氯化钠注射液	4.5~7.5	甘露醇注射液(20%)	4.5~6.5
葡萄糖氯化钠注射液	3.5~5.0	水解蛋白注射液	4.5~7.0
乳酸钠注射液	6.5~7.5		

3. 缓冲容量 当两种不同 pH 的注射液混合时,pH 要发生改变。某些注射液中,含有缓冲剂,能缓冲 pH 的改变。这种缓冲变化能力的大小称为缓冲容量。注射液的缓冲容量愈大,其 pH 愈不容易受外界条件或混合时的影响。同样,如果注射液与具有缓冲容量的输液混合时,对注射液而言,其 pH 变化则较大。例如,5%硫喷妥钠 10 ml,加入生理盐水或林格氏液(500 ml)中不发生外观变化,但加入 5%葡萄糖或含乳酸盐的葡萄糖液中,则能析出沉淀。这是由于后者 pH 较低并具有一定缓冲容量,使混合后的 pH 下降到药物沉淀的范围内。

二、注射液配合变化的一些规律

1. 离子型药物,在静注中常见的是一些糖类,主要是指单糖如葡萄糖等。这些药物性质较稳定,不易造成配合变化,但此溶液的酸性往往会引起配合的药物产生沉淀。

2. 无机离子,常常由于 Ca^{2+} 和 Mg^{2+} 而形成沉淀。微量的 Fe^{3+} 往往引起溶液的变色。

3. 阴离子型有机药物,如芳香有机酸、磺胺类、巴比妥类、青霉素类等,多用其可溶性盐类,在溶液中呈碱性,如遇酸或酸性溶液,大多数生成沉淀。

4. 阳离子型的有机药物,如大多数的生物碱类、拟肾上腺素类、碱性抗组织胺类、碱性抗生素类、局部麻醉药、季铵盐等,这类药物的游离碱溶解度较小,其盐类溶解度较大,故常制成不同酸的盐类供使用,溶液一般显酸性,遇碱性药物,易析出游离碱的沉淀。

一些两性药物,它们在碱性溶液中能溶解,但易减效或失效。故两性药物的配合变化可参考阳离子型药物的配合变化规律处理。

5. 阴离子型有机药物与阳离子型有机药物的溶液配合时,也能产生沉淀。

6. 相对分子质量较高的药物(如抗生素类、水解蛋白、胰岛素、肝素等)互相配合时,可能形成不溶性的化合物,两种电荷相反的大分子药物相遇时,更易产生沉淀。

三、注射液配合变化的实验方法

1. 可见的配合变化的试验 试验方法较多,主要是将两种药物混合,在一定时间内用肉眼观察有无浑浊、沉淀、结晶、气体等现象产生。这些方法之间的不同点主要是量比、观察时间、药液的浓度与 pH 等。通常,量比是采用 1 安瓿∶1 安瓿(装量),有时采用 1∶2 或 1∶3。如果是大型输液,则最好是按实际使用量或按比例缩小。观察时间根据给药方法而定,输液给药一般以 6 小时较合适。

有些实验为了节约药品,采用 1 滴：1 滴相混合,然后在显微镜下观察。该法若放置时间长,水分的蒸发会影响实验结果。也有以常用量按比例稍加缩小进行实验的。

对产生沉淀或浑浊的配合,为进一步了解其原因,有时向该混合液中酌量加酸或碱,使其恢复到原来的 pH,观察沉淀是否消失,或将沉淀滤出,用紫外光谱法观察沉淀物是属于哪种物质,是否已形成了新的化合物。

2. 测定变化点的 pH　许多注射液的配合变化是由于 pH 的改变引起的,所以注射液变化点的 pH 可作为预测配合变化的参考(参见表 14-3)。其实验方法如下：

取 10 ml 注射液,先测其 pH。主药是有机酸的盐,用 0.1 N HCl(pH=1),主药是有机碱的盐则用 0.1 N NaOH(pH=13),缓缓滴于注射液中,观察其间发生的变化(如浑浊、变色等)。当发现有显著变化时,测其 pH,此 pH 即为变化点的 pH,记录所用酸或碱的量。如果酸碱的用量达到 10 ml 也未出现变化,则认为酸碱对该注射液不引起变化。实验一般在室温下进行。

注射液 pH 至变化点 pH 之间的距离为 pH 移动范围。如果 pH 移动范围大,说明该注射液不易发生配合变化;如果 pH 移动范围小,则容易产生配合变化。当加入大量的酸或碱而该溶液的 pH 移动范围小,则说明它有较大的缓冲容量。

如果两种注射液混合后的 pH 均在“无变化区”内,一般不会发生配合变化。如果混合后的 pH 在其中之一的“变化区”内,则很有可能发生变化。

3. 紫外光谱、薄层层析法的应用　在注射液配合变化的实验中,利用紫外光谱分析可鉴定产生的沉淀物是哪种成分。例如盐酸硫胺注射液和利血平注射液配合后析出沉淀,其沉淀的紫外光谱与单独的硫胺或利血平不一致,这说明沉淀物是配合后产生的新物质。

薄层层析法可用于检查注射液配合后有无“不可见的”变化。为了提高实验的重现性,常采用对照标准的方法,在同一条件下进行实验。

第五节　中药配伍禁忌

中药在使用中,常常将两种或多种药物配合使用,称为配伍。中药在配伍中有一定的宜忌。在《神农本草经》中,有描述“七情配伍”的含义：

1. 单行：指单用一味药独自发挥治疗作用,如独参汤,只用人参 1 味(即 1 种)。

2. 相须：两种以上功能相同的药物合用后,可产生协同作用,增强疗效,称为相须。

3. 相使：两种功用不同的药物合用后,能增强各自的作用,叫相使。

4. 相畏：两种药物合用后,一种药物的毒性或其他有害作用能被另一药物所抑制或消除,叫相畏。如生半夏有毒性,可配伍生姜减轻或消除。

5. 相恶：两种药物合用后,能相互牵制而使作用降低或消失,叫相恶。如人参是大补元气的药,与莱菔子合用,补气功能则大大降低。

6. 相杀：一种药物能降低或消除另一种药物的毒性或副作用,叫相杀。如绿豆可解巴豆毒,防风能解砒霜毒等。

7. 相反：两种药物合用能产生中毒反应或副作用的,叫相反。如甘草反大戟、甘遂、芫花等。

以上七方面总称为"七情和合"。其中相恶、相畏、相反的药物,具有不同程度的拮抗作用,配方时应慎重行事。配伍得当,可增强疗效;配伍不当,不仅降低疗效,甚至有发生中毒危险。凡两种药物合用时,能降低或丧失药效,或能产生毒性作用的,称为配伍禁忌。

一、配伍禁忌

中医传统经验将中药的配伍禁忌总结为"十八反歌"和"十九畏歌"。

十八反歌诀为:

> 本草明言十八反,半蒌贝敛及攻乌,
> 藻戟遂芫俱战草,诸参辛芍叛藜芦。

这四句歌诀总结了中药的相反。即川乌、草乌(包括附子、天雄)反半夏、瓜蒌(包括瓜蒌皮、蒌子、天花粉)、贝母(包括浙贝母、川贝母)、白敛、白及;甘草反海藻、大戟、甘遂、芫花;藜芦反人参、党参、太子参、丹参、玄参、南沙参、北沙参、苦参、细辛、白芍、赤芍。

十九畏歌诀为:

> 硫黄原是火中精,朴硝一见便相争;
> 水银莫与砒霜见,狼毒最怕密陀僧;
> 巴豆性烈最为上,偏与牵牛不顺情;
> 丁香莫与郁金见,牙硝难合荆三棱;
> 川乌草乌不顺犀,人参最怕五灵脂;
> 官桂喜能调冷气,若逢石脂便相欺;
> 大凡修合看顺逆,炮滥灸煿莫相依。

歌意是硫黄畏朴硝、芒硝、皮硝、玄明粉;水银畏砒霜、信石、红砒、白砒;狼毒畏密陀僧;巴豆、巴豆霜畏牵牛子(黑丑、白丑);丁香畏郁金(川、广郁金);牙硝、玄明粉畏三棱;川乌、草乌、附子、天雄畏犀角;人参畏五灵脂;肉桂、官桂、桂枝畏白、赤石脂。

"十八反"和"十九畏"诸药,有一部分同实际应用有些出入,历代医家也有所论及,引古方为据,证明某些药物仍然可以合用。如感应丸中的巴豆与牵牛同用;甘遂半夏汤以甘草同甘遂并列;散肿溃坚汤、海藻玉壶汤等均合用甘草和海藻;十香返魂丹是将丁香、郁金同用;大活络丹乌头与犀角同用等等。现代这方面的研究工作做得不多,有些实验研究初步表明,如甘草、甘遂两种药合用时,毒性的大小主要取决于甘草的用量比例,甘草的剂量若相等或大于甘遂,毒性较大;又如贝母和半夏分别与乌头配伍,未见明显的增强毒性;而细辛配伍藜芦,则可导致实验动物中毒死亡。由于对"十八反"和"十九畏"的研究,还有待进一步作较深入的实验和观察,并研究其机理,因此,目前应采取慎重态度。一般说来,对于其中一些药物,若无充分根据和应用经验,仍须避免盲目配合应用。

二、妊娠禁忌

妊娠期间因某些中药有堕胎作用造成流产的后果,根据药物对孕妇及胎儿损害的程度,一般可分为禁用与慎用两类。禁用的大多是毒性较强或药性猛烈的药物,如砒霜、水银、川乌、草乌、巴豆、牵牛子、大戟、斑蝥、商陆、麝香、三棱、莪术、水蛭、虻虫、蜈蚣、青红娘、千金子、急性子、雄黄、雌黄、硝石、芒硝、天南星等。慎用药包括通经去瘀、行气破滞，以及辛热、滑利等药物，如桃仁、红花、大黄、枳实、附子、干姜、肉桂、川芎、半夏、丹皮、木通、皂角、槐花等。

三、服药宜忌

（一）饮食宜忌

服中药期间一定要注意饮食配合，这对于发挥药物的治疗作用极为重要。饮食宜清淡、易消化，尤其对于实证。

1. 服中药时不要喝浓茶，因为茶叶里含有鞣酸，与中药同服时会影响人体对中药中有效成分的吸收，降低疗效。

2. 服用滋补类中药时不宜吃萝卜，因萝卜有消食、破气等功效，降低补药的效果，影响药物的补益作用。

3. 服用解表发汗药如桂枝汤后，喝一些温热的米粥，确能有助发汗，起到辅助治疗的作用。

4. 消化道疾病如肝炎、慢性胃肠炎患者，在服用健脾、温胃和胃药时，禁服大蒜，大蒜中含有的大蒜素能刺激胃肠黏膜，使所服的中药不能有效地发挥治疗作用。肝炎患者忌食辛、辣、油腻。

5. 胃肠有积滞者更宜清淡，不能给予油腻、高蛋白、高脂肪的食物，如肉、蛋、鱼等，这些食物容易加重胃肠负担，不利于药物作用的发挥。

6. 服用安神、清咽、明目、降压、平肝、利湿、止血、润肺的中药，应当忌食酒、姜、葱、蒜、可可咖啡、辣椒、羊肉等辛温动火之品。

7. 服用祛风湿、温经散寒、补阳固精、止泻药方宜忌食冷饮、生梨、柿子、螃蟹、竹笋等寒性食物。

8. 服中药煎剂及丸药时，宜忌生、冷、油腻。因为生、冷类食物刺激胃肠，影响胃肠对药物的吸收，油腻食物不易消化和吸收，而且油腻食物与药物混合，更能阻碍胃肠对药物有效成分的吸收，从而降低疗效。

9. 过敏性哮喘、过敏性紫癜、过敏性皮炎及疮疖等病人，不能吃鸡、猪头肉、鱼、虾、蟹、韭菜等发物，这些东西容易产生过敏，使病情进一步加重。

10. 常山忌葱，地黄、何首乌忌葱、蒜、萝卜，薄荷忌鳖肉，茯苓忌醋，鳖甲忌苋菜，以及蜜反生葱等。服用泻下剂如大承气汤、麻仁丸时，不宜食用油腻及不易消化的食物；驱虫类中药也应避免油腻食物，并以空腹服药为宜；双黄连忌大蒜，双黄连是清热解毒、治疗外感风热的常见药物，性凉，而大蒜性热，食用大蒜，会降低药效。

为了确保中药的疗效能够更好地发挥治疗作用，服用中药时需要对一些食物"忌口"。所谓"忌口"是指治病服药时的饮食禁忌。服中药忌口的理论是经过长期临床实践充实和丰富起来的，对疾病的治疗有着积极作用，并具有一定的科学性。

服中药"忌口"也不能绝对化，要因人、因病而异，对一般病人，特别是慢性病人来说，若长时间"忌口"，禁食的种类又多，则不能保持人体正常所需营养的摄入，反而降低了人体的抵抗力，对恢复健康不利。因此，在医师指导下，可适当食用增加营养的食物，以免营养缺乏。

（二）小儿服药宜忌

小儿一般吞咽功能较差,服用丸剂、片剂,必须研成细末调服。散剂可调在米汤、饮料内服用。

1. 服药的时间、温度　服药时间一般以饭后 2～3 小时为宜,不要与进餐时间相近,量多者可分数次间歇给药。凡调理补益的丸药、膏剂,可在清晨空腹或临睡时吞服或温服;驱虫的药物,宜空腹服用,有利于驱虫;消食导滞的药物,宜饭后服用,以健脾胃,帮助消化。汤剂一般应温服,发表药要趁热服,使之容易起发汗解表作用,有利于邪从汗解。高热、口渴、喜饮冷的患儿,中药可冷服。呕吐者或婴幼儿可分多次喂服,以免把药吐掉。如属中西药物同时并用者,中药需与西药分开服用。

2. 要注意不同年龄服药要求　新生儿吸收能力差,胃容量小,于喂奶前一小时左右给药为妥,喂药时可把药物进一步浓缩,用奶瓶喂服,或加少量糖。必要时用滴管慢慢滴入,须待吞咽后再滴第二管。婴幼儿服药时可先将患儿抱起,半卧于喂药者身上,头部抬高,颈部垫以纱布或手帕,然后再喂药。切勿捏鼻,以防呛入气管或引起窒息。服药后应将患儿抱起轻轻拍击背部,使胃内空气排出。婴幼儿患肺炎咳喘时,因有气急,喂药不能太快,如有剧咳出现,则暂停片刻,再行喂药。对学龄前及学龄儿童,由于多半已经懂事,能自动服药,但常有害怕和拒服现象,必须说服鼓励,尽量不采用强行喂药的方法。

3. 要掌握危重昏迷病儿的喂药方法　危重昏迷患儿反应差,无吞咽动作,可鼻饲给药。在给小儿服丸药时,要注意不要用茶叶水或可口可乐等饮料送服。

（三）妇女服药宜忌

妇女服用中药时要注意到妇女生理特点。

1. 经期及经前期　寒凉甘润、辛热香燥的药不宜过多,以免滞气滞血或伤气伤血;月经后期服用过多的滋腻剂有碍脾胃运化。

2. 胎孕期　用药应注意固护胎元,凡峻下、滑利、耗气、散气、破血、有毒药均应慎用或禁用,慎用者必须严格控制剂量,以免伤胎。

3. 产后期　根据亡血伤津、多虚多瘀的特点,寒证不宜过用温燥药,热证不宜过用寒凉药。实证不宜过用攻克药,虚证不宜过用滋补药,应顾及脾胃运化功能。

4. 哺乳期　服用毒性药及过分寒凉、滋腻的药宜慎重,以免影响婴儿机体和消化吸收功能。

妈妈在喂母乳期间,为了自身及宝宝的健康,应避免某些会影响乳汁分泌的食物或个人的一些特殊嗜好,以免破坏良好的哺喂效果。

（1）会抑制乳汁分泌的食物　如韭菜、麦芽、人参等食物。

（2）刺激性的东西　产后饮食宜清淡,不要吃那些刺激性的物品,包括辛辣的调味料、辣椒、酒、咖啡及香烟等。

① 酒:一般而言,少量的酒可促进乳汁分泌,对婴儿亦无影响;过量时,则会抑制乳汁分泌,也会影响子宫收缩,故应酌量少饮或不饮。

② 咖啡:会使人体的中枢神经兴奋。1 杯 150 ml 的咖啡即含有 100 mg 的咖啡因,正常人 1 天最好都不要超过 3 杯。虽无证据表明它对婴儿有害,但对哺乳的妈妈来说,应有所节制地饮用或停饮。

③ 太过刺激的调味料：如辣椒等物，哺乳妈妈应加以节制。

（3）油炸食物、脂肪高的食物　这类食物不易消化，且热量偏高，应酌量摄取。

（4）香烟和烟草　如果哺乳妈妈在喂奶期间仍吸烟的话，尼古丁会很快出现在乳汁当中被宝宝吸收。研究显示，尼古丁对宝宝的呼吸道有不良影响，因此，哺乳妈妈最好能戒烟，并避免吸入二手烟。

（5）药物　对哺乳妈妈来说，虽然大部分药物在一般剂量下，都不会让宝宝受到影响，但仍建议哺乳妈妈在自行服药前，要主动告诉医生自己正在哺乳的情况，以便医生开出适合服用的药物，并选择持续时间较短的药物，达到通过乳汁的药量最少。

另外，妈妈如果在喂了宝宝母乳后服药，应在乳汁内药的浓度达到最低时再喂宝宝，这样宝宝才会更加安全。

（6）过敏的情况　有时新生儿会有一些过敏的情况发生，产后妈妈不妨多观察宝宝皮肤上是否出现红疹，并评估自己的饮食，以作为早期发现、早期治疗的参考。因此，建议产后妈妈喂母乳，并避免吃到任何可能会造成宝宝过敏的食物。

第十五章 处 方 调 剂

第一节 处 方

处方是医师为患者预防、诊断或治疗需要而写给药房的调配、发药的文件。原国家卫生部在 2007 年 2 月 14 日颁布了新版《处方管理办法》,并于 2007 年 5 月 1 日实施。它适用于与处方开具、调剂、保管相关的医疗机构及其人员。医师开具处方和药师调剂处方应当遵循安全、有效、经济的原则。处方药应当凭医师处方销售、调剂和使用。

一、处方的定义

《处方管理办法》所称处方,是指由注册的执业医师和执业助理医师(以下简称医师)在诊疗活动中为患者开具的、由取得药学专业技术职务任职资格的药学专业技术人员(以下简称药师)审核、调配、核对,并作为患者用药凭证的医疗文书。处方包括医疗机构病区用药医嘱单。

二、处方的性质

处方具有法律性、技术性和经济性。

1. 法律性　因开具处方或调配处方所造成的医疗差错或事故,医师和药师分别负有相应的法律责任。医师具有诊断权和开具处方权,但无调配处方权;药师具有审核、调配处方权,但无诊断权和开具处方权。

2. 技术性　开具处方或调配处方都必须是经过医药院校系统专业学习并经资格认定的医药卫生专业技术人员担当。处方的技术意义,在于写明了药品名称、剂型、数量及用法、用量等,明确药品规格,并保证安全有效。

3. 经济性　处方是药品消耗及药品经济收入结账的凭证和原始依据,也是患者在治疗疾病,包括门诊、急诊、住院全过程中用药的真实凭证。

三、处方的分类

处方系指医疗和生产部门用于药剂调制的一种重要书面文件,有法定处方、医师处方和协定处方。

1. 法定处方　系指《中华人民共和国药典》、国家食品药品监督管理局颁布标准收载的处方,具有法律的约束力。

2. 医师处方　系医师为患者诊断、治疗、预防用药所开的处方。

3. 协定处方　系指根据医院内部或某一地区医疗的具体需要,由医师与医院药学部(科)共同协商制订的处方,并经医院药事委员会审核同意。它适合于常用药物的大量配制和贮备,仅限于在本单位使用。使用协定处方可以加快处方调配的速度,减少患者等候取药的时间,且有利于预先大量配制和贮备药剂,以提高工作效率。但协定处方仅适用于最为常用的药剂与通常惯用的剂量。由于病种繁多,患者体质情况不同,因此不应当也不可能将所有的药剂都列入协定处方范围。医师可根据患者的具体情况,使用协定处方。

四、处方书写规则

处方书写应当符合下列规定:

1. 处方记载患者一般情况,临床诊断填写清晰、完整,并与病历记载一致。

2. 每张处方限于一名患者的用药。

3. 处方字迹清楚,不得涂改。如需修改,应当在修改处签名并注明修改日期。

4. 处方药品名称应当使用规范的中文名称书写,没有中文名称的可以使用规范的英文名称书写;医疗机构或医师、药师不得自行编制药品缩写名称或者使用代号。书写药品名称、剂量、规格、用法、用量要准确规范,药品用法可用规范的中文、英文、拉丁文或者缩写体书写,但不得使用"遵医嘱"、"自用"等含糊不清字句。

5. 患者年龄应当填写实足年龄,新生儿、婴幼儿写日、月龄,必要时要注明体重。

6. 西药和中成药可以分别开具处方,也可以开具一张处方,中药饮片应当单独开具处方。

7. 开具西药、中成药处方,每一种药品应当另起一行,每张处方不得超过 5 种药品。

8. 中药饮片处方的书写,一般应当按照"君、臣、佐、使"的顺序排列;调剂、煎煮的特殊要求注明在药品右上方,并加括号,如布包、先煎、后下等。对饮片的产地、炮制有特殊要求的,应当在药品名称之前写明。

9. 药品用法用量应当按照药品说明书规定的常规用法用量使用,特殊情况需要超剂量使用时,应当注明原因并再次签名。

10. 除特殊情况外,应当注明临床诊断。

11. 开具处方后的空白处画一斜线以示处方完毕。

12. 处方医师的签名式样和专用签章应当与院内药学部门留样备查的式样一致,不得任意改动,否则应当重新登记留样备案。

五、处方有效期限与处方药量规定

1. 处方开具当日有效。特殊情况下需延长有效期的,由开具处方的医师注明有效期限,但有效期最长不得超过 3 天。

2. 处方一般不得超过 7 日用量;急诊处方一般不得超过 3 日用量;对于某些慢性病、老年病或特殊情况,处方用量可适当延长,但医师应当注明理由。

3. 医疗用毒性药品、放射性药品的处方用量应当严格按照国家有关规定执行。

4. 门(急)诊癌症疼痛患者和中、重度慢性疼痛患者需长期使用麻醉药品和第一类精神药品的,首诊医师应当亲自诊查患者,建立相应的病历,要求其签署《知情同意书》。病历中应当留存下列材料复印件:(1)二级以上医院开具的诊断证明;(2)患者户籍簿、身份证或者其他相关有效身份证明文件;(3)为患者代办人员身份证明文件。

为门(急)诊患者开具的麻醉药品注射剂,每张处方为一次常用量;控缓释制剂,每张处方不得超过 7 日常用量;其他剂型,每张处方不得超过 3 日常用量。

第一类精神药品注射剂,每张处方为一次常用量;控缓释制剂,每张处方不得超过 7 日常用量;其他剂型,每张处方不得超过 3 日常用量。哌醋甲酯用于治疗儿童多动症时,每张处方不得超过 15 日常用量。

第二类精神药品一般每张处方不得超过 7 日常用量;对于慢性病或某些特殊情况的患者,处方用量可以适当延长,医师应当注明理由。

六、处方的内容

处方由前记、正文和后记三部分组成。

1. 前记:包括医疗机构名称,费别,患者姓名、性别、年龄、门诊或住院病历号,科别或病区和床位号,临床诊断,开具日期等。可添特殊要求的项目。

麻醉药品和第一类精神药品处方还应当包括患者身份证明编号,代办人姓名、身份证明编号。

2. 正文:以 Rp 或 Rx(拉丁文 Recipe"请取"的缩写)标示,分列药品名称、剂型、规格、数量、用法用量。

3. 后记:医师签名或者加盖专用签章,药品金额以及审核、调配,核对、发药药师签名或者加盖专用签章。

电子处方的格式与书写处方应一致。由于处方具有法律意义,所以,电子处方必须设置处方或医嘱正式开具后不能修改的程序,以明确有关责任。

七、处方颜色

1. 普通处方的印刷用纸为白色。

2. 急诊处方印刷用纸为淡黄色,右上角标注"急诊"。

3. 儿科处方印刷用纸为淡绿色,右上角标注"儿科"。

4. 麻醉药品和第一类精神药品处方印刷用纸为淡红色,右上角标注"麻、精一"。

5. 第二类精神药品处方印刷用纸为白色,右上角标注"精二"。

医师利用计算机开具、传递普通处方时,应当同时打印出纸质处方,其格式与手写处方一致;打印的纸质处方经签名或者加盖签章后有效。药师核发药品时,应当核对打印的纸质处方,无误后发给药品,并将打印的纸质处方与计算机传递处方同时收存备查。

八、处方中常用的外文缩写

医师在书写处方正文对药物的剂量、服用时间、次数和调配方法等内容时,经常使用拉丁文缩写或英文缩写。药师应掌握处方中常用的外文缩写,并识别其含义,以便准确地调配处方。处方中常用的外文缩写及含义见表 15-1。

表 15-1　处方中常用的外文缩写及含义(供参考)

外文缩写	含义	外文缩写	含义	外文缩写	含义
药物剂型		Emul	乳剂	Lot.	洗剂
Amp.	安瓿	Extr.	浸膏	Loz.	喉片
Aq.	水剂	gtt.	滴剂	Mist.(Mixt.)	合剂
Cap.	胶囊(剂)	Inj.	注射剂	Ocul.	眼膏剂
Dec.	煎剂	Liq.	液体制剂	Ol.	油剂

续　表

外文缩写	含义	外文缩写	含义	外文缩写	含义
Past.	糊剂	m	米	q. o. d	隔日1次
Pil.	丸剂	Q. s.	适量	q. h	每小时
Pulv.	散剂	ss.	一半	q. 4 h	每4小时
Sol.	溶液剂	给药途径		q. 6 h	每6小时
Spt.	醑剂	H 或 s. c.	皮下注射	q. 8 h	每8小时
Supp.	栓剂	im. 或 m	肌肉注射	q. 12 h	每12小时
Spr.	糖浆剂	iv. 或 v	静脉注射	q. m	每晨
Tab.	片剂	iv. gtt	静脉滴注	q. n	每晚
Tr.	酊剂	O. D	右眼	s. o. s	必要时
Ung.	软膏剂	O. S 或 O. L	左眼	St. (stat)	立即
剂量单位		O. U	双眼	其他	
Dos.	剂量	p. o.	口服	aa	各,每个,各等分
Gtt.	滴	P. R.	灌肠	ad	加,加至
U	单位	给药方法		add.	加至
IU	国际单位	A. C	饭前	Aq. dest	蒸馏水
g	克	A. M.	上午	Co.	复方
kg	千克,公斤	b. i. d	每日2次	Dil	稀释,稀释的
mg	毫克	H. S.	睡前	D. S.	授予并注明用法
μg	微克	P. C	饭后	et	及
L	升	P. M.	下午	No.	数量
μl	微升	p. r. n.	按情而定	NS.	生理盐水
ml	毫升	q. d.	每日1次	pH	酸碱度
μm	微米	q. 3. d	每3日1次	Rp. 或 R	请取
mm	毫米	q. i. d	每日4次	S. 或 Sig.	标记用法

第二节　处方调剂程序

1. 取得药学专业技术职务任职资格的人员方可从事处方调剂工作:(1)具有药师以上专业技术职务任职资格的人员负责处方审核、评估、核对、发药以及安全用药指导;(2)药士从事处方调配工作。

2. 处方调剂程序:(1)认真审核处方;(2)准确调配药品;(3)正确书写药袋或粘贴标签,注明患者姓名和药品名称、用法、用量,包装;(4)检查与核对;(5)交付:向患者交付药品时,按照药品说明书或者处方用法,进行用药交待与指导,包括每种药品的用法、用量、注意事项等。

一、处方审核

处方审核包括处方形式审核和用药适宜性审核。

(一)处方的形式审核

受理处方后,首先认真逐项检查处方前记、正文和后记书写是否清楚、完整,并确认处方的合法性,包括处方类型(麻醉药品处方、第一类精神药品处方、急诊处方、儿科处方、普通处方)、处方开具时间、处方的收费方式(公费医疗专用、医疗保险专用、部分自费、自费等)、处方的有效期、医师签字的规范性等。

(二)用药适宜性审核

《处方管理办法》要求药师对处方用药适宜性进行审核,其审核内容包括:

1. 规定必须做皮试的药品,处方医师是否注明过敏试验及结果的判定。有些药品易引起过敏反应,甚至出现过敏性休克。为了药用的安全,需要在注射给药前进行皮肤敏感试验,皮试后观察 15~20 min,以确定阳性或阴性反应。

(1)β-内酰胺类的青霉素类、头孢菌素类抗生素、局麻药、生物制品(酶、类毒素、血清、菌苗、疫苗)、碘造影剂等药品给药后极易引起过敏反应,甚至出现过敏性休克。需根据情况在给药前做皮肤敏感试验,皮试后一般观察 15~20 min,以确定阳性或阴性反应。

(2)易致过敏反应药品,注意提示患者在用药前(或治疗结束后再次应用时)做皮肤敏感试验,明确药品敏感试验结果为阴性后,再进入药品调配程序;对尚未进行皮肤敏感试验者、结果阳性或结果尚未明确者拒绝调配药品。

(3)处方中药品需要进行皮肤敏感试验,应注意有家族过敏史或既往药品过敏史者,皮肤敏感试验阴性,特别嘱咐应用时提高警惕性,于注射后休息、观察 30 min,必要时采用脱敏方法给药。

(4)头孢菌素类抗生素可引起过敏反应或过敏性休克,且与青霉素类抗生素存在交叉过敏,但目前对头孢菌素类抗生素应用前进行皮肤试验尚有争议。头孢菌素类致过敏性休克甚至死亡已有多例报道,为慎重起见,建议在应用前做皮肤试验。

(5)头孢菌素类药物使用前是否需要做皮试,取决于药品说明书,说明书中明确要求使用前做皮试,则必须皮试阴性后方可使用,皮试液浓度通常稀释为 300 $\mu g/ml$ 或 500 $\mu g/ml$,剂量 0.1 ml。其皮试是不能使用青霉素来做的,应该用原药稀释后做皮试才有一定意义。

(6)所有抗毒素、血清、青霉素类、半合成青霉素、头孢菌素、β-内酰胺酶抑制剂的复方制剂,以及其他药品,均应按说明书要求做皮肤过敏试验。

《中国国家处方集》中规定必须做皮肤敏感试验的药物及文献记载一些常用药物需做皮肤敏感试验,参见"第十七章 药物过敏及药物过敏试验方法"。

2. 处方用药与临床诊断的相符性

典型的用药与临床诊断不相符的包括:

(1)非适应证用药,如非细菌性感冒给予抗菌药物。

(2)超适应证用药,即超越药品说明书的适应证范围用药,既有盲目性,又易导致不良反应,甚至造成意外不良事件,也不受法律保护。如二甲双胍用于非糖尿病患者的减肥。如必须超适应证用药,一定要患者知情并获得患者签名的书面"知情同意书"。

(3)超权限用药,如不符合抗生素一、二、三线使用制度规定管理权限。

(4)不规范用药,如在不了解抗菌药物的血浆半衰期、作用维持时间、不良反应、特殊人群提示的情况下用药等。

(5)过度治疗用药,如滥用抗菌药物、糖皮质激素、白蛋白等。

(6)盲目联合用药,如无明确指征的联合用药、重复用药、联合应用毒性较大药物,药量未减,增加了不良反应发生几率。

3. 剂量、用法的正确性

(1) 剂量应当使用法定剂量单位:重量以克(g)、毫克(mg)、微克(μg)、纳克(ng)为单位;容量以升(L)、毫升(ml)为单位;国际单位(IU)、单位(U);中药饮片以克(g)为单位。

片剂、丸剂、胶囊剂、颗粒剂分别以片、丸、粒、袋为单位;溶液剂以支、瓶为单位;软膏及乳膏剂以支、盒为单位;注射剂以支、瓶为单位,应当注明含量;中药饮片以剂为单位。

(2) 处方中药品的用法应注意血浆半衰期的影响:血浆半衰期长的药品一般每日1~2次,血浆半衰期短的药品一般每日3~4次。

(3) 服药时间应根据病情和药物作用机制的特点,选择适宜的时间。

4. 选用剂型与给药途径的合理性

(1) 适宜的药物剂型能改变某些药物的作用,或能调节药物作用速度的快慢、强度和持续时间,或能降低药物的毒副作用。

(2) 给药途径。正确的给药途径是保证药品发挥作用的关键之一,是药师审核处方的重点。同一种药品不同给药途径,可直接影响药物作用速度的快慢和作用强度,药物作用也会发生变化,如硫酸镁溶液,外敷可消除水肿,口服可导泻或解除胆管痉挛,注射用可降压、抗惊厥。

临床常用的给药途径为口服、注射(静脉注射、静脉滴注、肌内、皮下、皮内、椎管内、关节腔、胸膜、腹腔等),以及灌肠、植入、离子透入、直肠给药、阴道给药等给药途径。

(3) 药品服用方法与剂型有关,如肠溶片/肠溶胶囊、缓/控释制剂应整片(粒)吞服。

5. 是否有重复给药现象

重复给药存在较大的安全隐患,导致用药过量或中毒。重复给药的原因包括:

(1) 一药多名。我国药品一药多名的现象比较严重,易致重复用药。

(2) 复方制剂由两种以上药物成分组成,易导致重复用药。

(3) 中成药含有化学药物。中成药中含有化学药物成分是一较常见的现象,中西药组方制剂是我国药物学的特殊情况,虽然在一些疾病治疗中取得了显著疗效,但是由于中药的成分较为复杂,且中成药多为复方制剂,再加上化学药物成分,难免出现不良的相互作用。另外,一些患者在服用含有化学药物成分中成药的同时,有可能还在服用其他化学药物,这样就可能造成某种化学药物的用量累加,出现用药过量或中毒。

常用的中成药中含有的化学成分主要有:非甾体解热镇痛药(阿司匹林、对乙酰氨基酚、安乃近、吲哚美辛)、中枢兴奋药(咖啡因)、中枢镇静药(苯巴比妥、异戊巴比妥)、降压药(可乐定、氢氯噻嗪)、抗酸药(氢氧化铝、碳酸氢钠、碳酸钙、镁盐)、胃黏膜保护药(次碳酸铋、硫糖铝)、降血脂药(烟酸)、利尿药(氢氯噻嗪)、降糖药(格列本脲、优降糖)、抗组胺药(氯苯那敏、苯海拉明、去氯羟嗪)、平喘药(麻黄碱、去氯羟嗪、克仑特罗、氯丙那林)、镇咳药(依普拉酮)、化痰药(氯化铵、溴己新)等。临床常用的含有化学药物成分的中成药品种见表15-2。

6. 是否有潜在临床意义的药物相互作用和配伍禁忌

药物相互作用与配伍禁忌属于用药适宜性的重点审核内容之一。处方中两种或多种药物或其制剂合并应用,引起药物相互作用或导致药物治疗效果或不良反应的变化,从而影响临床疗效。

（1）药物相互作用引起药效学改变：①作用相加；②协同作用或减少药物不良反应；③趋敏感化作用；④拮抗作用。

（2）药物相互作用对药物动力学的影响，包括药物的吸收、分布、代谢与排泄的变化。

（3）配伍变化是指两种或多种药物或其制剂配伍后在理化性质或生理效应产生的变化统称为配伍变化；配伍禁忌是指在一定条件下，产生不利于调剂、应用和治疗的配伍变化（见"第十四章 药物制剂的配伍变化"）。

表 15-2 临床常用的含有化学药物成分的中成药品种

中成药	含化学药成分	中成药	含化学药成分
扑感片	对乙酰氨基酚、氯苯那敏	咳痰清片	麻黄碱、氯化铵
贯防感冒片	对乙酰氨基酚、氯苯那敏	天一止咳糖浆	麻黄碱、氯化铵
速感康胶囊	对乙酰氨基酚、氯苯那敏、维生素C	消咳宁	麻黄碱、氯化铵
速感宁胶囊	对乙酰氨基酚、氯苯那敏、维生素C	芒果止咳片	氯苯那敏
维C银翘片	对乙酰氨基酚、氯苯那敏、维生素C	清咳散	溴己新
银菊清热片	对乙酰氨基酚、氯苯那敏	咳喘膏	异丙嗪
强力感冒片	对乙酰氨基酚	海珠喘息定片	氯苯那敏、去氯羟嗪
感冒灵颗粒	对乙酰氨基酚、氯苯那敏、咖啡因	喘息灵胶囊	氯苯那敏、克仑特罗
感特灵胶囊	对乙酰氨基酚、氯苯那敏、咖啡因	安喘片	氯苯那敏、克仑特罗
感冒安片	对乙酰氨基酚、氯苯那敏、咖啡因	喘特灵片	氯苯那敏
复方感冒片	对乙酰氨基酚、氯苯那敏、咖啡因	喘特灵胶囊	氯苯那敏
新复方大青叶片	对乙酰氨基酚、咖啡因、异戊巴比妥	胃泰康胶囊	氢氧化铝、三硅酸镁、罗通定
抗感灵片	对乙酰氨基酚	溃疡宁片	阿托品、氢氯噻嗪
复方小儿退热栓	对乙酰氨基酚	谷海生	呋喃唑酮
重感冒灵片	氯苯那敏、安乃近	痢特敏片	甲氧苄啶
金羚感冒片	阿司匹林、氯苯那敏	降压避风片	氢氯噻嗪
速克感冒片	阿司匹林、氯苯那敏	脉君安片	氢氯噻嗪
菊兰抗流感片	阿司匹林	珍菊降压片	可乐定、氢氯噻嗪
腰息痛胶囊	对乙酰氨基酚	消渴丸	格列本脲
新癀片	对乙酰氨基酚	消糖灵胶囊	格列本脲
安嗽糖浆	麻黄碱、氯化铵	鼻舒适片	氯苯那敏
苏菲咳糖浆	麻黄碱、氯化铵	鼻炎康片	氯苯那敏
舒肺糖浆	麻黄碱、氯化铵	康乐鼻炎片	氯苯那敏
散痰宁糖浆	麻黄碱、氯化铵	苍鹅鼻炎片	氯苯那敏

7. 其他用药不适宜情况

注意特殊人群用药剂量、方法适宜性审核。

8. 中药饮片处方，审方时除处方的形式审核外，着重审查以下项目：

（1）药名书写是否清楚准确，剂量是否超出正常量，对儿童及年老体弱者尤需注意。

（2）医疗用毒性药品、麻醉药品处方是否符合规定，处方中是否有"十八反"、"十九畏"、"妊娠禁忌"等用药禁忌问题。

（3）需特殊处理的药物有否"脚注"、"并开药"等，标注是否明确。

（4）处方中药物在本单位是否齐备等。

药师经处方审核后，认为存在用药不适宜时，应当告知处方医师，请其改正并签字确认或者重新开具处方。

药师发现严重不合理用药或者用药错误，应当拒绝调剂，及时告知处方医师，并应当记录，按照有关规定报告。

二、处方调配

经过处方审核后，交药师或药剂士调配药品。《处方管理办法》中明确提出，在调剂处方过程中必须做到"四查十对"。

1. 药师（士）调配处方时必须做到"四查十对"

（1）查处方，对科别、姓名、年龄；

（2）查药品，对药名、剂型、规格、数量；

（3）查配伍禁忌，对药品性状、用法用量；

（4）查用药合理性，对临床诊断。

2. 处方调配注意事项

（1）仔细阅读处方，按照药品顺序逐一调配。

（2）调配药品时应检查药品的批准文号、生产批号，注意药品有效期，以确保使用安全。

（3）药品调配齐全后，对照处方逐一核对药品名称、剂型、规格、数量和用法，准确、规范地书写标签。

（4）对特殊保存条件的药品应加贴醒目标签，以提示患者注意，如2～10℃冷藏。

（5）尽可能在每种药品上分别贴上用法、用量、储存条件等标签，并正确书写药袋或黏贴标签。特别注意标示以下几点：药品通用名或商品名、剂型、剂量和数量；用法用量；患者姓名；调剂日期；处方号或其他识别号；药品储存方法和有效期；有关服用注意事项（如餐前、餐后、睡前、驾车司机/高空作业不宜服用、需振摇混合后服用等）；调剂药房的名称、地址和联系电话。

（6）调配贵重药品、麻醉药品等及时分别登记账卡。

（7）调配好一张处方的所有药品后接下一张处方，以免发生差错。

（8）完成处方调剂后，核对无误，在处方上签名或者加盖专用名章。

3. 特殊处方调剂　患者个体化用药的需要，药师应在药房调剂室洁净区进行特殊剂型或剂量的临时调配，如稀释液体、研碎药片分包/分装胶囊、制备临时合剂、调配软膏剂等。

特殊处方调剂操作应在洁净区，并做记录。

4. 药师应当对麻醉药品和第一类精神药品处方，按年月日逐日编制顺序号。

三、检查与核对

为了保证病人用药安全，防范错误和遗漏，依据处方调配核对制度，处方药品调配完成后交由另一药师进行严肃认真的核查。核查的主要内容如下：

1. 再次全面地审核一遍处方内容。

2. 逐一核对处方与调配的药品、规格、剂量、用法、用量是否一致。

3. 逐个检查药品的外观质量是否合格，包括形状、色、嗅、味和澄明度等。

4. 有效期等均应确认无误。

5. 如发现差错时,应将处方和药品退回调配处方者予以更正,并在《差错事故登记本》登记。

6. 核查人签名或者加盖专用名章。

四、发药

发药是处方调剂工作程序的终端,药师必须严格把关。

1. 核对患者姓名,最好询问患者就诊的科室,以确认患者。

2. 逐一核对药品与处方的相符性,检查药品剂型、规格、剂量、数量、用法、用量、包装、标签,确认无误,发药人签名或者加盖专用名章。

3. 如发现差错时,应将处方和药品退回调配处方者予以更正,并在《差错事故登记本》登记。

4. 交付时向患者交待每种药品的服用方法和注意事项,同一种药品有两个以上包装时,需要特别交待清楚,必要时应对患者进行用药指导。

5. 发药时应注意尊重患者隐私。

6. 如患者有咨询问题,应尽量解答,对复杂的用药问题可建议到药物咨询窗口(台)咨询。

第三节　中药饮片处方调剂

中药饮片处方调剂程序基本与西药处方调剂程序相同,包括审方、划价、调配、复核、包装、发药等六个程序。

一、处方审核

饮片处方审核包括处方的形式审核与用药适宜性审核,饮片处方审核应由中药师担当。

（一）处方的形式审核

受理处方后,首先认真逐项检查处方前记、正文和后记书写是否清楚、完整,并确认处方的合法性,包括处方类型、处方开具时间、处方的收费方式(公费医疗专用、医疗保险专用、部分自费、自费等)、处方的有效期、医师签字的规范性等。

（二）用药适宜性审核

审核处方药名、剂量、剂数、先煎、后下等书写是否规范,如有疑问立即与处方医师联系,更改之处需医师再次签名。重点审核处方以下内容:

1. **药名与剂量**　药名书写是否清楚准确,剂量是否超出正常量,对儿童及年老体弱者尤需注意。

2. **缺药**　药房中药物不全应主动通知处方医师或请其更改,并及时与药品库房联系调拨或采购。

3. **注意一字之差的药和同音的药**　如八珍糕、八正散、八珍丸,大青叶、大青盐,硫黄、牛黄,半枝莲、半边莲,山栀、桑枝,山茱萸、吴茱萸,草决明、石决明等。

4. **字迹不清易混淆的药**　如血竭、全蝎,枸杞子、枸橘子等。

5. 药用部位及用量不同易于发生错误　如蟾蜍、干蟾皮、蟾酥，鹿茸、鹿角、鹿角霜，白矾、枯矾、芒硝、风化硝等。

6. 重开药　如木香、云木香、广木香，白术、於术、冬术，羊乳、四叶参、山海螺，虎杖、斑杖根、紫金龙等。

7. 相反、相畏药　如甘草、甘遂，肉桂、石脂等。

8. 妊娠妇女用药禁忌　某些中药具有损害胎儿以致堕胎的副作用，所以应该作为妊娠禁忌的药物。禁用的大多是毒性较强或药性猛烈的药物，如巴豆、牵牛、大戟、斑蝥、商陆、麝香、三棱、莪术、水蛭、虻虫等；慎用的包括通经去瘀、行气破滞，以及辛热等药物，如桃仁、红花、大黄、枳实、附子、干姜、肉桂等。凡禁用的药物，绝对不能使用；慎用的药物，则可根据孕妇患病的情况，酌情使用。但没有特殊必要时，应尽量避免，以防发生事故。

9. 毒药及烈性中药的剂量　洋金花、马钱子、信石、轻粉、斑蝥、生草乌、生川乌、蟾酥、附片、细辛、麻黄等。

10. 药名前后有无记号"脚注"、"并开药"（指处方中 2～3 味药物合并开在一起，多半是疗效基本相同，如二冬即指天冬和麦冬，或是常用配伍使用，如知柏即指知母和黄柏）等含义是否明确等。

二、划价

由于中药的别名较多，划价工作宜由中药专业人员完成。

三、处方调配

1. 调配　调配系指调剂人员根据已有审方人签字，并已交款的医师处方，准确地调配药物的操作。

中医处方的药名是按君、臣、佐、使的顺序开列的，配方时按处方药物顺序逐味称量；需特殊处理的药物如先煎、后下、包煎、另煎等应单独包装，并注明处理方法；若调配中成药处方，则按处方规定的品名、规格、药量调配；调配人员必须精神集中，认真仔细，切勿拿错药品或称错用量；处方应逐张调配，以免混淆；急诊处方应优先调配；保持配方室的工作台、称量器具及用具等整齐清洁等。调配完毕，自查无误后签名盖章，交核对员核对。

2. 调配处方注意事项

（1）并开药不要漏称，如桑叶枝、天麦冬、乳没、羌独活、苍白术、青陈皮等，处方中要注明"各"或"合"，因两者相差一倍分量，要注意称取。

（2）要注意药品别名和地区习惯名，不要混淆，如有疑问，应询问清楚，切忌猜测。

（3）处方中饮片需要特殊煎法，调配时应另用纸包或装入纱布袋，常须另包的有：

① 先煎药：多为矿物类、介壳类，质地坚硬，有效成分不易煎出药物，如牡蛎，应将其打碎先煎 20 分钟后再下其他药煎煮。

② 后下药：多为芳香挥发性或久煎后有效成分易于破坏的药物，如薄荷、荆芥、砂仁等，应在其他药煎好后再下。

③ 包煎药：适用于具黏性及有绒毛的药物，如旋复花、枇杷叶、赤（白）石脂、蒲黄、青黛等。

④ 烊化药：适用于胶质、性黏而易溶解药物，如阿胶等，以免和其他药物同煎黏附它药

或黏锅煮焦。

⑤ 另煎兑服药:对较贵重的中药,为了使其成分充分煎出,减少被其他药物吸附,可另煎,如人参、燕窝等。

⑥ 研粉另包冲服药:对于贵重药品或成分易破坏的药物,宜研粉调入煎好药汁或开水中冲服。如牛黄、羚羊角、珍珠粉、犀角等。

四、检查与核对

为保证患者用药安全有效,防止调配差错,对已调配好的方剂,在配方自查基础上,由中药师及其以上药师,进行一次全面细致的检查、核对。

检查与核对内容及注意事项:

1. 核对调配的药物和用量与处方是否相符;
2. 需特殊处理的药物是否按要求作了特殊处理;
3. 配制的药物有无虫蛀和发霉等质量问题;
4. 毒性药和有配伍禁忌药及贵重细料药的应用是否得当;
5. 调配者有否签字等。

经核对无误后复核人员签名盖章,即可装袋交与发药处。

五、发药

发药是中药饮片调剂工作中最后一环,发药时要与患者核对姓名、剂数,无误后再向患者仔细地交待煎服法和注意事项,耐心解释患者有关用药的各种疑问,务使患者完全明了,以保证患者用药有效。

六、中药饮片煎煮及服用方法

1. 中药饮片煎煮交代

(1)煎前浸泡:首次煎煮(一煎)一般药物浸泡 30 min,以种子、果实为主的药物可浸泡 1 小时;再次煎煮(二煎)时,不用再浸泡。一煎加水量超过药物 2~5 cm,二煎加水液面淹没药物即可。

(2)煎煮次数:一般煎煮两次。一次久煎不能代替两次分煎。可把两次煎的药混合到一起分两次服。

(3)煎煮火候:一般未沸前用大火(武火),沸后用小火(文火)保持微沸状态。对于解表、芳香类药物等,宜用大火急煎,以免药性挥发,药效降低;对于滋补药,多宜小火久煎,使药物有效成分尽出。

(4)煎煮时间:一般药物,一煎应沸后再小火煎 20~25 min,二煎沸后再小火煎 15~20 min;解表、芳香类药一煎 10~15 min,二煎 10 min;滋补药一煎 30~40 min,二煎 25~30 min。煎药并非越久越好。

(5)特殊煎服:药包中注有"先煎"的小包药,先煎 30 min,再加入群药;注有"后下"的小包药,在群药煎好前 5~10 min 投入再煎;注有"包煎"的小包药,用纱布包扎好投入群药中一起煎;注有"烊化"的小包药,用煎好的药液与"烊化"药物煎煮溶解后服用;注有"冲服"的小包药,用煎好的药汤冲服。

2. 服药时间

(1)解表药一般宜温服,为了达到发汗的目的;

(2) 祛寒药也宜热服；

(3) 解毒药、止咳药、清热药则应冷服；

(4) 滋补药宜空腹温服，易于消化吸收，但量不宜太多；

(5) 安神药在睡前半小时服，以加强药物作用；

(6) 脾胃虚弱者宜饭后服药，对胃肠有较强刺激的药物更应饭后服；

(7) 泻下药须空腹时服，而不宜于夜间服用，大便通畅后则应停药；

(8) 糖尿病人口渴时服，不拘时间；

(9) 驱虫药早晚空腹时服，利于驱虫；

(10) 口腔咽喉病人宜含药，充分发挥药物局部作用；

(11) 呕吐病患者宜少量多次饮药，减轻胃的负担，或先服姜汁少许，以降逆止呕；

(12) 小孩及体弱患者，药量宜少；妇女孕期服药更要谨慎。

3. 中药不宜用茶水和乳汁送服，因茶叶、乳汁易和某些药物发生化学作用，降低药效。

4. 服药时的饮食禁忌　饮食禁忌简称食忌，也就是通常所说的忌口。常山忌葱，地黄、何首乌忌葱、蒜、萝卜，薄荷忌鳖肉，茯苓忌醋，鳖甲忌苋菜，以及蜜忌葱等。这说明服用某些药时不可同吃某些食物。另外，由于疾病的关系，在服药期间，凡属生冷、黏腻、腥臭等不易消化及有特殊刺激性的食物，都应根据需要予以避免。高烧患者还应忌油。

第十六章 药品的计量

第一节 药品的计量单位

一、剂量单位

剂量应当使用法定剂量单位：重量以克(g)、毫克(mg)、微克(μg)、纳克(ng)为单位；容量以升(L)、毫升(ml)、国际单位(IU)、单位(U)为单位；中药饮片以克(g)为单位。

二、抗生素的计量单位

抗生素类药物在临床上应用非常广泛，但其计量与其他药物不同。抗生素及其制剂的计量依性质不同，分别采用重量单位和效价单位两种不同的表示方法。重量单位通常指抗生素的生物活性部分(如纯游离碱、纯游离酸或纯中性物质)的重量；效价单位即抗生素类药物的计量以其效价为单位，即效价单位。

1. 理论效价 理论效价是指抗生素纯品的重量与效价单位的折算比率。一些合成、半合成的抗生素多以其有效部分的一定重量(多为 1 μg)为一单位，如链霉素、红霉素等均以纯游离碱 1 μg 作为一个单位。

少数抗生素则以其某一个特定的盐的 1 μg 或一定重量作为一个单位。例如金霉素和四环素均以其盐酸盐纯品 1 μg 为一单位。青霉素则以国际标准品青霉素 G 钠盐 0.6 μg 为一个单位(见表 16-1)。

表 16-1 一些常用抗生素的理论效价表

抗生素	理论效价	抗生素	理论效价
链霉素碱	1 000 单位/mg	四环素碱	1 082 单位/mg
链霉素硫酸盐	798 单位/mg	青霉素钠	1 670 单位/mg
土霉素碱	1 000 单位/mg	青霉素钾	1 598 单位/mg
土霉素碱(含二分子结晶水)	927 单位/mg	普鲁卡因青霉素	1 009 单位/mg
土霉素盐酸盐	927 单位/mg	苄星青霉素(长效西林)	1 211 单位/mg
红霉素碱	1 000 单位/mg	新霉素	1 000 单位/mg
红霉素碱(含二分子结晶水)	953 单位/mg	卡那霉素	1 000 单位/mg
红霉素乳糖酸盐	672 单位/mg	多黏菌素 B	10 000 单位/mg
金霉素盐酸盐	1 000 单位/mg	庆大霉素	1 000 单位/mg
四环素盐酸盐	1 000 单位/mg	巴龙霉素	1 000 单位/mg

说明：表 16-1 中各抗生素的理论效价系折算的标准。各抗生素的盐类的理论效价是根据标准计算出来的。非合成的抗生素通常采用特定的单位来表示效价，如制霉菌素等，不采用重量单位。

2. 原料含量的表示 理论效价是指抗生素纯品的效价单位与重量(一般是 mg)的折算

比率。但实际生产出来的抗生素原料都含有一些许可存在的杂质,不可能是"纯品"。例如乳糖酸红霉素的理论效价为 672 红霉素单位/mg。而《中国药典》2010 年版二部规定此药按无水物计算,每 1 mg 的效价不得少于 610 红霉素单位。所以产品的实际效价(含量)在610 单位/mg～672 单位/mg 之间,需要在瓶上标出具体数字。

在制备制剂时需进行计算,如效价为 650 单位/mg 的乳糖酸红霉素原料来制备 25 单位/mg的软膏 1 300 g,需取用的原料量:

$$25(单位/mg)÷650(单位/mg)×1 300(g)=50 g(称重)$$

3. 处方计量单位　药剂制品标示的和处方上开写的抗生素重量单位均指该抗生素的纯品。如硫酸链霉素 1 g,系指含有硫酸链霉素纯品(一百万单位),因此又称为重量效价单位。如果处方开写硫酸链霉素 1 g,需用称重法取药时,则应按原料实际含量,通过计算求得应称取的重量。

抗生素制品标签上的标示量,有一些采用单位表示。但为了兼顾临床处方书写,多习惯采用重量(mg、g)而不用单位表示,故药品标签上除以单位表示外,另注明游离碱或盐的重量。如 1 000 000 单位,注明相当于链霉素碱纯品 1 g;土霉素 250 000 单位,注明相当于土霉素碱纯品 250 mg。

第二节　药物浓度表示法及计算

药物浓度是指一定量液体或固体制剂中所含主药的分量。常用以下几种表示法。

一、百分浓度

百分浓度是按每 100 份溶液或固体制剂所含药物的分数来表示浓度,简写为％。由于药物和溶液的量可以用体积和重量表示,因而有三种不同的表示百分浓度的方法。

在药剂工作中常用百分数表示制剂的浓度,即百分浓度,它表示在 100 份溶剂(或基质)中所含溶质的份数。百分浓度表示浓度有四种方法:重量百分浓度、体积百分浓度、重量/体积百分浓度和体积/重量百分浓度,其表示方法与含义见表 16-2。

表 16-2　百分浓度符号表示方法及内容

种　　类	符号及表示方法	内　　容
重量/重量百分浓度	％（g/g）	100 g 溶液中含溶质的克数
体积/体积百分浓度	％(ml/ml)	100 ml 溶液中含溶质的毫升数
重量/体积百分浓度	％(g/ml)	100 ml 溶液中含溶质的克数
体积/重量百分浓度	％(ml/g)	100 g 溶液中含溶质的毫升数

二、比例浓度

常用于表示稀溶液的浓度,例如 1∶5 000 高锰酸钾溶液是指 5 000 ml 溶液中包含高锰酸钾 1 g;1∶1 000 肾上腺素即 0.1％肾上腺素。

比例浓度是用比的形式来表示两种药物之间或药物与溶剂(或基质)之间的倍数关系,用符号"∶"表示,"∶"称比号(见表 16-3)。

表 16-3 比例浓度符号表示方法及内容

种　　类	符号及表示方法	内　　　容
容量：重量含量比	容：重（$V:W$）	V ml 溶剂中含溶质的克数，例 1 ml：10 mg
容量：重量相当比	容：重（$V:W$）	V ml 提取溶剂相当于某药材克数
重量：重量含量比	重：重（$W:W$）	W g 溶剂（基质）中含溶质的克数
容量：容量含量比	容：容（$V:V$）	V ml 溶剂中含溶质的毫升数

三、摩尔浓度

摩尔浓度（mol/L）又称克分子浓度，1 L 溶液中所含溶质的克分子数称为该溶液的克分子浓度。如 0.1 mol/L NaCl 溶液表示 100 ml 中含 NaCl 5.844 克（NaCl 相对分子质量为 58.44）。

四、计算

1. 公式法

　　　公式：$cV = c_1V_1$　　　　　　　$V = (c_1V_1)/c$

c：待稀释浓溶液的浓度；V：待稀释浓溶液的量；c_1：欲稀释溶液的浓度；V_1：欲稀释溶液的量。

例：

(1) 需配制 10％氯化钾溶液 100 ml，问需要 50％氯化钾溶液多少毫升，加水多少？

$$V = (c_1V_1)/c = (10\% \times 100)/50\% = 20(ml)$$

取 50％氯化钾溶液 20 ml，加蒸馏水 80 ml。

(2) 欲配制 10％（g/ml）的稀盐酸 100 ml，需取含量 37％ HCl（g：g）比重 1.18 的浓盐酸多少毫升？

$$V = (c_1V_1)/c = (100 \times 10)/(37 \times 1.18) = 22.9(ml)$$

取浓盐酸 22.9 ml，加水稀释至 100 ml，即得。

2. 交叉法

$$
\begin{array}{ccc}
c_1 & & V_1 \\
 & c & V \\
c_2 & & V_2
\end{array}
$$

c_1：浓溶液的浓度；

c_2：稀溶液的浓度；

c：欲配制的溶液浓度；

V_1：浓溶液毫升数；

V_2：稀溶液毫升数；

V：需配制溶液（浓、稀两溶液）的毫升数。

例：欲配制 75％乙醇 1 500 ml，现有 95％及 20％的乙醇，各取多少毫升？

· 284 ·

$$\begin{array}{ccc} 95 & & 55 \\ & 75 & V \\ 20 & & 20 \end{array}$$

$75 : 55 = 1\,500 : V_1$

$V_1 = (55 \times 1\,500)/75 = 1\,100 \text{(ml)}$；

则 $V_2 = 1\,500 - 1\,100 = 400 \text{(ml)}$，

或 $75 : 20 = 1\,500 : V_2$

$V_2 = (20 \times 1\,500)/75 = 400 \text{(ml)}$

配制 75％乙醇 1 500 ml，需 95％乙醇 1 100 ml，20％乙醇 400 ml。

第三节　药物剂量及计算

一、药物剂量与作用强度关系

剂量（Dose）是指药物在临床应用时的分量。药物不同剂量产生的药物作用是不同的。在一定范围内，剂量愈大作用愈强，超过一定的范围就由量变转为质变，发生另外的作用或中毒反应。药物剂量与作用的关系见图 16-1。

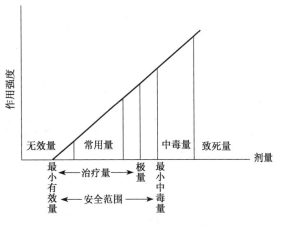

图 16-1　药物剂量与作用强度

药物剂量由小到大逐渐增加时，出现的作用不同。开始时若剂量过小则达不到对机体的有效药物浓度，称为"无效量"；当剂量增加到刚刚出现治疗作用时的量，称为"最小有效量"；随着剂量的增加，治疗作用逐渐增加，当达到最大治疗作用但尚未引起毒性反应的剂量，称为"最大治疗量"，即"极量"。用药超过极量时，就会引起中毒，这就是"中毒量"。在中毒量的基础上再加大剂量，就会引起死亡，此剂量即称之"致死量"。在最小治疗量和极量之间，都可以发生治疗作用，称为"治疗量"。

药物的用量亦会因病情、病人体质、配伍、剂型、药物性质及地区、季节的不同而相应变化。同一药品因所治疾病不同，用药剂量会有很大差异。如阿司匹林，用于解热镇痛，一般每次 0.3～0.6 g，一日 3 次；用于治疗风湿性关节炎，可以用到每次 0.6～1 g，一日 3～4 次；用于预防心肌梗死，每日 1 次，每次 50～100 mg；用于预防脑梗塞时，每次 150～300 mg，每日 1 次。同一药品剂型不同，其所用剂量也不相同。如用于治疗高血压的硝苯地平（心痛定），用其普通片一般每次 10 mg，每日 3 次；用其控释片（每片含硝苯地平 30 mg），每次 1 片，每日只需 1 次。因此，患者在用药时，一定要仔细看清药品的剂型和规格。用药剂量和间隔时间不能随意更改。

药品说明书上注明的剂量一般指成人用药剂量,也就是 18~60 周岁人群的剂量,而且是平均剂量。用药一定要按规定的剂量或遵医嘱使用,不可随意更改。除了剂量之外,给药间隔也须恰当,这样才能既保证疗效又不致伤害身体。给药剂量不是某个人随意决定的,而是按照药品进入血液后的半衰期决定的。所以患者一定要按规定服药,不能轻易更改。老人、小孩用药更要谨慎。

二、给药剂量计算

60 岁以上的老年人,器官功能减退,排泄功能降低,用药剂量要相对减小,一般为成人剂量的 3/4。小儿用药剂量比成人小。目前计算小儿药物剂量的方法很多,一般可根据年龄按成人剂量折算;对毒性比较大的药物,应按体重计算,有的按体表面积计算,临床应用时结合具体情况选择适当的剂量。

(一)按年龄折算法

可根据个体发育、营养、体重或其他原因酌定剂量(表 16-4)。

表 16-4 老幼剂量折算表(按年龄计算法)

年　龄	剂　量	年　龄	剂　量
初生～1 个月	成人剂量的 1/18~1/14	6~9 岁	成人剂量的 2/5~1/2
1 个月～6 个月	成人剂量的 1/14~1/7	9~14 岁	成人剂量的 1/2~2/3
6 个月～1 岁	成人剂量的 1/7~1/5	14~18 岁	成人剂量的 2/3~全量
1~2 岁	成人剂量的 1/5~1/4	18~60 岁	全量~成人剂量的 3/4
2~4 岁	成人剂量的 1/4~1/3	60 岁以上	成人剂量的 3/4
4~6 岁	成人剂量的 1/3~2/5		

注:本表供参考,使用时可根据患者体质、病情及药物性质等多方面因素酌情决定。

(二)小儿剂量计算

1. 根据体重(kg)计算

每日用药剂量＝小儿体重(kg)×剂量/kg

小儿体重的估推算根据下列公式:

0~6 个月小儿体重(kg)＝出生体重＋月龄×0.7

7~12 个月小儿体重(kg)＝出生体重＋月龄×0.5

1~12 岁体重(kg)＝年龄×2＋8

小儿用量＝[成人用量×小儿体重(kg)]÷[成人体重(50 kg 或 60 kg)]

2. 按成人体重计算

$$小儿用量＝小儿体重(kg)×成人剂量/60。$$

上述两种方法简便易行,但年幼儿求得的剂量常偏低,而年长儿则偏高,应根据临床经验作适当增减。

3. 按体表面积计算　此法较合理,适用于各种年龄的儿童,包括新生儿。

$$每日用药剂量＝小儿体表面积(m^2)×每日每平方米用量$$

体表面积的计算:

$$<30kg　体表面积(m^2)＝体重(kg)×0.035＋1$$

>30kg 体表面积(m^2)＝[体重(kg)－30]×0.02 ＋ 1.05

4. 小儿中药剂量的计算方法

1 岁以下者用成人量的 1/4,3～4 岁用成人量的 1/3,4～7 岁用成人量的 1/2,7～15 岁用成人量的 2/3,15 岁以上按成人量。

第十七章 药物过敏及药物过敏试验方法

第一节 药物过敏反应

药物过敏反应(Drug Anaphylaxis)免疫学上称为药物变态反应(Drug Allergy),是由免疫机制介导的特异质药物反应或高敏反应,属于 B 型药物不良反应。其发生率约占全部药物不良反应的 10%~25%,死亡率为万分之一,而且 5% 的成年人至少对一种药物表现过敏。常表现为皮肤潮红、发痒、心悸、皮疹、呼吸困难,严重者可出现休克或死亡。

一、药物过敏反应的特点

1. 药物过敏反应是一类与原有的药理作用完全不同的异常反应,不是由于药理作用过度所致,故不能从已知的药理作用预测。例如青霉素仅对青霉素高度敏感者引起过敏性休克。

2. 反应的发生率与剂量无关。对青霉素特异质的人,极微量青霉素均可发生过敏性休克。

3. 发生率虽较 A 型药物不良反应低,但死亡率较 A 型药物不良反应为高,随着医药工业的发展,药物种类增多和应用普遍,药物过敏反应的发生率有增加的趋势。

4. 处理这类反应不是调整药物剂量,而是停用引起过敏反应的药物。

二、药物过敏反应的预防

由于药物过敏反应发病率高,危害性大,严重者可致死亡,故重视预防有重要的意义,如医生不随便给药,病人不滥用药,药物过敏反应是可以大大减少的。

1. 在用药前,首先明确诊断,不要在病情未搞清前,采用多种药物围攻,以为总有一种药物会产生效用,这样易出现不必要的药物反应。

2. 对所用药物的成分、性能、适应证、禁忌证、副作用、配伍禁忌等应全面熟悉掌握,做到不滥用、错用、多用药物。

3. 用药前应详细询问患者有无药物过敏史,特别是对有过敏性体质者更不可忽视。对有过药物过敏反应者,应注意交叉过敏反应的发生。

4. 用药应有计划性,剂量不宜过大,种类不宜过多,时间不宜过久,并定期观察,特别是应用有一定毒性的药物,如免疫抑制剂、抗癌药物等,更应严密观察,经常检查血象等。

5. 某些器官有功能障碍时,常对某些药物不能耐受,如患肾病者需慎用重金属药物。

6. 在用药期间应注意一些警告症状或不耐受现象,如皮肤瘙痒、红斑或发热等,一旦出现应考虑立即停药。

7. 凡已发生过敏性药物反应者,都应发给药物禁忌卡,注明致敏药物名称及反应类型,以供复诊时参考。

8. 国家医药管理部门必须加强药政管理。药品在出厂投放市场前,必须经过严格的检查,把好药品质量关。

三、药物过敏反应的治疗措施

(一)去除病因

停用一切可疑的致病药物是必须首先采取的步骤,切忌在已经出现药物反应的先兆表现时继续用药的做法。

(二)支持疗法

给患者以有利的条件,避免不利因素,以期顺利地渡过其自限性的病程,如卧床休息、饮食富于营养,保持适宜冷暖环境,预防继发感染等。

(三)加强排泄

酌情采用泻剂、利尿剂,以期促进体内药物的排出。

(四)药物治疗

药物治疗需根据病情轻重采取不同措施。

1. 轻症病例　①抗组胺药物 1～2 种口服;②维生素 C 1 g 静注,每日 1 次;③10%葡萄糖酸钙或 10%硫代硫酸钠 10 ml 静注,每日 1～2 次;④局部外搽含有樟脑或薄荷的炉甘石洗剂、振荡洗剂或扑粉,一日多次,以止痒、散热、消炎,一般一周左右可痊愈。

2. 病情稍重的病例　指皮疹比较广泛,且伴发热者。①卧床休息;②同 1.④项用药处理;③强的松每日 20～30 mg,分 3～4 次口服,一般 2 周左右可完全恢复。

3. 严重病例　包括重症多形红斑、大疱性表皮坏死松解型和全身剥脱性皮炎型药疹。应立即采取下列措施:

(1) 皮质类固醇:氢化可的松 300～500 mg,维生素 C 3 g,10%氯化钾 20～30 ml 加入 5%～10%葡萄糖液 1 000～2 000 ml 缓慢滴注,每日 1 次,宜保持 24 小时连续滴注,待体温恢复正常、皮疹大部分消退及血象正常时,可逐渐递减激素用量直至改用相当量的强的松或地塞米松口服。如皮疹消退,全身情况进一步好转,再逐步减少激素口服量,原则是每次减量为当日用量的 1/6～1/10,每减一次,需观察 3～5 日,随时注意减量中的反跳现象。在处理重症药疹中存在的问题往往是出在激素的用量或用法不当方面,如开始剂量太小或以后减量太快。

(2) 抗组胺药物:选用两种同时口服。

(3) 输新鲜血液或输血浆:每次 200～400 ml,每周 2～3 次,一般 4～5 次即可。

(4) 抗生素:选用适当抗生素以预防感染,但必须慎重,因严重药疹患者,常处于高度过敏状态,不但容易发生药物的交叉过敏,而且可能出现多源性敏感,即对与原来致敏药物在结构上完全无关的药物产生过敏,引起新的药疹。

(5) 局部治疗:在重症药疹患者,对皮肤及黏膜损害的局部治疗和护理非常重要,往往成为治疗成败的关键。早期急性阶段,皮损可用大量扑粉或炉甘石洗剂,以保护皮肤和消炎、消肿。如有渗液,可用生理盐水或 3%硼酸溶液湿敷,每日更换 4～6 次,待干燥后改用 0.5%新霉素、3%糠馏油糊剂,每日 1～2 次。

眼结膜及角膜常受累,必须及时处理,可用生理盐水或 3%硼酸水冲洗,清除分泌物,滴醋酸去炎松或氢化可的松眼液,每 3～4 小时 1 次,每晚擦硼酸或氢化可的松眼膏,以防角膜剥脱导致失明及结膜粘连。口腔及唇部黏膜损害常妨碍进食,可用复方硼砂液含漱,每日数次,外搽黏膜溃疡膏或珠黄散、锡类散等。

(6) 如伴发心、肺、肝、肾及脑等脏器损害以及造血机能障碍等,需及时作相应处理。

(7) 密切注意水与电解质的平衡。并酌情给予三磷酸腺苷、辅酶 A、肌苷及维生素 B_6 等药物。

第二节　药物皮肤敏感试验

有些药品,如抗生素中 β- 内酰胺类的青霉素、头孢菌素,氨基糖苷类抗生素的链霉素、庆大霉素,维生素、有机碘造影剂、局麻药、免疫调节剂、生物药品(酶、抗毒素、类毒素、血清、菌苗、疫苗)等在给药后极易引起过敏反应,甚至出现过敏性休克。为安全起见,需在注射给药前进行皮肤敏感试验,皮试后观察 15～20 min,以确定阳性或阴性反应。

对青霉素、头孢菌素、破伤风抗毒素等易致过敏反应的药品,注意提示患者在用药前(或治疗结束后再次应用时)进行皮肤敏感试验,在明确药品敏感试验结果为阴性后,再调配药品;对尚未进行皮试者、结果阳性或结果未明确者拒绝调配药品。同时注意提示有家族过敏史或既往有药物过敏史者在应用时提高警惕性,于注射后休息和观察 30 min,或采用脱敏方法给药。

头孢菌素类药物是目前临床用药量最大的一类抗生素。头孢菌素类抗生素可引起过敏性反应或过敏性休克,同时与青霉素类抗生素存在有交叉过敏性,概率在 3‰～15‰。随着其广泛应用,引起过敏反应(包括严重的过敏性休克、死亡等)的病例及医疗纠纷逐渐增多。

头孢菌素类抗生素是否需要做皮肤过敏试验,在我国药品说明书和参考书中现有多种描述,但中华人民共和国药典委员会编写的《中华人民共和国药典临床用药须知:化学药和生物制品卷(2010 年版)》和卫生部 2004 年发布的《抗菌药物临床应用指导原则》对头孢菌素类药物用药前皮肤过敏试验未列为常规。

国外文献证实:若患者以前发生过青霉素过敏性休克者,应禁用头孢菌素,若过敏反应轻微,必要时可在严密监护下,给予头孢菌素类抗生素。头孢菌素可致过敏性休克甚至死亡已有不少报道,为慎重起见和对患者的安全用药负责,建议在应用前做皮肤试验,并提示应用所注射的药品品种进行皮试。另外,具体到药物是否需要做药物皮肤敏感试验,请参照药品说明书和官方的药物治疗指南。鉴于各药品生产企业的产品标准不同而对皮肤试验要求不一,在用药前宜仔细阅读药品说明书。《中国国家处方集》附录4中规定必须做皮肤敏感试验的药物见表 17-1。

表 17-1　必须做皮肤敏感试验的药物及其药液浓度、给药方法与剂量

药　物	皮试药液浓度(ml)	给药方法与剂量
细胞色素 C 注射剂	0.03 mg(皮内),5 mg(滴眼)	皮内 0.03～0.5 ml;划痕 1 滴;滴眼 1 滴
降纤酶注射剂	0.1 U	皮内 0.1 ml
门冬酰胺酶注射剂	20 U	皮内 0.02 ml
青霉素钾注射剂	500 U	皮内 0.1 ml

续　表

药　　物	皮试药液浓度(ml)	给药方法与剂量
青霉素钠注射剂	500 U	皮内 0.1 ml；划痕 1 滴
青霉素 V 钾片	500 U	皮内 0.1 ml
普鲁卡因青霉素注射剂		
青霉素	500 U	皮内 0.1 ml
普鲁卡因	2.5 mg	皮内 0.1 ml
苄星青霉素注射剂	500 U	皮内 0.1 ml
抑肽酶注射剂	2 500 KIU	静脉注射 1 ml
胸腺素注射剂	25 μg	皮内 0.1 ml
白喉抗毒素注射剂	50～400 IU(稀释 20 倍)	皮内 0.1 ml
破伤风抗毒素注射剂	75 IU(稀释 20 倍)	皮内 0.1 ml
多价气性坏疽抗毒素注射剂	250 U(稀释 20 倍)	皮内 0.1 ml
抗蛇毒血清注射剂	50～200 U(稀释 20 倍)	皮内 0.1 ml
抗炭疽血清注射剂	稀释 20 倍	皮内 0.1 ml
抗狂犬病毒血清注射剂	20 U(稀释 20 倍)	皮内 0.1 ml
肉毒抗毒素注射剂	稀释 10 倍	皮内 0.05 ml
玻璃酸酶注射剂	150 U	皮内 0.02 ml
α-糜蛋白酶注射剂	500 μg	皮内 0.1 ml
鱼肝油酸钠注射剂	1 mg	皮内 0.1～0.2 ml

注：苯唑西林钠、氯唑西林钠、氨苄西林钠、阿莫西林、羧苄西林钠、哌拉西林钠、舒他西林、替卡西林/克拉维酸、哌拉西林/三唑巴坦、磺苄西林钠注射剂、青霉胺片剂等皮试药液的剂量和浓度同青霉素。

文献记载一些常用药物需做皮肤敏感试验,参见表 17-2。

表 17-2　文献记载应做皮肤敏感试验的部分药物

药　　物	皮试药液浓度(ml)	给药方法与剂量
链霉素注射剂	1 mg	皮内 0.1 ml
庆大霉素注射剂	0.1 mg	皮内 0.1 ml
头孢菌素类注射剂	300 μg 或 500 μg	皮内 0.1 ml
甲氧西林钠注射剂	250 μg	皮内 0.1ml
氯唑西林钠注射剂	250 μg	皮内 0.1 ml
苯唑西林钠注射剂	500 μg	皮内 0.1 ml
萘夫西林钠注射剂	250 μg	皮内 0.1 ml
氨氯西林钠注射剂	250 μg	皮内 0.1 ml
氟氯西林钠注射剂	500 μg	皮内 0.1 ml
磷酸组胺注射剂	400 U	皮内注射 20～40 U；儿童 5～10 U
右旋糖酐注射剂	原液	皮内 0.1 ml
维生素 B₁ 注射剂	5 mg	皮内 0.1 ml
复合维生素 B 注射剂	5 mg	皮内 0.1 ml
普鲁卡因注射剂	2.5 mg	皮内 0.1 ml
促皮质素注射剂	1 U	皮内 0.1 ml
绒促性素注射剂	500 U	皮内 0.1 ml

续 表

药 物	皮试药液浓度(ml)	给药方法与剂量
胰蛋白酶	0.5 mg	皮内 0.1 ml
胸腺 5 肽	0.1 mg	皮内 0.1 ml
胸腺肽 α_1	1.6 mg	皮内 0.05~0.1 ml
胸腺素生成素	0.1 mg	皮内注射 0.1 ml
甘露聚糖肽	2.5 mg	皮内 0.1 ml
蕲蛇酶	0.75 U	皮内 0.1ml
鲑降钙素注射剂	10 U	皮内 0.1 ml
天花粉蛋白	0.5 μg	皮内 0.1 ml
有机碘造影剂	30%溶液	静脉注射 1 ml;皮内 0.1 ml

第三节　药物过敏试验方法

一、青霉素 G 钠(钾)过敏试验

按照中国卫生部规定,使用青霉素类抗生素前均需做青霉素皮肤试验,阳性反应者禁用。

青霉素过敏反应包括皮疹、药物热、血管神经性水肿、血清病型反应、过敏性休克等,统称为青霉素类过敏反应,其中以过敏性休克最为严重。过敏性休克多在注射后数分钟内发生,症状为呼吸困难、发绀、血压下降、昏迷、肢体强直,最后惊厥,可在短时间内死亡。各种给药途径或应用各种制剂都能引起过敏性休克,但以注射用药的发生率最高。过敏反应的发生与药物剂量的大小无关。对本类高度过敏者,虽极微量也能引起休克。对有青霉素过敏史的病人,宜改用其他药物治疗。

(一)皮试溶液的配制

1. 用 1 ml 注射器取每毫升含 20 万单位的青霉素溶液 0.1 ml,加注射用水或生理盐水至 1 ml,摇匀即成 A 液(含青霉素 2 万单位)。

2. 取 A 液 0.1 ml 加注射用水或生理盐水至 1 ml,摇匀即成 B 液(含青霉素 2 000 单位)。

3. 取每毫升含青霉素 2 000 单位的溶液 0.5 ml,按上法稀释至 2 ml,摇匀即皮试液(含青霉素 500 单位),4℃下保存可用 1 周,室温则只限当日应用。

(二)皮试方法及结果观察(皮内试验)

1. 用 75%酒精消毒肘内侧处皮肤。

2. 抽取皮试液 0.1 ml(合青霉素 50 单位),作皮内注射成一皮丘(小儿注射 0.02~0.03 ml)。

3. 20 分钟后,如局部出现红肿,直径大于 1 cm 或局部红晕或伴有小水泡者为阳性。对可疑阳性者,应在另一前臂用生理盐水做对照试验。

(三)青霉素过敏反应

1. 过敏性休克　在做青霉素皮试后、注射过程中及注射后均可发生,一般多在用药后

20 分钟内,属Ⅰ型变态反应,其临床表现如下:

(1) 呼吸道阻塞症状:胸闷,气促,窒息感,呼吸困难,发绀。

(2) 循环衰竭症状:面色苍白,四肢湿冷,脉搏细弱,血压下降,压差小,尿少。

(3) 中枢神经系统症状:烦躁不安,昏迷,抽搐,大小便失禁等。

2. 血清病型反应一般在用药后 7～12 天内发生,临床表现与血清病相似,属Ⅲ型变态反应,可见发热、荨麻疹、关节肿痛、淋巴结肿大、腹痛、皮肤发痒等。

3. 各器官或组织的过敏反应

(1) 呼吸道过敏反应:引起哮喘或促发原有的哮喘发作。

(2) 消化道过敏反应:腹痛、腹泻、便血等,可引起过敏性紫癜。

(3) 皮肤过敏反应:瘙痒,荨麻疹,血管神经性水肿,严重者可引起剥脱性皮炎。

(四) 注意事项

1. 极少数患者可在皮肤试验时发生过敏性休克,常于注射后数秒至 5 分钟内开始。先是皮肤瘙痒、四肢麻木,重则气急、胸闷、发绀、心跳加快、脉细、血压下降、大量出汗等。如不及时抢救,可导致病人死亡。应做好抢救准备,如盐酸肾上腺素肌注,氢化可的松静滴及 10％葡萄糖酸钙液与高渗葡萄糖液 20 ml 缓慢静注,以及使用中枢兴奋药和抗过敏药。

2. 更换同类药物或不同批号或停药 3 天以上,最好重新作皮内试验。

二、头孢菌素类过敏试验

目前头孢菌素应用前是否做皮肤试验的临床意义尚有争议,因此,头孢菌素类药物用药前皮肤过敏试验未列为常规。

(一) 头孢菌素类交叉过敏反应

关于头孢菌素类交叉过敏反应,《中华人民共和国药典临床用药须知:化学药和生物制品卷(2010 年版)》指出"患者对一种头孢菌素或头霉素过敏者,对其他头孢菌素或头霉素也可能过敏;患者对青霉素类、青霉素衍生物或青霉胺过敏者也可能对头孢菌素或头霉素过敏。青霉素过敏患者应用头孢菌素时过敏反应发生率为 5％～7％。因此,对青霉素过敏患者应用头孢菌素类需谨慎,应根据患者情况充分权衡利弊后决定是否应用。有青霉素过敏休克或即刻反应者,不宜再选用头孢抗生素类"。

(二) 头孢菌素类过敏试验原则

原则上如果药品说明书明文规定使用前需做皮肤过敏试验则必须做;如果药品说明书上未明确规定,则需根据患者是否为过敏体质、既往药物过敏史、患者的患病严重程度等综合考虑是否进行皮肤过敏试验。如患者确系过敏体质者,用药前宜做头孢菌素皮试。由于不同药物其致敏原各不相同,皮试液应采用原药物,而不应采用青霉素或其他头孢菌素类代替;皮试液应由该头孢菌素(同批号)配制。皮试方法和结果判断可参照青霉素的判断标准。确实具有对某种头孢菌类药物过敏史的患者,原则上不宜再使用头孢菌素药物,或尽量选用侧链结构差异大的其他头孢菌素,在用药前应做该药的皮试,皮试阴性者也需严密监测,做好药物过敏的抢救准备。对青霉素过敏者予以头孢菌素治疗时,不宜采用静脉推注,首次给药初始阶段宜缓慢滴入,观察确无严重过敏反应再继续给药,以尽可能减少过敏反应的危害。由于各种因素的影响,皮试有时会出现假阳性或假阴性结果。在头孢菌素注射过程中应严密观察患者反应,以便及时发现和处置过敏反应。

（三）头孢类药物皮肤过敏试验方法

1. 按所用的头孢菌素规格(每瓶)0.5 g、0.75 g、1 g 分别用 0.9％氯化钠注射液溶解并稀释至 10 ml、15 ml、20 ml 后，抽取0.1 ml，再用 0.9％氯化钠注射液稀释至 1.0 ml，抽取 0.1 ml(相当于 500 μg/ml)做皮试(有的单位建议 300 μg/ml)。规格 1.5 g、2 g 的分别用0.9％氯化钠注射液溶解并稀释至 15 ml、20 ml 后，抽取 0.05 ml，再用 0.9％氯化钠注射液稀释至1.0 ml，抽取 0.05 ml(相当于 500 μg/ml)做皮试。

2. 取上述皮试液注射于肘内侧皮下，等待 20 分钟后观查结果。

3. 皮试结果的判定标准按青霉素皮试相关规定执行。皮试阳性者禁用该药物。

4. 皮试过程中或皮试阴性者用药时出现过敏性休克，抢救方法同青霉素过敏性休克。

三、链霉素过敏试验

（一）皮试溶液的配制

1. 取链霉素 1 g(100 万单位)加生理盐水 3.5 ml 溶解后加至 4 ml(每毫升含 25 万单位)，作为 A 液；

2. 取 A 液 0.1 ml 加生理盐水稀释至 1 ml(每毫升含 2.5 万单位)作为 B 液。

3. 取 B 液 0.1 ml 加生理盐水稀释至 1 ml(每毫升含 2 500 单位)，作为 C 液。

4. 取 C 液 0.2 ml 加生理盐水稀释至 1 ml(每毫升含 500 单位)即得。

（二）皮试方法及结果观察

取皮试液 0.1 ml 做皮内试验，观察 15～20 min。具体皮试方法及结果观察均同青霉素试验。

（三）注意事项

1. 皮试阴性的病人，注射时也可能发生过敏反应，故应做好抢救准备。

2. 皮试方法目前全国尚不统一，已规定要做皮试的地区，应按规定进行。

四、结核菌素过敏试验

（一）皮试溶液的配制

取纯结核菌素 0.5 ml 加生理盐水 4.5 ml 为第一号溶液，其稀释度为 1∶10。依上法配制第 2、3、4 号溶液，其稀释度分别为 1∶100、1∶1 000 和 1∶10 000。

（二）皮试方法及结果观察

1. 皮试方法　有皮上划痕法与皮内注射法，以皮内注射法应用最为广泛，效果准确。选左臂屈侧中部皮肤无瘢痕部位，如近期(2 周内)已作过试验，则第 2 次皮试应选在第一次注射部位斜上方 3～4 cm 处，或取右前臂。75％酒精消毒，用 1.0 ml 注射器、4.5 号针头(针头斜面不宜太长)，吸取稀释液 0.1 ml(5 结核菌素单位，5TU)皮内注射，使成6～8 mm大小圆形皮丘。

通常从 1∶1 000 开始，如无反应可用较大浓度。

2. 结果观察　注射后 48 小时观察一次，72 小时判读结果，测量注射局部红肿处的硬结横径与纵径，取其均值为硬结直径。

阴性(一)：不发红和硬结平均直径小于 5 mm 或仅发红而无硬结；

弱阳性(＋)：硬结平均直径 5～9 mm；

阳性(＋＋)：发红和硬结直径为 10～19 mm；

强阳性(＋＋＋)发红和硬结平均直径 20 mm 以上。

（三）注意事项

1. 稀释后的结核菌素液，在冰箱内可保存 6 周。如发生沉淀或变黄色则不能用；

2. 测试结果的解释应慎重，一个阳性的结果反映了结核的接触史；

3. 非结核分枝杆菌可能造成假阳性结果。接种卡介苗可能也会导致多年以后的假阳性结果。

五、破伤风抗毒素过敏试验

（一）皮试液的配制

取破伤风抗毒素(TAT)1 500 单位，抽取 0.1 ml 加生理盐水稀释至 1 ml 即成。

（二）皮试方法及结果观察

1. 皮试方法　取皮试液 0.1 ml(15 单位)在前臂作皮内试验；

2. 15 分钟后观察，局部红肿在 1 cm 以上为阳性。必要时应以生理盐水在另一前臂做对照试验。

阴性：皮丘直径 1 cm，周围无红晕，无伪足，全身无反应；

阳性：局部反应为红肿，硬结＞1.5 cm，红晕超过 4 cm，有时出现伪足、痒感，全身过敏反应、血清病型反应和青霉素过敏反应相同。

若皮试为阳性，也可用脱敏法进行注射：第 1 针用 1：20 稀释血清 0.05 ml；第 2 针用 1：10 稀释血清 0.05 ml；第 3 针用未稀释血清 0.1 ml，第 4 针用未稀释血清 0.5 ml，第 5 针将余量一次肌内注射。每针间隔 20 min，无反应可注射。但在注射前要做好过敏性休克的抢救准备。

（三）注意事项

1. 注射 TAT 前必须询问患者及家属的过敏史。过敏体质者，儿童尤其是婴幼儿不宜注射 TAT，包括不作皮内试验。

2. 接受主动免疫和完成计划免疫(其中有破伤风自动免疫注射) 的儿童，在有效期(一般 5～7 年)不用 TAT，只需肌内注射 0.15 ml 类毒素。

3. 有药物过敏史者，皮内试验阳性则应放弃注射 TAT。

4. 其他任何接受 TAT 注射的患者，必须先作过敏试验，力求作对照试验，若皮试一般阳性，采用脱敏注射，皮试强阳性时应放弃注射 TAT。

注：白喉抗毒素、多价精制气性坏疽抗毒素、精制肉毒抗毒素，其过敏试验均同破伤风抗毒素。

六、盐酸普鲁卡因过敏试验

（一）皮试溶液的配制

将盐酸普鲁卡因配制成 0.25% 溶液即成。

（二）皮试方法及结果观察

取皮试液 0.1 ml 在前臂作皮内试验，15～20 分钟后观察结果。其判断标准同青霉素皮肤试验。

七、细胞色素 C 过敏试验

（一）皮试溶液的配制

细胞色素 C 每支 2 ml 含 15 mg，取 0.1 ml，加生理盐水至 1 ml（1 ml 含 0.75 mg），皮内注射 0.1 ml 含 0.075 mg。

（二）皮试方法及结果观察

1. 划痕法 用本品 1 滴于前臂内侧皮肤上划痕，使之少量出血，20 分钟后观察，如红晕在 10 mm 以上或丘疹直径在 7 mm 以上为阳性。

2. 皮内法 将本品稀释为 0.75 mg/ml，在前臂皮内注射 0.1 ml，20 分钟后，红晕直径在 15 mm 以上或丘疹直径在 10 cm 以上为阳性。

（三）注意事项

据报道偶可引起过敏反应，尤其是停药后再用该药时，过敏反应尤易发生，须再做皮试，且应用药量较小的皮内注射法。

八、有机碘造影剂过敏试验

有机碘造影剂包括碘吡啦啥、醋碘苯酸钠、泛影钠、泛影葡胺、胆影钠、碘化油等。

（一）皮试溶液的配制

用 30％有机碘溶液。

（二）皮试方法及结果观察

1. 静注法 用 30％有机碘溶液 1 ml 静注，密切观察 20 分钟，注意有无心脏、颊膜水肿、恶心、呕吐、荨麻疹、血压下降及其他不适等反应。如有上述现象不可注射。

2. 口含试验法 用 1～5 ml 造影剂含于口中，5 分钟后观察有无上述反应。

3. 皮内试验法 用 0.05～0.1 ml 造影剂在前臂作皮内试验，10～15 分钟后观察，有 1 cm 大小的红斑反应即为强阳性。

4. 结膜试验法 用 1～2 滴造影剂滴入一侧眼结膜囊内，1 分钟后观察结膜与巩膜充血情况，如有显著充血（与对侧对比）、血管扩张、曲张，即为强阳性。

（三）注意事项

即使过敏试验阴性者，在碘造影过程中仍可出现过敏反应，必须注意。

九、门冬酰胺酶过敏试验

（一）皮试液的配制

取门冬酰胺酶 1 000 单位加生理盐水 1 ml 溶解后即成 1 000 单位/ml；（2）取上液 0.1 ml 加生理盐水稀释至 1 ml 即成。

（二）皮试方法及结果观察

取皮试液 0.1 ml 在前臂作皮内试验，结果判断同青霉素皮试。阳性者不可使用。

（三）注意事项

1. 不同药厂、不同批号产品的纯度和过敏反应均有差异，使用时必须慎重。

2. 有过敏史的病人应十分小心或不用。

十、精制抗蝮蛇毒血清过敏试验

（一）皮试溶液的配制

取本品 0.1 ml 加生理盐水稀释至 2 ml 即成。

（二）皮试方法及结果观察

1. 取皮试液 0.05 ml 作皮内试验,20～30 分钟后观察,红斑在 1 cm 以内,周围无红晕及伪足状者为阴性。若疑为阳性者可先注射扑尔敏 10 mg,15 分钟后再用脱敏法给药。

2. 脱敏注射法　本品用生理盐水稀释 20 倍,第一次注射 0.4 ml,每次观察 10～20 分钟,如无反应可酌情增量,注射 3 次以上无反应时可注射。如有异常反应,立即停止注射,可用地塞米松或氢化可的松、硫代硫酸钠注射液静注抗过敏。

注:精制抗五步蛇毒血清和精制抗银环蛇毒血清过敏试验同抗蝮蛇毒血清。

十一、精制抗炭疽血清过敏试验

（一）皮试溶液的配制

取本品 0.1 ml 加生理盐水稀释至 1 ml 即成皮试液。

（二）皮试方法及结果观察

1. 皮试方法

取皮试液 0.05 ml 在前臂作皮内试验,30 分钟后观察,无明显反应者为阴性。如出现皮丘增大、红肿、浸润、形似伪足或有痛感为阳性反应,需脱敏注射。

2. 脱敏注射法

用生理盐水 10 倍稀释血清,第一次注射稀释血清 0.2 ml,第二次注射 0.4 ml,第三次注射 0.8 ml。每次注射后观察 30 分钟,如无反应,可将安瓿中未稀释的全部血清肌注。有过敏史或过敏试验强阳性者,应将第一次注射量及以后的递增量减少。

十二、精制抗狂犬病血清过敏试验

精制抗狂犬病血清 400 IU/支。

（一）皮试溶液的配制

取 0.1 ml 加生理盐水 0.9 ml 摇匀即为皮试液。

（二）皮试方法及结果观察

取皮试液 0.05 ml 皮内注射,观察 30 分钟,无明显反应者为阴性。如出现皮丘增大、红肿、浸润、形似伪足或有痛感为阳性反应,需脱敏注射。如注射局部反应特别严重或伴有全身症状,如荨麻疹、鼻咽刺痒、喷嚏等,为强阳性反应,则应采用脱敏注射,并做好抢救准备,一旦发生过敏休克,立即抢救。无过敏史者或过敏反应阴性者,也并非没有发生过敏休克的可能。为慎重起见,可先注射小量于皮下进行试验,观察 30 分钟,无异常反应,再将全量注射于皮下或肌内。

（三）脱敏注射法

在一般情况下,可用氯化钠注射液将抗血清稀释 10 倍,分小量数次作皮下注射,每次注射后观察 20～30 分钟。第 1 次可注射 1 ml,观察无发绀、气喘或显著呼吸短促、脉搏加速时,即可注射第 2 次 2 ml,如注射量达到 4 ml 仍无反应,可缓慢地将全量注入。

（四）浸润性注射

对于破溃部位,宜采取浸润性注射。

第十八章　药学信息与服务

随着医院药学与临床药学的发展,药师的工作内容从药品调剂、制剂、药物分析的"保障供应型"向以病人为中心的"药学服务型"的转变,要求药师能够运用药学专业知识向患者提供直接的、准确可靠的与药物使用有关的服务,以达到提高药物治疗的安全性、有效性、经济性、适宜性。为了实现这一目标,向包括医师、护士、患者及广大公众提供及时、准确、全面的药物相关信息显得尤为重要。实施药学服务关键在于熟悉与灵活运用药学信息,即药学信息服务的能力。药学信息服务是药学服务的重要组成部分,它的产生也是药学服务发展的必然趋势和药学服务现代化的重要标志。开展药学信息服务对于促进医院安全、有效、经济、适宜使用药物具有积极作用,不但有利于病人获得药物治疗最佳效果,同时有利于提高药师自身素质和社会地位。

第一节　基　本　概　念

一、药学信息学

药学信息学(Pharmaceutical Informatics)是应用信息科学的理论,以计算机为主要工具,对药学信息流全程中的信息运动规律和应用方法进行研究,以扩展药学工作者思维功能为目的而建立的信息科学与药学交叉的学科。

二、药学信息

药学信息(Pharmaceutical Information)是指通过印刷品、光盘或网络等载体传递有关药学方面的各种知识,涉及药物的研究、生产、流通和使用领域。药学信息的内容非常广泛,如新药研究和开发的信息、药物专利信息、药物生产和上市信息、药物市场的价格信息、药物经济学信息、药事管理信息、药学教育信息、药学各专业学科进展的信息、药物不良反应和药物相互作用等临床药学信息等都应属于药学信息系统。

三、药物信息

药物信息(Drug Information,DI)是指药物在使用领域中一些与临床药学、临床合理用药(安全、有效、经济、适当)有关的各种药学信息。药物信息是临床药学实践和药学服务(Pharmaceutical Care,PC)的一项重要工作内容和基础。

四、循证药物信息

循证药物信息(Evidence Based Drug Information,EBDI)是药物信息的一个新的发展方向。它是以多中心、大样本、随机、双盲、对照的临床试验为主体,以现代高效、准确的数理统计手段,对药物疗效作出客观评估而得到充足证据的药物信息。

五、美国药典信息

美国药典信息开发部将药物适应证或禁忌证的信息分为五类三级,具体如下:

五类:A类有良好的证据支持;B类有较好的证据支持;C类缺乏证据支持;D类有较充实的证据反对;E类有充分证据反对。

三级:一级证据来自至少一个适当的随机对照试验;二级证据来自至少一个未随机化,但设计完善的试验;三级证据来自权威的临床经验为基础的意见、描述性研究或专家委员会的报告。

六、药物信息的特点

1. 紧密结合临床,服务方向明确　提供的内容针对性强,包括用药咨询与用药教育,药物配伍和药物相互作用,药物不良反应咨询,新药介绍,宣传药物合理应用,编写《药讯》《处方集》等。

2. 内容广泛多样　药物信息涵盖与临床药学有关的一切信息,一切研究、生产、流通、使用和管理的信息。

3. 更新传递快速　药学知识的更新是很快的,而且信息具有时效性,要及时收集、加工和传播信息,都要突出一个"快"字。

4. 必须去伪存真　对来自各种媒体宣传的药物信息,药师要根据所学专业知识,综合分析,用科学的方法保证提供信息的可信度。

第二节　药　物　信　息

一、药物信息获取途径

获取药物信息的主要途径包括专业期刊、信息系统、学术交流和临床实践。

1. 专业期刊　专业期刊是药物信息取之不尽、用之不竭的源泉。收集、记录与临床药学有关的论著、文章、信息以充实自己的药物信息库。

2. 信息系统　计算机的普及为我们收集和获取信息提供了方便条件。目前国内已有软件工具用于药物信息服务,如四川美康公司的PASS产品和上海大通公司的合理用药咨询软件,这些软件的网络版本嵌入医院的HIS系统,一旦发现处方或医嘱中有用药不合理之处,它会报警提示,从而减少药物不良事件的发生。

3. 学术交流　学术交流专题报告、继续教育讲座既使药学专业技术人员知识更新,也是获取新信息的渠道。

4. 临床实践　药师参与临床实践,直接与医师、护士和患者交流,从中获取信息。

5. 利用计算机建立咨询服务系统,为临床解决实际问题储存信息。

二、药物信息源的分级

按照文献资料的加工层次,信息资料分为一次文献(原始文献)、二次文献(文摘、索引)和三次文献(评述或综述性文献、字典、辞典、百科全书等)。

(一)一次文献

一次文献即原始资料,指直接记载研究工作者首创理论、实验结果、观察新发现、创造性成果等文献。

一次文献包括国内期刊、国外期刊、药学科技资料（包括药学科技原始资料、学术会议交流的论文、高等院校的学位论文、研究部门上报的科研成果、临床试验药物疗效的评价和病例报告等药学资料）、其他药学资料（报告药学专刊、药物经济学和法律法规资料等）。药师可以从一次文献中获得最新和全面翔实的药物信息和治疗信息为临床和患者服务。

（二）二次文献

二次文献是对分散的一次文献进行加工整理、收集、筛选、压缩和组织编排。二次文献是管理和查找利用一次文献的工具，它不含有用户需要的详细情报资料。二次文献包括目录、索引、题录、文摘等形式的检索工具。

充分利用二次文献引导查阅一次文献，可以省时省力，起到事半功倍的效果。

（三）三次文献

在一次、二次文献的基础上归纳、综合、整理后的出版物，包括药典、药品标准、药品集、百科类、专著类、手册、指南、教科书等工具书，在药学实践和药学服务中使用最为广泛。如药品集、药物手册以面向临床介绍药品为主，所以是临床药师必备的参考工具书。

（四）互联网

互联网（Internet）是国际互联网的简称，其特点如下：

1. 信息量大，无论是原始文献信息，还是整理、浓缩过的二、三次文献信息，互联网为人们提供了更大的信息查询空间。

2. 超时空性，网络是世界性的，人们可以不受时间和地域的限制获取信息。

3. 及时性，信息在上网者之间传递迅速、方便，最大限度地缩小了信息交流的时滞。

4. 高效性，由于网络跨越时空，人们可以节省许多人力、物力、财力，非常方便地获取信息。

5. 互动性，可以通过 BBS（Bulletin Board System，BBS）新闻组、邮件列表等方式，相互交流观点、看法，而以往的交流很多是单向的。

6. 信息资源的可靠性不一，文献来源不同，其可靠性也存在一定的差异，需去伪存真。

7. 信息资源文种较多，英文网站多于中文网站。

三、药物信息的评价与管理

（一）药物信息的评价

1. 药物信息的实用性　有助于解决医学、护理学和药学实际工作和临床合理用药中的问题，能为医师、药师、护理人员、患者及家属、社会公众提供实际的药物治疗问题。

2. 新颖性　及时提供疾病治疗的最新进展、药物治疗最佳方法和技术。

3. 科学性　药物信息真实可靠，治疗指南的权威性，尤其询证医学、询证药学信息的重要性。

（二）药物信息的管理

首先，要对药物信息进行分类；其次，做好编目与索引；最后，建规立制，正常运行。

1. 分类　分类是最基本的认识事物、区分事物的方法，也是常用的揭示和检索文献内容的方法，其原则是由上而下、由整体到部分、由总论到各论、由一般到特殊；也可以先按照所收集到的资料体裁分成书籍、期刊（现刊和过期分开）、电子出版物、视听材料等。然后，再按各种不同类型分类：书籍可按《中国图书资料分类法》分类；期刊可按《中国药学文摘》的12 大项分类法，每个大项下又分成若干小项，根据内容归类。

2. 编目与索引 分类系统按照学科体系组织而成，是粗略框架。为了便于从特定课题直接查找所需专题资料，还需要对信息资料编制索引。索引一般对中文资料或药品名称按汉语拼音顺序排列，外文资料按外文药名的字母顺序排列。排列时要在类目后标明号码。药品除正式通用名外，对其商品名、别名、俗名要尽量收录齐全。

3. 建立规章制度 建立规章制度是信息正常运行和科学管理的重要基础。既要保证信息源源不断地积累，又要充分发挥它们的使用价值。由于药物信息不是保密的，而是公开为大众服务的，必须建立健全规章制度。

4. 药物信息中心的管理包括以下几点：

(1) 文献资料的排放布局；

(2) 信息资料的贮存；

(3) 文献的阅览和出借；

(4) 信息的查询；

(5) 文献的清理；

(6) 信息的各种安全性保护，如计算机系统的保护。

第三节 药物信息服务

一、药物信息服务的意义

1. 医护人员对药物信息的需求不断增长 随着药学事业的飞速发展，现有药品品种上万种，即使常用药物亦在千百种，其剂型、规格、用途、用法名目繁多。这些因素综合起来，导致现代临床用药和解决用药问题更多地依赖于药学信息服务。为了对患者进行最佳的药物治疗，必须不断更新药物知识，获取有用的药物信息。这种知识更新和信息获取的过程，自身力量已经难以完成，在很大程度上需要药学专业人员的支持与帮助。药物信息咨询服务能帮助医师作出更好的药物治疗决策，帮助护理人员避免给药过程中的失误。

2. 药学人员对药学信息的依赖日益增加 准确把握药品的质量和价格信息，需要及时了解临床用药趋势，掌握新药信息和科研动态，临床药学活动更是以药学信息为基石，参与临床药物治疗，从中起咨询、协助和指导合理用药的作用。医院药学部门履行监督管理全院药品使用和管理的职能，正确制订全院的用药方针和政策，必须全面收集有关药物信息并加以运用。

3. 药品消费者成为药学信息利用的主流 随着医药卫生知识的普及，人们的自我保健意识逐渐增强，患者和药品消费者不仅遵从医嘱，而且积极主动地参与到药物治疗过程中。因此，药物信息逐渐成为普通消费者的需要。伴随药物发放和使用过程发生的药物信息的传递，提高患者对医师制订的药物治疗方案的依从性，从而确保安全、有效、经济和适当地使用药物，获得令人满意的用药结果。因此，药物信息服务逐渐以一般药品消费者为主要对象，在维护用药者利益，防止药物滥用、误用和过量使用等方面发挥着积极的作用。

二、药物信息服务的目的

1. 促进合理用药　合理用药是医疗工作的一个重要环节,它是指在医疗工作中针对接诊的病人,通过适当的检查,明确临床诊断,选用适当的治疗药物,计算适当的剂量,确定适当的时间,通过适当的给药途径,使用适当疗程和采用最适当的价格比进行药物治疗的过程。

2. 改善药物治疗结果　药学信息服务的最终目标是确保药物治疗获得预期的、令人满意的结果。

3. 实现药师角色的转换　医院药学服务从以药品为中心的供应保障型服务模式逐渐转变为"以病人为中心"的模式。

4. 改善医患关系,提高患者用药的依从性。

三、药物信息服务的特点

1. 以病人为中心　药物信息服务的立足点和出发点是为病人的人性化服务,服务的最终受益者是患者。必须紧密结合临床需要,切实做好临床药物治疗相关的药物信息服务。

2. 以知识为基础　承担此项业务的专业人员(信息药师)必须具有较高的专业知识水平、长期的知识积累和较高的外语水平,熟练药物信息的检索和分析运用能力。

3. 以高科技为依托　以计算机、信息高速通路和全球信息网为标志的现代信息技术将是药学信息服务的主要支持。

四、药物信息服务的实施

药物信息服务实施包括主动的和被动的两个方面。

1. 主动的药物信息服务包括面向医师、护士编写《药讯》等内部刊物或资料库;面向群众做好药物知识的科普宣传;深入临床科室,在学习和充实自己的过程中,主动进行药物信息服务;临床药师的任务之一是深入到病区收集信息、发现问题、解决问题。

2. 被动的药物信息服务(即咨询服务)包括如何受理药物信息咨询。受理药物信息咨询一般按以下步骤:

(1) 明确所提问题:认真阅读(或听取)咨询者的问题,注意了解提问者的受教育程度和专业背景,希望得到简单回答还是详细的参考资料。明白这些问题有助于药师正确理解提问的要求,估计提供的信息种类和解决问题需要的时间。

(2) 问题归类:针对咨询者所提的问题分析归类,信息回复有的放矢。一般分为药品信息类、基本理论、治疗进展、不良反应、相互作用、用法用量、用药注意事项等。

(3) 回顾咨询记录:以获取雷同信息,可以减少重复查询。

(4) 查阅文献:以获得可靠、新颖的信息。

(5) 对文献分析评价和整理。

(6) 回答问题:针对不同的咨询对象,用通俗易懂的语言或文字回复。

(7) 随访咨询者,以求药物信息最佳效果。

详细步骤和内容按照表"药学信息咨询登记表"逐项登记和实施(表18-1)。

表 18-1　药学信息咨询登记表

咨询者	咨询者分类	咨询方式	问题归类
姓名 性别 □ 男 □ 女 年龄	□ 药师 □ 医生 □ 护士 □ 研究生 □ 实习生 □ 病人 □ 家属 □ 其他	□ 电话 □ E-mail □ 网上 □ 书信 □ 来人 □ 其他	□ 药品信息 □ 基本理论 □ 治疗进展 □ 不良反应 □ 相互作用 □ 用法用量 □ 用药注意事项 □ 其他
电话 E-mail			咨询时间
单位或地址			年　月　日　时
问题摘要			参考资料
			□ 药物手册 □ 药学信息咨询系统 □ MIMS □ Micro Medex □ 国内期刊 □ 国外期刊 □ 其他
答复摘要			回答者 签名： 回答时间 年　月　日　时
随访情况			随访时间： 　年　月　日　时 随访者： 　签名
其他			

五、药物信息服务的质量要求

1. 真实可靠　分析评价药物信息来源的权威性、内容的准确性和观点评价的客观性。

2. 新颖实用　新颖性是指获得的药物信息具有国内外领先的或创建的新理论、新知识、新技术，有突出的实质性特点和显著进步的研究成果。

3. 及时共享　药物信息要及时收集、加工、维护更新、传递快速。

第十九章　药学服务与安全用药宣传教育

临床药物治疗是以安全、有效、经济、适当、合理，提高患者生命质量为目的。随着医院药学的迅速发展，对于临床合理、安全、有效地使用药物，避免药源性疾病，进一步提高医院的医疗质量，保证人民的身心健康具有重大意义。我国医院药学发展大致经历三个阶段：

1. 传统药学(Traditional Pharmacy)阶段，即以药品调配、保障药品供应、满足临床需要为主的医院药学初级阶段。药师的工作任务是根据医师的处方调配、划价、采购、管理和按规定制备医院制剂以保证供给治疗病人所需的药品。显然，药师的作用仅被局限在配发药品上。

2. 临床药学(Clinic Pharmacy)阶段，即围绕药品的合理使用，开展药学技术服务阶段，如参与临床会诊、体液药物浓度测定和治疗药物监护(Therapeutic Drug Monitoring)等。药师的中心任务是保证病人用药的合理、安全和有效。

3. 药学服务(Pharmaceutical Care)阶段，即"以病人为中心"提供用药全过程服务，以达到特定的药物治疗效果、改善患者的生活质量的现代医院药学阶段。药师要担负病人药物治疗全过程的责任(即对药物质量、使用、疗效、不良反应等全过程管理)。药师的药学服务与医生的医疗服务、护士的护理服务共同组成了全方位的药学服务过程。

实施药学服务，是现代医院药学工作的核心。我国许多综合性医院、教学医院相继积极开展"药学服务"模式的探索与实践。然而，医院药学现状普遍是三个阶段共存，尤其二级医院、社区医院(卫生服务中心)绝大多数依然处于医院药学初级阶段。

第一节　药　学　服　务

一、药学服务的内涵

药学服务是在临床药学工作的基础上发展起来的。早在 1987 年，美国 Minnesota 大学药学院 Hepler 和 Strand 在"药学正经历着第三次浪潮"报告中提出：药师应该在整个卫生保健体系中展现自己在药物使用控制方面的能力，特别应该表明由于药师的参与可以减少整个服务费用，诸如缩短住院期和减少其他昂贵的服务等。他们认为药学服务的核心思想是药师通过对病人用药结果负责，改善病人的治疗预后，最终提高病人的生命质量。Hepler 和 Strand 于 1990 年在《美国医院药学杂志》发表的论文"药学服务的机遇和责任(Opportunities and Responsibilities in Pharmaceutical Care)"，明确提出 Pharmaceutical Care 的概念，在全世界范围内引起医院药学界广泛的关注。"药学服务"这一概念的出现标志着医院药学的发展进入了一个崭新时代，深刻认识到医院药学实践必须由"以药品为中心"的模式转变到"以病人为中心"的模式，即医院药学发展方向应当由"物"向"人"转变。1991 年美国卫生系统药师学会(American Society of Health-System Pharmacists，ASHP)把"药学服务"

提到一个新的高度,定义为"药师对接受药物防治疾病的正常人或患者的生命质量直接负责,以用药有利于达到改善身心健康为目的,承担监督执行保护用药安全有效的社会责任"。

药学服务的理念归结为:用药个性化,药师负责为患者实施安全、有效、经济(最佳成本/效果比)、适当的药物治疗方案,保证确实有效的治疗效果,改善患者生活质量。

Pharmaceutical Care 早期曾经译为"药学保健"、"药疗保健"、"药学关怀"、"药学监护",现在一般译为"药学服务",显然,这里的"服务"是专指与药物治疗有关的服务。就是药学人员利用药学专业知识和工具,向医、药、护人员,病人及其家属,其他关心用药的社会群体等,提供与药物使用相关的全过程服务,以期提高药物治疗的安全性、有效性和经济性,实现改善和提高人类生命质量的理想目标。

二、药学服务是医院药学发展的必然趋势

传统的药师工作主要局限在药物调配、供应等基础工作,即"以物(药品)为中心"的药物相关(Pharmaceutical Services)工作,这种"服务(Service)",表现在行为上的功能,是围绕"物"的服务。伴随着社会物质文化生活的提高,人们对提高生命质量的期望,需要高水平的医疗服务。医院药学逐步由"保障供应型"转向"技术服务型",药师直接关注和参与对患者的药物治疗,实施药学服务中的"服务(Care)",它包含的是一个群体(药师)对另一个群体(患者)的"关怀"和责任。由于这种服务与药物有关,那么这种服务应涉及全社会使用药物的患者,包括住院患者、门诊患者、社区患者和家庭患者,监护他们在用药全程中的安全、有效、经济和适宜性。因此,药学服务具有很强的社会属性。药学服务的社会属性还表现在不仅服务于治疗性用药,而且还要服务于预防性用药、保健性用药。因此,享受药学服务成为所有药物所用者的权利,药学服务是社会发展的必然。

三、实施药学服务的基础

随着医药科学技术的发展,现代医学模式促使医院药学发生质的飞跃,一种崭新的专业实践模式——药学服务应运而生。药师直接面对病人,为患者提供直接的、连续的、担当责任的药物治疗。因此,药学服务作为一门实践性学科,有其存在和发展的基础。

(一)医学模式的转化催生药学服务

随着社会的进步与医学科学的发展,现今的医学已由单一的"生物医学模式(Biologi-calmedical Model)"转变为综合的"生物-心理-社会医学模式"(Biopsychosocial Medical Model)"。"生物-心理-社会医学模式"的研究对象不仅是自然的人,还要研究人的状态和人所处的环境。医学建立在人与其生存环境的和谐适应基础上,改善人的生存状态,而不仅仅是简单的治病、防病和促进健康。

医学模式的转变,不只是一个理论概念上的转换,而是涉及许多相关的实际工作、必须作出相应改变的重大实践课题。伴随这种转变,药学科学尤其医院药学提出了新的、更高的要求。需要建立与之相适应的医院药学模式,传统的医院药学"以物(药品)为中心模式"必须适应医学发展,建立"以人(病人)为中心模式"——药学服务模式。

(二)社会文明需要药学服务

随着人类物质文明的发展,人们对自身生命质量水平的要求也已不断提高,不但要身体好,还要有良好的心理状态和社会活动能力,提高生活质量,延年益寿。迫切需要医生在解

决其身体疾病造成的直接痛苦的同时,也帮助他们减轻精神上的痛苦。就是说,人们追求生活质量的提高,其中也包括要求心理上的舒适和健全。这些也都给医院药学提出了新的研究课题和药学服务工作任务。

（三）树立"以病人为中心"的高尚医德医风

《医疗机构药事管理规定》明确指出,"以病人为中心,以临床药学为基础,对临床用药全过程进行有效的组织实施与管理,促进临床科学、合理用药的药学技术服务和相关的药品管理工作"。医疗卫生事业是造福人民的事业,千百年来无论是希波拉底宣言还是孙思邈《大医精诚》都强调了医德医风对医疗工作者的重要性,药学服务贯彻"以病人为中心"的宗旨,提升服务质量、确保用药安全。

（四）人文关怀

药学服务实践中,体现药师对病人的人文关怀,对服务对象的宽容和尊重,诚心诚意地关注每一位病人。强调药师为病人服务的主动性,首先要了解病人需要什么,然后利用资源条件去满足这些需要,最后应该随访以确定所采取的服务措施是否有利于病人恢复健康、改善生活质量。

（五）药师的责任

药师不仅是药品的管理者,负责审核和调剂处方,更重要的是安全用药的管理者。必须能够识别患者与药物治疗有关的需要,而且比另外任何人能更好地满足这些需要,并加以负责。药师关注的应该是病人,提供有价值的服务,而绝不仅仅是药品。

四、实施药学服务的基本要素

美国卫生系统药师学会（ASHP）认为药学服务的最基本要素是"与药物使用有关"的"服务"：

1. 药学服务的宗旨是提供"药物使用有关（Medication Related）"的"服务",包括药物的选择、剂型、给药途径和给药方法,以及药物治疗监测、药物相关信息的提供和个别病人的用药教育与咨询。

2. 药学服务包含关怀药物治疗的全过程,体现在提供这种服务的是一个团队,它包括医学、护理和药学的服务。

3. 药学服务的核心原则在于药师承担患者治疗效果的专业责任。因为,药学服务的目标就是改善病人的生命质量。通过药学服务,寻求达到预定的治疗结果。即治愈病人的疾病、消除或减轻病人的症状、阻止或减慢疾病的过程和预防疾病或症状。

4. 药学服务注重病人的根本利益和长远利益,即关注病人的生命质量。

5. 实施药学服务必须有有责任心及有专业能力的药师,承诺对病人的药物治疗结果负责,这个结果来自于药师的作用和决策。因此,责任心涉及药师的道德准则、诚信和应担当的义务。

五、药师实施药学服务的素质与技能

参与药学服务的药师应具备的素质：

1. 具有较强的责任感和事业进取心,使自己能够承担起药学服务许多不同的职能,包含下面七个角色,即七星药师：服务提供者、决策者、沟通者、管理者、终身学习者、教育者和领导者。对有条件的医院,还应当积极开展与合理用药有关的研究。

2.具有良好的教育基础、扎实的医药学专业知识、丰富的药剂学及临床药理学知识和相关专业技能。

3.具有合作精神,能够与病人或家属、医疗团队其他成员如医师和护师建立良好合作关系。

4.具有一定管理能力,能够集中并管理提供药学服务必需的各种资源,使得能够实现药学服务的目标。

5.具有药历书写、投诉应对能力与技巧、特发事件应激处置措施和技能,并具备药学服务相关的药事管理与法规知识以及高尚的职业道德。

药师的任务是提供药学服务,是与患者以及其他医护人员协作,设计、实施、监测药物治疗计划的过程,这个过程可以发现和解决实际的与药物有关的问题,预防潜在的与药物有关的问题,包括:(1)无指征用药;(2)有指征,但没有给予药物治疗;(3)药物不对症,选择了不合适的药物;(4)用药剂量、剂型、时间、给药途径或给药方法不当;(5)重复治疗;(6)给予的药物导致患者过敏;(7)药物不良反应;(8)药物相互作用。

第二节　药学服务的知识与技能

药学服务的目标就是药师通过以患者为中心的药学服务,主动服务、关怀和保障患者用药的有效、安全和经济,最大限度地实现改善和提高患者身心健康的目标。实现这一目标,药师不仅要提供优质药品,并且熟练掌握与灵活运用药学服务的技能,而且有义务帮助医师选择最适宜的药物,制定最佳给药方案,监测和评价药物治疗过程,改善患者医疗结果,控制治疗费用,促进多学科合作,改善诊疗行为,提高医疗服务质量。指导患者正确使用优质药品,并提供用药教育和咨询服务。

一、与患者沟通

沟通(Communication)是指与病人之间的信息传递和交流,目的是为了互相了解,协调一致,心理相容。一般说来,病人大都乐意与医务人员沟通信息,热情接待,双方的沟通就有了基础。

(一)沟通的意义

药师与患者之间的良好沟通是建立和保持良好的药患关系、审核药物相关问题和治疗方案、检测药物疗效以及开展患者健康教育的基础。意义如下:

1.使患者获得有关用药的指导,以利于疾病的治疗,提高用药的有效性、依从性和安全性,减少药疗事故的发生。同时,沟通是了解患者心灵的窗口,药师从中可获取患者的信息、问题。

2.可通过药师科学、专业、严谨、耐心的回答,解决患者在治疗过程中的问题。

3.伴随着沟通的深入、交往频率的增加,药师和患者的情感和联系加强,药师的服务更贴近患者,患者对治疗的满意度增加。

4.可确立药师的价值观,树立药师形象,提高公众对药师的认知度。

(二)沟通的原则

1.平等原则　无论患者职位、职业、文化的差异,也无论患有何种疾病,都应把他作为有独立人格的人来对待。

2. 尊重原则　尊重病人,像对邻居、对朋友一样,尊老爱幼,讲礼仪,懂礼貌。

医患信息不对称,在医院的特定环境中,患者都对医务人员尊重有加,药师更应该以尊重的态度来对待病人,创造一种互相尊重的氛围。

3. 保密原则　病人有隐私权,出于治疗疾病需要和信任,暴露了个人的隐私,珍视这种信任,是一个生命对另一个生命的依托。这就要有良好的医德,尊重病人和严格保密隐私。

（三）沟通的技巧

1. 认真聆听　聆听是一种技巧,指诚意而认真地听取,显示药师尊敬咨询者的风范。在药师与患者沟通的过程中,应采用聆听的方式,表达药师愿意聆听及接纳对方,专心地与对方同在,促使对方与自己建立信任感,使对方思路清晰,表达顺畅。仔细听取并分析患者表述的内容和意思,不要轻易打断对方的谈话,以免影响说话者的思路和内容的连贯性。

2. 把握语言沟通技巧　语言是人与人交流思想、传递信息的重要工具,语言表达应确切、简明、扼要和完整。要求药师在与患者沟通时注意多使用服务用语和通俗易懂的语言,尽量避免使用专业术语,谈话时尽量使用短句子,以便于患者理解和领会。使用开放式的提问方式,如"医生告诉你怎么用药了吗?"开放式的提问可以使药师从患者那里获得更多、更详细的信息内容。

3. 运用非语言交流　面部表情和眼神交流在非语言交流中是最直观的。常用和最有效的面部表情首先是微笑。真诚的微笑对病人极富感染力。病人焦虑的时候,我们面带微笑与其交谈,本身就是一种安慰。病人恐惧不安,我们镇定、从容不迫的笑容会给病人安全感。恰当的眼神会调节医患双方的心理距离。

4. 注意掌握时间　与患者的谈话时间不宜过长,提供的信息也不宜过多,过多的信息不利于患者掌握,反而会成为沟通的障碍。解决的办法是,事先准备好一些宣传资料,咨询时发给患者,这样既可以节省谈话时间,也方便患者认真阅读、充分了解。

5. 关注特殊人群　对特殊人群,如婴幼儿、老年人、少数民族和国外来宾等,需要特别详细提示服用药品的方法。对老年人应反复交代药品的用法、禁忌证和注意事项,必要时可采用贴附提示标签,直至其完全明白。有条件可配备单剂量药盒,并叮嘱老年患者家属、亲属或子女敦促老年人按时、按量服用。宜选择每日仅服药 1～2 次的品种,书面写清楚用法并交代清晰。对少数民族患者和国外来宾尽量注明少数民族语言或英语、法语、日语等,同时注意各民族的生活习惯。

二、药历的书写

药学服务的基本原则是由药师承担患者药物治疗效果的专业责任。为了将药学服务整合到患者的整体医疗方案中,需要与医务人员之间有效沟通。作为医疗团队的组成成员,药师必须记录其所提供的药学服务的全过程,从而引进药历的概念。

药历(Medication History)是指药师在参与临床用药实践中形成的患者药物治疗的记录。药师对药物治疗过程的评估、干预以及对患者的用药指导和教育记录,是药师进行规范化药学服务的具体体现。

1. 药历的作用　药历是药师作为参与药物治疗和实施药学服务而为患者建立的用药档案。药历由药师填写,作为动态、连续、客观、全程掌握用药的记录。内容包括其监护患者在用药过程中的用药方案、用药经历、用药指导、药学监护计划、药效表现、不良反应、治疗药物监测(TMD)、各种实验室检查数据、对药物治疗的建议性意见和对患者的用药教育。

2. 建立药历的病例　并不是所有患者均需建立药历。对特殊人群、药物治疗方案复杂、药物治疗难度较大、使用药物有严重不良反应的患者,药师将其作为重点药学监护对象并书写药历。下列病例应纳入重点药学服务应书写药历的病例:

(1) 纳入临床路径管理的患者或临床研究需要的病例;

(2) 可能存在药物使用问题的患者,如老年患者、小儿患者、孕妇与哺乳患者、有肝肾功能损害的患者、过敏体质患者;

(3) 有药物不良反应史的患者;使用药品发生严重药物不良反应或严重药物不良反应发生率较高的患者;

(4) 药物治疗方案复杂、同时使用多种药物而易发生药物之间相互作用的可能;或应用治疗窗较窄药物的患者;

(5) 病情危重或药物治疗效果欠佳的患者;须根据患者病情及生理、病理状况快速制定药物治疗方案、用药方式、用药间隔及用药剂量;

(6) 依从性差的患者及其他需要重点药学监护的患者。

注意记录内容的完整、清晰、易懂,尽量不用判断性语句等。通过药历,药师可快速了解患者的病史、药物过敏史、吸烟及饮酒情况、疾病诊断情况、用药情况等。

3. 药历的格式

(1) 国外一些标准格式,如 SOAP 药历模式、TITRS 模式可供参考。

① SOAP 药历模式是美国临床药师协会推荐的药历书写格式。S(Subjective):主观性资料,即患者的主诉、病史、药物过敏史、药品不良反应史、既往用药史等;O(Objective):客观性资料,即患者的生命体征,临床各种生化检验值,影像学检查结果,血、尿及粪培养结果,血药浓度监测值等;A(Assessment):评估,即临床诊断、鉴别诊断以及对药物治疗过程的分析与评价等;P(Plan):方案,即治疗方案,包括选择具体的药品名称、给药剂量、给药途径、给药时间间隔、疗程以及用药指导的相关建议。

② TITRS 药历模式中的 T(Title)指主题,I(Introduction)指诊疗的介绍,T(Text)指正文部分,R(Recommendation)指提出建议,S(Signature)指签字。

(2) 国内的书写原则和推荐格式(参见表 19-1)具体如下:

① 基本情况:包括患者的姓名、性别、年龄、出生年月、职业、文化程度、体重或体重指数、婚姻状况、病案号或病区病床号、医疗保险和费用情况、生活习惯和联系方式。

② 病历摘要:既往病史、体格检查、临床诊断、非药物治疗情况、既往用药史、药物过敏史、主要实验室检查记录、出院或转归。

③ 用药记录:药品名称、规格、剂量、给药途径、起始时间、停药时间、联合用药、不良反应或药品短缺品种记录。

④ 用药评价:用药问题与指导、药学监护计划、药学干预内容、TDM 数据、对药物治疗的建设性意见、结果评价。

表 19-1 药 历

科室：　　　　　　　　主管医生：　　　　　　　　建立人：　　　　　　　　建立日期：

姓名		性别		出生日期		住院号	
住院日期				出院日期			
民族		籍贯		工作单位			
婚姻状况		长期居住地		联系地址			
电话				病史陈述者			
身高（cm）		体重（kg）		体重指数		血型	
血压		mmHg/mmHg		体表面积（m²）			
不良嗜好（烟、酒、药物依赖）							

主诉

现病史

既往病史

既往用药史

家族史

过敏史

伴发疾病与用药情况

药物不良反应及处置史

入院诊断

出院诊断

初始治疗方案分析

初始药物治疗监护计划

其他主要治疗药物

药物治疗日志

药物治疗总结

第三节　患者用药教育与宣传

实施药学服务必须对患者的药物治疗效果负责。药师对患者进行安全用药宣传与教育是最基本内容，改善患者对药物治疗的认知度，使其严格执行药物治疗方案，提高用药的依从性，从而达到预期药物治疗结果。

患者用药教育（Patient Medication Education，PME）是指对患者进行合理用药指导，为患者普及合理用药知识，目的是增强患者用药知识，预防药品不良反应，提高患者用药的依从性，并降低用药错误的发生率。

一、用药教育的必要性

近年来，由于不当用药导致病人出现耐药甚至死亡的事例越来越多，全球"不当用药"致死占全部死亡人口的1/3！在美国，因不当用药而死亡的人数，居心脏病、癌症、中风之后，排名第四！我国用药不当者约占用药者的11%到26%。之所以形成这样的局面，医务人员专业性的指导是一个方面，但更重要的则是患者对自身健康和药物治疗缺乏足够的认识，导致患者不遵从药物治疗方案和监护计划。显然，药师积极主动担当起患者用药教育和咨询责任，提高患者执行药物治疗方案和监护计划的主动性，改善患者用药的依从性，减少用药错误的发生率，确保药物治疗的安全与有效。

二、患者用药教育的内容

患者用药教育的内容可根据每位患者的药物治疗方案和监护计划，提供特定的药物治疗有关的用药信息。药师有责任使患者了解掌握有关药物治疗的信息，以提高他们的依从性。保证药物治疗的安全、有效、经济、适当。

药品说明书是对大众进行用药安全教育的基本内容，尤其非处方药的说明书，以通俗易懂的语言说明药物作用的原理、适应证、用法用量、药物不良反应以及药品储藏方法等基本信息。特别注重用药目的、用药时间、生活习惯和不良反应等内容的教育。

1. 用药目的和用药时间　药物治疗的目的，尤其患有多种疾病的药物治疗，不仅仅是为了减轻症状，更为重要的是改善预后，提高生活质量，延长患者生存时间，因此不能随意停药。例如抗感染治疗，不能体温一降就停药；又如用于治疗冠心病服用阿司匹林、β-受体阻滞剂、血管紧张素转换酶抑制剂、他汀类药物，需长期服用。同样的药品在治疗不同疾病时，用药目的有所不同。比如β-受体阻滞剂，很多患者可能只知道是降压药，却不一定知道它同时也有抗心肌缺血、改善心脏功能、抗心律失常等作用，在用于治疗心绞痛、心律失常、心力衰竭等疾病时，应告诉患者医师给这一类药的道理，增加患者用药依从性。

用药时间由于受有效治疗浓度范围的影响，不能简单的以一日3次或4次告知，应告知患者，以每8小时1次或每6小时1次。

2. 患者治疗目标　如普通高血压患者，降压目标为140 mmHg/90 mmHg以下，伴有糖尿病或肾病的患者则应降至130 mmHg/80 mmHg以下，如其尿蛋白排泄量达到1 g/24 h，血压控制应低于125 mmHg/75 mmHg，而老年人收缩压可放宽至150 mmHg以下。

3. 生活方式教育 生活方式的改善对降低血压和心血管疾病风险的作用已得到广泛认可。不良生活方式如高盐饮食、吸烟、饮酒等对患者用药疗效和不良反应的发生等都有非常显著的影响,因此,应把生活方式的教育作为患者用药教育的一部分。例如服用抗心律失常药和他汀类药物的患者,需避免饮用柚子汁;服用华法林的患者,需注意一些绿色蔬菜和保健品可能会影响抗凝效果;服用阿司匹林等抗血小板药的患者,应避免刺激性较强、过于坚硬的食物,以免增加消化道出血风险。

4. 药品不良反应 应告知患者药品常见和严重的不良反应。首先应告诉患者药品都有不良反应,用药是一个权衡利弊的过程。对于一些轻微的、一过性的药物不良反应,可以无需停药,但对于一些比较严重的药物不良反应,则需提醒患者注意,及时与医师或药师联系,以取得他们的指导。

5. 注意教育效果 药师在进行患者用药教育时,要注意观察患者的表情等反应,了解患者是否真的清楚你所讲的内容。如果时间允许,可以在完成用药教育后让患者重复一遍你所说的要点,以确保患者已经听懂。对于一些用药期间需特别注意的事项,最好能给患者一些书面资料,或者让患者记录下来,以免过后遗忘。

三、患者用药教育的形式

用药教育是通过直接与患者或家属及公众交流,解答用药疑问,介绍药物与疾病知识,提供咨询服务,提高患者药物治疗的依从性,减少患者用药不当引起的不良后果。同时通过与患者或家属的直接交流,收集患者用药的相关信息,便于提供用药指导。用药教育形式包括门诊、住院和社区公众用药的教育。

1. 门诊患者用药教育 门诊进行用药教育,让患者充分了解疾病发生的原因、治疗方法、并发症的预防、自我护理常识、饮食调理、用药常识及注意事项,并帮助患者识别药物不良反应及自救常识。

用药依从性教育尤为重要。要使患者明白正确的药物治疗方法需要共同合作,指出不按规定用药,则不能达到预期的目的和效果,甚至出现一些不良反应,造成不良后果。

2. 住院患者用药教育 住院患者用药教育是临床药师参与临床药物治疗的重要内容之一,其形式有针对个人用药教育和集中用药教育。

3. 社区公众用药教育 《中共中央国务院关于深化医药卫生体制改革的意见》要求"加强健康促进与教育。医疗卫生机构及机关、学校、社区、企业等要大力开展健康教育,充分利用各种媒体,加强健康、医药卫生知识的传播,倡导健康文明的生活方式,促进公众合理营养,提高群众的健康意识和自我保健能力"。药师应该深入社区,为他们提供安全用药指导,针对慢性病自我治疗的患者,开展正确的用药教育,可以提高他们药物治疗效果,降低不当用药导致的不良反应和药物不良事件的发生。

社区公众的安全用药内容,以常见病的药物治疗为主,介绍各种药物剂型的正确使用方法,常见药物不良反应的识别和防范措施,非处方药(OTC)药物选购的基本常识,药物-药物、药物-保健品、药物-食物之间相互作用知识,家庭常备药(小药箱)的保管知识,药品有效期的识别和过期药品的处理方法等。

社区公众用药教育可采取集中讲座、上门咨询服务及重点人群的安全用药教育等形式。根据社区居民不同的年龄、性别、职业特点,将其划分成相应的重点人群,再根据不同人群的需要,有针对性地开展相应的用药教育活动。认真抓好社区重点人群的用药教育,是实现社区安全用药教育的有效途径。

四、特殊群体的用药教育

1. 孕妇用药教育　某些药物可通过胎盘屏障,影响胎儿的生长发育,引起胎儿畸形,妊娠前 3 个月为形态发育期,这一时期服用有致畸性毒性药物,可造成胎儿器官结构异常和缺陷,妊娠后 3 个月为胎儿酶形成完善期,某些药物易导致机体功能缺陷,妊娠期患病用药首先应使用疗效肯定、副作用小、体内代谢过程清楚的药物,并在尽可能短的时间内给予可能小的剂量。

2. 哺乳期妇女用药教育　某些药物可能经乳汁分泌,应选择下一次服药前喂奶,或在服药后间隔尽可能长的时间给婴儿喂奶。必要时需要暂停哺乳。

3. 小儿用药教育　婴幼儿由于各个脏器尚未发育完全,神经系统、骨骼发育也未完善,体内代谢与成人不同,药物反应与成人也有差异。根据不同年龄段的儿童生长发育情况,指导家长注意药物的选择与使用。应选择最简单的剂量方案,据年龄、体重、体表面积按比例缩小成人剂量只适用于首次用药,并注意用药的依从性。

4. 老年患者用药教育　由于老年人器官功能随着年龄的增长逐渐衰退,且多种疾病同时存在,用药种类多,药物的不良反应发生率比青壮年高等特点,老年人用药教育尤为重要。

①给予最少种类的最低有效剂量;②注意老年人治疗效应和毒性反应的个体差异;③尽量避免长期用药,以临时或短时为宜;④初始剂量可比成人用量减少一半,病情稳定后及时调整剂量;⑤对老年性痴呆或脑血管疾病引起的慢性脑病综合征患者更应慎重;⑥治疗方案应尽可能简单,使患者易于领会、接受、执行,药量应标记清楚,药瓶易于开启;⑦开展健康长寿卫生常识教育。

5. 肝肾不良患者用药教育　肝脏与肾脏是人体药物代谢的主要部位,肝肾不良患者,可能使多种药物代谢异常。针对这些患者用药教育尤为重要,告诫他们尽量避免应用损害肝肾功能的药物,即使一些药物本身不直接损害肝、肾功能,但长期、大剂量服用或滥用,有可能损害肝肾功能。同时让他们明白药物治疗剂量或给药间隔要严格遵照医嘱用药,如遇到不正常时,应及时与医师或药师联系,取得他们指导。

6. 糖尿病患者的用药教育　包括自身血糖监测、胰岛素注射、胰岛素剂量调整、正确使用笔式胰岛素等,以提高心理健康及自我保护能力,并作好糖尿病日记,注意饮食与运动,预防并发症。

7. 高血压患者的用药教育　应依据患者年龄、病程、体重、心脏状态、有无并发症等来选择药物,调整给药剂量,在用药过程中应注意降压药可能对患者智力、体力、精神状况、情绪与性生活发生的影响,遵循逐步降压、因人而异的用药原则,避免突然停药或随意增减剂量,药师应熟悉降压药的特点,教育患者应持之以恒地服用。

8. 抗凝治疗患者用药教育　华法林是目前临床上常用的口服抗凝药。华法林作用特点是起效慢,疗效易受年龄、个体差异、药物相互作用、日常饮食、自身疾病状况等诸多因素影响,因而用药剂量不易掌握,易引起出血或治疗不达标。临床上常通过定期监测国际标准化比值(INR)来判断治疗是否达标和指导剂量调整。

9. 家庭腹膜透析患者用药教育　腹膜透析(Peritoneal Dialysis,PD)特别是持续性非卧床性腹膜透析(cAPD),通常可由患者在家中自我进行。对患者及家属进行健康教育,培训和指导患者掌握腹膜透析的基本技术,可提高患者对肾脏病的基本知识的掌握,提高患者及家属的无菌观念,防止发生透析感染。讲解盐的摄入量增加、血压升高与超滤之间的关系,讲解"理想体重"和正常血压界限的概念,准确测量体重和血压的重要性,向患者介绍腹膜透析中的饮食疗法和一般常用药物的知识。

透析患者药物治疗有其特殊性,用药剂量应根据药物特性作相应调整,一般情况下,相对分子质量大于500的药物、低水溶性的药物、血浆蛋白结合率高的药物、分布容积大的药物不易通过透析膜被清除。如糖尿病腹膜透析患者也可以在灌液前将胰岛素注入透析液袋内,使胰岛素随透析液从腹腔吸收入血从而降低血糖。肝素是一种抗凝剂,进入透析液的肝素会停留在透析液中,不会进入身体。水负荷过多是肾衰竭患者高血压的一个主要原因,很多腹膜透析患者随着充分透析和水负荷的纠正,抗高血压药需要逐渐减量,大多数患者甚至不需要再服用抗高血压药。因此,为了更好地控制血压,需要患者每天测量血压,并做记录。以便医师及时调整抗高血压药的使用,防止低血压的发生。抗生素用于治疗感染,如果患有腹膜炎或创口感染,常会用抗生素来治疗感染,腹膜透析患者可以用口服抗生素或将抗生素注射液注入透析液中。

五、患者用药教育环境

用药安全教育环境应该是有利于患者学习、接受知识,并能够营造药师与患者良好关系的舒适、隐秘、安全的支持性环境。有效的安全教育环境应能够保护患者隐私,并有利于药师与患者之间进行交流。

第四节 用 药 咨 询

为适应经济发展和生活水平的提高,满足公众对健康的需求,医院药学工作的内涵与服务模式已经或正由"保障供应型"向"技术服务型"转变。随着计算机合理用药辅助工具的应用,调剂业务已由"封闭式"向"敞开式"转变。调剂朝向自动化、智能化发展,为开展合理用药咨询服务提供人力和物力的保证。药师通过提供直接的和负责任的咨询服务,指导患者安全、有效、适宜地使用药物,使患者切身感受到药师在药物治疗过程中的重要作用,充分显示药师职业价值。

一、患者用药咨询

(一)药师的知识与技能

患者用药咨询和教育要求药师不仅要有为患者服务的理念和良好的职业道德,具备足够的药学专业知识和基础医学知识,并具备一定的社会学、心理学、伦理学等知识,还应具有为患者提供有效、准确的教育咨询的知识与技能。应了解患者的文化、职业特点,特别是健康和疾病的理念、态度和生活习惯,还应了解患者对医院及医务人员信赖程度,以及对自身在治疗决策和治疗管理方面作用和任务的信念。

有效的开放式提问和积极耐心倾听是得到患者信任的关键,从而易于获取患者信息,并与之共享的基本技能。必要时,药师可以计算机作为合理用药辅助工具,查询和整编信息,以适应患者的语言能力和使用的方言。总之,要全面、正确把握咨询内容。此外,在进行用药教育和咨询期间,药师需要观察和理解患者非语言信息,如面部表情、眼神交流、肢体动作、声音特征等。

药师在用药咨询服务中,要注意仪表形象和语言的使用,端庄的仪表和文明的举止,使患者产生信任感,从而树立药师良好的社会形象。

（二）用药咨询服务的环境

咨询与教育应在有利于患者参与、学习和接受的环境中进行,以便药师和患者建立服务关系。个体患者、家属或看护者、群体认为这样的咨询环境是舒适的、隐秘的而且非常安全。

在能确保隐私和私密交谈的房间和环境中进行教育和咨询是最有效的。如果没有这样独立的空间,可以对公用区适当加以改造,尽可能营造一个视听清净的空间,避开其他患者或工作人员的干扰。咨询和教育的环境应保证包括残疾人在内的患者容易进入,易于起坐。

咨询与教育接待室内部设计和布局整齐、洁净、合理,药师直接面对咨询者,应尽量减少沟通障碍。尽量减少分心和干扰因素,以保证患者顺利表达咨询意愿,满意而归。

咨询与教育接待室应配备适当的学习辅助工具,医院信息系统终端设置,特殊给药装置,如气雾剂、书面宣传资料等,如有可能,印制用药须知,以提高患者用药的依从性。

一般用药须知包括以下内容:

1. 不要自行应用您并不需要的药物。不要因为"症状很相似"就应用他人的药物,也不要把您的药物随便给其他人用。

2. 怀孕或哺乳妇女,不要自行应用任何药物,即使需要用药,亦应取得医师或药师指导。

3. 只有在必须用药的情况下使用药物,注意应用多种药物发生不良反应的可能性更大。

4. 看病时应主动告诉医师、药师您对哪些药物过敏以及过去患过的主要疾病。

5. 应该知道您所用药物的名称、用量、用法,不明确的地方一定要问清楚。

6. 要明白用药期间的注意事项。

7. 医师给您处方的任何一种药物的用量和服用时间,您不要随便改变、停药,除非发生不良反应,但这也应及时向医师或药师说明。

8. 服药时最好是站着或坐着,不要躺着服药;在应用混悬液时,每次用前应很好地摇匀。

9. 所有药物都应很好地保存,以免小孩误服中毒。

10. 已经变色、潮解、发霉、过期的药物都不能继续应用。

（三）用药咨询和教育的步骤

患者咨询和教育过程中的具体步骤依据医疗机构的规章制度、环境和不同类别医疗机构而改变。通常情况下,以下步骤适用于接受新的药物治疗或延续以往药物治疗的患者。

1. 根据患者隶属的健康管理的治疗机构(如社区卫生服务中心)与患者建立服务关系。药师向患者做自我介绍,以消除患者对咨询的疑虑。

2. 评估患者关于其健康问题和药物治疗的认知、正确用药的生理和心理适应能力以及对健康问题和药物治疗的信心。采取开放问答的形式,询问每一种药物的治疗目的和患者期望的结果,请患者描述或演示该患者是如何用药的。

对于延续以往药物治疗的患者,应要求描述或演示他们的用药方法以及在用药过程中遇到的问题、困惑、忧虑或其他不确定因素。

3. 通过口头介绍或借助可视教具示范,以填补患者用药知识和理解方面的不足。必要时可以打开药品包装向患者展示口服固体制剂颜色、大小、形状和标志,对于口服液体制剂和注射剂,应向患者展示测量装置上剂量的标志。示范鼻吸入器和口腔吸入器等给药装置组装和使用方法。通过面对面的交流,患者可能不易记住,尤其老年或认知水平较低的患者,可实时提供用药标签,有助于他们记起这些重要的用药信息。

如果患者在用药过程遇到问题(如不良反应),收集相关资料并将这些问题进行分析评估,然后根据临床方案,调整药物治疗方案,或通知处方医师。

4. 为了确保患者对用药的认识和理解,请患者描述或演示药物使用方法及如何判断治疗效果和可能出现的问题。观察患者用药能力和准确度及对于执行药物治疗方案和监护计划的把握度。

(四)用药咨询和教育的内容

患者咨询和教育的具体内容可根据每个患者的药物治疗方案和监护计划,有针对性地讲清楚有关内容。

1. 药物商品名、通用名,治疗分类和功效。

2. 药物的用途及预期效果、作用机制,包括药物用于治愈疾病,消除或减少症状,阻止或减慢发病过程,或是预防疾病或某一症状的发生。

3. 药物的预计起效时间及未起效时应对措施。

4. 给药途径、剂型、剂量、给药时间、疗程等。

5. 药品调配、使用或给药说明,可能依据患者的生活方式(对吸烟、饮酒、饮食及特殊饮食有无禁忌)或工作环境(如驾驶员、高空操作人员有无影响)进行相应的调整。

6. 药物治疗过程中一次漏服可能产生的结果,以及应采取的补救措施。

7. 提醒患者在药物治疗期间应小心谨慎,要注意与临床效果相关的潜在风险。可对注射用药物或给药装置材料过敏反应的疑虑作必要的解释与指导。

8. 对药品说明书标明的、可能发生的一般不良反应(如服抗胆碱药引起口干,含服硝酸甘油片引起头痛感)和严重不良反应采取措施预防或尽可能减少这些反应发生。一旦发生不良反应,则采取应急举措,包括告知处方医师、药师(拨打用药咨询热线)或其他医务人员,求得解决方式。

9. 说明药物治疗自我监测技巧。

10. 可能潜在的药物-药物(包括非处方药、保健品等)、药物-食物、药物-保健品、药物-疾病间的相互作用或禁忌。

11. 药物治疗可能对放射检查、实验室检查结果的解释造成的干扰以及排泄物颜色的改变引起心理恐惧。

12. 指导特殊剂型用药方法,如缓释/控释制剂整片吞服,不可掰开,不可嚼碎;含片应置于舌下含化,待其自然溶化吸收;分散片应先嚼碎后再用水送服,不宜把整片药吞下等。

13. 药物效期识别,药物的适宜存储条件。

14. 污染、霉变或终止使用的药物、废弃给药装置的适当处置。

15. 告知 24 小时药师联系方式。

16. 个体患者或药物独有的其他信息,如光敏性药物服用时,避免皮肤直接受阳光照晒,以免引起过敏。

二、医师用药咨询

随着大量新药、新制剂的不断上市,医师难以全面、系统地掌握药物的基本情况。因此,药物的复杂知识和信息需要由药师来系统提供。药师作为医师的用药参谋,向医师提供用药咨询服务的工作,尤为重要。有必要向医师介绍药品信息,包括药理作用、药动学和药效学数据、适应证、禁忌证、药物不良反应、药物相互作用、注意事项、超剂量用药处理等内容。同时,向医师及时介绍新药,使医师清楚了解新药特点,从而安全、有效、经济、适宜地选择新药,减少用药的盲目性,使药物发挥最大疗效。

治疗药物监测(包括地高辛、氨基糖苷类、抗癫痫药、免疫抑制剂环孢素和他克莫司等),向医师提供药物检测结果的评价和给药方案调整。药师通过为医师提供有益的用药建议和指导,可促进临床用药的科学化、规范化和合理化。

三、护士用药咨询

护士作为药物治疗的实施者与监护者,是药师工作上的重要伙伴。护士需要更多地获得有关药物的剂量、用法,注射剂配制溶媒、浓度和输液滴注速度,以及输液药物的稳定性和配伍的理化性质变化、配伍禁忌等信息。指导护士正确使用药品,熟悉其不良反应、配伍禁忌及贮存条件等。pH 相差很大的注射剂存在配伍禁忌,联用时,需要用空白生理盐水或葡萄糖间隔给药。某些药物联合应用时,对先后顺序有严格要求,若用药顺序倒置,则可能降低疗效或无效,甚至发生严重的不良事件。关于药品保管、配制溶媒的选择及不良反应是护士咨询的最主要问题。药师应指导护士正确使用药品,包括溶媒的选择、给药频率和给药速度,熟悉其不良反应,增强护士临床观察的主动性,及时发现并报告药物不良反应情况。

四、社区公众用药咨询

随着社会的高速发展,经济水平、文明程度的提高和医药知识的普及,公众的自我保健意识也不断加强,人们更加注重日常保健和疾病预防。药师需要承担公众用药安全的责任,在接受公众用药咨询,尤其是在减肥、补钙、补充营养素等方面给予科学的用药指导,避免受虚假广告的影响。另外,药师应主动接待公众用药方法、自我保健的咨询,积极提供用药教育,增强公众安全用药意识,避免用药不当的危险因素,减少药物不良反应发生率,确保公众安全、有效、经济、适宜地使用药品。

第二十章 药物经济学基本知识

随着经济的发展和医药水平的提高,我国人民大众健康的整体水平在20世纪获得了前所未有的提高,人均寿命显著增长,婴幼儿死亡率大幅度下降。然而,人类面临的健康问题却越来越具有挑战性,包括人类疾病谱由传染病向慢性病的转移、人类不断老龄化的发展趋向、医疗费用的飞涨以及无保险人群的增加等问题,它们不但是医疗与健康的问题,更是经济与社会的问题。与世界其他国家相比,中国所面临的医疗问题实际上要艰巨得多!一个最基本的事实是中国拥有世界人口22%的人群,而其卫生资源却仅占世界卫生资源的2%,农村人群的医疗问题就更为严重。因此,研究有限的卫生资源的有效利用和最佳配置对中国更具有必要性和迫切性。药物经济学是研究卫生资源配置的一门学科,它在我国虽然起步较晚,然而在卫生医疗体制改革大潮中尤显得重要。

第一节 药物经济学的基本概念

一、药物经济学的定义、服务对象

(一)药物经济学的定义

药物经济学(Pharmaco Economics,PE)是以卫生经济学为基础发展而来的一门新型边缘学科,它是将现代经济学的基本原理、方法和分析技术,结合流行病学、决策学、生物统计学等多学科研究成果,应用于分析评价不同药物治疗方案、药物治疗方案与其他治疗方案(如手术治疗),以及不同医疗或社会服务项目(如社会养老与家庭照顾等)的成本、效益或效果,评价其经济学价值差别的学科。

药物经济学的研究能够为临床合理用药、药品资源的优化配置、新药的研制与开发、临床药学服务、药政管理和医疗保险等提供决策依据,其在医院、政府部门及制药企业制定相关政策中所起的作用也在日益加强。

(二)药物经济学研究的任务

医院中药物经济学的主要任务是评价不同药物治疗方案和各种药学服务的相对经济效果。具体内容包括:

1. 根据国情、地区经济水平和病员经济承受能力,参照《国家基本药物目录》,制定医院的《药品目录》。

2. 对于某个病人,当明确诊断后,判断使用什么药物最合理(治愈疾病并降低医药费用)。帮助医师和药师在临床决策过程中选择最佳药物治疗方案,以期用最小成本获得最大效益。

3. 按照《医疗机构药事管理规定》配备临床药师。

（三）药物经济学研究的服务对象

药物经济学的服务对象包括医疗保健系列的所有参加者：

1. 医疗机构服务部门；

2. 医师、药师以及患者；

3. 医疗保险公司；

4. 药品生产企业；

5. 政府卫生管理、人力资源和社会保障等行政部门。

二、药物经济学的发展历程

药物经济学最早起源于美国，从 1950 年代以后，美国的公共医疗保健费用迅速增长，高昂的医疗保健费用令政府和社会保障机构不堪重负，为了使有限的医疗保健资源能够最大限度地发挥效用，1979 年美国国会责成其下属的技术评定局对公共医疗费用进行成本效用分析。1978 年美国学者首先介绍了成本-效益和成本-效果分析的概念，1986 年首次出现药物经济学（Pharmaco Economics）专业术语，1991 年出版了专著《Principle of Pharmaco Economics》，1992 年创办了杂志《药物经济学》（Pharmaco Economics）。我国药物经济学的研究自 1993 年起步，特别近几年发展较快，2009 年国务院发布的新医改政策明确指出，新上市药品和专利药品的定价逐渐引入药物经济性评价。随后人力资源和社会保障部、卫生部发布的医保目录调整方案和基本药物遴选方案都提出，药物经济学将作为药品目录调入和调出的重要依据。

药物经济学是 20 世纪 70 年代中期以卫生经济学为基础发展起来的一门边缘应用药学分科。药物经济学的研究能够为临床合理用药、药品资源的优化配置、新药的研制与开发、临床药学服务、药政管理和医疗保险等提供决策依据，其在医院、政府部门及制药企业制定相关政策中所起的作用也在日益加强。

三、药物经济学名词释义

（一）成本

药物经济学研究中的成本是指社会在实施某一药物治疗方案或其他治疗方案的整个过程中所投入的全部财力资源、物质资源和人力资源的消耗，包括公共支付的和个人支付的。简而言之，成本就是一种资源消耗。从整个社会的角度来看，药物经济学研究中的成本包括直接成本、间接成本和隐性成本。

1. 直接成本　直接成本是指用于药物治疗或其他治疗所花的代价或资源的消耗。又分为直接医疗成本和直接非医疗成本，直接医疗成本为预防、诊断和治疗疾病所消耗的一切成本，如提供的药品和服务、诊断、治疗、护理、检验等消耗的费用，直接非医疗成本包括患者求诊时的旅费、食宿费、营养食品费等。直接成本通常以货币交换的形式表现。

2. 间接成本　间接成本是指由于伤病或死亡引起的损失，代表某种可利用资源的消耗，包括休学、休工、过早死亡造成的工资损失等。

3. 隐性成本　隐性成本是指患者因疾病引起的疼痛，精神上的痛苦、悲伤、抑郁、生活与行动的某些不便，或因诊断治疗过程中带来的担忧、痛苦等难以用货币确切表达的成本。此类成本可来自疾病本身，也来自治疗该疾病的卫生服务，如药物副作用造成的痛苦、抑郁等。

（二）药物经济学结果的评价指标

1. 效果　效果具有满足人们各种需要的属性，是由各种使用价值构成的。例如：医疗工作中某种疾病的治愈率、好转率，卫生防疫工作中某种传染病的发病率和病死率的降低，人群免疫率和免疫水平的提高，病床使用率和周转率的提高等都是效果。

2. 效益　效益是有用效果的货币表现，即用货币表示卫生服务的效果。用货币表示卫生服务的效果，有时有一定的困难，甚至涉及伦理道德的问题。同时，当从整个社会的角度出发来评价某种疾病的发病率降低、发病人数减少时，用货币来衡量卫生服务的效益则并非易事。

3. 效用　效用是经济学及心理学上的概念，是指一个人在占有、使用或消费某种产品或服务的过程中而得到的快乐或满足。在药物经济学研究中，药物效用的分析通常用健康结果的自然单位来表示，如预防发病的例数、获得寿命的年数或质量调整生命年等。

4. 敏感度分析　敏感度分析是用于卫生技术评估与经济学评价中衡量不确定因素的一种标准。即在研究中固定一个变量（或分析方法），分析另一个或数个变量（或分析方法）的改变对研究结果可能产生的影响。敏感度分析影响整个研究结果。换句话说，敏感度分析是允许人们决定当处于疑问的变量值在其变化范围内是否能维持原有结论。

5. 用药结果　用药结果是特定的药物作用、产出和结局，包括效果（疗效）、效益和效用三种形式。

（1）用药效果：以客观指标表示的用药结果，如发病率、治愈率、不良反应发生率等。

（2）用药效益：转化为货币值的用药结果。

（3）用药效用：以主观指标表示的用药结果，如病人对治疗结果的满意程度、舒适程度和与健康相关的生活质量等。

第二节　药物经济学的评价方法及其意义

开展药物经济学研究的目的是合理分配有限的卫生资源，使其发挥最大的经济效益和社会效益，为患者服务。药物经济学研究结果不仅影响药物生产厂家的经济效益，同时也直接影响患者的利益。能否对药物的经济学效果进行客观、公正和科学的评价将直接关系到药物经济学的健康发展。要做到这一点，除了要求研究人员要有良好的职业道德和专业知识外，还必须有一套与药物经济学研究相适应的规章制度和法规。其内容应涉及对研究单位、机构、人员的要求和规定，研究的组织实施以及样本数和成本测算方法等。规章制度和法规的制定与建立不是限制药物经济学的研究发展，目的在于使药物经济学研究结果科学、公正、合理，得以在我国健康地发展。

一、药物经济学常用评价方法

药物经济学常用评价方法有四种：成本-效果分析法、成本-效益分析法、成本-效用分析法、最小成本分析法。

（一）成本-效果分析

成本-效果分析（Cost Effectiveness Analysis, CEA）是较为完备的综合经济评价形式之一，主要比较健康效果差别和成本差别，其结果以单位健康效果增加所需成本值（即成本效果分析比值)表示。其特点是成本以货币单位计量,治疗效果则以临床指标来表示,如抢救病人数、延长的生命年、发病率、死亡率、生存率、治愈率等。成本效果分析的比值通常采用两种表示方法:①成本与效果比值法。即每产生一个效果所需的成本。②增量成本与增量效果比值法。是指如果给予一增量成本,是否能产生增量效果呢? 成本效果分析虽然受到其效果单位的限制,不能进行不同临床效果之间的比较,但其结果易于为临床医务人员和公众接受,是药物经济学研究的常用手段。

（二）成本-效益分析

成本-效益分析(Cost Benefit Analysis,CBA)是比较单个或多个药物治疗方案之间或其他干预所耗费的成本和由此产生的结果值(效益)的一种方法,其成本和效益均以货币单位予以计量和评估。

成本-效益分析不仅具有直观易懂的优点,还具有普遍性:既可以比较不同药物对同一疾病的治疗效益,还可以进行不同疾病治疗措施间的比较,甚至疾病治疗与其他公共投资项目(例如公共教育投资)的比较,适用于全面的卫生以及公共投资决策。

（三）成本-效用分析

成本-效用分析(Cost Utility Analysis,CUA)是评估和比较改进生命质量所需成本的大小或每质量调整生命年所需成本的多少,以此描述人们在身心健康上每花费一定费用所获得的最大满意度。

（四）最小成本分析

最小成本分析(Cost Minimization Analysis,CMA)是成本-效果分析或成本-效益分析的一种特例,它是在临床效果完全相同的情况下,比较何种药物治疗(包括其他医疗干预方案)的成本最小,金额选择成本最小的方案的一种分析方法。最小成本分析以货币单位(元)来计量,它使得研究问题简单化。由于它要求药物的临床治疗效果,包括疗效、副作用、持续时间完全相同,所以应用范围较局限。

最小成本分析和单纯成本分析的区别在于单纯成本分析只是简单地计算治疗方案的成本,而不考虑每一个治疗方案的结果。最小成本分析认为参与的比较组是等效的,是以结果相同作为前提,在此基础上比较得出各备选方案中成本最小的方案。

二、药物经济学研究的意义与作用

药物经济学不仅注重药物治疗的成本,同时也关注药物治疗的结果,因而在控制药品费用方面具有较强的科学性和可接受性。在临床实践中引入药物经济学的概念,对解决目前我国普遍存在的药费过高,患者经济负担过重的问题具有非常积极的意义。药物经济学的作用主要通过以下几个方面来体现:

1. 作为制定《国家基本药物目录》的原则。

2. 作为制定卫生保健制度、公费医疗保健制度的可靠依据。

3. 指导医院制订医院用药目录。医院在选择药物时必须考虑药物的经济学效果,在满足治疗要求的前提下,充分考虑病人的经济支出,最大限度地降低病人的开销,减轻病人的医疗负担。

4. 规范医生用药。帮助临床医师、药师在临床药物治疗决策过程中选择最佳给药方案,以期用最小成本获得最大效果。

5. 有助于患者正确选择药物。随着患者的自我保健意识的逐步增强,越来越多的患者将会自己到医药商店选择和购买药品,对药品信息的需求将会增加,尤其是药品的价格、效果和效果/成本性价比,药物经济学可满足这方面的需要。

6. 有助于药品科研、生产和经营单位研制、生产和销售既能满足社会人群防病治病需要又能保证自身利益的药品。

第二十一章 常用医学检测指标及其临床意义

临床医学检测指标是疾病诊断的重要依据,也是疾病治疗过程中需要密切监控的指标。药师在处方调配和药学服务过程中,了解患者实验室检查的情况,有助于与医师沟通和对患者用药指导;在参与设计临床药物治疗方案时,要善于学习和掌握常用医学检测的基础数据,并了解其指标的主要临床意义,以便与医师沟通,观察疾病的病理状态和进程,对药物治疗方案和疾病的监测指标作出判断,提高疗效和减少药品不良反应的发生概率。因此,药师、临床药师学习和掌握常用临床医学检测指标及其临床意义十分重要。

临床医学检测的最终目的是衡量受检测标本的结果为正常或异常,因此,各种检验项目都应有判断标准,即正常值或正常范围。所谓"正常值"是从正常人测得的值,但目前对"正常人"尚无确定的定义和概念,现都采用参考值和参考范围。由于参考值和参考范围是应用统计方法而获得,各医疗单位使用的方法和仪器不同,可能有不尽一致的参考值。因而对于临床检测结果,需要结合临床症状和药物治疗综合评价。

影响检验结果的因素:

1. 病人个体差异 包括生理因素,例如人种、民族、性别、年龄、妇女月经期和妊娠、精神状态、采集标本时间等;生活习惯,例如运动、体位、进食或禁食、吸烟、饮酒和咖啡饮料等。

2. 检验标本的采集和处理等因素。

3. 药物影响 主要是药物的体内作用对检验结果的影响。分析检验结果时应考虑所服用的药物可能对检测值的影响。

第一节 血液一般检测

血液是在中枢神经的调节下由循环系统流经全身各器官的红色黏稠液体,血液在血管内流动而形成血流,具有输送营养、氧气、抗体、激素和排泄废物及调节水分、体温、渗透压、酸碱度等功能。一般成人的血液占体重的 $8\%\sim9\%$,总量为 5 000~6 000 ml,血液的 pH 为 7.35~7.45,比重为 1.050~1.060。

血液的成分可分为血浆(无形成分)和细胞(有形成分)两大部分。血浆为去细胞后的液体部分,占血液总量的 $55\%\sim60\%$。血浆中除去 $91\%\sim92\%$ 的水分外,还包括蛋白质、葡萄糖、无机盐、酶、激素等;而血细胞在正常情况下主要包括红细胞、白细胞、粒细胞、淋巴细胞、血小板等。血液一般检查的内容通常包括红细胞、白细胞、血红蛋白及血小板等参数的检测。

一、白细胞计数

白细胞是无色有核细胞,正常的外周血液中常见有中性粒细胞、嗜酸性粒细胞、嗜碱性粒细胞、淋巴细胞和单核细胞。

【参考值】

(1) 成人末梢血:$(4.0 \sim 10.0) \times 10^9/L$。

(2) 成人静脉血:$(3.5 \sim 10.0) \times 10^9/L$。

(3) 新生儿:$(15.0 \sim 20.0) \times 10^9/L$。

(4) 6个月～2岁儿童:$(5.0 \sim 12.0) \times 10^9/L$。

【临床意义】

1. 白细胞减少 白细胞总数低于正常值(成人为 $4.0 \times 10^9/L$)。

(1) 疾病:常见于流行性感冒、麻疹、粒细胞缺乏症、再生障碍性贫血、白血病等疾病。

(2) 药物影响:应用磺胺药、解热镇痛药、部分抗生素、抗甲状腺制剂、抗肿瘤药等。

(3) 特殊感染:如革兰阴性菌感染(伤寒、副伤寒)、结核分枝杆菌感染、病毒感染(风疹、肝炎)、寄生虫感染(疟疾)。

(4) 其他:放射线、化学品(苯及其衍生物)等的影响。

2. 白细胞增多 白细胞总数高于正常值(成人为 $10 \times 10^9/L$)。

(1) 生理性:常见于月经前、妊娠、分娩、哺乳期妇女、剧烈运动、兴奋激动、饮酒、餐后。新生儿及婴儿明显高于成人。

(2) 病理性:主要见于各种细菌感染(尤其是金葡菌、肺炎链球菌等化脓菌感染)、慢性白血病、恶性肿瘤、尿毒症、糖尿病酮症酸中毒以及有机磷农药中毒。

(3) 药物影响:催眠药等化学药的急性中毒。

影响白细胞计数的因素较多,其总数高于或低于正常值均为异常现象,必要时应结合白细胞分类计数和白细胞形态等指标综合判断。

二、白细胞分类计数

白细胞是一个"大家族",正常血液中白细胞以细胞质内有无颗粒而分为有粒和无粒两大类,前者粒细胞根据颗粒的嗜好性分为中性、嗜酸性、嗜碱性三种,后者包括单核细胞、淋巴细胞。每类细胞的形态、功能、性质各异。

(一)中性粒细胞

中性粒细胞为血液中的主要吞噬细胞,在白细胞中占的比例最高,在急性感染中起重要作用,具有吞噬和杀灭病毒、疟原虫、隐球菌、结核分枝杆菌等作用。

【参考值】

5种白细胞正常百分数和绝对值见表 21-1。

表 21-1 种白细胞正常百分数和绝对值

细胞类型	百分数(%)	绝对值($\times 10^9/L$)
中性粒细胞(N)		
杆状核(st)	0～5	0.04～0.5
分叶核(sg)	50～70	2～7

续　表

细胞类型	百分数(%)	绝对值(×10⁹/L)
嗜酸性粒细胞(E)	0.5～5	0.05～0.5
嗜碱性粒细胞(B)	0～1	0～0.1
淋巴细胞(L)	20～40	0.8～4
单核细胞(M)	3～8	0.12～0.8

【临床意义】

1. 中性粒细胞增多

(1) 急性感染:特别是化脓性感染(如金黄色葡萄球菌、溶血性链球菌等)。有局部感染(脓肿、疖肿、扁桃体炎、阑尾炎、中耳炎等)和全身感染(肺炎、丹毒、败血症、猩红热、白喉、急性风湿热)。

轻度感染:白细胞和中性粒细胞的百分率可增多。

中度感染:N>10.0×10⁹/L。

重度感染:N>20.0×10⁹/L,并伴明显的核左移。

应注意,在某些极重度感染时,白细胞总数不但不高,反而减低。

(2) 急性中毒:代谢紊乱所致的代谢性中毒,如糖尿病酮症酸中毒、尿毒症和妊娠中毒症、代谢性酸中毒;急性化学药物中毒,如急性铅、汞中毒、有机磷中毒等;生物性中毒,如昆虫毒、蛇毒、毒蕈中毒等,白细胞及中性粒细胞均可增多。

(3) 急性大出血:急性出血、急性溶血、手术后、恶性肿瘤、粒细胞白血病。

(4) 严重组织损伤及大量血细胞破坏:严重外伤、较大手术后、大面积烧伤、急性心肌梗死、血管栓塞及严重的血管内溶血后 12～36 h,白细胞总数及中性粒细胞可增多。

(5) 白血病、骨髓增殖性疾病及恶性肿瘤。

(6) 药物影响:安眠药过量中毒。

2. 中性粒细胞减少

(1) 感染:特别是革兰阴性杆菌感染,如伤寒、副伤寒等;某些病毒感染性疾病,如流感、病毒性肝炎、乙肝、水痘、风疹、巨细胞病毒感染;某些原虫感染,如疟疾、黑热病等。

(2) 血液系统疾病:再生障碍性贫血、非白血性白血病、恶性组织细胞病、巨幼细胞贫血、严重缺铁性贫血、阵发性睡眠性血红蛋白尿,以及骨髓转移癌等。

(3) 物理、化学因素损伤:X 线、γ 射线、放射性核素等物理因素;化学物质如苯、铅、汞等。

(4) 单核-吞噬细胞系统功能亢进:各种原因引起的脾脏肿大及功能亢进,如门脉性肝硬化、淋巴瘤等。

(5) 自身免疫性疾病:如系统性红斑狼疮等。

(6) 药物影响:如应用氯霉素、磺胺类药、抗真菌药、抗病毒病、部分非甾体抗炎药、苯二氮䓬类镇静药、抗癫痫药、抗精神病药、抗肿瘤药、抗糖尿病药及抗甲状腺药物等。

(二) 嗜酸性粒细胞

嗜酸性粒细胞具有变形运动和吞噬功能,可吞噬抗原抗体复合物或细菌。嗜酸性粒细胞可释放组胺酶,抑制嗜酸性粒细胞及肥大细胞中活性物质的合成与释放,或灭活上述物质。

【参考值】

0.5%～5%;绝对值(0.05～0.5)×10⁹/L。见表21-1。

【临床意义】

1. 嗜酸性粒细胞增多

(1)过敏性疾病:支气管哮喘、药物过敏、荨麻疹、食物过敏、血管神经性水肿、血清病等。

(2)寄生虫病:血吸虫病、蛔虫病、钩虫病、包囊虫病、血吸虫病、肺吸虫病、丝虫病、绦虫病等。

(3)皮肤病:如湿疹、天疱疮、疱疹样皮炎、真菌性皮肤病、剥脱性皮炎、银屑病等。

(4)血液病:如慢性粒细胞性白血病、嗜酸性粒细胞性白血病、淋巴瘤、多发性骨髓瘤、嗜酸性粒细胞肉芽肿等。

(5)某些恶性肿瘤:某些上皮系肿瘤,如肺癌等。

(6)某些传染病:急性传染病时,血中嗜酸性粒细胞大多减少,但猩红热时可以使嗜酸性粒细胞增多。

(7)药物影响:如应用罗沙替丁乙酸酯、咪达普利(ACEI),头孢拉定、头孢氨苄、头孢呋辛钠、头孢哌酮等头孢菌素类抗生素等。

(8)其他:风湿性疾病、脑垂体前叶功能减低症、肾上腺皮质功能减低症、过敏性间质性肾炎等。

2. 嗜酸性粒细胞减少

(1)疾病:常见于伤寒、副伤寒初期,大手术、烧伤等应激状态。

(2)药物影响:促皮质素、肾上腺皮质激素应用过量及应激反应,或坎地沙坦酯(ABR)、甲基多巴等。

(三)嗜碱性粒细胞

嗜碱性粒细胞无吞噬功能,颗粒中有许多生物活性物质,其中主要为肝素、组胺、慢反应物质、血小板激活因子等,在免疫反应中与 IgG 具有较强的结合力,结合了 IgG 的碱性粒细胞再次接触相应的过敏原时,发生抗原抗体反应,细胞发生脱颗粒现象,继而引起毛细血管扩张、通透性增加、平滑肌收缩、腺体分泌增加等变态反应。

【参考值】

0～1%;绝对值(0～0.1)×10⁹/L。见表21-1。

【临床意义】

1. 嗜碱性粒细胞增多

(1)过敏性疾病:过敏性结肠炎、药物、食物、吸入物超敏反应、红斑及类风湿关节炎等。

(2)血液病:慢性粒细胞白血病、嗜碱性粒细胞白血病,以及骨髓纤维化等。

(3)恶性肿瘤:特别是转移癌时嗜碱性粒细胞增多,其机制不清楚。

(4)创伤及中毒:脾切除术后,铅中毒、铋中毒以及注射疫苗后也可见增多。

(5)其他:有糖尿病,传染病,如水痘、流感、天花、结核等。

2. 嗜酸性粒细胞减少

（1）疾病：速发性过敏反应如荨麻疹、过敏性休克等。

（2）药物影响：见于促皮质素、肾上腺皮质激素应用过量及应激反应或促皮激素、坎地沙坦酯、甲基多巴等。

（四）淋巴细胞

淋巴细胞在免疫过程中具有重要作用，B淋巴细胞在抗原刺激下转化为浆细胞，分泌特异性抗体，参与体液免疫。

【参考值】

20%～40%；绝对值(0.8～4)×10⁹/L。见表21-1。

【临床意义】

1. 淋巴细胞增多

（1）感染性疾病：主要为病毒感染，如麻疹、风疹、流行性腮腺炎、传染性单核细胞增多症、感染性淋巴细胞增多症、病毒性肝炎、流行性出血热以及柯萨奇病毒、腺病毒、巨细胞病毒等感染，也可见于百日咳杆菌、结核杆菌、布鲁菌、梅毒螺旋体、弓形体等的感染。

（2）肿瘤：急性和慢性淋巴细胞白血病、淋巴瘤。

（3）急性传染病的恢复期。

（4）移植排斥反应：肾移植术后发生排斥反应时。

（5）血液病：急、慢性淋巴细胞性白血病，白血病性淋巴肉瘤等，可引起淋巴细胞计数绝对性增多；再生障碍性贫血、粒细胞缺乏症也可引起淋巴细胞百分率相对增多。

2. 淋巴细胞减少

主要见于肾上腺皮质激素、烷化剂、抗淋巴细胞球蛋白等的治疗以及放射线损伤、细胞免疫缺陷性疾病、丙种球蛋白缺乏症等。

3. 异形淋巴细胞

外周血中有时可见到形态变异的不典型淋巴细胞，称为异形淋巴细胞，正常人异形淋巴细胞不超过2%。

异形淋巴细胞增多：（1）感染性疾病；（2）药物过敏；（3）输血、血液透析或体外循环术后；（4）其他疾病如免疫性疾病、粒细胞缺乏症、放射治疗等。

（五）单核细胞

单核细胞具有活跃的变形运动和强大的吞噬功能，其进入组织后转化为巨噬细胞，除了能吞噬一般细菌、组织碎片、衰老的红细胞、细胞内细菌（结核分枝杆菌）外，尚可通过吞噬抗原，传递免疫信息，活化T、B细胞，在特异性免疫中起重要的作用。

【参考值】

3%～8%；绝对值(0.12～0.8)×10⁹/L。见表21-1。

【临床意义】

1. 单核细胞增多

（1）感染性疾病：感染性心内膜炎、伤寒、疟疾、黑热病、急性传染病的恢复期、活动性肺结核等。

（2）血液病：单核细胞性白血病、粒细胞缺乏症恢复期、多发性骨髓瘤、恶性组织细胞病、淋巴瘤、骨髓增生异常综合征等。

三、红细胞计数

红细胞是血液中数量最多的有形成分,其作为呼吸载体,能在携带和释放氧气至全身各个组织的同时运输二氧化碳,协同调节维持酸碱平衡和免疫黏附作用。免疫黏附作用可增强吞噬性白细胞对微生物的吞噬作用,消除抗原抗体复合物的作用,防止复合物在易感区域形成可能有害的沉淀物。

【参考值】

（1）成年男性:$(4.0\sim5.5)\times10^{12}/L$。

（2）成年女性:$(3.5\sim5.0)\times10^{12}/L$。

（3）新生儿:$(6.0\sim7.0)\times10^{12}/L$。

（4）儿童:$(3.9\sim5.3)\times10^{12}/L$。

【临床意义】

1. 红细胞及血红蛋白增多

（1）相对性增多:是因为血浆容量减少,使红细胞容量相对增加。见于连续性呕吐、反复腹泻、排汗过多、休克、多汗、大面积烧伤、慢性肾上腺皮质功能减退、甲状腺功能亢进危象、尿崩症、糖尿病酮症酸中毒等。

（2）绝对性增多:临床上称为红细胞增多症,按发病原因可分为继发性和原发性两类,原发性称为真性红细胞增多症。

① 继发性红细胞增多症:是血中红细胞生成素增多所致。a. 红细胞生成素代偿性增加:因血氧饱和度减低所引起。红细胞增多的程度与机体缺氧程度成正比。生理性红细胞生成素代偿性增加见于胎儿及新生儿、高原地区居民。病理性增加则见于严重的慢性心肺疾病,如阻塞性肺气肿、肺源性心脏病、发绀型先天性心脏病,以及携氧能力低的异常血红蛋白病等。b.红细胞生成素非代偿性增加:红细胞生成素增加是与某些肿瘤或肾脏疾病有关,如肾癌、肝细胞癌、卵巢癌、肾胚胎癌、肾上腺皮质腺瘤、子宫肌瘤以及肾盂积水、多囊肾等。

② 真性红细胞增多症:是一种原因不明的红细胞增多为主的骨髓增殖性疾病,目前认为是多能造血干细胞受累所致。

2. 红细胞及血红蛋白减少

（1）生理性减少:婴幼儿及15岁以前的儿童,红细胞及血红蛋白一般比正常成人约低10%～20%;部分老年人、妊娠中晚期均可使红细胞数及血红蛋白减少。

（2）病理性减少:见于各种贫血。根据贫血的病因和发病机制分为红细胞生成减少、红细胞破坏增多及红细胞丢失三大类。

① 造血物质缺乏:由营养不良或吸收不良引起,如慢性胃肠道疾病、酗酒、偏食等,引起铁、叶酸等造血物质不足,或蛋白质、铜、维生素C不足均可致贫血。

② 骨髓造血功能低下:原发性或由药物、放射等多种理化因素所致的再生障碍性贫血、白血病、癌症骨转移等,可抑制正常造血功能。

③ 红细胞破坏或丢失过多:如先天失血或后天获得性溶血性贫血、急慢性失血性贫血、出血等。

④ 继发性贫血：如各种炎症、结缔组织病、内分泌病。

四、血红蛋白

血红蛋白常被称为"血色素"，是组成红细胞的主要成分，承担着机体向器官、组织运输氧气和运出二氧化碳的功能。其增减的临床意义基本上与红细胞增减的意义相同，但血红蛋白能更好地反映贫血的程度。

血红蛋白是由珠蛋白和亚血红素组成的结合蛋白质，血红蛋白除能与氧结合形成氧合血红蛋白外，尚可与某些物质作用形成多种血红蛋白衍生物，在临床上可用以诊断某些变性血红蛋白症和血液系统疾病。如缺铁性贫血时，血红蛋白量减少程度较之红细胞减少程度明显；巨幼细胞性贫血时，则红细胞计数减少程度较之血红蛋白量减少程度明显。

【参考值】

(1) 男性：120～160 g/L。

(2) 女性：110～150 g/L。

(3) 新生儿：170～200 g/L。

【临床意义】

1. 血红蛋白量增多

(1) 疾病：慢性肺源性心脏病、发绀型先天性心脏病、真性红细胞增多症、高原病和大细胞高色素性贫血等。

(2) 创伤：大量失水、严重烧伤。

(3) 药物影响：应用对氨基水杨酸钠、伯氨喹、维生素 K、硝酸甘油等。

2. 血红蛋白量减少

(1) 出血：血红蛋白量减少的程度与红细胞相同，见于大出血、再生障碍性贫血、类风湿性关节炎及急、慢性肾炎所致的出血。

(2) 其他疾病：血红蛋白量减少的程度比红细胞减少严重，见于缺铁性贫血，由慢性和反复性出血引起，如胃溃疡、胃肠肿瘤、妇女月经量过多、痔疮出血等；红细胞减少的程度比血红蛋白量严重，见于大细胞高色素性贫血，如缺乏维生素 B_{12}、叶酸的营养不良性贫血及慢性肝病所致的贫血。

五、血小板计数

血小板是由骨髓中成熟巨核细胞的胞浆脱落而来，每天产生的量相当于每升血液中增加 $35×10^9$ 个，其寿命仅有 7～14 天。血小板的主要作用有：①对毛细血管的营养和支持作用；②通过黏附、聚集与释放反应，在伤口处形成白色血栓而止血；③产生多种血小板因子，参与血液凝固，形成血栓而进一步止血；④释放血小板收缩蛋白使纤维蛋白网发生退缩，促进血液凝固。血小板在一日内的不同时间可相差 6%～10%。

【参考值】

$(100～300)×10^9/L$。

【临床意义】

1. 血小板减少（低于 $100×10^9/L$）

(1) 血小板生成减少：可见于血小板的生成障碍、再生障碍性贫血、放射性损伤、各种急性白血病、巨幼细胞性贫血、骨髓纤维化晚期等。

（2）血小板破坏或消耗增多：如原发性血小板减少性紫癜、系统性红斑狼疮、恶性淋巴瘤、上呼吸道感染、风疹、新生儿血小板减少症、输血后血小板减少症、弥散性血管内凝血、先天性血小板减少症等。

（3）血小板分布异常：如脾肿大、血液被稀释（输入大量库存血或大量血浆）。

（4）药物影响：药物中毒或过敏引起。如甲砜霉素有骨髓抑制作用，可引起血小板减少；抗血小板药噻氯匹定、阿司匹林也可引起血小板减少；应用某些抗肿瘤药、抗生素、磺胺药、细胞毒性药可引起血小板减少。

2. 血小板增多（超过 $400 \times 10^9/L$）

（1）疾病：见于原发性血小板增多症、慢性粒细胞性白血病、真性红细胞增多症、多发性骨髓瘤、骨髓增生病、类白血病反应、霍奇金病、恶性肿瘤早期、溃疡性结肠炎等。

（2）创伤：急性失血性贫血、脾摘除术后、骨折、出血后，可见一过性血小板增多。

六、红细胞沉降率

红细胞沉降率也称血沉，是指红细胞在一定的条件下在单位时间内的沉降距离。红细胞的密度大于血浆密度，在地心引力的作用下产生自然向下的沉力。一般说来，除一些生理性因素外，凡体内有感染或坏死组织的情况，血沉就可加快，提示有病变的存在。

【参考值】

法魏氏法（Westergren）

男：0～15mm/1 h 末。

女：0～20 mm/1 h 末。

【临床意义】

1. 红细胞沉降率（血沉）增快

（1）生理性增快：见于 12 岁以下儿童、60 岁以上的老人、女性月经期、妊娠 3 个月以上的（至分娩后 3 周内）血沉加快，可能与生理性贫血或纤维蛋白原含量增加有关。

（2）病理性增快

① 各种炎症疾病：风湿病、结核病、急性细菌性感染所致的炎症，因纤维蛋白原及免疫球蛋白增加，血沉明显加快。

② 组织损伤及坏死：心肌梗死时于发病后 1 周可见血沉增快，而心绞痛时血沉多正常。较大的手术或创伤可致血沉加速，多于 2～3 周恢复正常。

③ 恶性肿瘤：迅速增长的恶性肿瘤血沉增快，而良性肿瘤血沉多正常。

④ 各种原因导致血浆球蛋白增高：如多发性骨髓瘤、慢性肾炎、肝硬化、系统性红斑狼疮、巨球蛋白血症、亚急性细菌性心内膜炎等。

⑤ 其他：部分贫血患者，动脉粥样硬化、糖尿病、肾病综合征、黏液水肿等患者，血中胆固醇高，血沉亦见加快。

2. 红细胞沉降率（血沉）减慢

主要见于红细胞数量明显增多及纤维蛋白原含量明显降低时，如相对性及真性红细胞增多症及弥散性血管内凝血（DIC）晚期。

第二节　尿液检测

尿液是血液经过肾小球滤过、肾小管和收集管重吸收和排泌所产生的终末代谢产物,尿液的组成和性状可反映机体的代谢状况并受机体各系统功能状态的影响。正常成人尿量为1 000～2 000 ml/24 h;儿童每小时 3～4 ml/kg。其中 97％为水分,而在 3％的固体物质中,主要含有有机物(尿素、尿酸、肌酐等蛋白质代谢产物)和无机物(氯化钠、磷酸盐、硫酸盐、铵盐等)。

尿量的多少主要取决于肾小球滤过率和肾小管的重吸收,正常人的尿量变化幅度较大,可能与饮水量和排汗量有关。正常尿液常为黄色或淡黄色,清澈透明,新鲜尿液呈弱酸性。

尿液检测不仅对泌尿系统疾病的诊断、疗效观察有参考价值,对其他系统的疾病诊断、预后判断也有重要参考价值。

1. 泌尿系统疾病的诊断与疗效观察　泌尿系统的感染、结石、结核、肿瘤、血管及淋巴管病变、肾移植排斥反应及肾衰竭时,尿液成分发生变化,治疗好转后,尿液检测相应指标也有改善。因此,尿液检测是泌尿系统疾病诊断的首选项目。

2. 其他系统疾病的诊断　尿液来自血液,凡引起血液成分改变的疾病均可致尿液成分的变化。如糖尿病、急性胰腺炎、肝炎、溶血性疾病等在尿液中的代谢物也有所改变。

3. 用药监护　某些具有肾毒性或治疗指数窄的药物,如氨基糖苷类的庆大霉素、卡那霉素以及磺胺类药,多黏菌素 B 等,可以引起肾的损害,故用药前及用药过程中需观察尿液的变化,可指导药品不良反应的防范与治疗。

一、尿液的酸碱度

正常的尿液呈中性或弱酸性,尿液 pH 改变可受疾病、用药和饮食的影响。尿液酸碱度反映了肾脏维持血浆和细胞外液正常氢离子浓度的能力,人体代谢活动所产生的非挥发性酸,如硫酸、磷酸、盐酸及少量丙酮酸、乳酸、枸橼酸和酮体等,主要以钠盐形式由肾小管排出,而碳酸氢盐则重吸收。肾小管分泌氢离子,与肾小球滤过的钠离子交换,因此,肾小球滤过率及肾血流量可影响尿酸碱度。

【参考值】

pH 约 6.5,波动在 4.5～8.0 之间。晨尿 pH 5.5～6.5。

【临床意义】

由于饮食结构的影响,尿液酸碱度可有较大的生理性变化,肉食为主者尿液偏酸性,素食为主者尿液偏碱性。

1. 尿酸碱度降低

(1) 疾病:代谢性或呼吸性酸中毒、糖尿病酮症酸中毒、痛风、高热、尿酸盐和胱氨酸结石、尿路结核、肾炎、低钾性的代谢性碱中毒,严重腹泻及饥饿状态。

(2) 药物影响:应用酸性药物,如维生素 C、氯化铵等,使尿液 pH 降低。

2. 尿酸碱度增高

(1) 疾病:代谢性或呼吸性碱中毒、感染性膀胱炎、长期呕吐、草酸盐和磷酸盐结石症、肾小管性酸中毒。

（2）药物影响：应用碱性药物，如碳酸氢钠、乳酸钠、氨丁三醇或应用利尿剂等，使尿液pH增高。

（3）药物干预：尿 pH 可作为用药的一个指标，用氯化铵酸化尿液，可促使碱性药物中毒时从尿中排出，而用碳酸氢钠碱化尿液，可促使酸性药物中毒时从尿中排出。

二、尿液的比重

尿比重系指在 4℃时尿液与同体积纯水的重量之比。在正常情况下，人体为维持体液和电解质的平衡，通过肾脏排出水分和多种固体物质进行调节。尿比重数值的大小取决于尿液中溶解物质（尿素、氯化钠）的浓度，其中尿素主要反映食物中蛋白质的含量，氯化钠反映盐的含量。

【参考值】

成人在 1.015～1.025 之间，晨尿最高，一般大于 1.020；新生儿在 1.002～1.004 之间，婴幼儿尿比重偏低。

【临床意义】

1. 尿比重增高　急性肾小球肾炎、心力衰竭、糖尿病、蛋白尿、高热、休克、腹水、周围微循环衰竭、泌尿系统梗阻、妊娠中毒症或脱水等。

2. 尿比重降低　慢性肾炎、慢性肾功能不全、慢性肾盂肾炎、肾小球损害性疾病、急性肾衰多尿期、尿毒症多尿期、结缔组织病、尿崩症、蛋白质营养不良、恶性高血压、低钙血症，以及肾性或原发性、先天性或获得性肾小管功能异常等。

三、尿蛋白检查

正常人 24 小时尿液中的尿蛋白含量极微，应用一般定性方法常检测不出。但当人体肾脏的肾小球通透能力亢进（肾炎）或血浆中低分子蛋白质过多，蛋白质进入尿液中，超过肾小管的重吸收能力，便会出现蛋白尿。此外，当近曲小管上皮细胞受损，重吸收能力降低或丧失，也会产生蛋白尿。

【参考值】

尿蛋白定性试验阴性；定量 20～130 mg/24 h（平均 40 mg/24 h），成人上限 150～200 mg/24 h（非糖尿病人），下限 10 mg/24 h。尿清蛋白 30 mg/24 h。超过以上标准称蛋白尿。

【临床意义】

1. 生理性蛋白尿　指泌尿系统无器质性病变，尿内暂时出现蛋白质，程度较轻，持续时间短，诱因解除后消失。如有剧烈运动、发热、低温刺激、精神紧张可导致，妊娠期妇女也会有轻微蛋白尿。

2. 病理性蛋白尿　因各种肾脏及肾外疾病所致的蛋白尿，多为持续性蛋白尿。

（1）肾小球性蛋白尿：见于急性和慢性肾小球肾炎、肾盂肾炎、肾病综合征、肾肿瘤、糖尿病肾小球硬化症、狼疮性肾炎、过敏性紫癜性肾炎、肾动脉硬化、肾静脉血栓形成、心功能不全、高血压、妊娠高血压综合征等。

（2）肾小管性蛋白尿：通常以低分子量蛋白质为主，常见于活动性肾盂肾炎、间质性肾炎、肾小管性酸中毒、肾小管重金属(汞、铅、镉)中毒、药物(如庆大霉素、多黏菌素 B)及肾移植术后。

(3) 混合性蛋白尿:肾小球、肾小管同时受损所致的蛋白尿。见于肾小球肾炎或肾盂肾炎后期,以及可同时累及肾小球和肾小管的全身性疾病,如糖尿病肾病、系统性狼疮性肾炎等。

(4) 溢出性蛋白尿:肾脏正常,而血液中有多量异常蛋白质。见于溶血性贫血和挤压综合征、多发性骨髓瘤、浆细胞病等。

(5) 药物影响:某些具有肾毒性的药物可能引致肾毒性蛋白尿,如氨基糖苷类抗生素(庆大霉素)、多肽类抗生素(多黏菌素)、抗肿瘤药(甲氨蝶呤)、抗真菌药(灰黄霉素)、抗精神病药(氯丙嗪)等。

(6) 假性蛋白尿:常见于肾以下尿道疾病,如泌尿系统感染(膀胱炎、尿道炎)、尿道出血及尿内渗入阴道分泌物等。

四、尿糖(尿葡萄糖检查)

尿液中糖类主要为葡萄糖,在正常情况下含量极微,用一般检测方法呈阴性反应。尿液中出现葡萄糖取决于血糖水平、肾小球滤过葡萄糖速度、近端肾小管重吸收葡萄糖速度和尿流量。通常人尿糖值为 $0.1\sim0.3$ g/24 h 或 $50\sim150$ mg/L。当血糖阈值超过肾阈值或肾阈降低时,肾小球滤过葡萄糖量超过肾小管重吸收的最大能力时,则出现糖尿。

【参考值】

尿糖定性试验阴性,定量为 $0.56\sim5.0$ mmol/24 h 尿。

【临床意义】

当血糖浓度超过 8.88 mmol/L(160 mg/L),尿中尿糖量增高,临床上称此时的血糖水平为肾阈值,可看作是部分肾单位重吸收功能达到饱和时的血糖浓度。葡萄糖尿可因:①糖代谢异常使血糖升高超过了肾阈值;②血糖虽未升高但肾糖阈降低致肾性糖尿。

1. 血糖增高性糖尿

(1) 糖尿病。

(2) 内分泌疾病:如柯兴综合征(库欣综合征,又称皮质醇增多症)、甲状腺功能亢进、嗜铬细胞瘤、肢端肥大症等。

(3) 其他:肝硬化、胰腺炎、胰腺癌等。

2. 血糖正常性糖尿

血糖浓度正常,肾阈值下降产生的糖尿,又称肾性糖尿,常见于慢性肾炎、肾病综合征、间质性肾炎等。

3. 暂时性糖尿

(1) 生理性糖尿:健康人短时间内过量进食糖类或静脉注射大量的葡萄糖后可一过性血糖升高,尿糖阳性。

(2) 应激性糖尿:见于颅脑外伤、脑出血、急性心肌梗死患者,肾上腺素或胰高血糖素分泌过多或延脑血糖中枢受到刺激等。

4. 其他糖尿

乳糖、半乳糖、果糖、甘露糖及一些戊糖等,进食过多或体内代谢失调使血中浓度升高时,可出现相应的糖尿。

5. 假性糖尿

（1）体内还原性代谢物影响：正常人体具有还原性的代谢物经尿排泄,如尿酸、葡萄糖醛酸等,可使班氏定性试验呈假阳性。

（2）药物影响：一些随尿液排出的药物,如异烟肼、链霉素、水杨酸、阿司匹林等,可使班氏定性试验呈假阳性。

五、尿胆红素

胆红素是血红蛋白的降解产物,在正常尿液中不含有胆红素,尿胆红素的检出是显示肝细胞损伤和鉴别黄疸的重要指标,在诊断和预后上有重要意义。

【参考值】

尿胆红素定性试验阴性,定量≤2 mg/L。

【临床意义】

1. 肝细胞性黄疸　病毒性肝炎、肝硬化、酒精性肝炎、药物性肝损伤。

2. 阻塞性黄疸　如化脓性胆管炎、胆囊结石、胆道肿瘤、胰腺肿瘤、原发性肝癌、手术创伤所致的胆管狭窄等。

3. 药物影响　某些药物致胆汁淤滞引起黄疸。

4. 药物干扰检测　某些药物或药物代谢物导致假阳性,如磺胺类药、氯丙嗪等;服用大量维生素 C(250 mg/L 以上)、硝酸盐过多可出现假阴性。

六、尿胆原

尿胆原是结合胆红素从肝脏排泄进入直肠后,在小肠下部和结肠经细菌的还原作用后生成的物质。一部分尿胆原进入肝肠循环,其中仅有少量进入血液循环,又经肾脏排入尿液中,正常人体尿液含有少量的尿胆原。

【参考值】

尿胆原定性试验阴性或弱阳性,定量≤10 mg/L。

【临床意义】

1. 尿胆原增多

（1）肝细胞性黄疸和溶血性黄疸：如病毒性肝炎、药物性肝炎、中毒性肝炎、肝硬化、肝淤血、酒精性肝炎。

（2）其他疾病：顽固性便秘、肠梗阻、发热、溶血性贫血、充血性心衰、巨幼细胞性贫血等。

2. 尿胆原减少或缺如

（1）阻塞性黄疸：胆总管结石。

（2）其他疾病：由于肿瘤(胰头癌)压迫所致的阻塞性黄疸,尿胆原可进行性减少直至消失;但在肝细胞性黄疸期,也可因胆红素肝肠循环受阻,使尿胆原生成减少,因而尿胆原阴性。

（3）药物影响：大量口服肠道抗菌药物可抑制结肠细菌,致尿胆原生成减少,使粪胆原和尿胆原排出减少。

七、尿液隐血

尿液中如混合有 0.1% 以上血液时,肉眼可观察到血尿,血液量在 0.1% 以下时,仅能通过潜血反应发现。尿液隐血反映尿液中的血红蛋白和肌红蛋白,正常人尿液中不能测出。

（一）尿血红蛋白

【参考值】

尿试纸条法测隐血:尿血红蛋白阴性。

【临床意义】

尿血红蛋白阳性的原因可能有:

(1) 创伤:心瓣膜手术、严重烧伤、剧烈运动、肌肉和血管组织严重损伤等。

(2) 疾病:肾炎、肾结石、肿瘤、感染、疟疾、经尿道前列腺切除术,可引起阵发性尿血红蛋白尿及引起血尿;微血管性溶血性贫血;溶血性尿毒症、肾皮质坏死。

(3) 药物影响:应用阿司匹林、磺胺类药、伯氨喹、硝基呋喃类、万古霉素、卡那霉素、吲哚美辛、秋水仙碱、吡罗昔康等。

（二）尿肌红蛋白

【参考值】

尿试纸条法测隐血:尿肌红蛋白阴性。

【临床意义】

(1) 创伤:挤压综合征、电击伤、烧伤、手术创伤及痉挛。

(2) 疾病:原发性肌肉疾病,如肌肉萎缩、皮肌炎及多发性肌炎、肌营养不良;局部缺血性肌红蛋白尿,如心肌梗死、动脉阻塞;代谢性疾病,如肌糖原累积病、糖尿病酸中毒。

(3) 中毒:酒精、药物(两性霉素、海洛因、巴比妥类)中毒。

八、尿沉渣白细胞

正常成人的尿液中可有少数白细胞,超过一定数量时则为异常,白细胞尿中,多为炎症感染时出现的中性粒细胞,已发生退行性改变,又称为脓细胞。尿沉渣白细胞是检测离心尿沉淀物中白细胞的数量。结果以白细胞数/高倍视野（WBC/HPF）或白细胞数/微升（WBC/μl）表示。

【参考值】

干化学试带法:阴性。

镜检法:正常人混匀一滴尿 WBC:0～3/HPF。

离心尿 WBC:0～5/HPF。

混匀尿全自动尿有形成分分析仪法:

男性 WBC:0～12/μl。

女性 WBC:0～26/μl。

【临床意义】

尿中白细胞增多见于泌尿系统感染、慢性肾盂肾炎、膀胱炎、前列腺炎。女性白带混入尿液时,也可发现较多的白细胞。另由药品所致的过敏反应,尿中会出现多量嗜酸性粒细胞。

九、尿沉渣管型

尿沉渣管型是尿液中的蛋白在肾小管内聚集而成,尿液中出现管型是肾实质性病变的证据。常见的管型种类有:透明管型、细胞管型(白细胞、红细胞、上皮细胞)、颗粒管型、蜡样管型、脂肪管型和细菌管型。

【参考值】

镜检法:0 或偶见(0~1/HPF 透明管型)。

【临床意义】

尿沉渣管型异常的原因可能有:

(1) 急性肾小球肾炎:可见较多透明管型及颗粒管型,还可见红细胞管型。

(2) 慢性肾小球肾炎:可见较多细、粗颗粒管型,也可见透明管型,偶见脂肪管型、蜡样管型和宽大管型。

(3) 肾病综合征:常见有脂肪管型,容易见细、粗颗粒管型,也可见有透明管型。

(4) 急性肾盂肾炎:少见有白细胞管型,偶见有颗粒管型。

(5) 慢性肾盂肾炎:可见较多白细胞管型、粗颗粒管型。

(6) 药物影响:应用多黏菌素、磺胺嘧啶、磺胺甲噁唑、顺铂等药物所致。

十、尿沉渣结晶

尿沉渣中的无机沉渣物主要为结晶体,多来自食物和盐类代谢的结果。正常人尿沉渣中的磷酸盐、尿酸盐、草酸盐最为常见,一般临床意义不大。而有些结晶具有重要的临床意义。

【参考值】

正常的尿液中有少量磷酸盐、草酸盐和尿酸盐等结晶。

【临床意义】

尿沉渣结晶异常的原因可能有:

(1) 磷酸盐结晶常见于 pH 碱性的感染尿液。

(2) 大量的尿酸和尿酸盐结晶提示核蛋白更新增加,特别是在白血病和淋巴瘤的化疗期间,如发现有 X 线可透性结石并伴血清尿酸水平增高,则为有力的证据。

(3) 尿酸盐结晶常见于痛风。

(4) 大量的草酸盐结晶提示严重的慢性肾病,或乙二醇、甲氧氟烷中毒。草酸盐尿增加提示有小肠疾病及小肠切除后食物中草酸盐吸收增加。

(5) 胱氨酸结晶可见于胱氨酸尿的患者,某些遗传病、肝豆状核变性可伴随有胱氨酸结石。

(6) 酪氨酸和亮氨酸结晶常见于有严重肝病的患者尿液中。

(7) 胆红素结晶见于黄疸、急性肝萎缩、肝癌、肝硬化、磷中毒等患者的尿液中;脂肪醇结晶见于膀胱尿潴留、下肢麻痹、慢性膀胱炎、前列腺增生、慢性肾盂肾炎患者的尿液中。

(8) 药物影响:服用磺胺药、氨苄西林、巯嘌呤、扑痫酮等药,可出现结晶尿。

十一、酮体

酮体包括乙酰乙酸、β-羟丁酸、丙酮,是体内脂肪酸氧化的中间产物,酮体在肝脏产生,由血液运至肝外组织利用。在其他组织中氧化生成 CO_2 和 H_2O,但在正常人体中极少有酮体。在某些生理和病理情况下,如剧烈运动、饥饿、妊娠呕吐、应激状态和糖尿病时,由于脂肪动员加速,肝对脂肪酸氧化不全,尿酮生成增加,引起血酮过多而出现酮尿。

【参考值】

一般检查法为阴性,酮体定量(以丙酮计)0.34～0.85 mmol/24 h(20～50 mg/24 h)。

【临床意义】

1. 糖尿病性酮尿 糖尿病患者一旦有酮尿出现,即提示有酮症酸中毒,并为发生酮中毒性昏迷的前兆。尿液中排出大量酮体,常早于血液中酮体的升高。严重糖尿病酮症时,尿中酮体可达 6 g/24 h。如患者已服用降糖灵,血糖已正常却仍有酮尿时,可能为血糖不高性酮症,因降糖灵具有抑制细胞呼吸的作用,使脂肪代谢氧化不全所致。

2. 非糖尿病酮尿 婴儿或儿童可因发热、呕吐、腹泻,未能进食等出现酮体;新生儿如有严重酮症酸中毒应疑为遗传性代谢性疾病;妊娠妇女可因严重妊娠反应、剧烈呕吐、重症子痫不能进食、消化吸收障碍等酮体阳性。也可见于低糖性食物、禁食、呕吐、甲状腺功能亢进、恶病质、麻醉后、糖原累积病、活动性肢端肥大症及生长激素、肾上腺皮质激素、胰岛素分泌过度等。另外,伤寒、麻疹、猩红热、肺炎等疾病与氯仿、乙醚、磷中毒也可见尿酮体阳性反应。

十二、尿肌酐

尿肌酐是体内肌酸代谢的最终产物,是脱水缩合物。由于肌酸经非酶促反应脱水生成后绝大部分由肾小球滤出,肾小管不重吸收,排泄至尿液中,人体每日的肌酐排出量较为恒定。

【参考值】

男性:7～18 mmol/24 h 尿。

女性:5.3～16 mmol/24 h 尿。

儿童:71～195 μmol/24 h 尿。

婴儿:88～177 μmol/24 h 尿。

【临床意义】

1. 尿肌酐病理性增加

(1) 消耗性疾病:伤寒、斑疹伤寒、破伤风等。

(2) 内分泌与代谢系统疾病:肢端肥大症、糖尿病、甲状腺功能减退等。

(3) 药物影响:维生素 C、左旋多巴、甲基多巴等。

2. 尿肌酐病理性减少

(1) 疾病:严重进行性肌萎缩、进行性肌营养不良、贫血、瘫痪、进行性肾病、硬皮病、甲状腺功能亢进等。

(2) 药物影响:服用雄激素、噻嗪类药等。

(3) 其他:碱中毒、肾衰竭等。

十三、尿尿酸

尿酸为体内嘌呤类代谢分解产物,人体尿酸来自体内细胞核蛋白分解代谢(内源性占80%)和食物的分解代谢(外源性占 20%)过程,尿酸具有酸性,以钾、钠盐的形式从尿液中排出。

【参考值】

2.4～5.9 mmol/24 h 尿。

【临床意义】

1. 尿酸增高

(1) 疾病:痛风,或组织大量破坏、核蛋白分解过度,如肺炎、子痫等;肾小管重吸收障碍,如肝豆状核变性,此类疾病血尿酸减少,尿尿酸增多。

(2) 核蛋白代谢增强:如粒细胞性白血病、骨髓细胞增生不良、溶血性贫血、恶性贫血、红细胞增多症、甲状腺功能亢进、一氧化碳中毒、牛皮癣等。

(3) 生理性:食用高嘌呤食物、木糖醇摄入过多、剧烈运动、禁食。

(4) 药物影响:肾小管重吸收障碍,使用促皮质激素与肾上腺皮质激素,导致血尿酸减少,尿尿酸增多。

2. 尿酸减少

(1) 疾病:肾功能不全、痛风发作前期。

(2) 饮食:高糖、高脂肪饮食。

十四、尿淀粉酶

尿淀粉酶催化淀粉分子中葡萄糖苷水解,产生糊精、麦芽糖或葡萄糖,故又称为 α 淀粉酶,主要由胰腺分泌,称为淀粉酶;另一种由唾液腺分泌,称为唾液淀粉酶。

【参考值】

淀粉酶活性 Somogyi 法＜1 000 U/L。

【临床意义】

1. 尿淀粉酶增高　急性胰腺炎发作期尿淀粉酶活性上升稍晚于血清淀粉酶,且维持时间稍长;胰头癌、流行性腮腺炎、胃溃疡穿孔也可见尿淀粉酶上升。

2. 尿淀粉酶减少　见于重症肝病、严重烧伤、糖尿病等。

十五、尿溶菌酶

溶菌酶是一种小相对分子质量(1.4 万～1.5 万)的碱性蛋白水解酶,具有溶解某些细菌的作用。从肾小球滤过后经肾小管全部重吸收或被分解,故正常人尿中含量极微。

【参考值】

尿液中浓度为 0～2 mg/L。

【临床意义】

1. 尿溶菌酶升高

(1) 肾小管疾病如炎症、中毒时,因肾小管损害重吸收减少,尿溶菌酶升高。

(2) 慢性肾小球肾炎、慢性肾衰竭。

(3) 急性单核细胞白血病时,血清尿溶菌酶含量增加,超过肾小管重吸收的能力,尿溶菌酶可升高。

(4) 重金属(汞、镉)、抗生素中毒所致的肾小管坏死、急性肾小管坏死。

(5) 泌尿系统感染时溶菌酶升高,但治愈后即正常,是尿路感染的早期诊断指标。

2. 判断预后 急性肾小管坏死时,尿溶菌酶升高,若逐渐升高并持续不下降,则肾小管功能恢复较差。

第三节 粪 便 检 查

人每日约有 500~1 000 ml 食糜残渣进入结肠,其中含水分 3/4,剩余的 1/4 为固体成分,水分和电解质大部分在结肠上半段吸收。

一、粪隐血

一般情况下,粪便中无可见红细胞,结果通常为阴性。

【参考值】

粪隐血试验阴性。

【临床意义】

1. 粪隐血试验阳性

(1) 消化道性溃疡:胃、十二指肠溃疡患者的隐血阳性率可达 55%~77%,可呈间歇性阳性,虽出血量大但非持续性。

(2) 消化道肿瘤:胃癌、结肠癌患者的隐血阳性率可达 87%~95%,出血量小但呈持续性。

(3) 其他疾病:急性胃黏膜病变、门静脉高压充血性胃病、钩虫病、肠结核、炎症性肠病及流行性出血热等。

2. 粪隐血试验假阳性

(1) 食物影响:动物血、肉类、肝脏及含过氧化物酶类的食物如苹果、柑橘、香蕉、白菜等可引起假阳性。

(2) 药物影响:铁剂、阿司匹林、萝芙木类和某些抗生素类药物等可引起假阳性。

3. 粪隐血试验假阴性 口服维生素 C 可使粪隐血试验呈假阴性。

二、粪胆原

粪胆原大部分在结肠被氧化为尿胆素而被排出体外,正常粪便中检查呈阳性反应。但在测定中应结合粪胆素、尿胆原、尿胆红素定性实验及血胆红素等,以有效鉴别诊断黄疸的性质。

【参考值】

粪胆原定性阴性,粪胆原定量 68~473μmol/24 h。

【临床意义】

1. 粪胆原增加 在溶血性黄疸时明显增加,也可见于阵发性睡眠性血红蛋白尿症。

2. 粪胆原减少 在阻塞性黄疸时明显减少,在肝细胞性黄疸时可增加或减少。

三、胆红素

胆红素是胆色素的一种,它是人胆汁中的主要色素,呈橙黄色。它是体内铁卟啉化合物的主要代谢产物,有毒性,可造成大脑和神经系统不可逆的损害,但也有抗氧化剂功能,可以抑制亚油酸和磷脂的氧化。胆红素是临床上判定黄疸的重要依据,也是肝功能的重要指标。

【参考值】

胆红素定性试验阴性。

(1) 总胆红素:0~26 μmol/L。

(2) 直接胆红素:0~7 μmol/L。

(3) 间接胆红素:0~19 μmol/L。

【临床意义】

1. 胆红素定性试验阳性

(1) 婴幼儿的正常肠道菌群尚未完善时或成人应用广谱抗生素后,或肠蠕动亢进时,肠腔中胆红素未能被肠道菌群全部还原即从粪便排出,粪便呈深红色。

(2) 溶血性黄疸时增加。

(3) 胆汁淤积性黄疸时减少,甚至消失。

2. 总胆红素、直接胆红素增高 肝内及肝外阻塞性黄疸,胰头癌,毛细胆管型肝炎及其他胆汁瘀滞综合征等。

3. 总胆红素、间接胆红素增高 溶血性贫血,血型不合输血,恶性疾病,新生儿黄疸等。

4. 总胆红素、直接胆红素、间接胆红素都增高 急性黄疸型肝炎,慢性活动性肝炎,肝硬化,中毒性肝炎等。

5. 间接胆红素偏高,体内的红细胞破坏过多,会使肝脏不能完全把间接胆红素转化为直接胆红素,导致体内间接胆红素偏高。引起间接胆红素偏高常见原因有溶血性贫血、输血时血型不合、新生儿黄疸等。

6. 直接胆红素偏高,若肝细胞受损,胆红素不能正常转化为胆汁,或是胆汁排泄受阻,都会引起直接胆红素偏高。引起直接胆红素偏高的常见病因有肝内及肝外阻塞性黄疸、胰头癌、毛细胆管型肝炎及其他胆汁淤滞综合征等。

第四节 肝功能检查与乙型肝炎血清学检查

肝脏是人体内最大的实质性腺体,具有十分重要和复杂的生理功能。首先是人体内各种物质代谢和加工的中枢,把门静脉从肠道吸收来的营养物质进行加工,变成人体内自己的成分供应全身,并将多余的物质加以贮存,如糖、蛋白质、脂肪;又把动脉血带来的代谢产物进行加工利用,或把不能利用的加以处理,再由肾脏或胆道排泄,以此维持和调节人体内环境的稳定、水电解质平衡和血容量的稳定。其次,肝脏还有生物转化和解毒功能,所有进入人体的药物或毒物等,都会在肝脏发生氧化、还原、水解、结合等化学反应,不同程度地被代谢,最后以原型药或代谢物的形式排出体外。

由于肝细胞不断地从血液中吸取原料,难以避免遭受有毒物质或病毒、毒素和寄生虫的感染或损害,轻者丧失一定的功能,重者造成肝细胞坏死,最后发展为肝硬化、肝癌及肝功能衰竭,甚至发生肝性脑病。肝功能检查指标在临床上具有十分重要的意义。此外,乙型肝炎血清学(表面抗原、表面抗体、e抗原、e抗体、核心抗体)对乙型肝炎的诊断、鉴别及预后也有较大的价值。

一、血清丙氨酸氨基转移酶

血清氨基转移酶简称转氨酶,人体内有数十种,正常血清中以丙氨酸氨基转移酶(ALT)和天门冬氨酸氨基转移酶(AST)活性最高,是目前用于肝功能检查的两种转氨酶。

ALT 主要分布在肝脏,其次为肾脏、心肌和骨骼肌等组织。AST 以心肌最丰富,其次为肝脏、骨骼肌和肾脏等。

【参考值】

速率法:男性<10～40 U/L,女性<35 U/L;ALT/AST≤1。

【临床意义】

血清转氨酶是敏感的肝细胞损害标志,其升高常见于以下疾病:

1. 肝胆疾病 传染性肝炎、中毒性肝炎、肝癌、肝硬化、肝硬化活动期、肝脓疡、脂肪肝、梗阻性黄疸、胆汁淤积或淤滞、胆管炎、胆囊炎。其中慢性肝炎、脂肪肝、肝硬化、肝癌可见 ALT 轻度上升或正常。

2. 其他疾病 急性心肌梗死、心肌炎、心力衰竭所致肝脏淤血,以及骨骼肌病、感染性单核细胞增多症、胰腺炎、外伤、严重烧伤、休克等。

3. 接触有毒化学物质 四氯化碳、乙醇、汞、铅、有机磷等亦可使 ALT 活力上升。

4. 药物影响 药源性或中毒性肝损害,以及药物过敏都可引起转氨酶升高,并常伴淤胆性黄疸和肝细胞损伤。临床有报告在用药12～48小时即可引起转氨酶升高,4～10日可达高峰,及时停药者多在3周内恢复正常。常见可致 ALT 活力上升的药物主要有:

(1) 抗生素类:四环素、红霉素类、林可霉素、克林霉素、羧苄西林、苯唑西林、氯唑西林、多黏菌素、头孢呋辛、头孢美唑、头孢曲松、头孢哌酮、头孢他啶、拉氧头孢、头孢地嗪、亚胺培南/西司他汀等,均偶可引起血清 AST 或 ALT 升高。尤其红霉素类的酯化物可致肝毒性,常在用药后10～12日出现肝肿大、黄疸、AST 或 ALT 升高等胆汁淤积表现。其中依托红霉素对肝脏的损害比红霉素大,主要表现为 AST 或 ALT 升高。

(2) 抗结核药:利福平、异烟肼等。

(3) 抗真菌药:氟康唑、伊曲康唑等可致血清 AST 一过性升高。灰黄霉素大剂量时有肝毒性,可见 AST 或 ALT 升高,个别人出现胆汁淤积性黄疸。酮康唑偶可发生肝毒性,表现为乏力、黄疸、深色尿、粪色白、疲乏、AST 及 ALT 一过性升高,另有引起急性肝萎缩而致死的报道。

(4) 抗病毒药:阿昔洛韦、泛昔洛韦可致 ALT 及 AST 升高。

(5) 磺胺类。

(6) 解热镇痛药:水杨酸、对氨基水杨酸、非那西汀。

(7) 抗神经精神病药:氯丙嗪、乙酰普马嗪、丙氯拉嗪等。

(8) 口服降糖药:甲磺丁脲、氨甲磺环己脲等。

(9) 血脂调节药:应用 HMG-CoA 还原酶抑制剂(他汀类血脂调节药)连续1年以上者有2%～5%可观察到无症状的 AST 及 ALT 异常;安妥明、大量烟酸等。

(10) 抗肿瘤药。

(11) 其他:蛋白合成激素及避孕药、安眠药、治疗血吸虫药物、驱虫的硝硫氰胺、奎宁、含碘的造影剂等。

(12) 中药:半夏、槟榔、青黛、跌打丸等。

二、血清天门冬氨酸氨基转移酶

天门冬氨酸氨基转移酶(AST)同样是体内最重要的氨基转移酶之一,催化 L-天门冬

酸与 α-酮戊二酸间氨基转移反应,旧称谷草转氨酶(GST)。AST 主要存在于心肌、肝肾、骨骼肌、胰腺、脾肺、红细胞等组织细胞中,同时也存在于正常人血浆、胆汁、脑脊液及唾液中。当富含 AST 的组织细胞受损时,细胞通透性增加,AST 从细胞释放增加,进入血液后导致 AST 活力上升。

【参考值】

速率法:男性<10～40 U/L,女性<35 U/L;ALT/AST≤1。

【临床意义】

AST 的升高常见于以下疾病:

1. 心肌梗死　急性心肌梗死发生后 6～12 h,血清 AST 活性开始上升,16～48 h 达最高值(参考值上限的 4～10 倍);心肌炎时 AST 也可升高。

2. 肝脏疾病　传染性肝炎、中毒性肝炎、肝癌、肝硬化活动期、肝脓疡、脂肪肝、梗阻性黄疸、肝内胆汁淤积或淤滞、胆管炎、胆囊炎等。

3. 其他疾病　进行性肌营养不良、皮肌炎、肺栓塞、肾炎、胸膜炎、急性胰腺炎、钩端螺旋体病、肌肉挫伤、坏疽、溶血性疾病。

4. 药物影响　服用有肝毒性的药物时,同 ALT。

三、血清 γ-谷氨酰转移酶

血清 γ-谷氨酰转移酶(γ-GT)又称 γ-谷氨酰转肽酶(GGT),是将肽或其他化合物的 γ-谷氨酰基转移至某些 γ-谷氨酰受体上的酶。γ-GT 在体内分布广,主要存在于血清及除肌肉外的所有组织中,如肾、胰、肝、大肠、心肌组织中,其中以肾脏最高。

血清 γ-GT 升高的机制与 ALP 相似,测定的临床意义也与 ALP 大体相同,其优点是不受骨病影响。γ-GT 易受药物诱导的影响,以致特异性不如 ALP。

【参考值】

速率法:男性≤50 U/L;女性≤30 U/L。

【临床意义】

γ-GT 升高见于:

1. 胆汁淤积　γ-GT 明显升高,可超过参考值上限 10 倍。

2. 急、慢性肝细胞损害　肝内或肝后胆管梗阻,阻塞性黄疸型胆管炎、胆囊炎,原发性或继发性肝炎患者,传染性肝炎、脂肪肝、药物中毒者,酒精性肝硬化等。

3. 肝内实质性占位病变　原发性肝癌血清 γ-GT 常显著增高,手术切除肿瘤后 γ-GT 恢复正常;肝外肿瘤患者血清 γ-GT 增高,应警惕肿瘤肝转移。

4. 乙醇性肝病　血清 γ-GT 升高显著,戒酒后下降。

5. 其他　急性心肌梗死,急、慢性胰腺炎,胰腺肿瘤可达参考上限的 5～15 倍,前列腺肿瘤,囊纤维化(胰纤维性囊肿瘤)伴有肝并发症时血清 γ-GT 值可升高。

6. 药物影响　常服抗癫痫药如苯妥英钠、镇静药如苯巴比妥,血清 GGT 值也可轻度升高。

四、血清碱性磷酸酶

碱性磷酸酶(ALP)为一组单酯酶,广泛存在于人体组织和体液中,其中以骨、肝、乳腺、小肠、肾脏的浓度较高。碱性磷酸酶可催化磷酸酯的水解反应,并有转移磷酸基的作用。当上述器官病变时,此酶的活性增强。

【参考值】

磷酸对硝基酚连续监测法(30℃):

成人:40～110 U/L。

儿童:<250 U/L。

速率法:

女性:1～12 岁<500 U/L;大于 15 岁 40～150 U/L。

男性:1～12 岁<500 U/L;12～15 岁<750 U/L;大于 25 岁 40～150 U/L。

【临床意义】

ALP 增高可见于:

1. 肝胆疾病　阻塞性黄疸、胆道梗阻、结石、胰腺头癌、急性或慢性黄疸型肝炎、肝癌、肝外阻塞。

2. 骨骼疾病　骨损伤、骨疾病、变形性骨炎症,如佝偻病、骨软化症。

3. 药物影响　HMG-CoA(羟甲戊二酰酶)还原酶抑制剂(他汀类血脂调节药)的不良反应,可导致 ALP 升高。

五、胆碱酯酶

胆碱酯酶(ChE)有两种:乙酰胆碱酯酶(AChE)和丁酰胆碱酯酶(BChE)。

【参考值】

	比色法	连续监测法(37℃时)
乙酰胆碱酯酶	80 000～120 000 U/L	930～3425 U/L
丁酰胆碱酯酶	3 000～80 000 U/L	620～1 370 U/L

【临床意义】

1. 降低

(1) 有机磷中毒　两种 ChE 均降低,但 BChE 下降幅度比 AChE 更明显,是诊断有机磷中毒的重要依据。

(2) 肝细胞损害　急、慢性肝炎、肝硬化及阿米巴肝脓肿等肝细胞合成 ChE 减少,血中活性降低,随肝功能改善而上升,乃至恢复正常;持续降低者预后不良。

2. 增高　见于神经精神系统疾病,如进行性系统性硬化症、精神分裂症、阿尔茨海默病等。

六、血清总蛋白、白蛋白、球蛋白

血清总蛋白、γ-球蛋白、β-球蛋白均由肝脏细胞合成,总蛋白为白蛋白和球蛋白之和。血浆蛋白具有维持正常的血浆胶体渗透压、运输、机体免疫、凝血和抗凝血及营养等生理功能。当肝脏受损时,血浆蛋白减少,在炎症性肝细胞破坏和抗原性改变时,可刺激免疫系统致 γ-球蛋白比例增高,此刻总蛋白量变化不大,但白蛋白和球蛋白比值(A/G)会变小,甚至发生倒置。为了反映肝脏功能的实际情况,在做血清总蛋白测定的同时,尚需要测定 A/G 比值,其结果以 g/L 表示。

【参考值】

血清总蛋白(TP):成人 60~80 g/L,新生儿 46~70 g/L。

清蛋白(A):成人 40~55 g/L,新生儿 28~44 g/L。

球蛋白(G):20~30 g/L。

清蛋白/球蛋白(A/G):1.5~2.5∶1。

【临床意义】

在生理情况下,血清总蛋白和清蛋白的量与性别有关,女性较男性平均低 1~2 g/L;新生儿、婴幼儿、60 岁以上老年人稍低。体位改变可使血清总蛋白波动,站位时略高于卧位。剧烈运动后血清总蛋白浓度相对增加 5%~10%,但 A/G 比值不变,可能与血液浓度有关。

病理状态时,血白总蛋白受到血容量变化的影响,脱水时其浓度相对增加,水潴留时则降低,A/G 比值不变。

1. 血清总蛋白和清蛋白增高,A/G 比值正常与血清水分减少、单位容积中蛋白质浓度增加有关,见于脱水、肾上腺皮质功能减退等。

2. 血清总蛋白和球蛋白增高,A/G 比值降低,当 TP>80 g/L 或 A>30 g/L,称为高蛋白血症或高球蛋白血症。常见于以下疾病:

(1)慢性肝脏病:如各种病因引起的慢性肝炎、肝硬化,球蛋白增高的程度与肝病严重性相关。

(2)结缔组织疾病:如系统性红斑狼疮、类风湿性关节炎、风湿热等。

(3)单克隆免疫球蛋白血症(M 蛋白血症):如多发性骨髓瘤、巨球蛋白血症、重链病或轻链病等。

3. 血清总蛋白和清蛋白降低,TP<60 g/L 或 A<25 g/L 称为低蛋白血症或低白蛋白血症,此时常同时有球蛋白增加,A/G 比值降低。见于:

(1)肝细胞严重损害,合成清蛋白以及其他血白蛋白减少,如亚急性、慢性重症肝炎,慢性肝炎,肝硬化,肝细胞肝癌等。

(2)合成清蛋白的原料如氨基酸特别是色氨酸供应不足,如摄食过少或消化吸收障碍时。

(3)体内清蛋白分解过多,正常成人每日分解 11 g 左右,感染、发热、甲状腺功能亢进或癌肿等使分解增加。

(4)清蛋白以异常途径丢失,如肾病患者从尿中丢失大量清蛋白,失蛋白性胃肠病时从胃肠黏膜丢失,烧伤患者从创面丢失等。

(5)清蛋白在体内分布异常,健康成人体内可交换的清蛋白约 500 g,其中 40% 分布在血管内,60% 分布于血管外池,即各器官、组织和组织液中;水肿、胸水、腹水患者血管内清蛋白大量进入血管外池,使血清内水平下降。

(6)其他,如先天性低清蛋白血症,很少见。

4. 血清球蛋白降低,这种情况主要与 γ 球蛋白合成减少有关。见于:

(1)3 岁以内婴幼儿生理性合成不足。

(2)免疫功能抑制,如长期使用肾上腺皮质激素或免疫抑制剂等。

(3)先天性 γ 球蛋白血症。

5. A/G 比值倒置,此为血清清蛋白降低和(或)球蛋白增高的后果,常见于慢性严重肝细胞损伤及 M 蛋白血症。

七、乙型肝炎病毒表面抗原

乙型肝炎病毒表面抗原(HBsAg)俗称"澳抗",为乙型肝炎病毒(HBV)表面的一种糖蛋白,是乙型肝炎病毒感染最早期(1~2 个月)血清里出现的一种特异性血清标记物,可维持数周至数年,甚至终生。HBsAg 可从多种乙型肝炎者的体液和分泌物(血液、精液、乳汁、阴道分泌物)中测出。

【参考值】

ELISA 法或化学发光法:阴性。

【临床意义】

阳性见于:

(1)异常提示慢性或迁延性乙型肝炎活动期,与 HBsAg 感染有关的肝硬化或原发性肝癌。

(2)慢性 HBsAg 携带者,即肝功能已恢复正常而 HBsAg 尚未转阴,或 HBsAg 阳性持续 6 个月以上而患者既无乙肝症状也无 ALT 异常,即所谓 HBsAg 携带者。

八、乙型肝炎病毒表面抗体

乙型肝炎病毒表面抗体(抗- HBs、HBsAb)是人体针对乙型肝炎病毒表面抗原产生的中和抗体,为一种保护性抗体,表明人体具有一定的免疫力。大多数 HBsAg 的消失和 HBsAb 的出现,意味着 HBV 感染的恢复期和人体产生了免疫力。

【参考值】

ELISA 法或化学发光法:阴性。

【临床意义】

阳性见于:

(1)乙型肝炎恢复期,或既往曾感染过 HBV,现已恢复,且对 HBV 具有一定的免疫力。

(2)接种乙肝疫苗所产生的效果。

九、乙型肝炎病毒 e 抗原

乙型肝炎病毒 e 抗原(HBeAg)是 HBV 复制的指标之一,位于 HBV 病毒颗粒的核心部分。

【参考值】

ELISA 法或化学发光法:阴性。

乙型肝炎病毒 e 抗原阳性见于:

(1)提示乙型肝炎患者的病情为活动性。在 HBV 感染的早期,表示血液中含有较多的病毒颗粒,提示肝细胞有进行性损害和血清具有高度传染性;若血清中 HBeAg 持续阳性,则提示乙型肝炎转为慢性,表明患者预后不良。

(2)乙型肝炎加重之前,HBeAg 即有升高,有助于预测肝炎病情。

(3)HBsAg 和 HBeAg 均为阳性的妊娠期妇女,可将乙型肝炎病毒传播给新生儿,其感染的阳性率为 70%~90%。

十、乙型肝炎病毒 e 抗体

乙型肝炎病毒 e 抗体（抗- HBe、HBeAb）是乙型肝炎病毒表面抗原（HBsAg）的对应抗体，但非中和抗体，即不能抑制 HBV 的增殖，其出现于 HBsAg 转阴之后，证明人体对 HBsAg 有一定的免疫清除力。

【参考值】

ELISA 法或化学发光法：阴性。

【临床意义】

乙型肝炎病毒 e 抗体阳性见于：

（1）HBeAg 转阴的患者，即 HBV 部分被清除或抑制，病毒复制减少，传染性降低。

（2）部分慢性乙型肝炎、肝硬化、肝癌患者可检出抗- HBe。

（3）在 HBeAg 和抗- HBs 阴性时，如能检出抗- HBe 和抗- HBc，也能确诊为近期感染乙型肝炎。

十一、乙型肝炎病毒核心抗体

乙型肝炎病毒核心抗体（抗- HBc、HBcAb）是乙型肝炎病毒核心抗原（HBcAg）的对应抗体，也非中和抗体，即不能抑制 HBV 的增殖。是反映肝细胞受到 HBV 侵害后的一项指标，为急性感染早期标志性抗体，常紧随 HBsAg 和 HBeAg 之后出现于血清中，主要包括 IgM 和 IgG 两型，抗 HBc-IgM 对急性乙型肝炎的诊断、病情监测及预后的判断均有较大的价值，因此，常以抗 HBc-IgM 作为急性 HBV 感染的指标。

【参考值】

ELISA 法或化学发光法：阴性。

【临床意义】

乙型肝炎病毒核心抗体阳性见于：

（1）抗 HBc-IgM 阳性是诊断急性乙型肝炎和判断病毒复制活跃的指标，提示患者血液有较强的传染性，比 HBeAg 敏感得多，抗 HBc-IgM 阳性尚可见于慢性活动性乙型肝炎患者。

（2）HBc-IgG 阳性，高滴度表示正在感染 HBV，低滴度则表示既往感染过 HBV，具有流行病学的意义。

如在乙型肝炎者血液中检出乙型肝炎病毒表面抗原、e 抗原、核心抗体同为阳性，在临床上称为"大三阳"；在其血液中检测出乙型肝炎病毒表面抗原、e 抗体、核心抗体同为阳性，在临床上称为"小三阳"。

"大三阳"说明 HBV 在人体内复制活跃，带有传染性，如同时见 AST 及 ALT 升高，为最具有传染性的一类肝炎，应尽快隔离。"小三阳"说明 HBV 在人体内复制减少，传染性小，如肝功能正常，又无症状，称为乙型肝炎病毒无症状携带者，传染性小，不需要隔离。

第五节　肾功能检查

肾脏是一个重要的生命器官，其主要功能是生成尿液，以维持体内水、电解质、蛋白质和酸碱等代谢平衡，同时也兼有内分泌功能。因此，肾功能检查是判断肾脏疾病严重程度和预测预后、确定疗效、调整某些药物剂量的重要依据。

一、血清尿素氮

尿素是人体蛋白质的代谢产物,氨在肝脏尿素循环中也合成尿素。血清尿素氮(BUN)主要是经肾小球滤过而随尿液排出体外,比例约占 90% 以上。当肾实质受损害时,肾小球滤过率降低,致使血液中血清尿素氮浓度增加,因此通过测定尿素氮,可了解肾小球的滤过功能。

【参考值】

速率法:

(1) 成人:3.2~7.1 mmol/L。

(2) 婴儿、儿童:1.8~6.5 mmol/L。

【临床意义】

1. 血清尿素氮增高

(1) 器质性肾脏功能损害:各种原发性肾小球肾炎、肾盂肾炎、慢性肾炎、间质性肾炎、肾肿瘤、多囊肾等所致的慢性肾衰竭;急性肾衰竭肾功能轻度受损时,尿素氮可无变化,但肾小球滤过率(GFR)下降 50% 以下,BUN 才升高。因此,BUN 测定不能作为早期肾功能指标,但对慢性肾衰竭,尤其是氮质血症的诊断有特殊的价值。

(2) 泌尿系统疾病:泌尿道结石、肿瘤、前列腺增生、前列腺疾病使尿路梗阻等引起尿量显著减少或尿闭时,也可造成 BUN 值增高(肾后性氮质血症)。

(3) 血清尿素氮作为肾衰竭透析充分性指标,用 KT/V 表示。式中:K=透析器 BUN 清除率(L/min),T=透析时间(min),V=BUN 分布容积(L)。

若 $KT/V > 1.0$ 表示透析充分。

(4) 其他:脱水,高蛋白饮食,蛋白质分解代谢增高,水肿,腹水,胆道手术后,上消化道出血,妊娠后期妇女,磷、砷等化学中毒等,心输出量减少或继发于失血或其他原因所致的肾脏灌注下降均会引起 BUN 升高(肾前性氮质血症)。

2. 血清尿素氮降低　急性肝萎缩、中毒性肝炎、类脂质肾病等。

二、血清尿酸

尿酸是体内嘌呤代谢的终产物。血清尿酸过多见于:①尿酸生成酶的缺陷,如谷氨酰胺磷酸核糖焦磷酸转移酶活性增高,次黄嘌呤鸟嘌呤磷酸核糖焦磷酸转移酶、次黄嘌呤核苷酸磷酸脱氢酶、腺嘌呤琥珀酸合成酶活性降低等;②肾小管转运障碍;③富含嘌呤的食物摄入过多。

【参考值】

速率法:

(1) 男性:268~488 mmol/L。

(2) 女性:178~387 mmol/L。

【临床意义】

血中尿酸增高

1. 原发性高尿酸血症　原发性痛风,由先天性酶缺乏或功能失调引起。

2. 继发性高尿酸血症

（1）多种慢性肾脏疾病及肾衰竭：如多囊肾、止痛剂肾病等疾病，在肾小球滤过率正常时即可出现，发展至肾功能不全失代偿期，血尿酸随血肌酐升高而升高，两者呈正相关。

（2）白血病和肿瘤：白血病和其他恶性肿瘤细胞分裂旺盛，核酸分解加强，内源性尿酸增加；多发性骨髓瘤、真性红细胞增多症时也可血尿酸增高。

（3）子痫：可能由于妊娠高血压血管痉挛，肾血流量减少，尿酸排泄障碍，使血中含量增高。

（4）药物影响：应用噻嗪类利尿剂等药后，可抑制肾小管排泌尿酸。

（5）其他：长期禁食和糖尿病，致血酮体升高，竞争性抑制近端小管尿酸的排泄，可使血尿酸增高。

三、血清肌酐

血肌酐（Cr）的浓度取决于人体的产生和摄入与肾脏的排泄能力，血肌酐基本不受饮食、高分子代谢等肾外因素的影响。在外源性肌酐摄入量稳定，体内肌酐生成量恒定的情况下，其浓度取决于肾小球滤过功能。因此，血肌酐浓度可在一定程度上准确反映肾小球滤过功能的损害程度。

人体肾功能正常时，肌酐排出率恒定，当肾实质受到损害时，肾小球的滤过率就会降低。当滤过率降低到一定程度后，血肌酐浓度就会急剧上升。

【参考值】

苦味酸法

全血肌酐：88.4～176.8 $\mu mol/L$。

血清或血浆肌酐：男性：53～106 $\mu mol/L$；女性：44～97 $\mu mol/L$。

Taffe 法

男性：62～115 $\mu mol/L$。

女性：53～97 $\mu mol/L$。

【临床意义】

1. 血肌酐增高　见于各种原因引起肾小球滤过功能减退。

（1）急性肾衰竭，血肌酐明显的进行性升高为器质性损害的指标，可伴少尿或非少尿。

（2）慢性肾衰竭血肌酐升高程度与病变严重性一致：肾衰竭代偿期，血肌酐＜178 $\mu mol/L$；肾衰竭失代偿期，血肌酐＞178 $\mu mol/L$；肾衰竭期，血肌酐明显升高，＞445 $\mu mol/L$。

2. 鉴别肾前性和肾实质性少尿

（1）器质性肾衰竭：血肌酐常超过 200 $\mu mol/L$。

（2）肾前性少尿：如心力衰竭、脱水、肝肾综合征、肾病综合征等所致的有效血容量下降，使肾血流量减少，血肌酐浓度上升多不超过 200 $\mu mol/L$。

（3）BUN/Cr（单位为 mg/dl）的意义：①器质性肾衰竭，BUN 与 Cr 同时增高，因此，BUN/Cr≤10：1；②肾前性少尿，肾外因素所致的氮质血症，BUN 可较快上升，但 Cr 不相应上升，而常 BUN/Cr＞10：1。

（4）老年人、肌肉消瘦者肌酐可能偏低。因此，这类患者一旦血肌酐上升，就要警惕肾功能减退,应进一步做内生肌酐清除率(Ccr)检测。

(5)当血清肌酐明显升高时,肾小管肌酐排泄增加,致 Ccr 超过真正的 GFR。此时可用西咪替丁抑制肾小管对肌酐的分泌。

四、肌酐清除率

肌酐是肌酸的代谢产物,由肾排出。人体血液中肌酐的生成可有内、外源性两种,如在严格控制饮食条件和肌肉活动相对稳定的情况下,血肌酐的生成量和尿的排出量较恒定,其含量的变化主要受内源性肌酐的影响。肌酐相对分子质量为113,大部分从肾小球滤过,不被肾小管重吸收,排泄量很少,故肾单位时间内,把若干毫升血液中的肌酐全部清除出去,称为内生肌酐清除率(Ccr)。其测定方法有标准 24 h 留尿计算法、4 h 留尿改良法及血肌酐计算法。前两种方法繁难,治疗药物监测中常采用血肌酐计算法来求肌酐清除率(Ccr),用于患者个体给药方案设计与剂量调整。其计算公式:

男性:Ccr=[(140-年龄)×体重(kg)]/[72×血肌酐浓度(mg/ml)]

女性:Ccr=[(140-年龄)×体重(kg)]/[85×血肌酐浓度(mg/ml)]

【参考值】

成人 80~120 ml/min,老年人随年龄增长,有自然下降趋势。

【临床意义】

1. 判断肾小球损害的敏感指标　当肾小球滤过率(GFR)低到50%,Ccr 测定值可低至50 ml/min,但血肌酐、尿素氮测定仍可在正常范围,此因肾脏有强大的储备能力,故 Ccr 是较早反映 GFR 的敏感指标。

2. 评估肾功能损害程度　临床常用 Ccr 代替 GFR,根据 Ccr 值的范围将肾功能损害程度分为 4 期:1~4 期依次分为肾衰竭代偿期(Ccr 在 51~80 ml/min)、肾衰竭失代偿期(Ccr 在 20~50 ml/min)、肾衰竭期(Ccr 在 10~19 ml/min)、尿毒症期或终末期肾衰竭(Ccr <10 ml/min)。

亦有根据 Ccr 值的范围将肾功能损害程度分成轻度损伤(Ccr 在 51~70 ml/min)、中度损伤(Ccr 在 31~50 ml/min)及重度损伤(Ccr<30 ml/min)。

3. 指导治疗　慢性肾衰竭 Ccr<30~40 ml/min,应限制蛋白质的摄入;Ccr<30 ml/min,氢氯噻嗪等利尿剂的治疗常无效,不宜应用;Ccr<10 ml/min 应结合临床进行肾替代治疗,对袢利尿剂,如呋塞米、利尿酸钠的反应也已极差。

4. 安全用药　肾功能不良时一些经肾代谢或排泄的药物,如地高辛、氨基糖苷类抗生素等需要根据 Ccr 的降低程度,调整用药剂量和决定用药的时间间隔。

5. 药物影响　西咪替丁、甲苯嘧啶等可使 Ccr 下降。

第六节　血糖及其代谢物检测

一、空腹血糖测定

空腹血糖(Fasting Blood Glucose,FBG)是诊断糖代谢紊乱的最常用和最重要的指标。

标本不同,其检测结果也不相同,其中以空腹血浆葡萄糖(Fasting Plasma Glucose,FPG)检测较为方便,且结果也最可靠。FBG 易受肝脏功能、内分泌激素、神经因素和抗凝剂等多种因素的影响,且不同的检测方法,其结果也不尽相同。

【参考值】

葡萄糖氧化酶法:3.9~6.1 mmol/L(70~110 mg/dl);

邻甲苯胺法:3.9~6.4 mmol/L。

【临床意义】

血糖检测是目前诊断糖尿病的主要依据,也是判断糖尿病病情和控制程度的主要指标。

1. 空腹血糖(FBG)增高　FBG 增高而又未达到诊断糖尿病标准时,称为空腹血糖过高(Impaired Fasting Glucose,IFG);FBG 增高超过 7.0 mmol/L 时称为高血糖症(Hyperglycemia)。根据 FBG 水平将高血糖症分为 3 度:FBG 7.0~8.4 mmol/L 为轻度增高;FBG 8.4~10.1 mmol/L 为中度增高;FBG 大于 10.1 mmol/L 为重度增高。当 FBG 超过 9 mmol/L(肾糖阈)尿糖即可呈阳性。

(1)生理性增高:餐后 1~2 小时、高糖饮食、剧烈运动、情绪激动等。

(2)病理性增高

① 各型糖尿病。

② 内分泌疾病:如甲状腺功能亢进症、巨人症、肢端肥大症、皮质醇增多症、嗜铬细胞瘤和胰高血糖素瘤等。

③ 应激性因素:如颅内压增高、颅脑损伤、中枢神经系统感染、心肌梗死、大面积烧伤、急性脑血管病等。

④ 肝脏和胰腺疾病:如严重的肝病、坏死性胰腺炎、胰腺癌等。

⑤ 其他:如高热、呕吐、腹泻、脱水、麻醉和缺氧等。

⑥ 药物影响:如噻嗪类利尿剂、口服避孕药、强的松等。

2. 空腹血糖减低　FBG 低于 3.9 mmol/L 时为血糖减低,当 FBG 低于 2.8 mmol/L 时称为低血糖症(Hypoglycemia)。

(1)生理性减低:饥饿、长期剧烈运动、妊娠期等。

(2)病理性减低

① 胰岛素过多:如胰岛素用量过大、口服降糖药、胰岛 B 细胞增生或肿瘤等。

② 对抗胰岛素的激素分泌不足:如肾上腺皮质激素、生长激素缺乏。

③ 肝糖原贮存缺乏:如急性肝坏死、急性肝炎、肝癌、肝淤血等。

④ 急性乙醇中毒。

⑤ 先天性糖原代谢酶缺乏:如 Ⅰ、Ⅲ 型糖原累积症(Glucogen Storage Disease)等。

⑥ 消耗性疾病:如严重营养不良、恶病质等。

⑦ 特发性低血糖。

⑧ 非降糖药物影响:如磺胺药、水杨酸、吲哚美辛等。

二、口服葡萄糖耐量试验

葡萄糖耐量试验(Glucose Tolerance Test,GTT)是检测葡萄糖代谢功能的试验,主要用于诊断症状不明显或血糖升高不明显的可疑糖尿病。GTT 有静脉葡萄糖耐量试验

(IVGTT)、口服葡萄糖耐量试验(OGTT)。现多采用 WHO 推荐的 75 g 葡萄糖标准 OG-TT,分别检测 FPG 和口服葡萄糖后 30 min、1 h、2 h、3 h 的血糖和尿糖。正常人口服一定量的葡萄糖后,暂时升高的血糖刺激了胰岛素分泌增加,使血糖在短时间内降至空腹水平,此为耐糖现象。当糖代谢紊乱时,口服一定量的葡萄糖后血糖急剧升高,或升高不明显,但短时间内不能降至空腹水平(或原来水平),此为糖耐量异常或糖耐量降低。OGTT 的适应证有:①无糖尿病症状,随机血糖或 FBG 异常,以及有一过性或持续性糖尿者。②无糖尿病症状,但有明显的糖尿病家族史。③有糖尿病症状,但 FBG 未达到诊断标准者。④妊娠期、甲状腺功能亢进症、肝脏疾病时出现糖尿者。⑤分娩巨大胎儿或有巨大胎儿史的妇女。⑥原因不明的肾脏疾病或视网膜病变。

【参考值】

FPG 3.9~6.1 mmol/L。

口服 75 g 葡萄糖后 30 min~1 h,血糖达高峰 7.8~9.0 mmol/L,峰值<11.1 mmol/L。

服糖后 2 h 血糖(2 hPG)<7.8 mmol/L。

服糖后 3 h 血糖恢复至空腹水平。

各个检测时间点的尿糖均为阴性。

【临床意义】

OGTT 是一种葡萄糖负荷试验,用以了解机体对葡萄糖代谢的调节能力,是糖尿病和低血糖症的重要诊断性试验。临床上主要用于诊断糖尿病、判断糖耐量异常(Impaired Glucose Tolerance,IGT)、鉴别尿糖和低血糖症,OGTT 还可用于胰岛素和 C-肽释放试验。

1. 诊断糖尿病 临床上有以下条件者,即可诊断糖尿病。

(1) 具有糖尿病症状,FPG>7.0 mmol/L。

(2) OGTT 血糖峰值>11.1 mmol/L,OGTT 2 hPG>11.1 mmol/L。

(3) 具有临床症状,随机血糖>11.1 mmol/L,且伴有尿糖阳性者。临床症状不典型者,需要另 1 h 重复检测确诊,但一般不主张做第 3 次 OGTT。

2. 判断 IGT FPG>7.0 mmol/L,2 hPG 为 7.8~11.1 mmol/L,且血糖到达高峰时间延长至 1 h 后,血糖恢复正常的时间延长至 2~3 h 以后,同时伴有尿糖阳性者为 IGT。IGT 长期随诊观察,约 1/3 能恢复正常,1/3 仍为 IGT,1/3 最终转为糖尿病。IGT 常见于 2 型糖尿病、肢端肥大症、甲状腺功能亢进症、肥胖症及皮质醇增多症等。

3. 平坦型糖耐量曲线(Smooth OGTT Curve) FPG 降低,口服葡萄糖后血糖上升也不明显,2 hPG 仍处于低水平状态。常见于胰岛 B 细胞瘤、肾上腺皮质功能亢进症、腺垂体功能减退症。也可见于胃排空延迟、小肠吸收不良等。

4. 储存延迟型糖耐量曲线(Storage Delay OGTT Curve) 口服葡萄糖后血糖急剧升高,提早出现峰值,且大于 11.1 mmol/L,而 2 hPG 又低于空腹水平。常见于胃切除或严重肝损伤。由于胃切除后胃肠道迅速吸收葡萄糖或肝脏不能迅速摄取和处理葡萄糖而使血糖急剧增高,反应性引起胰岛素分泌增高,进一步导致肝外组织利用葡萄糖增多,而使 2 hPG 明显降低。

5. 鉴别低血糖 功能性低血糖:FPG 正常,口服葡萄糖后出现高峰时间及峰值均正常,但 2~3 h 后出现低血糖,见于特发性低血糖症。肝源性低血糖:FPG 低于正常,口服葡萄糖后血糖高峰提前并高于正常,但 2 hPG 仍处于高水平,且尿糖阳性。常见于广泛性肝损伤、病毒性肝炎等。

糖尿病及其他高血糖的诊断标准见表 21-2。

表 21-2　糖尿病及其他高血糖的诊断标准(血糖浓度,单位:mmol/L)

疾病或状态		静脉血浆	静脉全血	毛细血管全血
DM	空腹	≥7.0	≥6.1	≥6.1
	服糖 2h	≥11.1	≥10.0	≥11.1
IGT	空腹	<7.0	<6.1	<6.1
	服糖 2h	7.8~11.1	6.7~10.0	7.8~11.1
IFG	空腹	6.1~7.0	5.6~6.1	5.6~6.1
	服糖 2h	<7.8	<6.7	<7.8

[注]:DM:糖尿病;IGT:糖耐量异常;IFG:空腹血糖过高。

三、血清胰岛素检测和胰岛素释放试验

胰岛素(Insulin)是胰岛 B 细胞分泌的具有促进合成代谢、调节血糖浓度的主要激素。血清胰岛素受血糖浓度的调控,血糖升高可以刺激胰岛分泌胰岛素。糖尿病时,由于胰岛 B 细胞功能障碍和胰岛素生物学效应不足(胰岛素抵抗),而出现血糖增高和胰岛素降低的分离现象。在进行 OGTT 的同时,分别于空腹和口服葡萄糖后 30 min、1 h、2 h、3 h 检测血清胰岛素浓度的变化,称为胰岛素释放试验(Insulin Releasing Test),借以了解胰岛 B 细胞基础功能状态和储备功能状态,间接了解血糖控制情况。

【参考值】

血清胰岛素(空腹):10~20 mU/L,胰岛素(μU/L)/血糖(mg/dl)<0.3。

释放试验:口服葡萄糖后胰岛素高峰在 30 min~1 h,峰值为空腹胰岛素的 5~10 倍。2 h胰岛素<30 mU/L,2 h后达到空腹水平。

【临床意义】

血清胰岛素检测和胰岛素释放试验主要用于糖尿病的分型诊断及低血糖的诊断与鉴别诊断。

1. 糖尿病　胰岛素分泌减低、释放延迟,有助于糖尿病的早期诊断。

(1) 1 型糖尿病空腹胰岛素明显降低,口服葡萄糖后释放曲线低平,胰岛素与血糖比值也明显降低。

(2) 2 型糖尿病空腹胰岛素可正常、稍高或减低,口服葡萄糖后胰岛素呈延迟释放反应,其与血糖的比值也降低。

2. 胰岛 B 细胞瘤　胰岛 B 细胞瘤常出现高胰岛素血症,胰岛素呈高水平,但血糖降低,其比值常大于 0.4。

3. 其他　肥胖、肝功能损伤、肾功能不全、肢端肥大症、巨人症等血清胰岛素水平增高;腺垂体功能低下,肾上腺皮质功能不全或饥饿,血清胰岛素减低。

四、血清 C-肽检测

C-肽(Connective Peptide)是胰岛素原(Proinsulin)在蛋白水解酶的作用下转变为胰岛

素的过程中分裂而成的肽类物。C-肽不受肝脏和肾脏胰岛素酶的灭活,仅在肾脏中降解和代谢。C-肽与外源性胰岛素无抗原交叉,且其生成量不受外源性胰岛素的影响,检测C-肽也不受胰岛素抗体的干扰。因此,检测空腹C-肽水平、C-肽释放试验可更好地评价胰岛B细胞分泌功能和储备功能。

【参考值】

空腹C-肽:0.3~1.3 nmol/L。

C-肽释放试验:口服葡萄糖后30 min~1 h出现高峰,其峰值为空腹C-肽的5~6倍。3 h后降至空腹水平。

【临床意义】

C-肽检测常用于糖尿病的分型诊断,且C-肽可以真实反映实际胰岛素水平,故也可以指导胰岛素用量的调整。

1. C-肽水平增高

(1)胰岛B细胞瘤时空腹血清C-肽增高、C-肽释放试验呈高水平曲线。

(2)肝硬化时血清C-肽增高,且C-肽/胰岛素比值降低。

2. C-肽水平减低

(1)空腹血清C-肽降低,见于糖尿病。

(2)C-肽释放试验:口服葡萄糖后1 h血清C-肽水平降低,提示胰岛B细胞储备功能不足。释放曲线低平提示1型糖尿病;释放延迟或呈低水平见于2型糖尿病。

(3)C-肽水平不升高,而胰岛素增高,提示为外源性高胰岛素血症,如胰岛素用量过多等。

五、糖化血红蛋白检测

糖化血红蛋白(Glycosylated Hemoglobin,GHb)是在红细胞生存期间血红蛋白(HbA)与己糖(主要是葡萄糖)缓慢、连续的非酶促反应的产物。当HbA被糖基化后,由于血红蛋白β链N末端缬氨酸分子与葡萄糖等分子结合,而使其在血红蛋白电泳中称为HbA之前的快泳HbA_1组分,即GHb。由于HbA所结合的成分不同,又分为HbA_1a(与磷酰葡萄糖结合)、HbA_1b(与果糖结合)、HbA_1c(与葡萄糖结合),其中HbA_1c含量最高,占60%~80%,是目前临床最常检测的部分。由于糖化过程非常缓慢,一旦生成不再解离,且不受血糖暂时性升高的影响。因此,GHb对高血糖,特别是血糖和尿糖波动较大时有特殊诊断价值。

【参考值】

HbA_1c 4%~6%,HbA_1 5%~8%。

【临床意义】

GHb水平取决于血糖水平、高血糖持续时间,其生成量与血糖浓度呈正比。GHb的代谢周期与红细胞的寿命基本一致,故GHb水平反映了近2~3个月的平均血糖水平。

1. 评价糖尿病控制程度 GHb增高提示近2~3个月来糖尿病控制不良,GHb愈高,血糖水平愈高,病情愈重。故GHb可作为糖尿病长期控制的良好观察指标。糖尿病控制良好者,2~3个月检测1次,控制欠佳者1~2个月检测1次。妊娠期糖尿病、1型糖尿病应每月检测1次,以便调整用药剂量。

2. 筛检糖尿病 $HbA_1 < 8\%$,可排出糖尿病;$HbA_1 > 9\%$,预测糖尿病的准确性为78%,灵敏度为68%,特异性为94%;$HbA_1 > 10\%$,预测糖尿病的准确性为89%,灵敏度为

48%,特异性为 99%。

3. 预测血管并发症　由于 GHb 与氧的亲和力强,可导致组织缺氧,故长期 GHb 增高,可引起组织缺氧而发生血管并发症。GHb>10%,提示并发症严重,预后较差。

4. 鉴别高血糖　糖尿病高血糖 GHb 水平增高,而应激性高血糖 GHb 则正常。

第七节　血清脂质和脂蛋白检测

血清脂质包括胆固醇(Clolesterol)、甘油三酯(Triglyceride)、磷脂(Phospholipid)和游离脂肪酸(Free Fatty Acid,FFA)。脂蛋白是由蛋白质、甘油三酯和磷脂所组成的球形大分子复合物,其蛋白质部分称为载体蛋白。根据密度不同分为高密度脂蛋白(HDL)、低密度脂蛋白(LDL)、极低密度脂蛋白(VLDL)和乳糜微粒(CM)。

一、血清总胆固醇

【参考值】

比色法或酶法:成人≤5.17 mmol/L。

【临床意义】

1. 血清总胆固醇(TC)升高

(1) 动脉硬化及高脂血症:如粥样硬化斑块、动脉硬化、冠状动脉粥样硬化性心脏病、高脂血症等。

(2) 肾病综合征、慢性肾炎肾病期、类脂性肾病等。

(3) 胆总管阻塞、阻塞性黄疸、甲状腺功能减退、急性失血及家族性高胆固醇血症,妊娠期等。

(4) 糖尿病、糖尿病特别是并发糖尿病昏迷者。

(5) 饮食习惯:长期高脂饮食、长期吸烟、饮酒过量等。

(6) 药物影响:服用环孢素、糖皮质激素、口服避孕药、甲状腺激素、β-肾上腺素能阻滞剂、阿司匹林、抗精神病药(如氯氮平)等可影响胆固醇等。

2. 血清总胆固醇降低

(1) 严重的肝脏疾病、甲状腺功能亢进、严重肝功能衰竭、溶血性贫血、感染和营养不良、严重的肝脏疾病、急性肝坏死、肝硬化时,血清总胆固醇降低,胆固醇酯与总胆固醇的比值也降低。

(2) 贫血:如再生障碍性贫血、溶血性贫血、缺铁性贫血等,因骨髓及红细胞合成胆固醇的功能受到影响,血清总胆固醇降低。

(3) 严重肝脏疾病:肝硬化和急性肝坏死。

(4) 其他影响:血清总胆固醇的浓度是人体脂质代谢的指标,而脂质代谢常与糖类、激素等的代谢密切相关,因此,其他物质代谢异常也可影响血清总胆固醇的浓度。

二、甘油三酯

【参考值】

荧光法或酶法:0.56～1.7 mmol/L。

【临床意义】

1. 甘油三酯(TG)增高

(1) 动脉硬化及高脂血症:动脉粥样硬化、原发性高脂血症、家族性高三酰甘油酯血症。

(2) 其他疾病:胰腺炎、肝胆疾病(脂肪肝、胆汁淤积)、阻塞性黄疸、皮质醇增多症、肥胖、糖尿病、糖原累积症、严重贫血、肾病综合征、甲状腺功能减退等疾病都有三酰甘油酯升高的现象。

(3) 生理性:长期饥饿或食用高脂肪食品等也可造成三酰甘油酯升高;大量饮酒可使三酰甘油酯出现假性升高。

(4) 药物影响:应用雌激素、甲状腺激素、避孕药。

2. 甘油三酯减少　腺功能减退、肾上腺皮质功能减退、肝功能严重障碍等。

三、高密度脂蛋白胆固醇

高密度脂蛋白胆固醇(HLDL)是一种抗动脉粥样硬化的脂蛋白,其水平与动脉硬化和冠心病呈负相关。高密度脂蛋白胆固醇降低见于动脉硬化及高脂血症、脑血管病、冠心病、高脂肪蛋白血症Ⅰ型和Ⅴ型。

【参考值】

沉降法:0.94~2.0 mmol/L;

脂蛋白(LP)电泳:0.30~0.40(30%~40%)。

【临床意义】

高密度脂蛋白胆固醇降低

(1) 生理性:吸烟、肥胖、严重营养不良、静脉内高营养治疗及应激反应后。

(2) 其他疾病:重症肝硬化、重症肝炎、糖尿病、肾病综合征、慢性肾功能不全、创伤、心肌梗死、甲状腺功能异常、尿毒症。

四、低密度脂蛋白胆固醇

【参考值】

沉降法:2.07~3.12 mmol/L;

脂蛋白(LP)电泳:0.50~0.60(50%~60%)。

【临床意义】

1. 低密度脂蛋白胆固醇(LDL)增多　主要是胆固醇增高可伴有 TG 增高,临床表现为Ⅱa 型或Ⅱb 型高脂蛋白血症,常见于饮食中含有胆固醇和饱和脂肪酸、低甲状腺素血症、肾病综合征、慢性肾衰竭、肝脏疾病、糖尿病、血卟啉症、神经性厌食、妊娠等。

2. 低密度脂蛋白胆固醇降低　见于营养不良、慢性贫血、肠吸收不良、骨髓瘤、严重肝脏疾病、高甲状腺素血症、急性心肌梗死等。

五、极低密度脂蛋白胆固醇

【参考值】

脂蛋白(LP)电泳:0.13~0.25(13%~25%)。

【临床意义】

极低密度脂蛋白胆固醇(VLDL)增多,主要是 TG 增高,临床多表现为Ⅳ型、Ⅴ型或

IIb 型高脂蛋白血症,常伴有糖耐量降低、血尿酸过多等,可见于胰腺炎、肥胖、未经控制的糖尿病、酒精成瘾、低甲状腺血症、肾病综合征、尿毒症、系统性红斑狼疮及禁食、妊娠期妇女等。

六、血清淀粉酶

血清淀粉酶(AMY)活性测定主要用于急性胰腺炎的诊断。

【参考值】

Somogyi 法:800～1800 U/L;

酶偶联法:20～115 U/L。

【临床意义】

血清淀粉酶活性测定主要用于急性胰腺炎的诊断。

1. 血清淀粉酶增高　可见于急性腮腺炎、胰腺脓肿、胰腺损伤、胰腺肿瘤引起的胰腺导管阻塞、肾功能不全、肺癌、卵巢癌等。

2. 血清淀粉酶降低　肝癌、肝硬化、糖尿病等。

附　　录

Ⅰ　国家基本药物目录(2012 年版)

第一部分　化学药品和生物制品

一、抗微生物药

(一)青霉素类

序号	品种名称	制剂规格	备注
1	青霉素 Benzylpenicillin	(钾盐)注射用无菌粉末:0.25 g(40 万单位)、0.5 g(80 万单位) (钠盐)注射用无菌粉末:0.24 g(40 万单位)、0.48 g(80 万单位)、0.96 g(160 万单位)	
2	苄星青霉素 Benzathine Benzylpenicillin	注射用无菌粉末:30 万单位、60 万单位、120 万单位	
3	苯唑西林 Oxacillin	片剂、胶囊:0.25 g 注射用无菌粉末:0.5 g、1.0 g	
4	氨苄西林 Ampicillin	注射用无菌粉末:0.5 g、1.0 g	
5	哌拉西林 Piperacillin	注射用无菌粉末:0.5 g、1.0 g、2.0 g	
6	阿莫西林 Amoxicillin	片剂、胶囊、颗粒剂、干混悬剂:0.125 g、0.25 g	
7	阿莫西林克拉维酸钾 Amoxicillin and Clavulanate Potassium	片剂:阿莫西林:克拉维酸＝2∶1、4∶1、7∶1 颗粒剂:125 mg∶31.25 mg(4∶1)、200 mg∶28.5 mg(7∶1)(阿莫西林∶克拉维酸) 干混悬剂:250 mg∶62.5 mg(4∶1)、200 mg∶28.5 mg(7∶1)(阿莫西林∶克拉维酸) 注射用无菌粉末:250 mg∶50 mg(5∶1)、500 mg∶100 mg(5∶1)、1 000 mg∶200 mg(5∶1)(阿莫西林∶克拉维酸)	

(二)头孢菌素类

序号	品种名称	制剂规格	备注
8	头孢唑林 Cefazolin	注射用无菌粉末:0.5 g、1.0 g	
9	头孢拉定 Cefradine	片剂、胶囊:0.25 g、0.5 g	
10	头孢氨苄 Cefalexin	片剂、胶囊:0.125 g、0.25 g 颗粒剂:0.05 g、0.125 g	
11	头孢呋辛 Cefuroxime	(头孢呋辛酯)片剂、胶囊:0.125 g、0.25 g (钠盐)注射用无菌粉末:0.25 g、0.5 g、0.75 g、1.5 g	

续 表

序号	品种名称	制剂规格	备注
12	头孢曲松 Ceftriaxone	注射用无菌粉末：0.25 g、0.5 g、1.0 g、2.0 g	
13	头孢他啶 Ceftazidime	注射用无菌粉末：0.5 g、1.0 g	△

（三）氨基糖苷类

序号	品种名称	制剂规格	备注
14	阿米卡星 Amikacin	注射液：1 ml：0.1 g（10 万单位）、2 ml：0.2 g（20 万单位）	
15	庆大霉素 Gentamycin	注射液：1 ml：40 mg（4 万单位）、2 ml：80 mg（8 万单位）	

（四）四环素类

序号	品种名称	制剂规格	备注
16	多西环素 Doxycycline	片剂：50 mg、100 mg	

（五）大环内酯类

序号	品种名称	制剂规格	备注
17	红霉素 Erythromycin	肠溶（片剂、胶囊）、（琥珀酸乙酯） 片剂、胶囊：0.125 g（12.5 万单位）、0.25 g（25 万单位） 注射用无菌粉末：0.25 g（25 万单位）、0.3 g（30 万单位）	
18	阿奇霉素 Azithromycin	片剂、胶囊、肠溶（片剂、胶囊）：0.25 g（25 万单位） 颗粒剂：0.1 g（10 万单位）	
19	地红霉素 Dirithromycin	肠溶（片剂、胶囊）：0.125 g、0.25 g	
20	克拉霉素 Clarithromycin	片剂、胶囊、颗粒剂：0.125 g、0.25 g	

（六）其他抗生素

序号	品种名称	制剂规格	备注
21	克林霉素 Clindamycin	（盐酸盐）片剂、胶囊：0.15 g （盐酸盐）注射液：2 ml：0.15 g （盐酸盐）注射用无菌粉末：0.15 g	
22	磷霉素 Fosfomycin	（钠盐）注射用无菌粉末：1.0 g（100 万单位）、2.0 g（200 万单位）、4.0 g（400 万单位） （氨丁三醇）散剂：3.0 g	

（七）磺胺类

序号	品种名称	制剂规格	备注
23	复方磺胺甲噁唑 Compound Sulfamethoxazole	片剂：100 mg：20 mg、400 mg：80 mg（磺胺甲噁唑：甲氧苄啶）	
24	磺胺嘧啶 Sulfadiazine	片剂：0.2 g、0.5 g 注射液：2 ml：0.4 g、5 ml：1 g	

（八）喹诺酮类

序号	品种名称	制剂规格	备注
25	诺氟沙星 Norfloxacin	片剂、胶囊：0.1 g	
26	环丙沙星 Ciprofloxacin	（盐酸盐）片剂、胶囊：0.25 g、0.5 g （乳酸盐）注射液：2 ml∶0.1 g （乳酸盐）氯化钠注射液：100 ml∶0.2 g	
27	左氧氟沙星 Levofloxacin	（盐酸盐、乳酸盐）片剂、胶囊：0.2 g、0.5 g （盐酸盐、乳酸盐）注射液：2 ml∶0.2 g、5 ml∶0.5 g （盐酸盐、乳酸盐）氯化钠注射液：100 ml∶0.2 g、250 ml∶0.5 g	

（九）硝基咪唑类

序号	品种名称	制剂规格	备注
28	甲硝唑 Metronidazole	片剂、胶囊：0.2 g 氯化钠注射液：100 ml∶0.5 g	
29	替硝唑 Tinidazole	片剂、胶囊：0.5 g	

（十）硝基呋喃类

序号	品种名称	制剂规格	备注
30	呋喃妥因 Nitrofurantoin	肠溶片：50 mg	

（十一）抗结核病药

序号	品种名称	制剂规格	备注
31	异烟肼 Isoniazid	片剂：50 mg、100 mg、300 mg 注射液：2 ml∶50 mg、2 ml∶100 mg	
32	利福平 Rifampicin	片剂、胶囊：0.15 g、0.3 g	
33	吡嗪酰胺 Pyrazinamide	片剂、胶囊：0.25 g	
34	乙胺丁醇 Ethambutol	片剂、胶囊：0.25 g	
35	链霉素 Streptomycin	注射用无菌粉末：0.75 g(75 万单位)、1.0 g(100 万单位)	
36	对氨基水杨酸钠 Sodium Aminosalicylate	肠溶片：0.5 g 注射用无菌粉末：2.0 g	
37	耐多药肺结核用药		注释1 △

（十二）抗麻风病药

序号	品种名称	制剂规格	备注
38	氨苯砜 Dapsone	片剂：50 mg、100 mg	

（十三）抗真菌药

序号	品种名称	制剂规格	备注
39	氟康唑 Fluconazole	片剂、胶囊：50 mg、100 mg 氯化钠注射液：100 ml∶0.2 g	
40	制霉素 Nysfungin	片剂：10 万单位、25 万单位、50 万单位	

（十四）抗病毒药

序号	品种名称	制剂规格	备注
41	阿昔洛韦 Aciclovir	片剂、胶囊：0.2 g	
42	利巴韦林 Ribavirin	片剂、胶囊：0.1 g	
43	艾滋病用药		注释 2 △

二、抗寄生虫病药

（一）抗疟药

44	氯喹 Chloroquine	片剂：75 mg、250 mg 注射液：2 ml：80 mg、5 ml：322 mg	
45	伯氨喹 Primaquine	片剂：13.2 mg	
46	乙胺嘧啶 Pyrimethamine	片剂：6.25 mg	
47	青蒿素类药物		注释 3

（二）抗阿米巴病药及抗滴虫病药

*(28)	甲硝唑 Metronidazole	片剂、胶囊：0.2 g 氯化钠注射液：100 ml：0.5 g	

（三）抗利什曼原虫病药

48	葡萄糖酸锑钠 Sodium Stibogluconate	注射液：6 ml（按锑计 0.6 g，约相当于葡萄糖酸锑钠 1.9 g）	

（四）抗血吸虫病药

49	吡喹酮 Praziquantel	片剂：0.2 g	

（五）驱肠虫药

50	阿苯达唑 Albendazole	片剂、胶囊：0.1 g、0.2 g	

三、麻醉药

（一）局部麻醉药

51	利多卡因 Lidocaine	（碳酸盐）注射液：5 ml：86.5 mg、10 ml：0.173 g （盐酸盐）注射液：2 ml：4 mg、5 ml：0.1 g、10 ml：0.2 g 胶浆剂：10 g：0.2 g	
52	布比卡因 Bupivacaine	注射液：5 ml：25 mg、5 ml：37.5 mg	△
53	普鲁卡因 Procaine	注射液：2 ml：40 mg、10 ml：100 mg、20 ml：50 mg、20 ml：100 mg	

（二）全身麻醉药

序号	品种名称	制剂规格	备注
54	氯胺酮 Ketamine	注射液:2 ml:0.1 g、10 ml:0.1 g	△
55	异氟烷 Isoflurane	溶液剂(吸入剂):100 ml	△
56	丙泊酚 Propofol	注射液:20 ml:0.2 g、50 ml:0.5 g	△

（三）麻醉辅助药

序号	品种名称	制剂规格	备注
57	氯化琥珀胆碱 Suxamethonium Chloride	注射液:1 ml:50 mg、2 ml:100 mg	
58	维库溴铵 Vecuronium Bromide	注射用无菌粉末:4 mg	

四、镇痛、解热、抗炎、抗风湿、抗痛风药

（一）镇痛药

序号	品种名称	制剂规格	备注
59	芬太尼 Fentanyl	注射液:2 ml:0.1 mg	△
60	哌替啶 Pethidine	注射液:1 ml:50 mg、2 ml:100 mg	△
61	吗啡 Morphine	片剂、缓释片、注射液	△
62	布桂嗪 Bucinnazine	片剂:30 mg 注射液:2 ml:50 mg、2 ml:100 mg	△

（二）解热镇痛、抗炎、抗风湿药

序号	品种名称	制剂规格	备注
63	对乙酰氨基酚 Paracetamol	片剂:0.5 g 颗粒剂:0.1 g 口服溶液剂:100 ml:2.4 g 干混悬剂、混悬液	
64	阿司匹林 Aspirin	片剂:0.3 g、0.5 g 肠溶片:0.3 g	
65	布洛芬 Ibuprofen	片剂、胶囊、颗粒剂:0.1 g、0.2 g 缓释(片剂、胶囊):0.3 g 混悬液:60 ml:1.2 g、100 ml:2 g	
66	双氯芬酸钠 Sodium Diclofenac	肠溶片:25 mg 缓释(片剂、胶囊):50 mg、100 mg	
67	吲哚美辛 Indometacin	栓剂:25 mg、50 mg、100 mg	

（三）抗痛风药

序号	品种名称	制剂规格	备注
68	别嘌醇 Allopurinol	片剂:0.1 g	
69	秋水仙碱 Colchicine	片剂:0.5 mg	

五、神经系统用药
（一）抗震颤麻痹药

序号	品种名称	制剂规格	备注
70	金刚烷胺 Amantadine	片剂：0.1 g	
71	苯海索 Trihexyphenidyl	片剂：2 mg	
72	多巴丝肼 Levodopa and Benserazide Hydrochloride	片剂、胶囊：0.25 g(0.2 g：0.05 g)、0.125 g(0.1 g：0.025 g) （左旋多巴：苄丝肼）	

（二）抗重症肌无力药

序号	品种名称	制剂规格	备注
73	新斯的明 Neostigmine	注射液：1 ml：0.5 mg、2 ml：1 mg	
74	溴吡斯的明 Pyridostigmine Bromide	片剂：60 mg	

（三）抗癫痫药

序号	品种名称	制剂规格	备注
75	卡马西平 Carbamazepine	片剂：0.1 g、0.2 g	
76	丙戊酸钠 Sodium Valproate	片剂：0.1 g、0.2 g	
77	苯妥英钠 Phenytoin Sodium	片剂：50 mg、100 mg 注射用无菌粉末：0.1 g、0.25 g	
78	苯巴比妥 Phenobarbital	片剂：15 mg、30 mg、100 mg 注射液：1 ml：0.1 g、2 ml：0.2 g 注射用无菌粉末：0.1 g	

（四）脑血管病用药及降颅压药

序号	品种名称	制剂规格	备注
79	尼莫地平 Nimodipine	片剂、胶囊：20 mg、30 mg	
80	麦角胺咖啡因 Ergotamine and Caffeine	片剂：酒石酸麦角胺 1 mg，无水咖啡因 100 mg	
81	甘露醇 Mannitol	注射液：20 ml：4 g、50 ml：10 g、100 ml：20 g、250 ml：50 g 注射液：3 000 ml：150 g(冲洗用)	
82	倍他司汀 Betahistine	(盐酸盐)片剂：4 mg	
83	氟桂利嗪 Flunarizine	片剂、胶囊：5 mg	

（五）中枢兴奋药

序号	品种名称	制剂规格	备注
84	胞磷胆碱钠 Citicoline Sodium	注射液：2 ml：0.25 g 氯化钠注射液、葡萄糖注射液：100 ml：0.25 g	
85	尼可刹米 Nikethamide	注射液：1.5 ml：0.375 g、2 ml：0.5 g	
86	洛贝林 Lobeline	注射液：1 ml：3 mg、1 ml：10 mg	

（六）抗痴呆药

序号	品种名称	制剂规格	备注
87	石杉碱甲 Huperzine A	片剂、胶囊：50 μg	

六、治疗精神障碍药
（一）抗精神病药

88	奋乃静 Perphenazine	片剂：2 mg、4 mg 注射液：1 ml：5 mg	△
89	氯丙嗪 Chlorpromazine	片剂：12.5 mg、25 mg、50 mg 注射液：1 ml：10 mg、1 ml：25 mg、2 ml：50 mg	
90	氟哌啶醇 Haloperidol	片剂：2 mg、4 mg 注射液：1 ml：5 mg	△
91	舒必利 Sulpiride	片剂：10 mg、50 mg、100 mg	
92	癸氟奋乃静 Fluphenazine Decanoate	注射液：1 ml：25 mg	△
93	氯氮平 Clozapine	片剂：25 mg、50 mg	△
94	利培酮 Risperidone	片剂：1 mg、2 mg	△
95	喹硫平 Quetiapine	片剂：25 mg、100 mg	△
96	阿立哌唑 Aripiprazole	片剂、胶囊、口腔崩解片：5 mg、10 mg	△
97	五氟利多 Penfluridol	片剂：20 mg	△

（二）抗抑郁药

98	帕罗西汀 Paroxetine	片剂：20 mg	△
99	阿米替林 Amitriptyline	片剂：25 mg	
100	多塞平 Doxepin	片剂：25 mg	△
101	氯米帕明 Clomipramine	片剂：10 mg、25 mg 注射液：2 ml：25 mg	△

（三）抗焦虑药

102	地西泮 Diazepam	片剂：2.5 mg、5 mg 注射液：2 ml：10 mg	注射液△
103	氯硝西泮 Clonazepam	片剂：0.5 mg、2 mg	△
104	劳拉西泮 Lorazepam	片剂：0.5 mg、1 mg	

续　表

序号	品种名称	制剂规格	备注
105	艾司唑仑 Estazolam	片剂:1 mg、2 mg	
106	阿普唑仑 Alprazolam	片剂:0.4 mg	

（四）抗躁狂药

107	碳酸锂 Lithium Carbonate	片剂:0.25 mg	

（五）镇静催眠药

*（102）	地西泮 Diazepam	片剂:2.5 mg、5 mg 注射液:2 ml:10 mg	注射液△
108	佐匹克隆 Zopiclone	片剂:3.75 mg、7.5 mg	
109	咪达唑仑 Midazolam	注射液:1 ml:5 mg、2 ml:10 mg	△

七、心血管系统用药
（一）抗心绞痛药

110	硝酸甘油 Nitroglycerin	片剂:0.5 mg 注射液:1 ml:5 mg	
111	硝酸异山梨酯 Isosorbide Dinitrate	片剂:5 mg 氯化钠注射液、葡萄糖注射液:100 ml:10 mg	
112	硝苯地平 Nifedipine	片剂:5 mg、10 mg	
113	地尔硫䓬 Diltiazem	片剂:30 mg	

（二）抗心律失常药

114	美西律 Mexiletine	片剂:50 mg 注射液:1 ml:5 mg	
115	普罗帕酮 Propafenone	片剂:50 mg、100 mg 注射液:10 ml:35 mg	
116	普鲁卡因胺 Procainamide	注射液:1 ml:0.1 g	
117	普萘洛尔 Propranolol	片剂:10 mg	
118	阿替洛尔 Atenolol	片剂:12.5 mg、25 mg、50 mg	
119	美托洛尔 Metoprolol	(酒石酸盐)片剂:25 mg、50 mg (酒石酸盐)注射液:5 ml:5 mg	
120	胺碘酮 Amiodarone	片剂:0.2 g 注射液:2 ml:0.15 g	
121	维拉帕米 Verapamil	片剂:40 mg 注射液:2 ml:5 mg	

（三）抗心力衰竭药

序号	品种名称	制剂规格	备注
122	地高辛 Digoxin	片剂：0.25 mg	△
123	去乙酰毛花苷 Deslanoside	注射液：2 ml：0.4 mg	

（四）抗高血压药

序号	品种名称	制剂规格	备注
124	卡托普利 Captopril	片剂：12.5 mg、25 mg	
125	依那普利 Enalapril	片剂：5 mg、10 mg	注释4
126	缬沙坦 Valsartan	胶囊：80 mg	
127	硝普钠 Sodium Nitroprusside	注射用无菌粉末：50 mg	
128	硫酸镁 Magnesium Sulfate	注射液：10 ml：1.0 g，10 ml：2.5 g	
129	尼群地平 Nitrendipine	片剂：10 mg	
*（112）	硝苯地平 Nifedipine	片剂：5 mg、10 mg 缓释片：20 mg、30 mg	
130	氨氯地平 Amlodipine	（苯磺酸盐、马来酸盐）片剂：5 mg	
131	比索洛尔 Bisoprolol	片剂、胶囊：2.5 mg、5 mg	
132	吲达帕胺 Indapamide	片剂：2.5 mg 缓释片：1.5 mg	
133	酚妥拉明 Phentolamine	注射液：1 ml：10 mg 注射用无菌粉末：10 mg	
134	复方利血平 Compound Reserpine	片剂	
135	复方利血平氨苯蝶啶 Compound Hypoensive	片剂	
136	哌唑嗪 Prazosin	片剂：1 mg、2 mg	

（五）抗休克药

序号	品种名称	制剂规格	备注
137	肾上腺素 Adrenaline	注射液：1 ml：1 mg	
138	去甲肾上腺素 Noradrenaline	注射液：1 ml：2 mg、2 ml：10 mg	
139	异丙肾上腺素 Isoprenaline	注射液：2 ml：1 mg	
140	间羟胺 Metaraminol	注射液：1 ml：10 mg、5 ml：50 mg	

续 表

序号	品种名称	制剂规格	备注
141	多巴胺 Dopamine	注射液:2 ml∶20 mg	
142	多巴酚丁胺 Dobutamine	注射液:2 ml∶20 mg	

（六）调脂及抗动脉粥样硬化药

序号	品种名称	制剂规格	备注
143	辛伐他汀 Simvastatin	片剂:10 mg、20 mg	

八、呼吸系统用药

（一）祛痰药

序号	品种名称	制剂规格	备注
144	溴己新 Bromhexine	片剂:8 mg	
145	氨溴索 Ambroxol	片剂、胶囊、分散片:30 mg 口服溶液剂:100 ml∶0.3 g	

（二）镇咳药

序号	品种名称	制剂规格	备注
146	复方甘草 Compound Liquorice	片剂、口服溶液剂	
147	喷托维林 Pentoxyverine	片剂:25 mg	
148	可待因 Codeine	片剂:15 mg、30 mg	△

（三）平喘药

序号	品种名称	制剂规格	备注
149	氨茶碱 Aminophylline	片剂:0.1 g、0.2 g 缓释片:0.1 g 注射液:2 ml∶0.25 g、2 ml∶0.5 g	
150	茶碱 Theophylline	缓释片:0.1 g	
151	沙丁胺醇 Salbutamol	气雾剂:200 揿:每揿 100 μg、200 揿:每揿 140 μg 雾化溶液剂	
152	丙酸倍氯米松 Beclometasone Dipropionate	气雾剂:200 揿:每揿 50 μg	
153	异丙托溴铵 Ipratropium Bromide	气雾剂:14 g∶8.4 mg(每揿 40 μg)	

九、消化系统用药

（一）抗酸药及抗溃疡病药

序号	品种名称	制剂规格	备注
154	复方氢氧化铝 Compound Aluminium Hydroxide	片剂	
155	雷尼替丁 Ranitidine	片剂、胶囊:0.15 g 注射液:2 ml∶50 mg	
156	法莫替丁 Famotidine	片剂、胶囊:20 mg 注射液:2 ml∶20 mg 注射用无菌粉末:20 mg	

续　表

序号	品种名称	制剂规格	备注
157	奥美拉唑 Omeprazole	肠溶(片剂、胶囊):10 mg、20 mg 注射用无菌粉末:40 mg	
158	枸橼酸铋钾 Bismuth Potassium Citrate	片剂、胶囊:0.3 g(含 0.11 g 铋) 颗粒剂:每袋含 0.11 g 铋	
159	胶体果胶铋 Colloidal Bismuth Pectin	胶囊:50 mg(以铋计)	

(二)助消化药

序号	品种名称	制剂规格	备注
160	乳酶生 Lactasin	片剂:0.15 g、0.3 g	

(三)胃肠解痉药及胃动力药

序号	品种名称	制剂规格	备注
161	颠茄 Belladonna	片剂:每片含颠茄浸膏 10 mg	
162	山莨菪碱 Anisodamine	片剂:5 mg、10 mg 注射液:1 ml:2 mg、1 ml:10 mg	
163	阿托品 Atropine	片剂:0.3 mg 注射液:1 ml:0.5 mg、1 ml:1 mg、1 ml:5 mg	
164	多潘立酮 Domperidone	片剂:10 mg	
165	甲氧氯普胺 Metoclopramide	片剂:5 mg 注射液:1 ml:10 mg	

(四)泻药及止泻药

序号	品种名称	制剂规格	备注
166	开塞露(含甘油、山梨醇) Glycerine Enema or Sorbitol Enema	灌肠剂	
167	酚酞 Phenolphthalein	片剂:50 mg、100 mg	
168	蒙脱石 Smectite	散剂:3 g	
169	复方地芬诺酯 Compound Piphenoxylate	片剂:盐酸地芬诺酯 2.5 mg,硫酸阿托品 25 μg	
170	聚乙二醇 Macrogol	散剂	

(五)肝病辅助治疗药

序号	品种名称	制剂规格	备注
171	联苯双酯 Bifendate	滴丸剂:1.5 mg 片剂:25 mg	
172	精氨酸 Arginine	注射液:20 ml:5 g	

（六）微生态制剂

序号	品种名称	制剂规格	备注
173	地衣芽孢杆菌活菌 Live Bacillus Licheniformis	胶囊:0.25 g 颗粒剂:0.5 g	
174	双歧杆菌三联活菌 Live Combined Bifidobacterrium, Lactobacillus and Enterococcus	胶囊、肠溶胶囊:0.21 g	

（七）利胆药

序号	品种名称	制剂规格	备注
175	熊去氧胆酸 Ursodeoxycholic Acid	片剂:50 mg	

（八）治疗炎性肠病药

序号	品种名称	制剂规格	备注
176	小檗碱(黄连素) Berberine	片剂:50 mg、100 mg	
177	柳氮磺吡啶 Sulfasalazine	肠溶片:0.25 g 栓剂:0.5 g	

十、泌尿系统用药
（一）利尿药

序号	品种名称	制剂规格	备注
178	呋塞米 Furosemide	片剂:20 mg 注射液:2 ml：20 mg	
179	氢氯噻嗪 Hydrochlorothiazide	片剂:10 mg、25 mg	
180	螺内酯 Spironolactone	片剂:4 mg、12 mg、20 mg	
181	氨苯蝶啶 Triamterene	片剂:50 mg	

（二）良性前列腺增生用药

序号	品种名称	制剂规格	备注
182	坦洛新(坦索罗辛) Tamsulosin	缓释胶囊:0.2 mg	
183	特拉唑嗪 Terazosin	片剂:2 mg	

（三）透析用药

序号	品种名称	制剂规格	备注
184	腹膜透析液 Peritoneal Dialysis Solution	(乳酸盐)注射液(腹腔用药)	

十一、血液系统用药
（一）抗贫血药

序号	品种名称	制剂规格	备注
185	硫酸亚铁 Ferrous Sulfate	片剂:0.3 g 缓释片:0.45 g	
186	右旋糖酐铁 Iron dextran	注射液:2 ml：50 mg、2 ml：100 mg	

续　表

序号	品种名称	制剂规格	备注
187	琥珀酸亚铁 Ferrous Succinate	片剂：0.1 g	
188	维生素 B_{12} Vitamin B_{12}	注射液：1 ml：0.25 mg、1 ml：0.5 mg	
189	叶酸 Folic Acid	片剂：0.4 mg、5 mg	
190	腺苷钴胺 Cobamamide	片剂：0.25 mg	

（二）抗血小板药

序号	品种名称	制剂规格	备注
*（64）	阿司匹林 Aspirin	肠溶片：25 mg、50 mg、0.1 g、0.3 g	
191	双嘧达莫 Dipyridamole	片剂：25 mg	
192	氯吡格雷 Clopidogrel	片剂：25 mg、75 mg	

（三）促凝血药

序号	品种名称	制剂规格	备注
193	凝血酶 Thrombin	冻干粉：500 单位、2 000 单位	
194	维生素 K_1 Vitamin K_1	注射液：1 ml：10 mg	
195	甲萘氢醌 Menadiol	片剂：2 mg、4 mg	
196	氨甲苯酸 Aminomethylbenzoic Acid	注射液：10 ml：0.1 g、5 ml：50 mg	
197	氨甲环酸 Tranexamic Acid	注射液：5 ml：0.25 g、5 ml：0.5 g	
198	鱼精蛋白 Protamine	注射液：5 ml：50 mg、10 ml：0.1 g	
199	血友病用药	注射用无菌粉末	注释 5 △

（四）抗凝血药及溶栓药

序号	品种名称	制剂规格	备注
200	肝素 Heparin	（钙）注射液：1 ml：5 000 单位、1 ml：10 000 单位 （钠）注射液：2 ml：5 000 单位、2 ml：12 500 单位	
201	低分子量肝素 Low Molecular Heparin	注射液	
202	华法林 Warfarin	片剂	△
203	尿激酶 Urokinase	注射用无菌粉末：25 万单位	△

（五）血容量扩充剂

序号	品种名称	制剂规格	备注
204	右旋糖酐(40，70) Dextran(40，70)	氯化钠注射液(40)、葡萄糖注射液(40)：500 ml：30 g 氯化钠注射液(70)、葡萄糖注射液(70)：500 ml：30 g	
205	羟乙基淀粉 130/0.4 Hydroxyethyl Starch 130/0.4	氯化钠注射液：250 ml：15 g、 500 ml：30 g	

十二、激素及影响内分泌药

（一）下丘脑垂体激素及其类似物

序号	品种名称	制剂规格	备注
206	绒促性素 Chorionic Gonadotrophin	注射用无菌粉末：500 单位、1 000 单位、 2 000 单位、5 000 单位	
207	去氨加压素 Desmopressin	片剂：0.1 mg、0.2 mg 注射液：1 ml：4 μg、1 ml：15 μg	

（二）肾上腺皮质激素类药

序号	品种名称	制剂规格	备注
208	氢化可的松 Hydrocortisone	片剂：10 mg、20 mg 注射液：2 ml：10 mg、5 ml：25 mg、20 ml：100 mg (琥珀酸钠)注射用无菌粉末：50 mg、100 mg	
209	泼尼松 Prednisone	片剂：5 mg	
210	地塞米松 Dexamethasone	片剂：0.75 mg 注射液：1 ml：2 mg、1 ml：5 mg	

（三）胰岛素及口服降血糖药

序号	品种名称	制剂规格	备注
211	胰岛素 Insulin	动物源胰岛素注射液(短效、中效、长效和预混)：400 单位 重组人胰岛素注射液(短效、中效和预混 30R)：300 单位、 400 单位	
212	二甲双胍 Metformin	片剂、胶囊、肠溶(片剂、胶囊)：0.25 g、0.5 g	
213	格列本脲 Glibenclamide	片剂：2.5 mg	
214	格列吡嗪 Glipizide	片剂、胶囊：5 mg	
215	格列美脲 Glimepiride	片剂：1 mg、2 mg	
216	阿卡波糖 Acarbose	片剂、胶囊：50 mg	

（四）甲状腺激素及抗甲状腺药

序号	品种名称	制剂规格	备注
217	甲状腺片 Thyroid Tablets	片剂：40 mg	
218	左甲状腺素钠 Levothyroxine Sodium	片剂：50 μg	
219	甲巯咪唑 Thiamazole	片剂：5 mg	
220	丙硫氧嘧啶 Propylthiouracil	片剂：50 mg、100 mg	

（五）雄激素及同化激素

序号	品种名称	制剂规格	备注
221	丙酸睾酮 Testosterone Propionate	注射液：1 ml：25 mg	
222	甲睾酮 Methyltestosterone	片剂：5 mg	
223	苯丙酸诺龙 Nandrolone Phenylpropionate	注射液：1 ml：10 mg、1 ml：25 mg	

（六）雌激素、孕激素及抗孕激素

序号	品种名称	制剂规格	备注
224	黄体酮 Progesterone	注射液：1 ml：10 mg、1 ml：20 mg	
225	甲羟孕酮 Medroxyprogesterone	片剂：2 mg、4 mg 片剂、胶囊：0.1 g、0.25 g	△
226	己烯雌酚 Diethylstilbestrol	片剂：0.5 mg、1 mg、2 mg	
227	尼尔雌醇 Nilestriol	片剂：1 mg、2 mg、5 mg	

（七）钙代谢调节药及抗骨质疏松药

序号	品种名称	制剂规格	备注
228	阿法骨化醇 Alfacalcidol	片剂、胶囊、软胶囊：0.25 μg、0.5 μg	
229	维生素 D_2 Vitamin D_2	软胶囊：5 000 单位、10 000 单位 注射液：1 ml：5 mg(20 万单位)、1 ml：10 mg(40 万单位)	

十三、抗变态反应药

序号	品种名称	制剂规格	备注
230	氯苯那敏 Chlorphenamine	片剂：4 mg	
231	苯海拉明 Diphenhydramine	片剂：25 mg 注射液：1 ml：20 mg	
232	赛庚啶 Cyproheptadine	片剂：2 mg	
233	异丙嗪 Promethazine	片剂：12.5 mg、25 mg 注射液：1 ml：25 mg、2 ml：50 mg	
234	氯雷他定 Loratadine	片剂、胶囊：5 mg、10 mg	

十四、免疫系统用药

序号	品种名称	制剂规格	备注
235	雷公藤多苷 Tripterysium Glycosides	片剂：10 mg	
236	硫唑嘌呤 Azathioprine	片剂：50 mg、100 mg	
237	环孢素 Ciclosporin	胶囊、软胶囊、口服溶液剂	△

十五、抗肿瘤药
（一）烷化剂

序号	品种名称	制剂规格	备注
238	司莫司汀 Semustine	胶囊：10 mg、50 mg	△
239	环磷酰胺 Cyclophosphamide	片剂：50 mg 注射用无菌粉末：100 mg、200 mg、500 mg	△
240	白消安 Busulfan	片剂：0.5 mg、2 mg	△

（二）抗代谢药

序号	品种名称	制剂规格	备注
241	甲氨蝶呤 Methotrexate	片剂：2.5 mg 注射用无菌粉末：5 mg、100 mg	△
242	巯嘌呤 Mercaptopurine	片剂：25 mg、50 mg	△
243	阿糖胞苷 Cytarabine	注射用无菌粉末：50 mg、100 mg	△
244	羟基脲 Hydroxycarbamide	片剂：0.5 g	△
245	氟尿嘧啶 Fluorouracil	注射液：10 ml：0.25 g	△

（三）抗肿瘤抗生素

序号	品种名称	制剂规格	备注
246	丝裂霉素 Mitomycin	注射用无菌粉末：2 mg、10 mg	△
247	依托泊苷 Etoposide	注射液：2 ml：40 mg、5 ml：100 mg	△
248	多柔比星 Doxorubicin	注射用无菌粉末：10 mg	△
249	柔红霉素 Daunorubicin	注射用无菌粉末：20 mg	△

（四）抗肿瘤植物成分药

序号	品种名称	制剂规格	备注
250	长春新碱 Vincristine	注射用无菌粉末：1 mg	△
251	紫杉醇 Paclitaxel	注射液：5 ml：30 mg、10 ml：60 mg	△
252	高三尖杉酯碱 Homoharringtonine	注射液：1 ml：1 mg、2 ml：2 mg	△

（五）其他抗肿瘤药

序号	品种名称	制剂规格	备注
253	顺铂 Cisplatin	注射液：2 ml：10 mg、6 ml：30 mg 注射用无菌粉末：10 mg、20 mg、30 mg	△
254	奥沙利铂 Oxaliplatin	注射用无菌粉末：50 mg、100 mg	△
255	卡铂 Carboplatin	注射用无菌粉末：50 mg、100 mg	△

续　表

序号	品种名称	制剂规格	备注
256	亚砷酸(三氧化二砷) Arsenious Acid （Arsenic Trioxide）	注射液:5 ml：5 mg、10 ml：10 mg 注射用无菌粉末:5 mg、10 mg	△
257	替加氟 Tegafur	片剂、胶囊:50 mg、100 mg、200 mg	△
258	门冬酰胺酶 Asparaginase	注射用无菌粉末:5 000 单位、10 000 单位	△
259	亚叶酸钙 Calcium Folinate	注射液:10 ml：100 mg 注射用无菌粉末:25 mg、50 mg、100 mg	△
260	维 A 酸 Tretinoin	片剂:10 mg	△

（六）抗肿瘤激素类

序号	品种名称	制剂规格	备注
261	他莫昔芬 Tamoxifen	片剂:10 mg	△

（七)抗肿瘤辅助药

序号	品种名称	制剂规格	备注
262	美司钠 Mesna	注射液:2 ml：0.2 g、4 ml：0.4 g	△
263	昂丹司琼 Ondansetron	片剂:4 mg、8 mg	

十六、维生素、矿物质类药
（一）维生素

序号	品种名称	制剂规格	备注
264	维生素 B_1 Vitamin B_1	注射液:2 ml：50 mg、2 ml：100 mg	
265	维生素 B_2 Vitamin B_2	片剂:5 mg、10 mg	
266	维生素 B_6 Vitamin B_6	片剂:10 mg 注射液:1 ml：50 mg、2 ml：0.1 g	
267	维生素 C Vitamin C	注射液:2 ml：0.5 g、5 ml：1 g	

（二）矿物质

序号	品种名称	制剂规格	备注
268	葡萄糖酸钙 Calcium Gluconate	片剂:0.5 g 注射液:10 ml：1 g	

（三）肠外营养药

序号	品种名称	制剂规格	备注
269	复方氨基酸 18AA Compound Amino Acid 18AA	注射液:250 ml：12.5 g(总氨基酸) 小儿复方氨基酸注射液(18AA－Ⅰ)： 20 ml：1.348 g(总氨基酸)	

十七、调节水、电解质及酸碱平衡药

（一）水、电解质平衡调节药

序号	品种名称	制剂规格	备注
270	口服补液盐 Oral Rehydration Salts	散剂（Ⅰ、Ⅱ、Ⅲ）	
271	氯化钠 Sodium Chloride	注射液：0.9%、10%（10 ml、50 ml、100 ml、250 ml、500 ml、1 000 ml）	
272	葡萄糖氯化钠 Glucose and Sodium Chloride	注射液：100 ml、250 ml、500 ml	
273	复方氯化钠 Compound Sodium Chloride	注射液：250 ml、500 ml	
274	氯化钾 Potassium Chloride	缓释片：0.5 g 注射液：10 ml：1.5 g 颗粒剂	

（二）酸碱平衡调节药

序号	品种名称	制剂规格	备注
275	乳酸钠林格 Sodium Lactate Ringer's	注射液：500 ml	
276	碳酸氢钠 Sodium Bicarbonate	片剂：0.3 g、0.5 g 注射液：10 ml：0.5 g、250 ml：12.5 g	

（三）其他

序号	品种名称	制剂规格	备注
277	葡萄糖 Glucose	注射液：5%、10%、25%、50%（20 ml、100 ml、250 ml、500 ml、1 000 ml）	

十八、解毒药

（一）氰化物中毒解毒药

序号	品种名称	制剂规格	备注
278	硫代硫酸钠 Sodium Thiosulfate	注射液：10 ml：0.5 g、20 ml：1.0 g、20 ml：10 g 注射用无菌粉末：0.32 g、0.64 g	

（二）有机磷酸酯类中毒解毒药

序号	品种名称	制剂规格	备注
279	氯解磷定 Pralidoxime Chloride	注射液：2 ml：0.25 g、2 ml：0.5 g	
280	碘解磷定 Pralidoxime Iodide	注射液：20 ml：0.5 g	

（三）亚硝酸盐中毒解毒药

序号	品种名称	制剂规格	备注
281	亚甲蓝 Methylthioninium Chloride	注射液：2 ml：20 mg、5 ml：50 mg、10 ml：100 mg	

（四）阿片类中毒解毒药

序号	品种名称	制剂规格	备注
282	纳洛酮 Naloxone	注射液：1 ml：0.4 mg、1 ml：1 mg、2 ml：2 mg 注射用无菌粉末：0.4 mg、1.0 mg、2.0 mg	

（五）鼠药解毒药

序号	品种名称	制剂规格	备注
283	乙酰胺 Acetamide	注射液：2 ml：1.0 g、5 ml：2.5 g、10 ml：5.0 g	

（六）其他

序号	品种名称	制剂规格	备注
284	氟马西尼 Flumazenil	注射液：2 ml：0.2 mg、5 ml：0.5 mg、10 ml：1.0 mg	

十九、生物制品

序号	品种名称	制剂规格	备注
285	破伤风抗毒素 Tetanus Antitoxin	注射液、注射用无菌粉末：1 500 IU、10 000 IU	
286	抗狂犬病血清 Rabies Antiserum	注射液：400 IU、700 IU、1 000 IU	
287	抗蛇毒血清 Snake Antivenin	注射液、注射用无菌粉末	注释 6
288	国家免疫规划用疫苗		注释 7

二十、诊断用药
（一）造影剂

序号	品种名称	制剂规格	备注
289	泛影葡胺 Maglumine Diatrizoate	注射液：1 ml：0.3 g、20 ml：12 g	
290	硫酸钡 Barium Sulfate	干混悬剂（Ⅰ型、Ⅱ型）	
291	碘化油 Iodinated Oil	注射液：10 ml	
292	碘海醇 Iohexol	注射液：20 ml：6 g(I)、50 ml：15 g (I)、100 ml：30 g (I)	

（二）其他

序号	品种名称	制剂规格	备注
293	结核菌素纯蛋白衍生物 Purified Protein Derivative of Tuberculin	注射液	

二十一、皮肤科用药
（一）抗感染药

序号	品种名称	制剂规格	备注
*（17）	红霉素 Erythromycin	软膏剂：1%	
*（41）	阿昔洛韦 Aciclovir	乳膏剂：3%	
294	磺胺嘧啶银 Sulfadiazine Silver	乳膏剂：1%	
295	咪康唑 Miconazole	乳膏剂：2%	

（二）角质溶解药

序号	品种名称	制剂规格	备注
296	尿素 Urea	软膏剂、乳膏剂：10%、20%	

续　表

序号	品种名称	制剂规格	备注
297	鱼石脂 Ichthammol	软膏剂:10%	
298	水杨酸 Salicylic Acid	软膏剂:2%、5%	

（三）肾上腺皮质激素类药

*(208)	氢化可的松 Hydrocortisone	（含醋酸酯）乳膏剂:1% （丁酸酯）乳膏剂:0.1%	
299	氟轻松 Fluocinonide	软膏剂、乳膏剂:0.025%	

（四）其他

300	炉甘石 Calamine	洗剂	
*(260)	维A酸 Tretinoin	乳膏剂:0.025%、0.05%、0.1%	
301	依沙吖啶 Ethacridine	外用溶液剂:0.1%	

二十二、眼科用药
（一）抗感染药

302	氯霉素 Chloramphenicol	滴眼剂:8 ml:20 mg	
*(27)	左氧氟沙星 Levofloxacin	滴眼剂:0.3%　(5 ml、8 ml)	
*(17)	红霉素 Erythromycin	眼膏剂:0.5%	
*(41)	阿昔洛韦 Aciclovir	滴眼剂:8 ml:8 mg	
*(32)	利福平 Rifampicin	滴眼剂:10 ml:5 mg、10 ml:10 mg	

（二）青光眼用药

303	毛果芸香碱 Pilocarpine	注射液:1 ml:2 mg 滴眼剂	
304	噻吗洛尔 Timolol	滴眼剂:5 ml:12.5 mg、5 ml:25 mg	
305	乙酰唑胺 Acetazolamide	片剂:0.25 g	

（三）其他

*(163)	阿托品 Atropine	眼膏剂:1%	
306	可的松 Cortisone	眼膏剂:0.25%、0.5%、1% 滴眼剂:3 ml:15 mg	

二十三、耳鼻喉科用药

序号	品种名称	制剂规格	备注
307	麻黄碱 Ephedrine	滴鼻剂：1%	
308	氧氟沙星 Ofloxacin	滴耳剂：5 ml：15 mg	
309	地芬尼多 Difenidol	片剂：25 mg	
310	鱼肝油酸钠 Sodium Morrhuate	注射液：2 ml：0.1 g	

二十四、妇产科用药
（一）子宫收缩药

序号	品种名称	制剂规格	备注
311	缩宫素 Oxytocin	注射液：1 ml：5 单位、1 ml：10 单位	
312	麦角新碱 Ergometrine	注射液：1 ml：0.2 mg、1 ml：0.5 mg	
313	垂体后叶注射液 Posterior Pituitary Injection	注射液：0.5 ml：3 单位、1 ml：6 单位	
314	米非司酮 Mifepristone	片剂：10 mg、25 mg、200 mg	
315	米索前列醇 Misoprostol	片剂：200 μg	
*（301）	依沙吖啶 Ethacridine	注射液：2 ml：50 mg	

（二）其 他

序号	品种名称	制剂规格	备注
*（295）	咪康唑 Miconazole	栓剂：0.2 g、0.4 g 阴道软胶囊：0.4 g	
*（28）	甲硝唑 Metronidazole	栓剂：0.5 g 阴道泡腾片：0.2 g	
316	克霉唑 Clotrimazole	栓剂：0.15 g 阴道片：0.5 g	

二十五、计划生育用药

序号	品种名称	制剂规格	备注
317	避孕药		注释 8

"注释"的说明

注释 1：第 37 号"耐多药肺结核用药"是指按规定列入《耐多药肺结核防治管理工作方案》中的耐多药肺结核治疗药品。

注释 2：第 43 号"艾滋病用药"包括抗艾滋病用药及艾滋病机会性感染用药。抗艾滋病用药是指国家免费治疗艾滋病的药品；艾滋病机会性感染用药是指按规定用于治疗艾滋病患者机会性感染的药品。

注释 3：第 47 号"青蒿素类药物"是指按规定列入《抗疟药使用原则和用药方案（修订稿）》中的以青蒿素类药物为基础的复方制剂、联合用药的药物和青蒿素类药物注射剂。

注释 4：第 125 号"依那普利"包括依那普利和依那普利叶酸。

注释 5：第 199 号"血友病用药"包括冻干人凝血因子Ⅷ、冻干人凝血酶原复合物和冻干人纤维蛋白原。

注释 6：第 287 号"抗蛇毒血清"包括抗蝮蛇毒血清、抗五步蛇毒血清、抗银环蛇毒血清、抗眼镜蛇毒血清。

注释 7：第 288 号"国家免疫规划用疫苗"是指纳入国家免疫规划的疫苗。

注释 8：第 317 号"避孕药"是指按规定列入《计划生育避孕药具政府采购目录》中的避孕药。

不同剂型同一主要化学成分或处方组成的编一个号，重复出现时标注"＊"号。药品编号的先后次序无特别涵义。

"备注"栏内标注"△"号表示药品应在具备相应处方资质的医师或在专科医师指导下使用。

第二部分　中 成 药

一、内科用药

（一）解表剂

序号	功能	药品名称	剂型、规格	备注
1	辛温解表	九味羌活丸（颗粒）	丸剂：每丸重 9 g，每袋装 6 g、9 g，每 10 丸重 1.8 g 颗粒剂：每袋装 5 g、15 g	
2		感冒清热颗粒（胶囊）	颗粒剂：每袋装 3 g、6 g、12 g 胶囊：每粒装 0.45 g	
3		正柴胡饮颗粒	颗粒剂：每袋装 3 g、10 g	
4	辛凉解表	柴胡注射液	注射液：每支装 2 ml	
5		银翘解毒丸（颗粒、胶囊、软胶囊、片）	丸剂：每丸重 3 g、9 g，每 10 丸重 1.5 g 颗粒剂：每袋装 2.5 g、15 g 胶囊：每粒装 0.4 g 软胶囊：每粒装 0.45 g 片剂：每片重 0.3 g，素片每片重 0.5 g，薄膜衣片每片重 0.52 g	
6		芎菊上清丸（颗粒、片）	丸剂：每丸重 9 g，每袋装 6 g，每 100 粒重 6 g 颗粒剂：每袋装 10 g 片剂：糖衣片片芯重 0.25 g、0.3 g	
7		牛黄清感胶囊	胶囊：每粒装 0.3 g	
8		小儿宝泰康颗粒	颗粒剂：每袋装 2.6 g、4 g、8 g	
9		祖卡木颗粒	颗粒剂：每袋装 6 g、12 g	
10		小儿热速清口服液（颗粒）	合剂：每支装 10 ml 颗粒剂：每袋装 2 g、6 g	
11	表里双解	防风通圣丸（颗粒）	丸剂：每丸重 9 g，每 8 丸相当于原药材 6 g，每 20 丸重 1 g 颗粒剂：每袋装 3 g	
12	扶正解表	玉屏风颗粒	颗粒剂：每袋装 5 g	

（二）泻下剂

序号	功能	药品名称	剂型、规格	备注
13	润肠通便	麻仁润肠丸（软胶囊）	丸剂：每丸重 6 g，每袋装 6 g，每 10 粒重 1.6 g 软胶囊：每粒装 0.5 g	

（三）清热剂

序号	功能	药品名称	剂型、规格	备注
14	清热泻火	黄连上清丸（颗粒、胶囊、片）	丸剂：每丸重 6 g，每 40 丸重 3 g，每袋装 6 g 颗粒剂：每袋装 2 g 胶囊：每粒装 0.3 g 片剂：薄膜衣每片重 0.31 g，糖衣片片芯重 0.3 g	
15		牛黄解毒丸（胶囊、软胶囊、片）	丸剂：每丸重 3 g，每 100 丸重 5 g，每袋装 4 g 胶囊：每粒装 0.3 g 软胶囊：每粒装 0.4 g 片剂：每片重 0.25 g、0.3 g	

续　表

序号	功能	药品名称	剂型、规格	备注
16		牛黄上清丸(胶囊、片)	丸剂:每丸重 6 g,每 16 粒重 3 g,每 100 粒重 10 g 胶囊:每粒装 0.3 g 片剂:糖衣基片重 0.25 g,薄膜衣片每片重 0.265 g,每片重 0.3 g	
17		一清颗粒(胶囊)	颗粒剂:每袋装 5 g、7.5 g 胶囊:每粒装 0.5 g	
18	清热解毒	板蓝根颗粒	颗粒剂:每袋装 3 g(相当于饮片 7 g)、5 g(相当于饮片 7 g)、10 g(相当于饮片 14 g)	
19		疏风解毒胶囊	胶囊:每粒装 0.52 g	
20		清热解毒颗粒	颗粒剂:每袋装 5 g、9 g、18 g	
21		小儿化毒散(胶囊)	散剂:每瓶(袋)装 0.6 g,每袋装 3 g 胶囊:每粒装 0.3 g	
22	清热祛暑	保济丸(口服液)	丸剂:每瓶装 1.85 g、3.7 g 合剂:每瓶装 10 ml	
23		藿香正气水(口服液、软胶囊)	酊剂:每支装 10 ml 合剂:每支装 10 ml 软胶囊:每粒装 0.45 g	
24		十滴水	酊剂:每瓶(支)装 5 ml、10 ml、100 ml、500 ml	
25	清脏腑热	双黄连合剂(口服液、颗粒、胶囊、片)	合剂:每瓶装 100 ml、200 ml,每支装 10 ml、20 ml 颗粒剂:每袋装 5 g(相当于净饮片 15 g),每袋装 5 g(相当于净饮片 30 g) 胶囊:每粒装 0.4 g 片剂:每片重 0.53 g	
26		银黄口服液(颗粒、胶囊、片)	合剂:每支装 10 ml 颗粒剂:每袋装 2 g、4 g 胶囊:每粒装 0.3 g 片剂:每片重 0.25 g	
27		茵栀黄口服液(颗粒)	合剂:每支装 10 ml(含黄芩苷 0.4 g) 颗粒剂:每袋装 3 g	
28		复方黄连素片	片剂:每片含盐酸小檗碱 30 mg	
29		连花清瘟胶囊(颗粒)	胶囊:每粒装 0.35 g 颗粒剂:每袋装 6 g	
30		小儿泻速停颗粒	颗粒剂:每袋装 3 g、5 g、10 g	
31		香连丸	丸剂:每 6 丸相当于原生药 3 g,每 10 丸重 1.5 g,每 12 丸重约 1 g,每 20 粒重 1 g,每 40 丸重约 3 g,每 100 粒重 3 g	

（四）温里剂

序号	功能	药品名称	剂型、规格	备注
32	温中散寒	附子理中丸（片）	丸剂：每丸重9g，每8丸相当于原生药3g，每袋装6g 片剂：基片重0.25g	
33		香砂养胃丸（颗粒、片）	丸剂：每8丸相当于原药材3g，每袋装9g 颗粒剂：每袋装5g 片剂：每片重0.6g	
34		香砂平胃丸（颗粒）	丸剂：每袋（瓶）装6g 颗粒剂：每袋装5g、10g	
35		理中丸	丸剂：每丸重9g，每8丸相当于原药材3g	
36	益气复脉	参麦注射液	注射液：每支装10ml、20ml，每瓶装50ml、100ml	
37		生脉饮（颗粒、胶囊、注射液）	合剂：每支装10ml 颗粒剂：每袋装2g、10g 胶囊：每粒装0.3g、0.35g 注射液：每支装10ml、20ml	
38		稳心颗粒	颗粒剂：每袋装5g、9g	

（五）化痰、止咳、平喘剂

序号	功能	药品名称	剂型、规格	备注
39	温化寒痰	通宣理肺丸（颗粒、胶囊、片）	丸剂：每丸重6g，每100丸重10g，每8丸相当于原药材3g 颗粒剂：每袋装3g、9g 胶囊：每粒装0.36g 片剂：每片重0.3g	
40		寒喘祖帕颗粒	颗粒剂：每袋装6g、10g、12g	
41	清热化痰	蛇胆川贝液	糖浆剂、合剂：每支装10ml	
42		橘红丸（颗粒、胶囊、片）	丸剂：每丸重3g、6g，每100丸重10g 颗粒剂：每袋装11g 胶囊：每粒装0.5g 片剂：每片重0.3g、0.6g	
43		急支糖浆（颗粒）	糖浆剂：每瓶装100ml、200ml 颗粒剂：每袋装4g	
44	润肺化痰	养阴清肺丸（膏、颗粒）	丸剂：每丸重9g，每100粒重10g 煎膏：每瓶装50g、150g，每瓶装80ml、100ml 颗粒剂：每袋装6g、15g	
45		二母宁嗽丸（颗粒、片）	丸剂：每丸重9g，每100丸重10g 颗粒剂：每袋装3g、10g 片剂：每片重0.55g	
46		润肺膏	煎膏剂：每瓶装250g	
47		强力枇杷露	糖浆剂：每瓶装100ml、150ml、250ml、330ml	

续　表

序号	功能	药品名称	剂型、规格	备注
48	消积化痰	小儿消积止咳口服液	合剂:每支装 10 ml	
49	疏风清热	清宣止咳颗粒	颗粒剂:每袋装 10 g	
50	健脾止咳	小儿肺咳颗粒	颗粒剂:每袋装 2 g、3 g、6 g	
51	平喘剂	蛤蚧定喘丸(胶囊)	丸剂:每丸重 9 g,每 60 丸重 9 g 胶囊:每粒装 0.5 g	
52		桂龙咳喘宁胶囊(片)	胶囊:每粒装 0.3 g(相当于饮片 1 g) 片剂	

（六）开窍剂

序号	功能	药品名称	剂型、规格	备注
53	清热开窍	安宫牛黄丸	丸剂:每丸重 1.5 g、3 g	注释 1
54		清开灵颗粒(胶囊、片、注射液)	颗粒剂:每袋装 3 g(含黄芩苷 20 mg) 胶囊:每粒装 0.25 g(含黄芩苷 10 mg) 片剂:每片重 0.5 g(含黄芩苷 20 mg) 注射液:每支装 2 ml、10 ml	
55		安脑丸(片)	丸剂:每丸重 3 g,每 11 丸重 3 g 片剂:薄膜衣片每片重 0.5 g	
56	化痰开窍	苏合香丸	丸剂:每丸重 2.4 g、3 g	
57		礞石滚痰丸	丸剂:每袋(瓶)装 6 g	

（七）扶正剂

序号	功能	药品名称	剂型、规格	备注
58	健脾益气	补中益气丸(颗粒)	丸剂:每丸重 9 g,每 8 丸相当于原生药 3 g,每袋装 6 g 颗粒剂:每袋装 3 g	
59		参苓白术散(丸、颗粒)	散剂:每袋装 3 g、6 g、9 g 丸剂:每 100 粒重 6 g 颗粒剂:每袋装 6 g	
60		健儿消食口服液	合剂:每支装 10 ml	
61		醒脾养儿颗粒	颗粒剂:每袋装 2 g	
62	健脾和胃	香砂六君丸	丸剂:每 8 丸相当于原生药 3 g,每袋装 6 g、9 g,每 100 粒重 6 g	
63		安胃疡胶囊	胶囊:每粒含黄酮类化合物 0.2 g	
64	健脾养血	归脾丸(合剂)	丸剂:每丸重 9 g,每 8 丸相当于原生药 3 g,每袋装 6 g、9 g,每瓶装 60 g、120 g 合剂:每支装 10 ml,每瓶装 100 ml	
65		健脾生血颗粒(片)	颗粒剂:每袋装 5 g 片剂:每片重 0.6 g	
66	滋阴补肾	六味地黄丸(颗粒、胶囊)	丸剂:每丸重 9 g,每 8 丸重 1.44 g(每 8 丸相当于饮片 3 g),每袋装 6 g、9 g,每瓶装 60 g、120 g 颗粒剂:每袋装 5 g 胶囊:每粒装 0.3 g、0.5 g	

续 表

序号	功能	药品名称	剂型、规格	备注
67	滋阴降火	知柏地黄丸	丸剂:每丸重9 g,每10丸重1.7 g,每袋装6 g、9 g,每瓶装60 g,每8丸相当于原生药3 g	
68	滋肾养肝	杞菊地黄丸(胶囊、片)	丸剂:每丸重9 g,每8丸相当于原药材3 g,每袋装6 g、9 g,每瓶装60 g、120 g 胶囊:每粒装0.3 g 片剂:片芯重0.3 g	
69		生血宝合剂(颗粒)	合剂:每瓶装100 ml 颗粒剂:每袋装4 g、8 g	
70	温补肾阳	金匮肾气丸(片)	丸剂:每丸重6 g,每100粒重20 g 片剂:每片重0.27 g	
71		四神丸(片)	丸剂:每袋装9 g 片剂:每片重0.3 g、0.6 g	
72		济生肾气丸	丸剂:每丸重9 g,每袋装6 g	
73	气血双补	八珍丸(颗粒、胶囊)	丸剂:每丸重9 g,每8丸相当于原生药3 g,每袋装6 g,每瓶装60 g 颗粒剂:每袋装3.5 g、8 g 胶囊:每粒装0.4 g	
74	益气养阴	消渴丸	丸剂:每10丸重2.5 g(含格列本脲2.5 mg)	
75		贞芪扶正颗粒(胶囊)	颗粒剂:每袋装5 g、15 g 胶囊:每粒装0.35 g(相当于原药材3.125 g),每6粒相当于原生药12.5 g	
76		参芪降糖颗粒(胶囊、片)	颗粒剂:每袋装3 g 胶囊:每粒装0.35 g 片剂:每片重0.35 g	

(八)安神剂

序号	功能	药品名称	剂型、规格	备注
77	养心安神	天王补心丸(片)	丸剂:每丸重9 g,每8丸相当于原生药3 g,每袋装6 g、9 g,每瓶装60 g、120 g 片剂:每片重0.5 g	
78		柏子养心丸	丸剂:每丸重9 g,每袋装6 g、9 g,每瓶装60 g、120 g	
79		枣仁安神颗粒(胶囊)	颗粒剂:每袋装5 g 胶囊:每粒装0.45 g	

(九)止血剂

序号	功能	药品名称	剂型、规格	备注
80	凉血止血	槐角丸	丸剂:每丸重9 g,每袋装6 g、9 g	

（十）祛瘀剂

序号	功能	药品名称	剂型、规格	备注
81	活血祛瘀	血栓通胶囊（注射液）、注射用血栓通（冻干）	胶囊：每粒装 0.18 g（含三七总皂苷 100 mg） 注射液：每支装 2 ml：70 mg（三七总皂苷），每支装 5 ml：175 mg（三七总皂苷） 注射用无菌粉末：每瓶（支）装 100 mg、150 mg、250 mg	
82		血塞通胶囊（注射液）、注射用血塞通（冻干）	胶囊：50 mg、100 mg 注射液：每支装 2 ml：100 mg，每支装 5 ml：250 mg，每支装 10 ml：250 mg 注射用无菌粉末：每支装 100 mg、200 mg、400 mg	
83		丹参注射液	注射液：每支装 2 ml、10 ml	
84		银杏叶胶囊（片、滴丸）	胶囊：每粒含总黄酮醇苷 9.6 mg、萜类内酯 2.4 mg，每粒含总黄酮醇苷 19.2 mg、萜类内酯 4.8 mg 片剂：每片含总黄酮醇苷 9.6 mg、萜类内酯 2.4 mg，每片含总黄酮醇苷 19.2 mg、萜类内酯 4.8 mg 滴丸剂：每丸重 60 mg，薄膜衣丸每丸重 63 mg	
85		银丹心脑通软胶囊	软胶囊：每粒装 0.4 g	
86	益气活血	麝香保心丸	丸剂：每丸重 22.5 mg	
87		脑心通丸（胶囊、片）	丸剂：每袋装 0.8 g 胶囊：每粒装 0.4 g 片剂：每片重 0.45 g	
88		诺迪康胶囊	胶囊：每粒装 0.28 g	
89		血栓心脉宁胶囊	胶囊：每粒装 0.5 g	
90		参松养心胶囊	胶囊：每粒装 0.4 g	
91		益心舒颗粒（胶囊、片）	颗粒剂：每袋装 4 g 胶囊：每粒装 0.4 g 片剂：每片重 0.4 g、0.6 g	
92	化瘀宽胸	冠心苏合丸（胶囊、软胶囊）	丸剂：每丸重 1 g 胶囊：每粒装 0.35 g 软胶囊：每粒装 0.31 g、0.5 g	
93		地奥心血康胶囊	胶囊：每粒含甾体总皂苷 100 mg（相当于甾体总皂苷元 35 mg）	
94	化瘀通脉	通心络胶囊	胶囊：每粒装 0.26 g	
95		灯盏花素片	片剂：每片含灯盏花素 20 mg	
96		脑安颗粒（胶囊、片、滴丸）	颗粒剂：每袋装 1.2 g 胶囊：每粒装 0.4 g 片剂：每片重 0.53 g 滴丸剂：每丸重 50 mg	
97		脉血康胶囊	胶囊：每粒装 0.25 g	

续 表

序号	功能	药品名称	剂型、规格	备注
98	理气活血	血府逐瘀丸（口服液、胶囊）	丸剂：每丸重9 g，每60粒重6 g，每67丸约重1 g，每100丸重20 g 合剂：每支装10 ml 胶囊：每粒装0.4 g	
99		复方丹参片（颗粒、胶囊、滴丸）	片剂：薄膜衣小片每片重0.32 g（相当于饮片0.6 g），薄膜衣大片每片重0.8 g（相当于饮片1.8 g），糖衣片（相当于饮片0.6 g） 颗粒剂：每袋装1 g 胶囊：每粒装0.3 g 滴丸剂：每丸重25 mg，薄膜衣滴丸每丸重27 mg	
100		速效救心丸	滴丸剂：每粒重40 mg	
101		心可舒胶囊（片）	胶囊：每粒装0.3 g 片剂：每片重0.31 g、0.62 g	
102	滋阴活血	脉络宁注射液	注射液：每支装10 ml	
103	祛瘀解毒	平消胶囊（片）	胶囊：每粒装0.23 g 片剂：薄膜衣片每片重0.24 g，糖衣片片芯重0.23 g	

（十一）理气剂

序号	功能	药品名称	剂型、规格	备注
104	疏肝解郁	逍遥丸（颗粒）	丸剂：每丸重9 g，每袋装6 g、9 g，每8丸相当于原生药3 g 颗粒剂：每袋装4 g、5 g、6 g、15 g	
105		丹栀逍遥丸	丸剂：每袋装6 g	
106		护肝片（颗粒、胶囊）	片剂：糖衣片片芯重0.35 g，薄膜衣片每片重0.36 g、0.38 g 颗粒剂：每袋装1.5 g、2 g 胶囊：每粒装0.35 g	
107	疏肝和胃	气滞胃痛颗粒（片）	颗粒剂：每袋装2.5 g、5 g 片剂：糖衣片片芯重0.25 g，薄膜衣片每片重0.5 g	
108		胃苏颗粒	颗粒剂：每袋装5 g、15 g	
109		元胡止痛片（颗粒、胶囊、滴丸）	片剂：糖衣片片芯重0.25 g，薄膜衣片每片重0.26 g 颗粒剂：每袋装5 g 胶囊：每粒装0.25 g、0.45 g 滴丸剂：每10丸重0.5 g	
110		三九胃泰颗粒（胶囊）	颗粒剂：每袋装2.5 g、10 g、20 g 胶囊：每粒装0.5 g	
111		加味左金丸	丸剂：每100丸重6 g	

（十二）消导剂

序号	功能	药品名称	剂型、规格	备注
112	消食导滞	保和丸（颗粒、片）	丸剂：每丸重9 g，每袋装6 g、9 g，每8丸相当于原生药3 g 颗粒剂：每袋装4.5 g 片剂：每片重0.26 g、0.4 g	

续 表

序号	功能	药品名称	剂型、规格	备注
113		六味安消散（胶囊）	散剂:每袋装 1.5 g、18 g 胶囊:每粒装 0.5 g	
114		小儿化食丸（口服液）	丸剂:每丸重 1.5 g 合剂:每支装 10 ml	

（十三）治风剂

序号	功能	药品名称	剂型、规格	备注
115	疏散外风	川芎茶调丸（散、颗粒、片）	丸剂:每袋装 6 g,每 8 丸相当于原药材 3 g 散剂:每袋装 3 g、6 g 颗粒剂:每袋装 4 g、7.8 g 片剂:每片重 0.48 g	
116	平肝息风	松龄血脉康胶囊	胶囊:每粒装 0.5 g	
117		丹珍头痛胶囊	胶囊:每粒装 0.5 g	
118	祛风化瘀	正天丸（胶囊）	丸剂:每袋装 6 g 胶囊:每粒装 0.45 g	
119	养血祛风	养血清脑丸（颗粒）	丸剂:每袋装 2.5 g 颗粒剂:每袋装 4 g	
120		消银颗粒（片）	颗粒剂:3.5 g/袋 片剂:糖衣片片芯重 0.3 g,薄膜衣片每片重 0.32 g	
121		润燥止痒胶囊	胶囊:每粒装 0.5 g	
122	祛风通络	华佗再造丸	丸剂	
123		小活络丸	丸剂:每丸重 3 g,每 6 丸相当于原生药 2.3 g	
124		复方风湿宁胶囊（片）	胶囊:每粒装 0.3 g 片剂:基片重 0.2 g,薄膜衣片每片重 0.21 g、0.48 g	

（十四）祛湿剂

序号	功能	药品名称	剂型、规格	备注
125	散寒除湿	风湿骨痛胶囊（片）	胶囊:每粒装 0.3 g 片剂:每片重 0.36 g、0.37 g	
126		追风透骨丸	丸剂:每 10 丸重 1 g	
127	消肿利水	五苓散（胶囊、片）	散剂:每袋装 6 g、9 g 胶囊:每粒装 0.45 g 片剂:每片重 0.35 g	
128		肾炎康复片	片剂:糖衣片片芯重 0.3 g,薄膜衣片每片重 0.48 g	
129		尿毒清颗粒	颗粒剂:每袋装 5 g	
130	清热通淋	癃清片（胶囊）	片剂:每片重 0.6 g 胶囊:每粒装 0.4 g、0.5 g	
131		三金片	片剂:每片相当于原药材 2.1 g、3.5 g	

续　表

序号	功能	药品名称	剂型、规格	备注
132	化瘀通淋	癃闭舒胶囊	胶囊：每粒装 0.3 g、0.45 g	
133	扶正祛湿	尪痹颗粒（胶囊、片）	颗粒剂：每袋装 3 g、6 g 胶囊：每粒 0.55 g 片剂：每片重 0.25 g、0.5 g	
134		风湿液	酒剂：每瓶装 10 ml、100 ml、250 ml	
135	益肾通淋	普乐安胶囊（片）	胶囊：每粒装 0.375 g 片剂：每片重 0.57 g（含油菜花粉 0.5 g）、0.64 g（含油菜花粉 0.5 g）	

（十五）调脂剂

序号	功能	药品名称	剂型、规格	备注
136	化浊降脂	血脂康胶囊	胶囊：每粒装 0.3 g	

（十六）固涩剂

序号	功能	药品名称	剂型、规格	备注
137	补肾缩尿	缩泉丸（胶囊）	丸剂：每 20 粒重 1 g 胶囊：每粒装 0.3 g	

二、外科用药

（一）清热剂

序号	功能	药品名称	剂型、规格	备注
138	清热利湿	消炎利胆片（颗粒、胶囊）	片剂：薄膜衣小片（0.26 g，相当于饮片 2.6 g）、薄膜衣大片（0.52 g，相当于饮片 5.2 g）、糖衣片（片芯重 0.25 g，相当于饮片 2.6 g） 颗粒剂：每袋装 2.5 g 胶囊：每粒装 0.45 g	
139	清热解毒	季德胜蛇药片	片剂：每片重 0.4 g	
140		连翘败毒丸（膏、片）	丸剂：每袋装 9 g，每 100 粒重 6 g 煎膏剂：每袋装 15 g，每瓶装 60 g、120 g、180 g 片剂：每片重 0.6 g	
141		如意金黄散	散剂：每袋（瓶）装 3 g、6 g、9 g、12 g、30 g	
142		地榆槐角丸	丸剂：每丸重 9 g，每 100 丸重 10 g	
143	通淋消石	排石颗粒	颗粒剂：每袋装 5 g、20 g	
144	清热消肿	马应龙麝香痔疮膏	软膏剂	
145	软坚散结	内消瘰疬丸	丸剂：每 10 丸重 1.85 g，每 100 粒重 6 g，每瓶装 9 g	

（二）温经理气活血剂

序号	功能	药品名称	剂型、规格	备注
146	散结消肿	小金丸（胶囊、片）	丸剂：每 10 丸重 6 g，每 100 丸重 3 g、6 g 胶囊：每粒装 0.3 g、0.35 g 片剂：每片重 0.36 g	

（三）活血化瘀剂

序号	功能	药品名称	剂型、规格	备注
147	化瘀通脉	脉管复康片（胶囊）	片剂：每片重 0.3 g、0.6 g 胶囊：每粒装 0.45 g	

续　表

序号	功能	药品名称	剂型、规格	备注
148	消肿活血	京万红软膏	软膏剂:每支装 10 g、20 g,每瓶装 30 g、50 g	

三、妇科用药

（一）理血剂

序号	功能	药品名称	剂型、规格	备注
149	活血化瘀	益母草膏（颗粒、胶囊、片）	煎膏剂:每瓶装 125 g、250 g 颗粒剂:每袋装 15 g 胶囊:每粒装 0.36 g(每粒相当于原药材 2.5 g) 片剂:每片含盐酸水苏碱 15 mg	
150		少腹逐瘀丸（颗粒、胶囊）	丸剂:每丸重 9 g 颗粒剂:每袋装 1.6 g、5 g 胶囊:0.45 g/粒	
151	化瘀止血	茜芷胶囊	胶囊:每粒装 0.4 g	
152	收敛止血	葆宫止血颗粒	颗粒剂:每袋装 15 g	
153	养血舒肝	妇科十味片	片剂:每片重 0.3 g	

（二）清热剂

序号	功能	药品名称	剂型、规格	备注
154	清热除湿	妇科千金片（胶囊）	片剂 胶囊:每粒装 0.4 g	
155		花红片（颗粒、胶囊）	片剂:薄膜衣片每片重 0.29 g,糖衣片片芯重 0.28 g 颗粒剂:每袋装 2.5 g、10 g 胶囊:每粒装 0.25 g	
156		宫炎平片（胶囊）	片剂:薄膜衣片每片重 0.26 g,糖衣片片芯重 0.25 g 胶囊:每粒装 0.2 g、0.25 g、0.35 g	
157	清热解毒	妇炎消胶囊	胶囊:每粒装 0.45 g	
158		金刚藤糖浆	糖浆剂:每瓶装 150 ml	
159	行气破瘀	保妇康栓	栓剂:每粒重 1.74 g	

（三）扶正剂

序号	功能	药品名称	剂型、规格	备注
160	养血理气	艾附暖宫丸	丸剂:每丸重 9 g,每袋装 9 g,每瓶装 45 g、72 g,每 45 粒重 9 g,每 100 丸重 4 g、10 g	
161	益气养血	乌鸡白凤丸（胶囊、片）	丸剂:每丸重 9 g,每袋装 6 g、9 g,每 10 丸重 1 g 胶囊:每粒装 0.3 g 片剂:每片重 0.5 g	
162		八珍益母丸（胶囊）	丸剂:每丸重 9 g,每袋装 6 g、9 g,每瓶装 60 g、120 g 胶囊:每粒装 0.28 g	
163	滋阴安神	更年安片（胶囊）	片剂:薄膜衣片每片重 0.31 g,糖衣片片芯重 0.3 g 胶囊:每粒装 0.3 g	
164		坤泰胶囊	胶囊:每粒装 0.5 g	

（四）散结剂

序号	功能	药品名称	剂型、规格	备注
165	消肿散结	乳癖消颗粒（胶囊、片）	颗粒剂：每袋装 8 g（相当于原药材 6 g） 胶囊：每粒装 0.32 g 片剂：薄膜衣片每片重 0.34 g、0.67 g，糖衣片片芯重 0.32 g	
166	活血化瘀	桂枝茯苓丸（胶囊）	丸剂：每丸重 6 g，每 100 丸重 10 g，素丸每 10 丸重 1.5 g、2.2 g 胶囊：每粒装 0.31 g	
167		乳块消颗粒（胶囊、片）	颗粒剂：每袋装 5 g、10 g 胶囊：每粒装 0.3 g 片剂：薄膜衣片每片重 0.36 g	
168		宫瘤清胶囊（颗粒）	胶囊：每粒装 0.37 g 颗粒剂：每袋装 4 g	

四、眼科用药
（一）清热剂

序号	功能	药品名称	剂型、规格	备注
169	清热散风	明目上清丸（片）	丸剂：每袋（瓶）装 9 g 片剂：素片每片重 0.6 g，薄膜衣片每片重 0.63 g	
170		明目蒺藜丸	丸剂：每 20 粒重 1 g	
171	泻火明目	黄连羊肝丸	丸剂：每丸重 9 g，每 20 丸重 1 g，每 100 丸重 20 g	
172		珍珠明目滴眼液	滴眼剂：每支装 8 ml、10 ml、12 ml、15 ml	

（二）扶正剂

序号	功能	药品名称	剂型、规格	备注
173	滋阴养肝	明目地黄丸	丸剂：每丸重 9 g，每袋装 6 g、9 g，每 8 丸相当于原生药 3 g	
174		障眼明片（胶囊）	片剂：糖衣片芯重 0.21 g，薄膜衣片每片重 0.21 g、0.42 g 胶囊：每粒装 0.25 g、0.4 g	
175	益气养阴	复方血栓通胶囊（片）	胶囊：每粒装 0.5 g 片剂：每片重 0.35 g、0.4 g	

五、耳鼻喉科用药
（一）耳病

序号	功能	药品名称	剂型、规格	备注
176	滋肾平肝	耳聋左慈丸	丸剂：每丸重 9 g，每 8 丸相当于原生药 3 g，每 100 粒重 10 g	
177		通窍耳聋丸	丸剂：每 100 粒重 6 g	

（二）鼻病

序号	功能	药品名称	剂型、规格	备注
178	宣肺通窍	鼻炎康片	片剂：每片重 0.37 g（含马来酸氯苯那敏 1 mg）	
179	清热通窍	藿胆丸（片、滴丸）	丸剂：每瓶装 36 g，每 10 丸重 0.24 g，每 195 粒约重 3 g 片剂 滴丸剂：每丸重 50 mg	
180	疏风清热	辛夷鼻炎丸	丸剂：每 10 丸重 0.75 g	
181		香菊胶囊（片）	胶囊：每粒装 0.3 g 片剂：素片每片重 0.3 g，薄膜衣片每片重 0.32 g	
182	扶正解表	辛芩颗粒	颗粒剂：每袋装 5 g、20 g	

（三）咽喉、口腔病

序号	功能	药品名称	剂型、规格	备注
183	化痰利咽	黄氏响声丸	丸剂:炭衣丸每丸重 0.1 g、0.133 g,糖衣丸每瓶装 400 丸	
184		清咽滴丸	滴丸剂:每丸重 20 mg	
185	滋阴清热	口炎清颗粒	颗粒剂:每袋装 3 g、10 g	
186		玄麦甘桔颗粒(胶囊)	颗粒剂:每袋装 10 g 胶囊:每粒装 0.35 g	
187	清热凉血	口腔溃疡散	散剂:每瓶装 3 g	
188	清热解毒	冰硼散	散剂:每瓶(支)装 0.6 g、1.5 g、2 g、3 g	

六、骨伤科用药

序号	功能	药品名称	剂型、规格	备注
189	接骨续筋	接骨七厘散(丸、片)	散剂:每袋装 1.5 g 丸剂:每袋装 1.5 g、2 g 片剂:每片相当于原生药量 0.3 g	
190		伤科接骨片	片剂	
191	活血化瘀	云南白药(胶囊、膏、酊、气雾剂)	散剂、胶囊、贴膏剂、酊剂、气雾剂	
192		活血止痛散(胶囊)	散剂:每袋(瓶)装 1.5 g 胶囊:每粒装 0.25 g、0.5 g	
193		七厘散(胶囊)	散剂:每瓶装 1.5 g、3 g 胶囊:每粒装 0.5 g	
194		消痛贴膏	贴膏剂:每贴装 1.0 g、1.2 g	
195	活血通络	颈舒颗粒	颗粒剂:每袋装 6 g	
196		颈复康颗粒	颗粒剂:每袋装 5 g	
197		腰痹通胶囊	胶囊:每粒装 0.42 g	
198	祛风活络	舒筋活血丸(片)	丸剂:每丸重 6 g 片剂:每片重 0.3 g	
199		狗皮膏	膏药:每张净重 12 g、15 g、24 g、30 g	
200		骨痛灵酊	酊剂:每袋装 10 ml,每瓶装 30 ml、60 ml、100 ml、250 ml	
201		通络祛痛膏	贴膏剂:7 cm×10 cm	
202		复方南星止痛膏	贴膏剂:10 cm×13 cm	
203	补肾壮骨	仙灵骨葆胶囊(片)	胶囊:每粒装 0.5 g 片剂:每片重 0.3 g	

中成药成分中的"麝香"为人工麝香,"牛黄"为人工牛黄,有"注释"的除外。

注释 1:目录第 53 号"安宫牛黄丸"成分中的"牛黄"为天然牛黄、体内培植牛黄或体外培育牛黄。

第三部分　中药饮片

颁布国家标准的中药饮片为国家基本药物,国家另有规定的除外。

Ⅱ 江苏省基层医疗卫生机构增补药物目录(2011 版)

〈一〉化学药

序号	药品通用名称	英文名称	剂型	备注
一、抗微生物药				
(一)青霉素类				
1	苄星青霉素	Benzylpenicillin	注射剂	
2	阿洛西林	Azlocillin	注射剂	
	阿莫西林	Amoxicillin	颗粒剂	△
(二)头孢菌素类				
3	头孢拉定	Cefradine	口服常释剂型、颗粒剂、注射剂	
4	头孢克洛	Cefaclor	口服常释剂型、颗粒剂	
5	头孢噻肟	Cefotaxime	注射剂	
6	头孢羟氨苄	Cefadroxil	口服常释剂型、颗粒剂	
7	头孢唑肟	Ceftizoxime	注射剂	
8	头孢克肟	Cefixime	口服常释剂型	
(三)氨基糖苷类				
9	依替米星	Etimiein	注射剂	
(四)大环内酯类				
10	乙酰螺旋霉素	Acetylspiramycin	口服常释剂型	
11	罗红霉素	Roxithromycin	口服常释剂型、缓释控释剂型	
	阿奇霉素	Azithromycin	注射剂	△
(五)其他抗生素类				
12	林可霉素	Lincomycin	注射剂	
(六)喹诺酮类				
13	洛美沙星	Lomefloxacin	口服常释剂型、注射剂	
(七)抗病毒药				
	阿昔洛韦	Aciclovir	注射剂	△
(八)抗真菌药				
14	酮康唑	Ketoconazole	口服常释剂型	
(九)硝基咪唑类				
15	替硝唑	Tinidazole	口服常释剂型、注射剂	
16	奥硝唑	Omidazole	注射剂	
(十)其他				
17	大蒜素	Allitrid	口服常释剂型	
二、麻醉药				
(一)局部麻醉药				
18	丁卡因	Tetracaine	注射剂	

续　表

序号	药品通用名称	英文名称	剂型	备注
	利多卡因	Lidocaine	吸入剂	△
（二）全身麻醉药				
19	丙泊酚	Propofol	注射剂	
（三）吸入麻醉药				
20	七氟烷	Sevoflurane	吸入剂	
（四）骨骼肌松弛药				
21	阿曲库铵	Atracurinm	注射剂	
三、镇痛、解热、抗炎、抗风湿、抗痛风药				
（一）镇痛药				
22	吗啡	Morphine	缓释控释剂型、注射剂	
23	曲马多	Tramadol	口服常释剂型、注射剂	
（二）解热镇痛药				
24	索米痛	Somiton	口服常释剂型	
24	赖氨匹林	Aspirin—DL—Lysine	注射剂	
25	氨咖黄敏	Paracetamol，Caffein，Atificial Cow—bezoar and chlorphenamine Maleate	口服常释剂型、颗粒剂	
26	氨酚伪麻美芬片Ⅱ/氨麻苯美片	Paracetamol，Pseudoephedrine Hydrochloride and Dextromethorphan Hydrobromide Tablets Ⅱ/Paracetamol，Pseudoephedrine Hydrochloride，Dextromethorphan Hydrobromide and Chlorphenamine Maleate Tablets	口服常释剂型	
27	酚麻美敏	Compound Dextromethorphan Hydrobromide Granules	口服常释剂型	
28	复方锌布	Compound Zine Gluconate and Ibuprofen Granules	颗粒剂	
29	复方对乙酰氨基酚	Compound Paracetamol	口服常释剂型	
30	复方氨酚烷胺	Compound Paracetamol and Amantadine Hydrochloride	口服常释剂型	
31	美敏伪麻	US—min Pseudoephedrine	口服液体剂	
32	复方盐酸伪麻黄碱	Compound Pseudoephedrine Hydrochloride	缓释控释剂型	
33	美洛昔康	Meloxicam	口服常释剂型	
	布洛芬	Ibuprofen	口服液体剂	△
	对乙酰氨基酚	Paracetamol	口服液体剂	△
（三）抗痛风药				
34	苯溴马隆	Benzbromarone	口服常释剂型	
四、神经系统用药				
（一）抗帕金森病药				
35	左旋多巴	Levodopa	口服常释剂型	

续　表

序号	药品通用名称	英文名称	剂型	备注
36	多巴丝肼	Levodopa and Benserazide Hydrochloride	口服常释剂型	
（二）脑血管病用药及降颅压药				
37	氟桂利嗪	Flunarizine	口服常释剂型	
38	倍他司汀	Betahistine	口服常释剂型、注射剂	
39	丹参酮ⅡA	Tanshinon Ⅱ A	注射剂	
40	尼麦角林	Nicergoline	口服常释剂型、注射剂	
（三）其他				
41	吡拉西坦	Piracetam	口服常释剂型、注射剂	
42	谷维素	Oryzanol	口服常释剂型	
五、治疗精神障碍药				
（一）抗精神病药				
43	氯氮平	Clozapine	口服常释剂型	
44	舒必利	Sulpiride	口服常释剂型	
（二）抗躁狂药				
45	碳酸锂	Lithium Carbonate	口服常释剂型	
六、心血管系统用药				
（一）抗心绞痛药				
46	单硝酸异山梨酯	Lsosorbide Mononitrate	口服常释剂型、控释缓释剂型、注射剂	
（二）抗高血压药				
47	贝那普利	Benazepril	口服常释剂型	
48	缬沙坦	Valsartan	口服常释剂型	
49	可乐定	Clonidine	口服常释剂型	
（三）抗休克药				
50	去氧肾上腺素	Phenylephrine	注射剂	
（四）调脂及抗动脉粥样硬化药				
51	非诺贝特	Febofibrate	口服常释剂型	
52	洛伐他汀	Lovastatin	口服常释剂型	
（五）扩张血管药				
53	地尔硫卓	Diltiazem	注射剂、控释缓释剂型	
54	非洛地平	Felodipine	口服常释剂型、控释缓释剂型	
55	哌唑嗪	Prazosin	口服常释剂型	
56	地巴唑	Bendazol	口服常释剂型	
57	左旋氨氯地平	Levamlodipine	口服常释剂型	
58	复方硫酸双肼屈嗪	Compound Sulfate Dihydralazine	口服常释剂型	

续　表

序号	药品通用名称	英文名称	剂型	备注
59	川芎嗪	Ligustrazine	注射剂	
(六) 钙拮抗药				
60	拉西地平	Lacidipine	口服常释剂型	
61	氨氯地平	Amlodipine	口服常释剂型	
	硝苯地平	Nifedipine	缓释控释剂型	△
(七) β受体阻滞药				
	美托洛尔	Metoprolol	缓释控释剂型	△
(八) 血管紧张素Ⅱ受体拮抗药				
62	厄贝沙坦	Irbesartan	口服常释剂型	
63	氯沙坦钾	Losartan Potassium	口服常释剂型	
(九) 血管紧张素转换酶抑制剂				
64	复方卡托普利	Compound Captopril	口服常释剂型	
(十) 其他				
65	三磷酸腺苷	Adenosine Triphosphate	注射剂	
七、呼吸系统用药				
(一) 祛痰药				
66	羧甲司坦	Carbocisteine	口服常释剂型	
	氨溴索	Ambroxol	注射剂	△
67	糜蛋白酶	Chymotrypsin	注射剂	
(二) 镇咳药				
68	复方磷酸可待因	Compound Codeine Phosphate Syrup	溶液剂	
69	右美沙芬	Dextromethorphan	口服常释剂型、颗粒剂	
(三) 平喘药				
70	特布他林	Terbutaline	口服常释剂型、气雾剂	
71	班布特罗	Bambuterol Hydrochloride, Bambec	口服常释剂型	
72	布地奈德	Budesonide	吸入剂	
	硫酸沙丁胺醇	Salbutamol Sulfate	口服常释剂型	△
八、消化系统用药				
(一) 抗酸药及抗溃疡病药				
73	硫糖铝	Sucralfate	口服常释剂型	
74	大黄碳酸氢钠	Rhei and Sodium Bicarbomate	口服常释剂型	
75	西咪替丁	Cimetidine	口服常释剂型、注射剂	
76	铝碳酸镁	Hydrotalcite	口服常释剂型	
(二) 助消化药				
77	双歧杆菌活菌	Bifidobacterium	口服常释剂型	
78	多酶	Multienzyme	口服常释剂型	

续 表

序号	药品通用名称	英文名称	剂型	备注
79	乳酸菌素	Lactobacillin	口服常释剂型	
（三）胃肠解痉药及胃动力药				
80	莫沙必利	Mosapride	口服常释剂型	
（四）泻药和止泻药				
81	复方地芬诺酯	Compound Diphenoxylate	口服常释剂型	
（五）肝胆疾病用药				
82	曲匹布通	Trepibutone	口服常释剂型	
83	甘草酸二铵	Diammonium Glycyrrhizinate	口服常释剂型、注射剂	
84	谷氨酸	Sodium Glutamate	注射剂	
85	门冬氨酸钾镁	Potassium Magnesium Aspartate	注射剂	
86	柳氮磺吡啶	Sulfasalazine	口服常释剂型	
（六）质子泵抑制药				
	奥美拉唑	Omeprazole	注射剂	△
（七）肝胆辅助用药				
87	硫普罗宁	Tiopronin	口服常释剂型	
（八）其他				
88	地奥司明	Diosmin	口服常释剂型	
九、泌尿系统用药				
（一）利尿药及脱水药				
89	托拉塞米	Torasemide	口服常释剂型、注射剂	
90	复方阿米洛利	Compound Amiloride	口服常释剂型	
（二）良性前列腺增生用药				
91	非那雄胺	Finasteride	口服常释剂型	
（三）前列腺疾病用药				
92	普适泰	Prostat	口服常释剂型	
十、血液系统用药				
（一）抗贫血药				
93	琥珀酸亚铁	Ferrous Succinate	口服常释剂型	
94	富马酸亚铁	Ferrous Fumarate	口服常释剂型	
（二）抗血小板药				
95	西洛他唑	Cilostazol	口服常释剂型	
96	曲克芦丁	Troxerutin	口服常释剂型、注射剂	
97	藻酸双酯钠	Alginic Sodium Diester	口服常释剂型	
（三）促凝血药				
98	氨基己酸	Aminocaproic Acid	口服常释剂型、注射剂	
99	酚磺乙胺	Etamsylate	注射剂	

续　表

序号	药品通用名称	英文名称	剂型	备注
100	氨甲苯酸	Aminomethylbenzoic Acid	注射剂	
（四）抗凝血药及溶栓药				
101	低分子肝素	Low Molecular Werght Heparin	注射剂	
102	尿激酶	Urokinase	注射剂	
103	血凝酶	Hemocoagulase Atroxfor	注射剂	
（五）升白细胞药				
104	维生素 B_4	Vitamin B_4	口服常释剂型	
105	鲨肝醇	Batiol	口服常释剂型	
106	肌苷	Inosine	口服常释剂型、注射剂	
107	利血生	Leucogen	口服常释剂型	
108	辅酶 A	Coenzyme A	注射剂	
（六）血容量扩充剂				
109	羟乙基淀粉	Hydroxyethyl Starch	注射剂	
十一、激素及调节内分泌功能药				
（一）下丘脑垂体激素及其类似物				
110	尿促性素	Menotrophin	注射剂	
（二）肾上腺皮质激素类药				
111	泼尼松龙	Prednisolone	口服常释剂型、注射剂	
112	倍他米松	Betamethasone	口服常释剂型	
113	曲安奈德	Triamcinolone Acetonide	注射剂	
（三）胰岛素及口服降血糖药				
1. 胰岛素				
114	重组人胰岛素	Recombinant Human Insulin	注射剂	
115	精蛋白生物合成人胰岛素	Biosynthetic Human Insulin	注射剂	
116	精蛋白锌重组人胰岛素	Protamine Zine Recombinant Human Insulin	注射剂	
117	门冬胰岛素	Insulin Aspart	注射剂	
2. 口服降血糖药				
118	瑞格列奈	Repaglinide	口服常释剂型	
119	格列齐特	Gliclazide	口服常释剂型、缓释控释剂型	
120	罗格列酮	Rosiglitazone	口服常释剂型	
	二甲双胍	Metformin	缓释控释剂型	△
121	格列美脲	Glimepiride	口服常释剂型	
122	阿卡波糖	Acarbose	口服常释剂型	
123	格列喹酮	Gliquidone	口服常释剂型	

续 表

序号	药品通用名称	英文名称	剂型	备注
124	吡格列酮	Pioglitazone	口服常释剂型	
	格列吡嗪	Glipizide	缓释控释剂型	△
（四）雄激素及同化激素				
125	达那唑	Danazol	口服常释剂型	
（五）雌激素及孕激素				
126	己烯雌酚	Diethylstilbestrol	口服常释剂型、注射剂	
（六）钙代谢调节药				
127	维生素 D_3	Vitamin D_3	注射剂	
128	阿法骨化醇	Alfacalcidol	口服常释剂型	
129	碳酸钙 D_3	Calcium Carbonate D_3	口服常释剂型	
（七）其他				
130	胰激肽原酶	Pancreatic Kininogenase	口服常释剂型	
十二、抗变态反应药				
131	西替利嗪	Cetirizine	口服常释剂型、口服液体剂	
132	氯雷他定	Loratadine	口服常释剂型	
133	酮替芬	Ketotifen	口服常释剂型	
134	茶苯海明	Dimenhydrinate	口服常释剂型	
	氯苯那敏	Chlorphenamine	注射剂	△
十三、维生素、矿物质类药				
（一）维生素				
135	复合维生素B	Vitamin B Compound	口服常释剂型	
136	甲钴胺	Mecobalamin	口服常释剂型、注射剂	
137	呋喃硫胺	Fursultiamine	口服常释剂型	
138	维生素 A	Vitamin A	口服常释剂型	
139	烟酸	Nicotinic	口服常释剂型	
140	复方芦丁	Compound Rutin	口服常释剂型	
141	水溶性维生素	Water－soluble Vitamin for Injection，Soluvit	注射剂	
	维生素 C	Vitamin C	口服常释剂型	△
	维生素 B_1	Vitamin B_1	口服常释剂型	△
	维生素 B_6	Vitamin B_6	口服常释剂型	△
（二）肠外营养药				
142	脂肪乳（中链及长链复合剂）	Fat Emulsion	注射剂	
十四、调节水、电解质及酸碱平衡药				
143	乳酸钠	Sodium Lactate	注射剂	
144	灭菌注射用水	Water For Injection	注射剂	

续　表

序号	药品通用名称	英文名称	剂型	备注
十五、皮肤科用药				
（一）抗感染药				
14	＊酮康唑	Ketoconazole	外用软膏剂型	
145	克霉唑	Clotrimazole	外用软膏剂型	
113	＊曲安奈德	Triamcinolone	外用软膏剂型	
146	莫匹罗星	Mupirocin	外用软膏剂型	
147	氟轻松	Fluocinonide	外用软膏剂型	
（二）其他				
148	炉甘石	Calamine	洗剂	
149	环吡酮胺	Ciclopirox Olamine	外用软膏剂型	
150	高锰酸钾	Potassium Permanganate	外用片剂	
151	过氧化氢	Hydrogen Peroxide	溶液剂	
152	双氯芬酸	Diclofenac	外用软膏剂型	
153	复方醋酸地塞米松	Dexamethasone Acetate	外用软膏剂型	
十六、眼科用药				
（一）抗感染药				
154	羟苄唑	Hydrobenzole	滴眼剂	
155	金霉素	Chlortetracycline	眼膏剂	
156	磺胺醋酰钠	Sulfacetamide Sodium	滴眼剂	
	诺氟沙星	Norfloxacin	滴眼剂	△
	利巴韦林	Ribavirin	滴眼剂	△
157	四环素醋酸可的松	Tetracycline and Cortison Acetate	眼膏剂	
（二）其他				
111	＊泼尼松龙	Prednisolone	滴眼剂	
158	复方妥布霉素	Todramycin Compound	滴眼剂	
159	托吡卡胺	Tropicamide	滴眼剂	
160	吡诺克辛	Pirenoxine	滴眼剂	
161	色甘酸钠	Sodium Cromoglicate	滴眼剂	
十七、耳鼻喉科用药				
12	＊林可霉素	Lincomycin	滴耳剂	
162	呋麻	Ephedrine Hydrochloride and Nitrofurazone Nasal	滴鼻剂	
163	羟甲唑啉	Oxymetazoline	喷雾剂	
164	复方氯己定	Chlorhexidine Compound	含漱液	
67	＊糜蛋白酶	Chymotrypsin	注射剂	
165	过氧化氢	Hydrogen Peroxide	溶液剂	

续 表

序号	药品通用名称	英文名称	剂型	备注
十八、妇产科用药				
15	＊替硝唑	Tinidazole	阴道泡腾片、栓剂	
166	复方莪术油	Zedoary Turmeric Oil Compound	栓剂	
167	双唑泰	Metronidazole,Clotrimazole and Chlorhexidine Acetate	栓剂	
十九、抗肿瘤药				
(一) 烷化剂				
168	环磷酰胺	Cyclophosphamide	口服常释剂型、注射剂	
(二) 抗代谢药				
169	氟尿嘧啶	Fluorouracil	口服常释剂型、注射剂	
(三) 抗肿瘤抗生素				
170	丝裂霉素	Mitomycin	注射剂	
(四) 抗肿瘤植物药				
171	长春新碱	Vincristine	注射剂	
(五) 其他抗肿瘤药				
172	顺铂	Cisplatin	注射剂	

注:"△"为国家基本药物目录(2012年版)已收载剂型药品。"＊"为不同剂型。

〈二〉中成药

序号	类别	药品通用名称	备注
一、内科用药			
(一) 解表剂			
1		小柴胡颗粒	
2		感冒清胶囊	
3		维C银翘片(颗粒)	
4		正柴胡饮颗粒	
5		感冒灵胶囊	
(二) 泻下剂			
6		一清颗粒	
7		通便灵胶囊	
8		三黄片	
9		麻仁丸	
(三) 清热剂			
10		牛黄消炎片	
11		穿心莲片(胶囊)	
12		清热解毒口服液	

续　表

序号	类别	药品通用名称	备注
13		抗病毒颗粒(口服液)	
14		三金片(胶囊)	
15		清宁丸	
16		复方益肝灵片	
17		利胆片	
18		苦黄注射液(颗粒)	
19		香连丸	
20		尿感宁颗粒	
21		二妙丸	
22		蓝芩口服液	
23		热毒宁注射液	
24		虎驹乙肝胶囊	
(四) 温里剂			
25		温胃舒颗粒(胶囊)	
26		猴头菌片	
(五) 止咳、平喘			
27		固本咳喘片	
28		金荞麦片	
29		强力枇杷露	
30		川贝枇杷糖浆	
31		咳喘宁口服液(片)	
32		止咳化痰颗粒	
33		半夏露糖浆	
34		止喘灵口服液	
35		桂龙咳喘宁胶囊	
36		急支糖浆	
37		复方鲜竹沥液	
(六) 开窍剂			
38		醒脑静注射液	
39		心可宁胶囊	
(七) 固涩剂			
40		涩肠止泻散	
(八) 扶正剂			
41		百合固金丸	
42		黄芪颗粒(口服液)	
43		稳心颗粒	
(九) 安神剂			
44		柏子养心丸(片)	

续　表

序号	类别	药品通用名称	备注
45		养血安神糖浆	
46		五味子糖浆	
47		安神补脑液	
（十）祛瘀剂			
48		心痛康片	
49		通塞脉片	
50		银杏叶片（胶囊）	
51		脑心通胶囊	
52		黄杨宁片	
53		大黄䗪虫丸（胶囊）	
54		脑血栓片	
55		参松养心胶囊	
56		心可舒片	
57		血塞通片	
（十一）理气剂			
58		加味消遥丸	
59		舒肝丸	
60		胃康灵胶囊	
61		健胃愈疡片	
62		胃乐宁片	
63		健胃消炎颗粒	
（十二）消导剂			
64		健胃消食片	
65		王氏保赤丸	
（十三）治风剂			
66		晕可平颗粒（糖浆）	
67		天麻胶囊	
68		大活络丸	
69		小活络丸	
70		天麻素注射液	
71		人参再造丸	
72		牛黄降压片（胶囊、丸）	
73		天舒胶囊	
74		珍菊降压片	
75		脑立清丸	
76		追风透骨丸（片）	
77		杜仲颗粒	
78		颈复康颗粒	

续　表

序号	类别	药品通用名称	备注
（十四）祛湿剂			
79		脂必妥片	
80		黄葵胶囊	
二、外科用药			
81		湿润烧伤膏	
82		金胆片	
83		小金丸	
84		胆舒胶囊	
85		锡类散	
86		金银花露	
三、妇科用药			
（一）理气剂			
87		桂枝茯苓胶囊	
（二）清热剂			
88		妇炎平胶囊	
89		宫血宁胶囊	
（三）扶正剂			
90		白带丸	
（四）散结剂			
91		乳宁颗粒	
四、眼科用药			
92		石斛夜光丸	
93		珍珠明目滴眼液	
五、耳鼻喉科用药			
（一）鼻病			
94		千柏鼻炎片	
（二）咽喉病			
95		珠黄散	
96		六神丸	
97		桂林西瓜霜（指散剂）	
六、骨伤科用药			
98		跌打丸	
99		七厘散	
100		三七伤药片	
101		骨刺片	
102		复方南星止痛膏	
103		麝香追风膏	

续　表

序号	类别	药品通用名称	备注
104		关节止痛膏	
105		解痉镇痛酊	
106		正红花油	
107		腰痹通胶囊	
108		抗骨增生胶囊	
七、皮肤科用药			
109		复方土槿皮酊	

Ⅲ　医疗用毒性药品、麻醉药品、精神药品及有关管理规定

一、医疗用毒性药品

医疗用毒性药品(以下简称毒性药品),系指毒性剧烈、治疗剂量与中毒剂量相近,使用不当会致人中毒或死亡的药品。

1. 毒性中药品种(包括原药材和饮片)主要有:砒石(红砒、白砒)、砒霜、水银、生马前子、生川乌、生草乌、生白附子、生附子、生半夏、生南星、生巴豆、斑蝥、青娘虫、红娘虫、生甘遂、生狼毒、生藤黄、生千金子、生天仙子、闹阳花、雪上一枝蒿、红升丹、白降丹、蟾酥、洋金花、红粉、轻粉、雄黄。

2. 西药毒药品种(仅指原料药,不包括制剂)主要有:去乙酰毛花苷丙、阿托品、洋地黄毒苷、氢溴酸后马托品、三氧化二砷、毛果芸香碱、升汞、水杨酸毒扁豆碱、亚砷酸钾、氢溴酸东莨菪碱、士的宁。

毒性药品的收购、经营,由各级医药管理部门指定的药品经营单位负责;配方用药由国营药店、医疗单位负责。其他任何单位或者个人均不得从事毒性药品的收购、经营和配方业务。医疗单位供应和调配毒性药品,凭医生签名的正式处方。国营药店供应和调配毒性药品,凭盖有医生所在的医疗单位公章的正式处方。每次处方剂量不得超过2日极量。

二、麻醉药品

麻醉药品是指连续使用后易产生身体依赖性、能成瘾癖的药品。国家食品药品监督管理局、公安部、卫生部 2007 年联合公布并于 2008 年 1 月 1 日施行《麻醉药品品种目录(2007年版)》和《精神药品品种目录(2007 年版)》。

麻醉药品包括阿片类(吗啡、阿片、罂粟壳、罂粟秆浓缩物等)、可卡因类(可卡因)、大麻类(大麻)、合成麻醉药类(哌替啶、芬太尼、美沙酮、海洛因、二氢埃托啡等)及卫生部指定的其他易成瘾癖药品、药用原植物及其制剂。我国生产及使用的麻醉药品 25 种(见附表 1)。

附表 1　我国生产及使用的麻醉药品品种目录

名　　称	名　　称
阿法罗定(Alphaprodine)	瑞芬太尼(Remifentanil)
可卡因(Cocaine)	舒芬太尼(Sufentanil)
罂粟秆浓缩物(Concentrate of poppy straw)	蒂巴因(Thebaine)
二氢埃托啡(Dihydroetorphine)	布桂嗪(Bucinnazine)
地芬诺酯(Diphenoxylate)	可待因(Codeine)
芬太尼(Fentanyl)	复方樟脑酊(Compound Camphor Tincture)
氢可酮(Hydrocodone)	右丙氧芬(Dextropropoxyphene)
美沙酮(Methadone)	双氢可待因(Dihydrocodeine)
吗啡(Morphine)	乙基吗啡(Ethylmorphine)
阿片(Opium)	福尔可定(Pholcodine)
羟考酮(Oxycodone)	阿桔片(Compound Platycodon Tablets)
哌替啶(Pethidine)	吗啡阿托品注射液(Morphine and Atropine Sulfate Injection)
罂粟壳(Poppy Shell)	

说明:1. 本目录根据《麻醉药品品种目录(2007 年版)》中摘其有"∗"的麻醉药品均为我国生产及使用的品种;2. 上述品种包括其可能存在的盐和单方制剂;3. 上述品种包括其可能存在的化学异构体及酯、醚。

三、精神药品

精神药品是指直接作用于中枢神经系统,使之兴奋或抑制,连续使用能产生依赖性的药品。依据精神药品使人体产生的依赖性和危害人体健康的程度,分为第一类精神药品和第二类精神药品。

国家食品药品监督管理局、公安部、卫生部联合公布的《精神药品品种目录(2007年版)》精神药品共132种,其中我国生产及使用的第一类精神药品7种、第二类精神药品32种(见附表2)。

附表2　我国生产及使用的精神药品品种目录

名　称	名　称
第一类	溴西泮(Bromazepa)
丁丙诺啡(Buprenorphine)	氯氮䓬(Chlordiazepoxide)
γ-羟丁酸(γ-hydroxybutyrate,GHB)	氯硝西泮(Clonazepam)
氯胺酮(Ketamine)	地西泮(Diazepam)
马吲哚(Mazindol)	艾司唑仑(Estazolam)
哌醋甲酯(Methylphenidate)	氯氟䓬乙酯(Ethyl Loflazepate)
司可巴比妥(Secobarbital)	氟西泮(Flurazepam)
三唑仑(Triazolam)	劳拉西泮(Lorazepam)
第二类	甲丙氨酯(Meprobamate)
异戊巴比妥(Amobarbital)	咪达唑仑(Midazolam)
布托啡诺及其注射剂(Butorphanol and its injection)	纳布啡及其注射剂(Nalbuphine and its injection)
咖啡因(Caffeine)	硝西泮(Nitrazepam)
安钠咖(Caffeine Sodium Benzoate,CNB)	奥沙西泮(Oxazepam)
去甲伪麻黄碱(Cathine)	氨酚氢可酮片(Paracetamol and Hydrocodone Bitartrate Tablets)
地佐辛及其注射剂(Dezocine and its injection)	匹莫林(Pemoline)
芬氟拉明(Fenfluramine)	苯巴比妥(Phenobarbital)
格鲁米特(Glutethimide)	替马西泮(Temazepam)
喷他佐辛(Pentazocine)	曲马多(Tramadol)
戊巴比妥(Pentobarbital)	唑吡坦(Zolpiden)
阿普唑仑(Alprazolam)	扎来普隆(Zaleplone)
巴比妥(Barbital)	麦角胺咖啡因片(Ergotamine and Caffeine Tablets)

说明:1.本目录根据《精神药品品种目录(2007年版)》中摘其有"＊"的精神药品,均为我国生产及使用的品种;2.上述品种包括其可能存在的盐和单方制剂(除非另有规定);3.上述品种包括其可能存在的化学异构体及酯、醚(除非另有规定)。

四、麻醉药品、精神药品管理

麻醉药品只限于医疗、教学和科研需要,设有病房、具备进行手术或一定医疗技术条件的医疗机构使用麻醉药品、一类精神药品按照《麻醉药品和精神药品管理条例》第三十六条规定:医疗机构需要使用麻醉药品和第一类精神药品的,应当经所在地设区的市级人民政府卫生主管部门批准,取得麻醉药品、第一类精神药品购用印鉴卡(以下称印鉴卡)。医疗机构应当凭印鉴卡向本省、自治区、直辖市行政区域内的定点批发企业购买麻醉药品和第一类精神药品。

《处方管理办法》第十一条规定:执业医师经考核合格后取得麻醉药品和第一类精神药品的处方权,药师经考核合格后取得麻醉药品和第一类精神药品调剂资格。

医师取得麻醉药品和第一类精神药品处方权后,方可在本机构开具麻醉药品和第一类精神药品处方,但不得为自己开具该类药品处方。未取得麻醉药品和第一类精神药品处方资格的医师不得开具麻醉药品和第一类精神药品处方。

药师取得麻醉药品和第一类精神药品调剂资格后,方可在本机构调剂麻醉药品和第一类精神药品。

麻醉药品的处方注射剂不得超过 2 日常用量,片剂、酊剂、糖浆剂等不超过 3 日常用量,连续使用不得超过 7 日。

医生应当根据医疗需要合理使用精神药品,严禁滥用。除特殊需要外,第一类精神药品的处方,每次不超过 3 日常用量,第二类精神药品的处方,每次不超过 7 日常用量。

Ⅳ 医疗机构药事管理规定

第一章 总则

第一条 为加强医疗机构药事管理,促进药物合理应用,保障公众身体健康,根据《中华人民共和国药品管理法》、《医疗机构管理条例》和《麻醉药品和精神药品管理条例》等有关法律、法规,制定本规定。

第二条 本规定所称医疗机构药事管理,是指医疗机构以病人为中心,以临床药学为基础,对临床用药全过程进行有效的组织实施与管理,促进临床科学、合理用药的药学技术服务和相关的药品管理工作。

第三条 卫生部、国家中医药管理局负责全国医疗机构药事管理工作的监督管理。

县级以上地方卫生行政部门、中医药行政部门负责本行政区域内医疗机构药事管理工作的监督管理。

军队卫生行政部门负责军队医疗机构药事管理工作的监督管理。

第四条 医疗机构药事管理和药学工作是医疗工作的重要组成部分。医疗机构应当根据本规定设置药事管理组织和药学部门。

第五条 依法取得相应资格的药学专业技术人员方可从事药学专业技术工作。

第六条 医疗机构不得将药品购销、使用情况作为医务人员或者部门、科室经济分配的依据。医疗机构及医务人员不得在药品购销、使用中牟取不正当经济利益。

第二章 组织机构

第七条 二级以上医院应当设立药事管理与药物治疗学委员会;其他医疗机构应当成立药事管理与药物治疗学组。

二级以上医院药事管理与药物治疗学委员会委员由具有高级技术职务任职资格的药学、临床医学、护理和医院感染管理、医疗行政管理等人员组成。

成立医疗机构药事管理与药物治疗学组的医疗机构由药学、医务、护理、医院感染、临床科室等部门负责人和具有药师、医师以上专业技术职务任职资格人员组成。

医疗机构负责人任药事管理与药物治疗学委员会(组)主任委员,药学和医务部门负责人任药事管理与药物治疗学委员会(组)副主任委员。

第八条 药事管理与药物治疗学委员会(组)应当建立健全相应工作制度,日常工作由药学部门负责。

第九条 药事管理与药物治疗学委员会(组)的职责:

(一) 贯彻执行医疗卫生及药事管理等有关法律、法规、规章。审核制定本机构药事管理和药学工作规章制度,并监督实施;

(二) 制定本机构药品处方集和基本用药供应目录;

(三) 推动药物治疗相关临床诊疗指南和药物临床应用指导原则的制定与实施,监测、评估本机构药物使用情况,提出干预和改进措施,指导临床合理用药;

（四）分析、评估用药风险和药品不良反应、药品损害事件，并提供咨询与指导；

（五）建立药品遴选制度，审核本机构临床科室申请的新购入药品、调整药品品种或者供应企业和申报医院制剂等事宜；

（六）监督、指导麻醉药品、精神药品、医疗用毒性药品及放射性药品的临床使用与规范化管理；

（七）对医务人员进行有关药事管理法律法规、规章制度和合理用药知识教育培训；向公众宣传安全用药知识。

第十条　医疗机构医务部门应当指定专人，负责与医疗机构药物治疗相关的行政事务管理工作。

第十一条　医疗机构应当根据本机构功能、任务、规模设置相应的药学部门，配备和提供与药学部门工作任务相适应的专业技术人员、设备和设施。

三级医院设置药学部，并可根据实际情况设置二级科室；二级医院设置药剂科；其他医疗机构设置药房。

第十二条　药学部门具体负责药品管理、药学专业技术服务和药事管理工作，开展以病人为中心，以合理用药为核心的临床药学工作，组织药师参与临床药物治疗，提供药学专业技术服务。

第十三条　药学部门应当建立健全相应的工作制度、操作规程和工作记录，并组织实施。

第十四条　二级以上医院药学部门负责人应当具有高等学校药学专业或者临床药学专业本科以上学历，及本专业高级技术职务任职资格；除诊所、卫生所、医务室、卫生保健所、卫生站以外的其他医疗机构药学部门负责人应当具有高等学校药学专业专科以上或者中等学校药学专业毕业学历，及药师以上专业技术职务任职资格。

第三章　药物临床应用管理

第十五条　药物临床应用管理是对医疗机构临床诊断、预防和治疗疾病用药全过程实施监督管理。医疗机构应当遵循安全、有效、经济的合理用药原则，尊重患者对药品使用的知情权和隐私权。

第十六条　医疗机构应当依据国家基本药物制度，抗菌药物临床应用指导原则和中成药临床应用指导原则；制定本机构基本药物临床应用管理办法，建立并落实抗菌药物临床应用分级管理制度。

第十七条　医疗机构应当建立由医师、临床药师和护士组成的临床治疗团队，开展临床合理用药工作。

第十八条　医疗机构应当遵循有关药物临床应用指导原则、临床路径、临床诊疗指南和药品说明书等合理使用药物；对医师处方、用药医嘱的适宜性进行审核。

第十九条　医疗机构应当配备临床药师。临床药师应当全职参与临床药物治疗工作，对患者进行用药教育，指导患者安全用药。

第二十条　医疗机构应当建立临床用药监测、评价和超常预警制度，对药物临床使用安全性、有效性和经济性进行监测、分析、评估，实施处方和用药医嘱点评与干预。

第二十一条 医疗机构应当建立药品不良反应、用药错误和药品损害事件监测报告制度。医疗机构临床科室发现药品不良反应、用药错误和药品损害事件后,应当积极救治患者,立即向药学部门报告,并做好观察与记录。医疗机构应当按照国家有关规定向相关部门报告药品不良反应,用药错误和药品损害事件应当立即向所在地县级卫生行政部门报告。

第二十二条 医疗机构应当结合临床和药物治疗,开展临床药学和药学研究工作,并提供必要的工作条件,制订相应管理制度,加强领导与管理。

第四章 药剂管理

第二十三条 医疗机构应当根据《国家基本药物目录》、《处方管理办法》、《国家处方集》、《药品采购供应质量管理规范》等制订本机构《药品处方集》和《基本用药供应目录》,编制药品采购计划,按规定购入药品。

第二十四条 医疗机构应当制订本机构药品采购工作流程;建立健全药品成本核算和账务管理制度;严格执行药品购入检查、验收制度;不得购入和使用不符合规定的药品。

第二十五条 医疗机构临床使用的药品应当由药学部门统一采购供应。经药事管理与药物治疗学委员会(组)审核同意,核医学科可以购用、调剂本专业所需的放射性药品。其他科室或者部门不得从事药品的采购、调剂活动,不得在临床使用非药学部门采购供应的药品。

第二十六条 医疗机构应当制订和执行药品保管制度,定期对库存药品进行养护与质量检查。药品库的仓储条件和管理应当符合药品采购供应质量管理规范的有关规定。

第二十七条 化学药品、生物制品、中成药和中药饮片应当分别储存,分类定位存放。易燃、易爆、强腐蚀性等危险性药品应当另设仓库单独储存,并设置必要的安全设施,制订相关的工作制度和应急预案。

麻醉药品、精神药品、医疗用毒性药品、放射性药品等特殊管理的药品,应当按照有关法律、法规、规章的相关规定进行管理和监督使用。

第二十八条 药学专业技术人员应当严格按照《药品管理法》、《处方管理办法》、药品调剂质量管理规范等法律、法规、规章制度和技术操作规程,认真审核处方或者用药医嘱,经适宜性审核后调剂配发药品。发出药品时应当告知患者用法用量和注意事项,指导患者合理用药。

为保障患者用药安全,除药品质量原因外,药品一经发出,不得退换。

第二十九条 医疗机构门急诊药品调剂室应当实行大窗口或者柜台式发药。住院(病房)药品调剂室对注射剂按日剂量配发,对口服制剂药品实行单剂量调剂配发。

肠外营养液、危害药品静脉用药应当实行集中调配供应。

第三十条 医疗机构根据临床需要建立静脉用药调配中心(室),实行集中调配供应。静脉用药调配中心(室)应当符合静脉用药集中调配质量管理规范,由所在地设区的市级以上卫生行政部门组织技术审核、验收,合格后方可集中调配静脉用药。在静脉用药调配中心(室)以外调配静脉用药,参照静脉用药集中调配质量管理规范执行。

医疗机构建立的静脉用药调配中心(室)应当报省级卫生行政部门备案。

第三十一条 医疗机构制剂管理按照《药品管理法》及其实施条例等有关法律、行政法规规定执行。

第五章　药学专业技术人员配置与管理

第三十二条　医疗机构药学专业技术人员按照有关规定取得相应的药学专业技术职务任职资格。

医疗机构直接接触药品的药学人员,应当每年进行健康检查。患有传染病或者其他可能污染药品的疾病的,不得从事直接接触药品的工作。

第三十三条　医疗机构药学专业技术人员不得少于本机构卫生专业技术人员的8%。建立静脉用药调配中心(室)的,医疗机构应当根据实际需要另行增加药学专业技术人员数量。

第三十四条　医疗机构应当根据本机构性质、任务、规模配备适当数量临床药师,三级医院临床药师不少于5名,二级医院临床药师不少于3名。

临床药师应当具有高等学校临床药学专业或者药学专业本科毕业以上学历,并应当经过规范化培训。

第三十五条　医疗机构应当加强对药学专业技术人员的培养、考核和管理,制订培训计划,组织药学专业技术人员参加毕业后规范化培训和继续医学教育,将完成培训及取得继续医学教育学分情况,作为药学专业技术人员考核、晋升专业技术职务任职资格和专业岗位聘任的条件之一。

第三十六条　医疗机构药师工作职责:

(一)负责药品采购供应、处方或者用药医嘱审核、药品调剂、静脉用药集中调配和医院制剂配制,指导病房(区)护士请领、使用与管理药品;

(二)参与临床药物治疗,进行个体化药物治疗方案的设计与实施,开展药学查房,为患者提供药学专业技术服务;

(三)参加查房、会诊、病例讨论和疑难、危重患者的医疗救治,协同医师做好药物使用遴选,对临床药物治疗提出意见或调整建议,与医师共同对药物治疗负责;

(四)开展抗菌药物临床应用监测,实施处方点评与超常预警,促进药物合理使用;

(五)开展药品质量监测,药品严重不良反应和药品损害的收集、整理、报告等工作;

(六)掌握与临床用药相关的药物信息,提供用药信息与药学咨询服务,向公众宣传合理用药知识;

(七)结合临床药物治疗实践,进行药学临床应用研究;开展药物利用评价和药物临床应用研究;参与新药临床试验和新药上市后安全性与有效性监测;

(八)其他与医院药学相关的专业技术工作。

第六章　监督管理

第三十七条　县级以上地方卫生、中医药行政部门应当加强对医疗机构药事管理工作的监督与管理。

第三十八条　医疗机构不得使用非药学专业技术人员从事药学专业技术工作或者聘其为药学部门主任。

第三十九条　医疗机构出现下列情形之一的,由县级以上地方卫生、中医药行政部门责

令改正、通报批评、给予警告;对于直接负责的主管人员和其他直接责任人员,依法给予降级、撤职、开除等处分:

(一)未建立药事管理组织机构,药事管理工作和药学专业技术工作混乱,造成医疗安全隐患和严重不良后果的;

(二)未按照本规定配备药学专业技术人员、建立临床药师制,不合理用药问题严重,并造成不良影响的;

(三)未执行有关的药品质量管理规范和规章制度,导致药品质量问题或用药错误,造成医疗安全隐患和严重不良后果的;

(四)非药学部门从事药品购用、调剂或制剂活动的;

(五)将药品购销、使用情况作为个人或者部门、科室经济分配的依据,或者在药品购销、使用中牟取不正当利益的;

(六)违反本规定的其他规定并造成严重后果的。

第四十条 医疗机构违反药品管理有关法律、法规、规章的,依据其情节由县级以上地方卫生行政部门依法予以处理。

第四十一条 县级以上地方卫生、中医药行政部门应当定期对医疗机构药事管理工作进行监督检查。

第四十二条 卫生、中医药行政部门的工作人员依法对医疗机构药事管理工作进行监督检查时,应当出示证件。被检查的医疗机构应当予以配合,如实反映情况,提供必要的资料,不得拒绝、阻碍、隐瞒。

第七章 附则

第四十三条 本规定中下列用语的含义:

临床药学:是指药学与临床相结合,直接面向患者,以病人为中心,研究与实践临床药物治疗,提高药物治疗水平的综合性应用学科。

临床药师:是指以系统药学专业知识为基础,并具有一定医学和相关专业基础知识与技能,直接参与临床用药,促进药物合理应用和保护患者用药安全的药学专业技术人员。

危害药品:是指能产生职业暴露危险或者危害的药品,即具有遗传毒性、致癌性、致畸性,或者对生育有损害作用以及在低剂量下可产生严重的器官或其他方面毒性的药品,包括肿瘤化疗药物和细胞毒药物。

药品损害:是指由于药品质量不符合国家药品标准造成的对患者的损害。

用药错误:是指合格药品在临床使用全过程中出现的、任何可以防范的用药不当。

第四十四条 医疗机构中药饮片的管理,按照《医院中药饮片管理规范》执行。

第四十五条 诊所、卫生所、医务室、卫生保健所和卫生站可不设药事管理组织机构和药学部门,由机构负责人指定医务人员负责药事工作。

中医诊所、民族医诊所可不设药事管理组织机构和药学部门,由中医药和民族医药专业技术人员负责药事工作。

第四十六条 本规定自 2011 年 3 月 1 日起施行。《医疗机构药事管理暂行规定》(卫医发〔2002〕24 号)同时废止。

V　处方管理办法

第一章　总则

第一条　为规范处方管理,提高处方质量,促进合理用药,保障医疗安全,根据《执业医师法》、《药品管理法》、《医疗机构管理条例》、《麻醉药品和精神药品管理条例》等有关法律、法规,制定本办法。

第二条　本办法所称处方,是指由注册的执业医师和执业助理医师(以下简称医师)在诊疗活动中为患者开具的、由取得药学专业技术职务任职资格的药学专业技术人员(以下简称药师)审核、调配、核对,并作为患者用药凭证的医疗文书。处方包括医疗机构病区用药医嘱单。

本办法适用于与处方开具、调剂、保管相关的医疗机构及其人员。

第三条　卫生部负责全国处方开具、调剂、保管相关工作的监督管理。县级以上地方卫生行政部门负责本行政区域内处方开具、调剂、保管相关工作的监督管理。

第四条　医师开具处方和药师调剂处方应当遵循安全、有效、经济的原则。处方药应当凭医师处方销售、调剂和使用。

第二章　处方管理的一般规定

第五条　处方标准(附件1)由卫生部统一规定,处方格式由省、自治区、直辖市卫生行政部门(以下简称省级卫生行政部门)统一制定,处方由医疗机构按照规定的标准和格式印制。

第六条　处方书写应当符合下列规则:

(一)患者一般情况、临床诊断填写清晰、完整,并与病历记载相一致。

(二)每张处方限于一名患者的用药。

(三)字迹清楚,不得涂改;如需修改,应当在修改处签名并注明修改日期。

(四)药品名称应当使用规范的中文名称书写,没有中文名称的可以使用规范的英文名称书写;医疗机构或者医师、药师不得自行编制药品缩写名称或者使用代号;书写药品名称、剂量、规格、用法、用量要准确规范,药品用法可用规范的中文、英文、拉丁文或者缩写体书写,但不得使用"遵医嘱"、"自用"等含糊不清字句。

(五)患者年龄应当填写实足年龄,新生儿、婴幼儿写日、月龄,必要时要注明体重。

(六)西药和中成药可以分别开具处方,也可以开具一张处方,中药饮片应当单独开具处方。

(七)开具西药、中成药处方,每一种药品应当另起一行,每张处方不得超过5种药品。

(八)中药饮片处方的书写,一般应当按照"君、臣、佐、使"的顺序排列;调剂、煎煮的特殊要求注明在药品右上方,并加括号,如布包、先煎、后下等;对饮片的产地、炮制有特殊要求的,应当在药品名称之前写明。

(九)药品用法用量应当按照药品说明书规定的常规用法用量使用,特殊情况需要超剂量使用时,应当注明原因并再次签名。

(十)除特殊情况外,应当注明临床诊断。

(十一)开具处方后的空白处划一斜线以示处方完毕。

(十二)处方医师的签名式样和专用签章应当与院内药学部门留样备查的式样相一致,不得任意改动,否则应当重新登记留样备案。

第七条 药品剂量与数量用阿拉伯数字书写。剂量应当使用法定剂量单位:重量以克(g)、毫克(mg)、微克(μg)、纳克(ng)为单位;容量以升(L)、毫升(ml)为单位;国际单位(IU)、单位(U)、中药饮片以克(g)为单位。

片剂、丸剂、胶囊剂、颗粒剂分别以片、丸、粒、袋为单位;溶液剂以支、瓶为单位;软膏及乳膏剂以支、盒为单位;注射剂以支、瓶为单位,应当注明含量;中药饮片以剂为单位。

第三章 处方权的获得

第八条 经注册的执业医师在执业地点取得相应的处方权。经注册的执业助理医师在医疗机构开具的处方,应当经所在执业地点执业医师签名或加盖专用签章后方有效。

第九条 经注册的执业助理医师在乡、民族乡、镇、村的医疗机构独立从事一般的执业活动,可以在注册的执业地点取得相应的处方权。

第十条 医师应当在注册的医疗机构签名留样或者专用签章备案后,方可开具处方。

第十一条 医疗机构应当按照有关规定,对本机构执业医师和药师进行麻醉药品和精神药品使用知识和规范化管理的培训。执业医师经考核合格后取得麻醉药品和第一类精神药品的处方权,药师经考核合格后取得麻醉药品和第一类精神药品调剂资格。

医师取得麻醉药品和第一类精神药品处方权后,方可在本机构开具麻醉药品和第一类精神药品处方,但不得为自己开具该类药品处方。药师取得麻醉药品和第一类精神药品调剂资格后,方可在本机构调剂麻醉药品和第一类精神药品。

第十二条 试用期人员开具处方,应当经所在医疗机构有处方权的执业医师审核、并签名或加盖专用签章后方有效。

第十三条 进修医师由接收进修的医疗机构对其胜任本专业工作的实际情况进行认定后授予相应的处方权。

第四章 处方的开具

第十四条 医师应当根据医疗、预防、保健需要,按照诊疗规范、药品说明书中的药品适应证、药理作用、用法、用量、禁忌、不良反应和注意事项等开具处方。

开具医疗用毒性药品、放射性药品的处方应当严格遵守有关法律、法规和规章的规定。

第十五条 医疗机构应当根据本机构性质、功能、任务,制定药品处方集。

第十六条 医疗机构应当按照经药品监督管理部门批准并公布的药品通用名称购进药品。同一通用名称药品的品种,注射剂型和口服剂型各不得超过2种,处方组成类同的复方制剂1~2种。因特殊诊疗需要使用其他剂型和剂量规格药品的情况除外。

第十七条 医师开具处方应当使用经药品监督管理部门批准并公布的药品通用名称、新活性化合物的专利药品名称和复方制剂药品名称。

医师开具院内制剂处方时应当使用经省级卫生行政部门审核、药品监督管理部门批准的名称。

医师可以使用由卫生部公布的药品习惯名称开具处方。

第十八条　处方开具当日有效。特殊情况下需延长有效期的,由开具处方的医师注明有效期限,但有效期最长不得超过3天。

第十九条　处方一般不得超过7日用量;急诊处方一般不得超过3日用量;对于某些慢性病、老年病或特殊情况,处方用量可适当延长,但医师应当注明理由。

医疗用毒性药品、放射性药品的处方用量应当严格按照国家有关规定执行。

第二十条　医师应当按照卫生部制定的麻醉药品和精神药品临床应用指导原则,开具麻醉药品、第一类精神药品处方。

第二十一条　门(急)诊癌症疼痛患者和中、重度慢性疼痛患者需长期使用麻醉药品和第一类精神药品的,首诊医师应当亲自诊查患者,建立相应的病历,要求其签署《知情同意书》。

病历中应当留存下列材料复印件:

（一）二级以上医院开具的诊断证明;

（二）患者户籍簿、身份证或者其他相关有效身份证明文件;

（三）为患者代办人员身份证明文件。

第二十二条　除需长期使用麻醉药品和第一类精神药品的门(急)诊癌症疼痛患者和中、重度慢性疼痛患者外,麻醉药品注射剂仅限于医疗机构内使用。

第二十三条　为门(急)诊患者开具的麻醉药品注射剂,每张处方为一次常用量;控缓释制剂,每张处方不得超过7日常用量;其他剂型,每张处方不得超过3日常用量。

第一类精神药品注射剂,每张处方为一次常用量;控缓释制剂,每张处方不得超过7日常用量;其他剂型,每张处方不得超过3日常用量。哌醋甲酯用于治疗儿童多动症时,每张处方不得超过15日常用量。

第二类精神药品一般每张处方不得超过7日常用量;对于慢性病或某些特殊情况的患者,处方用量可以适当延长,医师应当注明理由。

第二十四条　为门(急)诊癌症疼痛患者和中、重度慢性疼痛患者开具的麻醉药品、第一类精神药品注射剂,每张处方不得超过3日常用量;控缓释制剂,每张处方不得超过15日常用量;其他剂型,每张处方不得超过7日常用量。

第二十五条　为住院患者开具的麻醉药品和第一类精神药品处方应当逐日开具,每张处方为1日常用量。

第二十六条　对于需要特别加强管制的麻醉药品,盐酸二氢埃托啡处方为一次常用量,仅限于二级以上医院内使用;盐酸哌替啶处方为一次常用量,仅限于医疗机构内使用。

第二十七条　医疗机构应当要求长期使用麻醉药品和第一类精神药品的门(急)诊癌症患者和中、重度慢性疼痛患者,每3个月复诊或者随诊一次。

第二十八条　医师利用计算机开具、传递普通处方时,应当同时打印出纸质处方,其格式与手写处方一致;打印的纸质处方经签名或者加盖签章后有效。药师核发药品时,应当核对打印的纸质处方,无误后发给药品,并将打印的纸质处方与计算机传递处方同时收存备查。

第五章 处方的调剂

第二十九条 取得药学专业技术职务任职资格的人员方可从事处方调剂工作。

第三十条 药师在执业的医疗机构取得处方调剂资格。药师签名或者专用签章式样应当在本机构留样备查。

第三十一条 具有药师以上专业技术职务任职资格的人员负责处方审核、评估、核对、发药以及安全用药指导;药士从事处方调配工作。

第三十二条 药师应当凭医师处方调剂处方药品,非经医师处方不得调剂。

第三十三条 药师应当按照操作规程调剂处方药品:认真审核处方,准确调配药品,正确书写药袋或粘贴标签,注明患者姓名和药品名称、用法、用量,包装;向患者交付药品时,按照药品说明书或者处方用法,进行用药交待与指导,包括每种药品的用法、用量、注意事项等。

第三十四条 药师应当认真逐项检查处方前记、正文和后记书写是否清晰、完整,并确认处方的合法性。

第三十五条 药师应当对处方用药适宜性进行审核,审核内容包括:

(一)规定必须做皮试的药品,处方医师是否注明过敏试验及结果的判定;

(二)处方用药与临床诊断的相符性;

(三)剂量、用法的正确性;

(四)选用剂型与给药途径的合理性;

(五)是否有重复给药现象;

(六)是否有潜在临床意义的药物相互作用和配伍禁忌;

(七)其他用药不适宜情况。

第三十六条 药师经处方审核后,认为存在用药不适宜时,应当告知处方医师,请其确认或者重新开具处方。

药师发现严重不合理用药或者用药错误,应当拒绝调剂,及时告知处方医师,并应当记录,按照有关规定报告。

第三十七条 药师调剂处方时必须做到"四查十对":查处方,对科别、姓名、年龄;查药品,对药名、剂型、规格、数量;查配伍禁忌,对药品性状、用法用量;查用药合理性,对临床诊断。

第三十八条 药师在完成处方调剂后,应当在处方上签名或者加盖专用签章。

第三十九条 药师应当对麻醉药品和第一类精神药品处方,按年月日逐日编制顺序号。

第四十条 药师对于不规范处方或者不能判定其合法性的处方,不得调剂。

第四十一条 医疗机构应当将本机构基本用药供应目录内同类药品相关信息告知患者。

第四十二条 除麻醉药品、精神药品、医疗用毒性药品和儿科处方外,医疗机构不得限制门诊就诊人员持处方到药品零售企业购药。

第六章 监督管理

第四十三条 医疗机构应当加强对本机构处方开具、调剂和保管的管理。

第四十四条 医疗机构应当建立处方点评制度,填写处方评价表(附件2),对处方实施动态监测及超常预警,登记并通报不合理处方,对不合理用药及时予以干预。

第四十五条 医疗机构应当对出现超常处方3次以上且无正当理由的医师提出警告,限制其处方权;限制处方权后,仍连续2次以上出现超常处方且无正当理由的,取消其处方权。

第四十六条 医师出现下列情形之一的,处方权由其所在医疗机构予以取消:

(一)被责令暂停执业;

(二)考核不合格离岗培训期间;

(三)被注销、吊销执业证书;

(四)不按照规定开具处方,造成严重后果的;

(五)不按照规定使用药品,造成严重后果的;

(六)因开具处方牟取私利。

第四十七条 未取得处方权的人员及被取消处方权的医师不得开具处方。未取得麻醉药品和第一类精神药品处方资格的医师不得开具麻醉药品和第一类精神药品处方。

第四十八条 除治疗需要外,医师不得开具麻醉药品、精神药品、医疗用毒性药品和放射性药品处方。

第四十九条 未取得药学专业技术职务任职资格的人员不得从事处方调剂工作。

第五十条 处方由调剂处方药品的医疗机构妥善保存。普通处方、急诊处方、儿科处方保存期限为1年,医疗用毒性药品、第二类精神药品处方保存期限为2年,麻醉药品和第一类精神药品处方保存期限为3年。

处方保存期满后,经医疗机构主要负责人批准、登记备案,方可销毁。

第五十一条 医疗机构应当根据麻醉药品和精神药品处方开具情况,按照麻醉药品和精神药品品种、规格对其消耗量进行专册登记,登记内容包括发药日期、患者姓名、用药数量。专册保存期限为3年。

第五十二条 县级以上地方卫生行政部门应当定期对本行政区域内医疗机构处方管理情况进行监督检查。

县级以上卫生行政部门在对医疗机构实施监督管理过程中,发现医师出现本办法第四十六条规定情形的,应当责令医疗机构取消医师处方权。

第五十三条 卫生行政部门的工作人员依法对医疗机构处方管理情况进行监督检查时,应当出示证件;被检查的医疗机构应当予以配合,如实反映情况,提供必要的资料,不得拒绝、阻碍、隐瞒。

第七章 法律责任

第五十四条 医疗机构有下列情形之一的,由县级以上卫生行政部门按照《医疗机构管理条例》第四十八条的规定,责令限期改正,并可处以5000元以下的罚款;情节严重的,吊销其《医疗机构执业许可证》：

（一）使用未取得处方权的人员、被取消处方权的医师开具处方的；

（二）使用未取得麻醉药品和第一类精神药品处方资格的医师开具麻醉药品和第一类精神药品处方的；

（三）使用未取得药学专业技术职务任职资格的人员从事处方调剂工作的。

第五十五条 医疗机构未按照规定保管麻醉药品和精神药品处方，或者未依照规定进行专册登记的，按照《麻醉药品和精神药品管理条例》第七十二条的规定，由设区的市级卫生行政部门责令限期改正，给予警告；逾期不改正的，处 5000 元以上 1 万元以下的罚款；情节严重的，吊销其印鉴卡；对直接负责的主管人员和其他直接责任人员，依法给予降级、撤职、开除的处分。

第五十六条 医师和药师出现下列情形之一的，由县级以上卫生行政部门按照《麻醉药品和精神药品管理条例》第七十三条的规定予以处罚：

（一）未取得麻醉药品和第一类精神药品处方资格的医师擅自开具麻醉药品和第一类精神药品处方的；

（二）具有麻醉药品和第一类精神药品处方医师未按照规定开具麻醉药品和第一类精神药品处方，或者未按照卫生部制定的麻醉药品和精神药品临床应用指导原则使用麻醉药品和第一类精神药品的；

（三）药师未按照规定调剂麻醉药品、精神药品处方的。

第五十七条 医师出现下列情形之一的，按照《执业医师法》第三十七条的规定，由县级以上卫生行政部门给予警告或者责令暂停六个月以上一年以下执业活动；情节严重的，吊销其执业证书：

（一）未取得处方权或者被取消处方权后开具药品处方的；

（二）未按照本办法规定开具药品处方的；

（三）违反本办法其他规定的。

第五十八条 药师未按照规定调剂处方药品，情节严重的，由县级以上卫生行政部门责令改正、通报批评，给予警告；并由所在医疗机构或者其上级单位给予纪律处分。

第五十九条 县级以上地方卫生行政部门未按照本办法规定履行监管职责的，由上级卫生行政部门责令改正。

第八章 附则

第六十条 乡村医生按照《乡村医生从业管理条例》的规定，在省级卫生行政部门制定的乡村医生基本用药目录范围内开具药品处方。

第六十一条 本办法所称药学专业技术人员，是指按照卫生部《卫生技术人员职务试行条例》规定，取得药学专业技术职务任职资格人员，包括主任药师、副主任药师、主管药师、药师、药士。

第六十二条 本办法所称医疗机构，是指按照《医疗机构管理条例》批准登记的从事疾病诊断、治疗活动的医院、社区卫生服务中心（站）、妇幼保健院、卫生院、疗养院、门诊部、诊所、卫生室（所）、急救中心（站）、专科疾病防治院（所、站）以及护理院（站）等医疗机构。

第六十三条 本办法自 2007 年 5 月 1 日起施行。《处方管理办法（试行）》（卫医发〔2004〕269 号）和《麻醉药品、精神药品处方管理规定》（卫医法〔2005〕436 号）同时废止。

附件 1 处方标准

一、处方内容

1. 前记：包括医疗机构名称、费别、患者姓名、性别、年龄、门诊或住院病历号，科别或病区和床位号、临床诊断、开具日期等。可添列特殊要求的项目。

麻醉药品和第一类精神药品处方还应当包括患者身份证明编号，代办人姓名、身份证明编号。

2. 正文：以 Rp 或 R（拉丁文 Recipe"请取"的缩写）标示，分列药品名称、剂型、规格、数量、用法用量。

3. 后记：医师签名或者加盖专用签章，药品金额以及审核、调配，核对、发药药师签名或者加盖专用签章。

二、处方颜色

1. 普通处方的印刷用纸为白色。

2. 急诊处方印刷用纸为淡黄色，右上角标注"急诊"。

3. 儿科处方印刷用纸为淡绿色，右上角标注"儿科"。

4. 麻醉药品和第一类精神药品处方印刷用纸为淡红色，右上角标注"麻、精一"。

5. 第二类精神药品处方印刷用纸为白色，右上角标注"精二"。

Ⅵ 药品不良反应报告和监测管理办法

第一章 总 则

第一条 为加强药品的上市后监管,规范药品不良反应报告和监测,及时、有效控制药品风险,保障公众用药安全,依据《中华人民共和国药品管理法》等有关法律法规,制定本办法。

第二条 在中华人民共和国境内开展药品不良反应报告、监测以及监督管理,适用本办法。

第三条 国家实行药品不良反应报告制度。药品生产企业(包括进口药品的境外制药厂商)、药品经营企业、医疗机构应当按照规定报告所发现的药品不良反应。

第四条 国家食品药品监督管理局主管全国药品不良反应报告和监测工作,地方各级药品监督管理部门主管本行政区域内的药品不良反应报告和监测工作。各级卫生行政部门负责本行政区域内医疗机构与实施药品不良反应报告制度有关的管理工作。

地方各级药品监督管理部门应当建立健全药品不良反应监测机构,负责本行政区域内药品不良反应报告和监测的技术工作。

第五条 国家鼓励公民、法人和其他组织报告药品不良反应。

第二章 职 责

第六条 国家食品药品监督管理局负责全国药品不良反应报告和监测的管理工作,并履行以下主要职责:

(一)与卫生部共同制定药品不良反应报告和监测的管理规定和政策,并监督实施;

(二)与卫生部联合组织开展全国范围内影响较大并造成严重后果的药品群体不良事件的调查和处理,并发布相关信息;

(三)对已确认发生严重药品不良反应或者药品群体不良事件的药品依法采取紧急控制措施,作出行政处理决定,并向社会公布;

(四)通报全国药品不良反应报告和监测情况;

(五)组织检查药品生产、经营企业的药品不良反应报告和监测工作的开展情况,并与卫生部联合组织检查医疗机构的药品不良反应报告和监测工作的开展情况。

第七条 省、自治区、直辖市药品监督管理部门负责本行政区域内药品不良反应报告和监测的管理工作,并履行以下主要职责:

(一)根据本办法与同级卫生行政部门共同制定本行政区域内药品不良反应报告和监测的管理规定,并监督实施;

(二)与同级卫生行政部门联合组织开展本行政区域内发生的影响较大的药品群体不良事件的调查和处理,并发布相关信息;

(三)对已确认发生严重药品不良反应或者药品群体不良事件的药品依法采取紧急控制措施,作出行政处理决定,并向社会公布;

（四）通报本行政区域内药品不良反应报告和监测情况；

（五）组织检查本行政区域内药品生产、经营企业的药品不良反应报告和监测工作的开展情况，并与同级卫生行政部门联合组织检查本行政区域内医疗机构的药品不良反应报告和监测工作的开展情况；

（六）组织开展本行政区域内药品不良反应报告和监测的宣传、培训工作。

第八条　设区的市级、县级药品监督管理部门负责本行政区域内药品不良反应报告和监测的管理工作；与同级卫生行政部门联合组织开展本行政区域内发生的药品群体不良事件的调查，并采取必要控制措施；组织开展本行政区域内药品不良反应报告和监测的宣传、培训工作。

第九条　县级以上卫生行政部门应当加强对医疗机构临床用药的监督管理，在职责范围内依法对已确认的严重药品不良反应或者药品群体不良事件采取相关的紧急控制措施。

第十条　国家药品不良反应监测中心负责全国药品不良反应报告和监测的技术工作，并履行以下主要职责：

（一）承担国家药品不良反应报告和监测资料的收集、评价、反馈和上报，以及全国药品不良反应监测信息网络的建设和维护；

（二）制定药品不良反应报告和监测的技术标准和规范，对地方各级药品不良反应监测机构进行技术指导；

（三）组织开展严重药品不良反应的调查和评价，协助有关部门开展药品群体不良事件的调查；

（四）发布药品不良反应警示信息；

（五）承担药品不良反应报告和监测的宣传、培训、研究和国际交流工作。

第十一条　省级药品不良反应监测机构负责本行政区域内的药品不良反应报告和监测的技术工作，并履行以下主要职责：

（一）承担本行政区域内药品不良反应报告和监测资料的收集、评价、反馈和上报，以及药品不良反应监测信息网络的维护和管理；

（二）对设区的市级、县级药品不良反应监测机构进行技术指导；

（三）组织开展本行政区域内严重药品不良反应的调查和评价，协助有关部门开展药品群体不良事件的调查；

（四）组织开展本行政区域内药品不良反应报告和监测的宣传、培训工作。

第十二条　设区的市级、县级药品不良反应监测机构负责本行政区域内药品不良反应报告和监测资料的收集、核实、评价、反馈和上报；开展本行政区域内严重药品不良反应的调查和评价；协助有关部门开展药品群体不良事件的调查；承担药品不良反应报告和监测的宣传、培训等工作。

第十三条　药品生产、经营企业和医疗机构应当建立药品不良反应报告和监测管理制度。药品生产企业应当设立专门机构并配备专职人员，药品经营企业和医疗机构应当设立或者指定机构并配备专（兼）职人员，承担本单位的药品不良反应报告和监测工作。

第十四条　从事药品不良反应报告和监测的工作人员应当具有医学、药学、流行病学或者统计学等相关专业知识，具备科学分析评价药品不良反应的能力。

第三章　报告与处置

第一节　基本要求

第十五条　药品生产、经营企业和医疗机构获知或者发现可能与用药有关的不良反应，应当通过国家药品不良反应监测信息网络报告；不具备在线报告条件的，应当通过纸质报表报所在地药品不良反应监测机构，由所在地药品不良反应监测机构代为在线报告。

报告内容应当真实、完整、准确。

第十六条　各级药品不良反应监测机构应当对本行政区域内的药品不良反应报告和监测资料进行评价和管理。

第十七条　药品生产、经营企业和医疗机构应当配合药品监督管理部门、卫生行政部门和药品不良反应监测机构对药品不良反应或者群体不良事件的调查，并提供调查所需的资料。

第十八条　药品生产、经营企业和医疗机构应当建立并保存药品不良反应报告和监测档案。

第二节　个例药品不良反应

第十九条　药品生产、经营企业和医疗机构应当主动收集药品不良反应，获知或者发现药品不良反应后应当详细记录、分析和处理，填写《药品不良反应/事件报告表》（见附表1）并报告。

第二十条　新药监测期内的国产药品应当报告该药品的所有不良反应；其他国产药品，报告新的和严重的不良反应。

进口药品自首次获准进口之日起5年内，报告该进口药品的所有不良反应；满5年的，报告新的和严重的不良反应。

第二十一条　药品生产、经营企业和医疗机构发现或者获知新的、严重的药品不良反应应当在15日内报告，其中死亡病例须立即报告；其他药品不良反应应当在30日内报告。有随访信息的，应当及时报告。

第二十二条　药品生产企业应当对获知的死亡病例进行调查，详细了解死亡病例的基本信息、药品使用情况、不良反应发生及诊治情况等，并在15日内完成调查报告，报药品生产企业所在地的省级药品不良反应监测机构。

第二十三条　个人发现新的或者严重的药品不良反应，可以向经治医师报告，也可以向药品生产、经营企业或者当地的药品不良反应监测机构报告，必要时提供相关的病历资料。

第二十四条　设区的市级、县级药品不良反应监测机构应当对收到的药品不良反应报告的真实性、完整性和准确性进行审核。严重药品不良反应报告的审核和评价应当自收到报告之日起3个工作日内完成，其他报告的审核和评价应当在15个工作日内完成。

设区的市级、县级药品不良反应监测机构应当对死亡病例进行调查，详细了解死亡病例的基本信息、药品使用情况、不良反应发生及诊治情况等，自收到报告之日起15个工作日内完成调查报告，报同级药品监督管理部门和卫生行政部门，以及上一级药品不良反应监测机构。

第二十五条　省级药品不良反应监测机构应当在收到下一级药品不良反应监测机构提

交的严重药品不良反应评价意见之日起7个工作日内完成评价工作。

对死亡病例,事件发生地和药品生产企业所在地的省级药品不良反应监测机构均应当及时根据调查报告进行分析、评价,必要时进行现场调查,并将评价结果报省级药品监督管理部门和卫生行政部门,以及国家药品不良反应监测中心。

第二十六条 国家药品不良反应监测中心应当及时对死亡病例进行分析、评价,并将评价结果报国家食品药品监督管理局和卫生部。

第三节　药品群体不良事件

第二十七条 药品生产、经营企业和医疗机构获知或者发现药品群体不良事件后,应当立即通过电话或者传真等方式报所在地的县级药品监督管理部门、卫生行政部门和药品不良反应监测机构,必要时可以越级报告;同时填写《药品群体不良事件基本信息表》(见附表2),对每一病例还应当及时填写《药品不良反应/事件报告表》,通过国家药品不良反应监测信息网络报告。

第二十八条 设区的市级、县级药品监督管理部门获知药品群体不良事件后,应当立即与同级卫生行政部门联合组织开展现场调查,并及时将调查结果逐级报至省级药品监督管理部门和卫生行政部门。

省级药品监督管理部门与同级卫生行政部门联合对设区的市级、县级的调查进行督促、指导,对药品群体不良事件进行分析、评价,对本行政区域内发生的影响较大的药品群体不良事件,还应当组织现场调查,评价和调查结果应当及时报国家食品药品监督管理局和卫生部。

对全国范围内影响较大并造成严重后果的药品群体不良事件,国家食品药品监督管理局应当与卫生部联合开展相关调查工作。

第二十九条 药品生产企业获知药品群体不良事件后应当立即开展调查,详细了解药品群体不良事件的发生、药品使用、患者诊治以及药品生产、储存、流通、既往类似不良事件等情况,在7日内完成调查报告,报所在地省级药品监督管理部门和药品不良反应监测机构;同时迅速开展自查,分析事件发生的原因,必要时应当暂停生产、销售、使用和召回相关药品,并报所在地省级药品监督管理部门。

第三十条 药品经营企业发现药品群体不良事件应当立即告知药品生产企业,同时迅速开展自查,必要时应当暂停药品的销售,并协助药品生产企业采取相关控制措施。

第三十一条 医疗机构发现药品群体不良事件后应当积极救治患者,迅速开展临床调查,分析事件发生的原因,必要时可采取暂停药品的使用等紧急措施。

第三十二条 药品监督管理部门可以采取暂停生产、销售、使用或者召回药品等控制措施。卫生行政部门应当采取措施积极组织救治患者。

第四节　境外发生的严重药品不良反应

第三十三条 进口药品和国产药品在境外发生的严重药品不良反应(包括自发报告系统收集的、上市后临床研究发现的、文献报道的),药品生产企业应当填写《境外发生的药品不良反应/事件报告表》(见附表3),自获知之日起30日内报送国家药品不良反应监测中心。国家药品不良反应监测中心要求提供原始报表及相关信息的,药品生产企业应当在5日内提交。

第三十四条 国家药品不良反应监测中心应当对收到的药品不良反应报告进行分析、评价,每半年向国家食品药品监督管理局和卫生部报告,发现提示药品可能存在安全隐患的信息应当及时报告。

第三十五条 进口药品和国产药品在境外因药品不良反应被暂停销售、使用或者撤市的,药品生产企业应当在获知后 24 小时内书面报国家食品药品监督管理局和国家药品不良反应监测中心。

第五节 定期安全性更新报告

第三十六条 药品生产企业应当对本企业生产药品的不良反应报告和监测资料进行定期汇总分析,汇总国内外安全性信息,进行风险和效益评估,撰写定期安全性更新报告。定期安全性更新报告的撰写规范由国家药品不良反应监测中心负责制定。

第三十七条 设立新药监测期的国产药品,应当自取得批准证明文件之日起每满 1 年提交一次定期安全性更新报告,直至首次再注册,之后每 5 年报告一次;其他国产药品,每 5 年报告一次。

首次进口的药品,自取得进口药品批准证明文件之日起每满一年提交一次定期安全性更新报告,直至首次再注册,之后每 5 年报告一次。

定期安全性更新报告的汇总时间以取得药品批准证明文件的日期为起点计,上报日期应当在汇总数据截止日期后 60 日内。

第三十八条 国产药品的定期安全性更新报告向药品生产企业所在地省级药品不良反应监测机构提交。进口药品(包括进口分包装药品)的定期安全性更新报告向国家药品不良反应监测中心提交。

第三十九条 省级药品不良反应监测机构应当对收到的定期安全性更新报告进行汇总、分析和评价,于每年 4 月 1 日前将上一年度定期安全性更新报告统计情况和分析评价结果报省级药品监督管理部门和国家药品不良反应监测中心。

第四十条 国家药品不良反应监测中心应当对收到的定期安全性更新报告进行汇总、分析和评价,于每年 7 月 1 日前将上一年度国产药品和进口药品的定期安全性更新报告统计情况和分析评价结果报国家食品药品监督管理局和卫生部。

第四章 药品重点监测

第四十一条 药品生产企业应当经常考察本企业生产药品的安全性,对新药监测期内的药品和首次进口 5 年内的药品,应当开展重点监测,并按要求对监测数据进行汇总、分析、评价和报告;对本企业生产的其他药品,应当根据安全性情况主动开展重点监测。

第四十二条 省级以上药品监督管理部门根据药品临床使用和不良反应监测情况,可以要求药品生产企业对特定药品进行重点监测;必要时,也可以直接组织药品不良反应监测机构、医疗机构和科研单位开展药品重点监测。

第四十三条 省级以上药品不良反应监测机构负责对药品生产企业开展的重点监测进行监督、检查,并对监测报告进行技术评价。

第四十四条 省级以上药品监督管理部门可以联合同级卫生行政部门指定医疗机构作为监测点,承担药品重点监测工作。

第五章　评价与控制

第四十五条　药品生产企业应当对收集到的药品不良反应报告和监测资料进行分析、评价，并主动开展药品安全性研究。

药品生产企业对已确认发生严重不良反应的药品，应当通过各种有效途径将药品不良反应、合理用药信息及时告知医务人员、患者和公众；采取修改标签和说明书，暂停生产、销售、使用和召回等措施，减少和防止药品不良反应的重复发生。对不良反应大的药品，应当主动申请注销其批准证明文件。

药品生产企业应当将药品安全性信息及采取的措施报所在地省级药品监督管理部门和国家食品药品监督管理局。

第四十六条　药品经营企业和医疗机构应当对收集到的药品不良反应报告和监测资料进行分析和评价，并采取有效措施减少和防止药品不良反应的重复发生。

第四十七条　省级药品不良反应监测机构应当每季度对收到的药品不良反应报告进行综合分析，提取需要关注的安全性信息，并进行评价，提出风险管理建议，及时报省级药品监督管理部门、卫生行政部门和国家药品不良反应监测中心。

省级药品监督管理部门根据分析评价结果，可以采取暂停生产、销售、使用和召回药品等措施，并监督检查，同时将采取的措施通报同级卫生行政部门。

第四十八条　国家药品不良反应监测中心应当每季度对收到的严重药品不良反应报告进行综合分析，提取需要关注的安全性信息，并进行评价，提出风险管理建议，及时报国家食品药品监督管理局和卫生部。

第四十九条　国家食品药品监督管理局根据药品分析评价结果，可以要求企业开展药品安全性、有效性相关研究。必要时，应当采取责令修改药品说明书，暂停生产、销售、使用和召回药品等措施，对不良反应大的药品，应当撤销药品批准证明文件，并将有关措施及时通报卫生部。

第五十条　省级以上药品不良反应监测机构根据分析评价工作需要，可以要求药品生产、经营企业和医疗机构提供相关资料，相关单位应当积极配合。

第六章　信息管理

第五十一条　各级药品不良反应监测机构应当对收到的药品不良反应报告和监测资料进行统计和分析，并以适当形式反馈。

第五十二条　国家药品不良反应监测中心应当根据对药品不良反应报告和监测资料的综合分析和评价结果，及时发布药品不良反应警示信息。

第五十三条　省级以上药品监督管理部门应当定期发布药品不良反应报告和监测情况。

第五十四条　下列信息由国家食品药品监督管理局和卫生部统一发布：

（一）影响较大并造成严重后果的药品群体不良事件；

（二）其他重要的药品不良反应信息和认为需要统一发布的信息。

前款规定统一发布的信息，国家食品药品监督管理局和卫生部也可以授权省级药品监督管理部门和卫生行政部门发布。

第五十五条　在药品不良反应报告和监测过程中获取的商业秘密、个人隐私、患者和报告者信息应当予以保密。

第五十六条　鼓励医疗机构、药品生产企业、药品经营企业之间共享药品不良反应信息。

第五十七条　药品不良反应报告的内容和统计资料是加强药品监督管理、指导合理用药的依据。

第七章　法律责任

第五十八条　药品生产企业有下列情形之一的，由所在地药品监督管理部门给予警告，责令限期改正，可以并处五千元以上三万元以下的罚款：

（一）未按照规定建立药品不良反应报告和监测管理制度，或者无专门机构、专职人员负责本单位药品不良反应报告和监测工作的；

（二）未建立和保存药品不良反应监测档案的；

（三）未按照要求开展药品不良反应或者群体不良事件报告、调查、评价和处理的；

（四）未按照要求提交定期安全性更新报告的；

（五）未按照要求开展重点监测的；

（六）不配合严重药品不良反应或者群体不良事件相关调查工作的；

（七）其他违反本办法规定的。

药品生产企业有前款规定第（四）项、第（五）项情形之一的，按照《药品注册管理办法》的规定对相应药品不予再注册。

第五十九条　药品经营企业有下列情形之一的，由所在地药品监督管理部门给予警告，责令限期改正；逾期不改的，处三万元以下的罚款：

（一）无专职或者兼职人员负责本单位药品不良反应监测工作的；

（二）未按照要求开展药品不良反应或者群体不良事件报告、调查、评价和处理的；

（三）不配合严重药品不良反应或者群体不良事件相关调查工作的。

第六十条　医疗机构有下列情形之一的，由所在地卫生行政部门给予警告，责令限期改正；逾期不改的，处三万元以下的罚款。情节严重并造成严重后果的，由所在地卫生行政部门对相关责任人给予行政处分：

（一）无专职或者兼职人员负责本单位药品不良反应监测工作的；

（二）未按照要求开展药品不良反应或者群体不良事件报告、调查、评价和处理的；

（三）不配合严重药品不良反应和群体不良事件相关调查工作的。

药品监督管理部门发现医疗机构有前款规定行为之一的，应当移交同级卫生行政部门处理。

卫生行政部门对医疗机构作出行政处罚决定的，应当及时通报同级药品监督管理部门。

第六十一条　各级药品监督管理部门、卫生行政部门和药品不良反应监测机构及其有关工作人员在药品不良反应报告和监测管理工作中违反本办法，造成严重后果的，依照有关规定给予行政处分。

第六十二条　药品生产、经营企业和医疗机构违反相关规定,给药品使用者造成损害的,依法承担赔偿责任。

<h2 style="text-align:center">第八章　附则</h2>

第六十三条　本办法下列用语的含义:

(一)药品不良反应,是指合格药品在正常用法用量下出现的与用药目的无关的有害反应。

(二)药品不良反应报告和监测,是指药品不良反应的发现、报告、评价和控制的过程。

(三)严重药品不良反应,是指因使用药品引起以下损害情形之一的反应:

1. 导致死亡;

2. 危及生命;

3. 致癌、致畸、致出生缺陷;

4. 导致显著的或者永久的人体伤残或者器官功能的损伤;

5. 导致住院或者住院时间延长;

6. 导致其他重要医学事件,如不进行治疗可能出现上述所列情况的。

(四)新的药品不良反应,是指药品说明书中未载明的不良反应。说明书中已有描述,但不良反应发生的性质、程度、后果或者频率与说明书描述不一致或者更严重的,按照新的药品不良反应处理。

(五)药品群体不良事件,是指同一药品在使用过程中,在相对集中的时间、区域内,对一定数量人群的身体健康或者生命安全造成损害或者威胁,需要予以紧急处置的事件。

同一药品:指同一生产企业生产的同一药品名称、同一剂型、同一规格的药品。

(六)药品重点监测,是指为进一步了解药品的临床使用和不良反应发生情况,研究不良反应的发生特征、严重程度、发生率等,开展的药品安全性监测活动。

第六十四条　进口药品的境外制药厂商可以委托其驻中国境内的办事机构或者中国境内代理机构,按照本办法对药品生产企业的规定,履行药品不良反应报告和监测义务。

第六十五条　卫生部和国家食品药品监督管理局对疫苗不良反应报告和监测另有规定的,从其规定。

第六十六条　医疗机构制剂的不良反应报告和监测管理办法由各省、自治区、直辖市药品监督管理部门会同同级卫生行政部门制定。

第六十七条　本办法自2011年7月1日起施行。国家食品药品监督管理局和卫生部于2004年3月4日公布的《药品不良反应报告和监测管理办法》(国家食品药品监督管理局令第7号)同时废止。

附表:1. 药品不良反应/事件报告表

　　　2. 药品群体不良事件基本信息表

　　　3. 境外发生的药品不良反应/事件报告表(略)

附表1

药品不良反应/事件报告表

首次报告□　　　跟踪报告□　　　　　　　　　　　　　编码：＿＿＿＿＿

报告类型：新的□　严重□　一般□

报告单位类别：医疗机构□　经营企业□　生产企业□　个人□　其他□

患者姓名：	性别:男□ 女□	出生日期：年 月 日 或年龄：		民族：	体重(kg)：	联系方式：
原患疾病：	医院名称： 病历号/门诊号：			既往药品不良反应/事件:有□＿＿＿无□不详□ 家族药品不良反应/事件:有□＿＿＿无□不详□		
相关重要信息：吸烟史□　饮酒史□　妊娠期□　肝病史□　肾病史□　过敏史□＿＿＿＿其他□＿＿＿＿						

药品	批准文号	商品名称	通用名称 (含剂型)	生产厂家	生产批号	用法用量 (次剂量、途径、日次数)	用药 起止时间	用药原因
怀疑药品								
并用药品								

不良反应/事件名称：	不良反应/事件发生时间：　年　　月　　日

不良反应/事件过程描述(包括症状、体征、临床检验等)及处理情况(可附页)：

不良反应/事件的结果:痊愈□　好转□　未好转□　不详□　有后遗症□　表现：＿＿＿＿
　　　　　　　　　　死亡□　直接死因：＿＿＿＿＿＿＿＿死亡时间：　年　月　日

停药或减量后,反应/事件是否消失或减轻?　　　　是□　否□　不明□　未停药或未减量□
再次使用可疑药品后是否再次出现同样反应/事件?　是□　否□　不明□　未再使用□

对原患疾病的影响：不明显□　病程延长□　病情加重□　导致后遗症□　导致死亡□

关联性评价	报告人评价： 肯定□ 很可能□ 可能□ 可能无关□ 待评价□ 无法评价□ 签名： 报告单位评价:肯定□ 很可能□ 可能□ 可能无关□ 待评价□ 无法评价□ 签名：		
报告人信息	联系电话：	职业:医生□ 药师□ 护士□ 其他□＿＿＿	
	电子邮箱：	签名：	
报告单位信息	单位名称： 联系人：	电话：	报告日期：年 月 日
生产企业请 填写信息来源	医疗机构□ 经营企业□ 个人□ 文献报道□ 上市后研究□ 其他□＿＿＿＿		
备　　注			

严重药品不良反应,是指因使用药品引起以下损害情形之一的反应:

1) 导致死亡;

2) 危及生命;

3) 致癌、致畸、致出生缺陷;

4) 导致显著的或者永久的人体伤残或者器官功能的损伤;

5) 导致住院或者住院时间延长;

6) 导致其他重要医学事件,如不进行治疗可能出现上述所列情况的。

新的药品不良反应:是指药品说明书中未载明的不良反应。说明书中已有描述,但不良反应发生的性质、程度、后果或者频率与说明书描述不一致或者更严重的,按照新的药品不良反应处理。

报告时限

新的、严重的药品不良反应应于发现或者获知之日起 15 日内报告,其中死亡病例须立即报告,其他药品不良反应 30 日内报告。有随访信息的,应当及时报告。

其他说明

怀疑药品:是指患者使用的怀疑与不良反应发生有关的药品。

并用药品:指发生此药品不良反应时患者除怀疑药品外的其他用药情况,包括患者自行购买的药品或中草药等。

用法用量:包括每次用药剂量、给药途径、每日给药次数,例如,5 mg,口服,每日 2 次。

报告的处理

所有的报告将会录入数据库,专业人员会分析药品和不良反应/事件之间的关系。根据药品风险的普遍性或者严重程度,决定是否需要采取相关措施,如在药品说明书中加入警示信息,更新药品如何安全使用的信息等。在极少数情况下,当认为药品的风险大于效益时,药品也会撤市。

附表 2

药品群体不良事件基本信息表

发生地区：			使用单位：			用药人数：
发生不良事件人数：			严重不良事件人数：			死亡人数：

首例用药日期： 年 月 日	首例发生日期： 年 月 日

	商品名	通用名	生产企业	药品规格	生产批号	批准文号
怀疑药品						

	产品名称	生产企业	生产批号	注册号
器械				

本栏所指器械是与怀疑药品同时使用且可能与群体不良事件相关的注射器、输液器等医疗器械。

不良事件表现：

群体不良事件过程描述及处理情况(可附页)：

报告单位意见	
报告人信息	电话： 电子邮箱： 签名：
报告单位信息	报告单位： 联系人： 电话：

报告日期： 年 月 日

Ⅶ　药物对妊娠的危害性等级的药物检索表

药物对妊娠妇女的危害等级标准是美国药物和食品管理局(FDA)颁布的。按照危害等级(即 A、B、C、D、X 级)分类列表,以便用药者给孕妇用药时迅速查阅。

大部分药物的危害性级别均由制药厂按上述标准拟定;有少数药物的危害性级别是由某些专家拟定的(在级别字母后附有"m"者)。某些药物标有两个不同的危害性级别,是因为其危害性可因其用药持续时间不同所致。分级标准如下:

A 级:在有对照组的研究中,在妊娠 3 个月的妇女未见到对胎儿危害的迹象(并且也没有对其后 6 个月的危害性的证据),可能对胎儿的影响甚微。

B 级:在动物繁殖性研究中(并未进行孕妇的对照研究),未见到对胎儿的影响。在动物繁殖性研究中表现有不良反应,这些不良反应并未在妊娠 3 个月的妇女得到证实(也没有对其后 6 个月的危害性的证据)。

C 级:在动物的研究证明它有对胎儿的不良反应(致畸或杀死胚胎),但并未在对照组的妇女进行研究,或没有在妇女和动物并行地进行研究。本类药物只有在权衡了对孕妇的好处大于对胎儿的危害之后,方可应用。

D 级:有对胎儿的危害性的明确证据,尽管有危害性,但孕妇用药后有绝对的好处(例如孕妇受到死亡的威胁或患有严重的疾病,因此需用它,如应用其他药物虽然安全但无效)。

X 级:在动物或人的研究表明它可使胎儿异常。或根据经验认为在人,或在人及在动物,是有危害性的。在孕妇应用这类药物显然是无益的。本类药物禁用于妊娠或将妊娠的患者。

药物通用名	英文名	用药方式	危害性分级
阿巴卡韦	Abacavir	口服给药	C
阿苯达唑	Albendazole	口服给药	C
阿达木单抗	Adalimumab	肠道外给药	B
阿达帕林	Adapalene	局部/皮肤外用	C
阿德福韦酯	Adefovir Dipivoxil	口服给药	C
阿地白介素	Aldesleukin	肠道外给药	C
阿伐斯汀	Acrivastine	口服给药	B
阿芬太尼	Alfentanil	肠道外给药	C;D—如在临近分娩时长期大量使用
阿夫唑嗪	Alfuzosin	口服给药	B
阿加曲班	Argatroban	肠道外给药	B
阿卡波糖	Acarbose	口服给药	B
阿坎酸	Acamprosate	口服给药	C
阿立哌唑	Aripiprazole	口服给药	C
阿氯米松	Alclometasone	局部/皮肤外用	C
阿仑膦酸	Alendronic Acid	口服给药	C

续　表

药物通用名	英文名	用药方式	危害性分级
阿伦珠单抗	Alemtuzumab	肠道外给药	C
阿米卡星	Amikacin	肠道外给药	D
阿米洛利	Amiloride	口服给药	B;D—如用于妊娠高血压患者
阿米替林	Amitriptyline	口服给药 肠道外给药	C C
阿莫沙平	Amoxapine	口服给药	C
阿莫西林	Amoxicillin	口服给药	B
阿那格雷	Anagrelide	口服给药	C
阿那曲唑	Anastrozole	口服给药	D
阿普唑仑	Alprazolam	口服给药	D
阿奇霉素	Azithromycin	口服给药	B
阿曲库铵	Atracuriun	肠道外给药	C
阿瑞匹坦	Aprepitant	口服给药	B
阿司咪唑	Astemizole	口服给药	C
阿司帕坦	Aspartame	口服给药	B;C—如用于苯丙酮尿症患者
阿司匹林	Aspirin	口服给药	C;D—如在妊娠晚期大量使用
阿糖胞苷	Cytarabine	肠道外给药	D
阿糖苷酶	Alglucerase	肠道外给药	C
阿糖腺苷	Vidarabine	眼部给药	C
阿替洛尔	Atenolol	口服给药	D
阿替普酶	Alteplase	肠道外给药	C
阿托伐醌	Atovaquone	口服给药	C
阿托伐他汀	Atorvastatin	口服给药	X
阿托品	Atropine	眼部给药 口服给药 肠道外给药	C C C
阿维 A	Acitretin	口服给药	X
阿维 A 酯	Etretinate	口服给药	X
阿昔单抗	Abciximab	肠道外给药	C
阿昔洛韦	Acyclovir	口服给药 肠道外给药 局部/皮肤外用	B B B
阿扎那韦	Atazamavir	口服给药	B
阿扎他定	Azatadine	口服给药	B
埃索美拉唑	Esomeprazole	口服给药	B
艾司洛尔	Esmolol	肠道外给药	C

续　表

药物通用名	英文名	用药方式	危害性分级
艾司西酞普兰	Escitalopram	口服给药	C
艾司唑仑	Estazolam	口服给药	X
安非拉酮	Amfepramone	口服给药	B
安非他酮	Bupropion	口服给药	C
安普尼定	Apraclonidine	眼部给药	C
安他唑啉	Antazoline	眼部给药	C
安西奈德	Amcinonide	局部/皮肤给药	C
氨苯蝶啶	Triamterene	口服给药	C；D—如用于妊娠高血压患者
氨苯砜	Dapsone	口服给药	C
氨苯磺胺	Sulfanilamide	阴道给药	C；D—如在临近分娩时使用
氨苄西林	Ampicillin	口服给药	B
氨茶碱	Aminophylline	口服给药 肠道外给药 直肠给药	C C C
氨基乙酸	Aminocaproic Acid	口服给药 肠道外给药	C C
氨甲环酸	Tranexamic Acid	口服给药 肠道外给药	B B
氨力农	Amrinone	肠道外给药	C
氨磷汀	Amifostine	肠道外给药	C
氨鲁米特	Aminoglutethimide	口服给药	D
氨氯地平	Amlodipine	口服给药	C
安普那韦	Amprenavir	口服给药	C
氨曲南	Aztreonam	肠道外给药	B
胺碘酮	amiodarone	口服给药 肠道外给药	D D
昂丹司琼	Ondansetron	口服给药 肠道外给药	B B
奥布卡因	Oxybuprocaine	眼部给药	C
奥氮平	Olanzapine	口服给药	C
奥芬那君	Orphenadrine	口服给药 肠道外给药	C C
奥卡西平	Oxcarbazepine	口服给药	C
奥利司他	Oristat	口服给药	B
奥洛他定	Olopatadine	眼部给药	C
奥玛珠单抗	Omalizumab	肠道外给药	B
奥美拉唑	OMEPRAZOLE	口服给药 肠道外给药	C C

续　表

药物通用名	英文名	用药方式	危害性分级
奥美沙坦酯	Olmesartan medoxomil	口服给药	C;D—如在妊娠中、晚期用药
奥匹哌醇	Opipramol	口服给药	C
奥曲肽	Octreotide	肠道外给药	B
奥塞米韦	Oseltamivir	口服给药	C
奥沙拉秦	Olsalazine	口服给药	C
奥沙利铂	Oxaliplatin	肠道外给药	D
奥沙普泰	Oxaprozin	口服给药	C;D—如在妊娠晚期或临近分娩时用药
奥沙西泮	Oxazepam	口服给药	D
奥昔布宁	Oxybutynin	口服给药	B
巴氨西林	Bacampicillin	口服给药	B
巴利昔单抗	Basiliximab	肠道外给药	B
巴龙霉素	Paromomycin	口服给药	C
巴氯芬	Baclofen	口服给药 肠道外给药	C C
白蛋白	Albumin	肠道外给药	C
白陶土	Kaolin	口服给药	B
白消安	Busulfan	口服给药	D
保泰松	Phenylbutazone	口服给药	C;D—如在妊娠晚期或临近分娩时用药
贝卡普勒明	Becaplermin	局部/皮肤给药	C
贝那普利	benazepril	口服给药	C;D—如在妊娠中、晚期用药
倍氯米松	Beclometasone	吸入给药 鼻腔给药	C C
倍他洛尔	Betaxolol	眼部给药 口服给药	C C;D—如在妊娠中、晚期用药
倍他米松	Betamethasone	口服给药 肠道外给药 局部/皮肤外用	C;D—如在妊娠早期用药 C;D—如在妊娠早期用药 C;D—如在妊娠早期用药
苯巴比妥	Phenobarbital	肠道外给药	D
苯丙醇胺	Phenylpropanolamine	口服给药	C
苯丁酸氮芥	Chlorambucil	口服给药	D
苯海拉明	Diphenhydramine	口服给药 肠道外给药	B B
苯海索	Trihexyphenidy	口服给药	C
苯磺顺阿曲库铵	Chisatracurium Besilate	肠道外给药	B
苯甲曲秦	Phendimetrazine	口服给药	C
苯托沙敏	Phenyltoloxamine	口服给药	C

续　表

药物通用名	英文名	用药方式	危害性分级
苯妥英	Phenytoin	口服给药 肠道外给药	D D
苯乙肼	Phenelzine	口服给药	C
苯佐卡因	Benzocaine	口腔咽喉给药	C
苯唑西林	Oxacillin	口服给药	B
比卡鲁胺	Bicalutamide	口服给药	X
比马前列素	Bimatoprost	眼部给药	C
比哌立登	Bisacodyl	口服给药 肠道外给药	C C
比沙可啶	Bisacodyl	口服给药 肠道外给药	B B
比索洛尔	Bisoprolol	口服给药	C;D—如在妊娠中、晚期用药
吡多辛	Pyridoxine	口服给药 肠道外给药	A A
吡格列酮	Pioglitazone	口服给药	C
吡喹酮	Praziquantel	口服给药	B
吡罗昔康	Piroxicam	口服给药	C;D—如在妊娠晚期或临近分娩时用药
吡美莫司	Pimecrolimus	局部/皮肤外用	C
吡嗪酰胺	Pyrazinamide	口服给药	C
苄氟噻嗪	Bendroflumethiazide	口服给药	C;D—如在妊娠高血压患者用药
苄青霉素	Benzylpenicillin	肠道外给药	B
苄星青霉素	Benzathine Benzylpenicillin	肠道外给药	B
表柔比星	Epirubicin	肠道外给药	D
别嘌醇	Allopurinol	口服给药 肠道外给药	C C
丙吡胺	Disopyramide	口服给药 肠道外给药	C C
丙泊酚	Propofol	肠道外给药	B
丙环定	Procyclidine	口服给药	C
丙磺舒	Probenecid	口服给药	C
丙卡巴肼	Procarbazine	口服给药	D
丙硫氧嘧啶	Propylthiouracil	口服给药	D
丙氯拉嗪	Prochlorperazine	口服给药 肠道外给药 直肠给药	C C C
丙美卡因	Proxymetacaine	眼部给药	C

续 表

药物通用名	英文名	用药方式	危害性分级
丙咪嗪	Imipramine	口服给药 肠道外给药	C C
丙嗪	Promazine	口服给药	C
丙戊酸	Valproic Acid	口服给药 肠道外给药	D D
波生坦	Bosentan	口服给药	X
波希鼠李皮	Cascara	口服给药	C
伯氨喹	Primaquine	口服给药	C
泊利噻嗪	Polythiazide	口服给药	C;D—如用于妊娠高血压患者
博来霉素	beomycin	肠道外给药	D
布比卡因	Bupivacaine	肠道外给药	C
布地奈德	Budesonid	吸入 鼻腔给药 口服给药 直肠给药	B B C C
布康唑	Butoconazole	阴道给药	C
布可利嗪	Buclizine	口服给药	C
布林佐胺	Brinzolamide	眼部给药	C
布洛芬	Ibuprofen	口服给药	B;D—如在妊娠晚期或临近分娩时用药
布美他尼	Bumetanide	口服给药 肠道外给药	C C
布他比妥	Butalbital	口服给药	C;D—如在临近分娩时长期、大量使用
布替林	Butriptyline	口服给药	C
布托啡诺	Btorphanol	鼻腔给药 肠道外给药	C;D—如在临近分娩时长期、大量使用 C;D—如在临近分娩时长期、大量使用
茶苯海明	Dimenhydrinate	眼部给药	B
茶碱	Theophylline	口服给药 肠道外给药	C C
长春碱	Vinblastine	肠道外给药	D
长春瑞滨	Vinorelbine	肠道外给药	D
长春新碱	Vincristine	肠道外给药	D
雌二醇	Estradiol	口腔咽喉给药 口服给药 经皮给药 阴道给药	X X X X
雌莫司汀	Estramusyine	口服给药	X
雌酮	Estrone	肠道外给药	X
促红素	Erythropoietin	肠道外给药	C

续　表

药物通用名	英文名	用药方式	危害性分级
促卵泡素 α	Follitropin alfa	肠道外给药	X
促卵泡素 β	Follitropin－beta	肠道外给药	X
促皮质激素	Corticotropin	肠道外给药	C
醋丁洛尔	Acebutolol	口服给药	B;D—如在妊娠中、晚期用药
醋磺己脲	Acetohexamide	口服给药	C
醋甲唑胺	Methazolamide	口服给药	C
醋酸吡布特罗	Pirbuterol Acetate	吸入	C
醋酸奋乃静	Thiopropazate	口服给药	C
醋酸钙	Calcium Acetate	肠道外给药	C
醋竹桃霉素	Troleandomycin	口服给药	C
达促红素 α	Darbepoetin alfa	肠道外给药	C
达肝素钠	Dalteparin Sodium	肠道外给药	B
达卡巴嗪	Dacarbazine	肠道外给药	C
达那肝素钠	Danaparoid Sodium	肠道外给药	B
达那唑	Danazol	口服给药	X
达托霉素	Daptomycin	肠道外给药	B
大观霉素	Spectinomycin	肠道外给药	B
单曲林	Dantrolene	口服给药 肠道外给药	C C
单硝酸异山梨酯	Isosorbide Mononitrate	口服给药	C
胆骨化醇	C0lecalciferol	口服给药	A;D—如剂量超过美国的每日推荐剂量
胆碱水杨酸镁	Choline Magnesium Trisalicatey	口服给药	C;D—如在妊娠晚期或临近分娩时用药
氮䓬斯汀	Azelastine	眼部给药	C
氮芥	chlormethine	肠道外给药	D
地尔硫䓬	Diltiazem	口服给药 肠道外给药	C C
地芬诺酯	Diphenoxylate	口服给药	C
地氟烷	Desflurane	吸入	B
地高辛	Digoxin	口服给药	C
地红霉素	Dirithromycin	口服给药	C
地拉韦啶	Delavirdine	口服给药	C
地氯雷他定	Desloratadine	口服给药	C
地美环素	Demeclocycline	口服给药	D
地诺前列酮	Dinoprostone	阴道给药	C
地匹福林	Dipivefrine	眼部给药	B

续　表

药物通用名	英文名	用药方式	危害性分级
地塞米松	Dexamethasone	眼部给药 口服给药 肠道外给药	C C;D—如在妊娠早期用药 C;D—如在妊娠早期用药
地索奈德	Dexamethasone	局部/皮肤外用	C
地西卢定	Desirudin	肠道外给药	C
地西泮	Diazepam	口服给药 肠道外给药 直肠给药	D D D
地昔帕明	Desipramine	口服给药	C
碘	Iodine	口服给药	D
碘达胺	Iodamide	阴道外给药	D
碘甘油	Iodine Glycerine	口服给药	X
碘苷	Idoxuridine	眼部给药	C
碘化钾	Potassium Iodine	口服给药	D
碘化钠	Sodium Iodine	口服给药	X;D—如作为祛痰药使用
碘塞罗宁	Liothyronine	口服给药	A
丁苯那嗪	Tetrabenazine	口服给药	C
丁丙诺啡	Buprenornhine	肠道外给药	C
丁卡因	Tetracainw	眼部给药	C
丁螺环酮片	Buspirone	口服给药	B
东莨菪碱	Hyoscine	口服给药 肠道外给药 经皮给药	C C C
毒扁豆碱	Physostigmine	眼部给药 肠道外给药	C C
度他雄胺	Dutasteride	口服给药	X
对乙酰氨基酚	Paracetamol	口服给药	B
多巴胺	Dopamine	肠道外给药	C
多巴酚丁胺	Dobutamine	肠道外给药	B
多库酯钠	Docusate Sodium	口服给药	C
多拉司琼	Dolasetron	口服给药 肠道外给药	B B
多奈哌齐	Donepezil	口服给药	C
多黏菌素 B	Polymyxin B	各种途径给药	B
多柔比星	Doxorubicin	肠道外给药	D
多塞平	Doxepin	口服给药	C
多沙普仑	Doxapram	肠道外给药	B

续　表

药物通用名	英文名	用药方式	危害性分级
多沙唑嗪	Doxazosin	口服给药	C
多西环素	Doxylamine	口服给药	D
多西拉敏	Docetaxel	口服给药	A
多西他赛	Docetax	肠道外给药	D
多佐胺	Dorzolamide	眼部给药	C
鹅脱氧胆酸	Chenodesoxycholic Acid	口服给药	X
厄贝沙坦	Irbesartan	口服给药	C;D—如在妊娠中、晚期用药
厄洛替尼	Erlotini	口服给药	D
厄他培南	Entapenem	肠道外给药	B
恩夫韦地	Enfuxirtide	肠道外给药	B
恩氟烷	Enflurane	吸入给药	B
恩他卡朋	Entacapone	口服给药	C
二苯西平	Dibenzepin	口服给药	C
二氮嗪	Diazoxide	口服给药 肠道外给药	C C
二氟尼柳	Diflunisal	口服给药	C;D—如在妊娠晚期或临近分娩时用药
二甲双胍	Metformin	口服给药	B
二甲茚定	Dimetindene	口服给药	B
二羟丙茶碱	Diprophylline	口服给药	C
伐地那非	Vardenafil	口服给药	B
伐地昔布	Valdecoxib	口服给药	C
伐昔洛韦	Valaciclovir	口服给药	B
法莫替丁	Famotidine	口服给药	B
番泻叶苷 A 和 B	Sennosides A&B	口服给药	C
泛酸	Pntothenic acid	口服给药	A;如剂量超过美国的每日推荐剂量
泛昔洛韦	Famciclovir	口服给药	B
放线菌素 D	Dactinomycin D	肠道外给药	C
非格司亭	Filgrastim	肠道外给药	C
非洛地平	Felodipine	口服给药	C
非那吡啶	Phenazopyridine	口服给药	B
非那西汀	Phenacetin	口服给药	B
非那雄胺	Finasteride	口服给药	X
非尼拉敏	Pheniramine	口服给药	C
非诺贝特	Fenofibrate	口服给药	C
非诺洛芬	Fenoprofen	口服给药	B;D—如在妊娠晚期或临近分娩时用药

续　表

药物通用名	英文名	用药方式	危害性分级
非诺特罗	Fenoterol	肠道外给药	B
非索非那定	Fexofenadine	口服给药	C
芬氟拉明	Fenfluramine	口服给药	C
芬太尼	Fentanyl	口含 肠道外给药 经皮给药	C；D—如在临近分娩时长期、大量使用 C；D C；D
芬特明	Phentermine	口服给药	C
酚苄明	Phenoxybenzamine	口服给药 肠道外给药	C C
酚酞	Phenolphthalein	口服给药	C
酚妥拉明	Phentolamine	肠道外给药	C
奋乃静	Perphenazine	口服给药	C
呋喃妥因	Nitrofurantoin	口服给药	B
呋喃唑酮	Furazolidone	口服给药	C
呋塞米	Furosemide	口服给药 肠道外给药	C；D—如用于妊娠高血压患者 C；D—如用于妊娠高血压患者
伏立康唑	Voriconazole	口服给药 肠道外给药	D D
氟胞嘧啶	Flucytosine	口服给药	C
氟比洛芬	Flurbiprofene	眼部给药 口服给药	C；D—如在妊娠晚期或临近分娩时用药 B；D—如在妊娠晚期或临近分娩时用药
氟达拉滨	Fludarabine	肠道外给药	D
氟伐他汀	Fluvatstatin	口服给药	X
氟奋乃静	Fluphenazine	口服给药 肠道外给药	C C
氟伏沙明	Fluvoxamine	口服给药	C
氟甲睾酮	Fluoxymesterone	口服给药	X
氟卡尼	Flecainide	口服给药 肠道外给药	C C
氟康唑	Fluconazole	口服给药 肠道外给药	C C
氟可龙	Fluocortolone	局部/皮肤外用	C
氟马西尼	Flumazenil	肠道外给药	C
氟米龙	Fluorometholone	眼部给药	C
氟尼缩松	Flunisolide	吸入给药 鼻腔给药	C C
氟尿苷	Fioxuridine	肠道外给药	D

续　表

药物通用名	英文名	用药方式	危害性分级
氟尿嘧啶	Fluorouracil	肠道外给药 局部/皮肤外用	X D
氟哌啶醇	Haloperidol	口服给药 肠道外给药	C C
氟哌利多	Droperidol	肠道外给药	C
氟哌噻吨	Flupentixol	口服给药 肠道外给药	C C
氟氢可的松	Fludrocortisone	口服给药	C
氟轻松	Fluocinolone acetonide	局部/皮肤外用	C
氟他胺	Flutamide	口服给药	D
氟替卡松	Fluticasone	吸入给药 鼻腔给药 局部/皮肤外用	C C C
氟西泮	Flurazepam	口服给药	X
氟西汀	Fluoxetine	口服给药	C
氟硝西泮	Flunitrazepam	口服给药	D
福莫特罗	Formoterol	吸入给药	C
福辛普利	Fosinopril	口服给药	C;D—如在妊娠中、晚期用药
钆喷酸葡胺	Gadopentetate Dimeglumine	磁共振成像(MRI)增强	C
钙	Calcium	任何途径	B
甘精胰岛素	insulin glargine	肠道外给药	C
甘露醇	Mannitol	肠道外给药	C
杆菌肽	Bacitracin	眼部给药 肠道外给药 局部/皮肤外用	C C C
α干扰素	Interferon—alpha	肠道外给药	C
β干扰素	Interferon—bete	肠道外给药	C
γ干扰素	Interferon—gamma	肠道外给药	C
肝素	Heparin	肠道外给药	C
高血糖素	Glucagon	肠道外给药	B
睾酮	Testosterone	口服给药 肠道外给药 局部/皮肤外用	X X X
戈那瑞林	Gonadorelin	肠道外给药	B
戈舍瑞林	Goserelin	肠道外给药	X
格拉司琼	Granisetron	口服给药 肠道外给药	B B
格列苯脲	Glibenclamide	口服给药	C

续　表

药物通用名	英文名	用药方式	危害性分级
格列吡嗪	Glipizide	口服给药	C
格列美脲	Glimepiride	口服给药	C
格帕沙星	Grepafloxacin	口服给药	C
更昔洛韦	Ganciclovir	眼球内给药 口服给药 肠道外给药	C C C
骨化二醇	Calcifediol	口服给药	C；D－如剂量超过美国的每日推荐摄入量
骨化三醇	Calcitriol	口服给药 肠道外给药	C；D－如剂量超过美国的每日推荐摄入量 C；D－如剂量超过美国的每日推荐摄入量
胍法辛	Guanfacine	口服给药	B
胍乙啶	Guanethidine	口服给药	C
鬼臼毒素	Podophyllotoxin	局部/皮肤外用	C
鬼臼属	Podophyllum	局部/皮肤外用	C
桂利嗪	Cinnarizine	口服给药	C
过氧苯甲酰	Benzoyl Peroxide	局部/皮肤外用	C
核黄素	Riboflavin	口服给药	A；C－如剂量超过美国的每日推荐摄入量
红霉素	Erythromycin	口服给药 肠道外给药 局部/皮肤外用	B B B
红细胞生成素	Erythropoietin	肠道外给药	C
后马托品	Homatropine	眼部给药	C
琥珀雌三醇	Estriol succinate	口服给药	X
华法林	Warfarin	口服给药	X
环孢素	Cyclosporin	口服给药 肠道外给药	C C
环苯扎林	Cyclobenzaprine	口服给药	B
环吡酮	Ciclopirox	局部/皮肤外用	B
环丙沙星	Ciprofloxacin	眼部给药 口服给药 耳部给药 肠道外给药	C C C C
环磷酰胺	Cyclophosphamide	口服给药 肠道外给药	D D
环喷托酯	Cyclopentolate	眼部给药	C
环丝氨酸	Cycloserine	口服给药	C
环戊噻嗪	Cyclopenthiazidum	口服给药	C；D－如用于妊娠高血压患者
黄体酮	Progesterone	口服给药 肠道外给药	D D

续　表

药物通用名	英文名	用药方式	危害性分级
黄酮哌酯	Flavoxate	口服给药	B
磺胺苯酰	Sulfabenzamide	阴道给药	C;D—如在临近分娩时用药
磺胺醋酰	Sulfacetamide	眼部给药 局部/皮肤外用	C C
磺胺甲噁唑	Sulfamethoxazole	口服给药	C;D—如在临近分娩时用药
磺胺甲二唑	Sulfamethizole	口服给药	C;D—如在临近分娩时用药
磺胺美曲	Sulfametrole	口服给药	C;D—如在临近分娩时用药
磺胺嘧啶	Sulfadiazine	口服给药	C;D—如在临近分娩时用药
磺胺异噁唑	Sulfafurazole	口服给药	C;D—如在临近分娩时用药
磺达肝素钠	Fondaparinux sodium	肠道外给药	B
灰黄霉素	Griseofulvin	口服给药	C
加压素	Vasopressin	肠道外给药	B
吉非贝齐	Gemfibrozil	口服给药	C
吉非替尼	Gefitinib	口服给药	D
吉西他滨	Gemcitabine	肠道外给药	D
己二烯雌酚	Dienoestrol	局部/皮肤外用	X
己酸羟孕酮	Hydroxyprogesterone Caproate	肠道外给药	D
己酸可可碱	Pentoxifylline	口服给药	C
己烯雌酚	Diethylstilbestrol	口服给药	X
加巴喷丁	Gabapentin	口服给药	C
加兰他敏	Galanthamine	口服给药	B
加尼瑞克	Ganirelix	肠道外给药	X
加替沙星	Gatifloxacin	眼部给药	C
甲氨喋呤	Methotrexate	口服给药 肠道外给药	X X
甲苯达唑	Mebendazole	口服给药	C
甲苯磺丁脲	Tolbutamide	口服给药	C
甲丙氨酯	Meprobama	口服给药	D
甲地嗪	meprobamate	口服给药	C
甲地孕酮	Megestrol	口服给药	X
甲芬那酸	Mefenamic Acid	口服给药	C;D—如在妊娠晚期或临近分娩时用药
甲氟喹	Mefloquine	口服给药	C
甲睾酮	Methyltestosterone	口服给药	X
甲磺酸苯扎托品	Benztropine Mesylate	口服给药 肠道外给药	C C
甲磺酸钠粘菌素	Colistimethate Sodium	肠道外给药	C

续　表

药物通用名	英文名	用药方式	危害性分级
甲基多巴	Methyldopa	口服给药 肠道外给药	B B
甲氯芬那酸	Meclofenamic Acid	口服给药	B；D—如在妊娠晚期或临近分娩时用药
甲氯噻嗪	Methychlothiazide	口服给药	B；D—如用于妊娠高血压患者
甲哌卡因	Mepivacaine	肠道外给药	C
甲泼尼龙	Methylprednisolone	口服给药 肠道外给药	C C
甲羟孕酮	Medroxyprogesterone	肠道外给药	X
甲巯咪唑	Thiamazole	口服给药	D
甲炔诺酮	Norgestrel	口服给药	X
甲硝唑	Metronidazole	口服给药 肠道外给药 局部/皮肤外用	B B B
甲氧苄啶	Trimethoprim	口服给药	C
甲氧氯普胺	Metoclopramide	口服给药 肠道外给药	B B
甲氧沙林	Methoxsalen	口服给药 局部/皮肤外用	C C
甲状腺素	Thyroid	口服给药	A
间羟胺	Metaraminol	肠道外给药	C
降钙素	Calcitonin	鼻腔给药 肠道外给药	C C
金刚烷胺	Amantadine	口服给药	C
金硫丁二钠	Sodium Aurothiomalate	口服给药	C
金霉素	Aureomycin	眼部给药	D
金诺芬	Auranofin	口服给药	C
肼苯哒嗪	Hydralazine	口服给药 肠道外给药	C C
枸橼酸钾	Potassium Citrate	口服给药	A
聚苯乙烯磺酸钠	Sodium Polystyrene Sulfonate	口服给药 直肠给药	C C
聚维酮碘	Povidone-Iodine	局部/皮肤外用	D
卷曲霉素	Capreomycin	肠道外给药	C
咖啡因	Caffeine	口服给药	B
卡巴胆碱	Carbachol	眼部给药	C
卡比沙明	Carbinoxamine	口服给药	C
卡巴胂	Carbarsone	口服给药	D
卡比多巴	Carbidopa	口服给药	C

续　表

药物通用名	英文名	用药方式	危害性分级
卡比马唑	Carbimazole	口服给药	D
卡泊芬净	Caspofungin	肠道外给药	C
卡泊三醇	Calcipotriol	局部/皮肤外用	C
卡铂	Carboplatin	肠道外给药	D
卡立普多	Carisoprodol	口服给药	C
卡马西平	Carbamazepine	口服给药	D
卡麦角林	Cabergoline	口服给药	B
卡那司汀	Carmustine	口服给药 肠道外给药	D D
卡尼汀	Carnitine	口服给药 肠道外给药	B B
卡培他滨	Capecitabine	口服给药	D
卡前列腺素	Carboprost	肠道外给药	C
卡替洛尔	Carteolol	口服给药	C;D—如在妊娠中、晚期用药
卡托普利	Captopril	口服给药	C;D—如在妊娠中、晚期用药
卡维地洛	Carvedilol	口服给药	C;D—如在妊娠中、晚期用药
坎地沙坦	Candesartan	口服给药	C;D—如在妊娠中、晚期用药
抗坏血酸	Ascorbic acid	口服给药	A;C—如剂量超过美国的每日推荐摄入量
抗凝血酶Ⅲ	Antithrombin Ⅲ	肠道外给药	B
抗凝血抑制复合物	Antiinhibitor Coagulant Complex	肠道外给药	C
考来替泊	Colestipol	口服给药	B
考来烯胺	Cholestyramine	口服给药	C
可待因	Codeine	口服给药 肠道外给药	C;D—如在临近分娩时长期、大量使用 C;D—如在临近分娩时长期、大量使用
可的松	Cortisone	口服给药 肠道外给药	C;D—如在妊娠早期用药 C;D—如在妊娠早期用药
可乐定	Clonidine	硬膜外给药 口服给药 肠道外给药 经皮给药	C C C C
克拉霉素	Clarithromycin	口服给药 肠道外给药	C C
克拉屈滨	Cladribine	肠道外给药	D
克拉维酸	clavulanic Acid	口服给药	B
克利溴胺	Clidinium Bromide	口服给药	C

续　表

药物通用名	英文名	用药方式	危害性分级
克林霉素	Clindamycin	口服给药 肠道外给药 局部/皮肤外用 阴道给药	B B B B
克罗米通	Crotamiton	局部/皮肤外用	C
克霉唑	Clotrimazole	局部/皮肤外用 阴道给药	B B
奎尼丁	Quinidine	口服给药 肠道外给药	C C
奎宁	Quinine	口服给药	C
喹硫平	Quetiapine	口服给药	C
喹那普利	Quinapril	口服给药	C;D—如在妊娠中、晚期用药
拉贝洛尔	Labetalol	口服给药 肠道外给药	C;D—如在妊娠中、晚期用药 C;D—如在妊娠中、晚期用药
拉布立酶	Rasburicase	肠道外给药	C
拉米夫定	Lamivudine	口服给药	C
拉莫三嗪	Lamotrigine	口服给药	C
拉太咪尔	Glatiramer Acetate	肠道外给药	B
拉坦前列素	Latanoprost	眼部给药	C
来氟米特	Leflunomide	口服给药	X
来匹卢定	Lepirudin	肠道外给药	B
来曲唑	Letrozole	口服给药	D
赖氨酸加压素	Lypressin	鼻腔给药	C
赖脯胰岛素	Insulin Lispro	肠道外给药	B
赖诺普利	Lisinopril	口服给药	C;D—如在妊娠中、晚期用药
兰索拉唑	Lansoprazole	口服给药	B
莨菪碱	Hyoscyamine	口服给药	C
劳拉西泮	Lorazepam	口服给药 肠道外给药	D D
雷贝拉唑	Rabeprazole	口服给药	B
雷洛昔芬	Raloxifene	口服给药	X
雷米普利	Ramipril	口服给药	C;D—如在妊娠中、晚期用药
雷尼替丁	Ranitidine	口服给药 肠道外给药	B B
锂	Lithium	口服给药	D
利巴韦林	Ribavirin	吸入给药 口服给药 肠道外给药	X X X

续 表

药物通用名	英文名	用药方式	危害性分级
利多卡因	Lignocaine	肠道外给药 局部/皮肤外用	B;C—作为局麻药或抗心律失常药使用时 B
利福布丁	Rifabutin	口服给药	C
利福喷丁	Rifapentine	口服给药	C
利福平	Rifampin	口服给药 肠道外给药	C C
利鲁唑	Riluzole	口服给药	C
利美索龙	Rimexolone	眼部给药	C
利奈孕酮	Lynestrenol	口服给药	D
利奈唑胺	Linezolid	口服给药 肠道外给药	C C
利培酮	Risperidone	口服给药	C
利塞膦酸	Risedronic Acid	口服给药	C
利斯的明	Rivastigmin	口服给药	B
利托君	Ritodrine	口服给药 肠道外给药	B B
利托那韦	Ritonavir	口服给药	B
利妥昔单抗	Rituximab	肠道外给药	C
利血平	Reserpine	口服给药	C
利扎曲坦	Rizatriptan	口服给药	C
链激酶	Streptokinas	肠道外给药	C
链霉素	Streptomycin	肠道外给药	D
α链球菌 DNA 酶	Domase Alfa	肠道外给药	B
两性霉素 B	Amphotericin B	肠道外给药 局部/皮肤外用	B B
亮丙瑞林	Leuprorelin	肠道外给药	X
林旦	Lindane	局部/皮肤外用	C
林可霉素	Lincomycin	口服给药 肠道外给药	B B
磷霉素	Fosfomycin	口服给药	B
膦甲酸钠	Foscarnet Sodium	肠道外给药	C
硫胺	Thiamine	口服给药	A;C—如剂量超过美国的每日推荐摄入量
硫利达嗪	Thioridazine	口服给药	C
硫鸟嘌呤	Tioguanine	口服给药	D
硫喷妥钠	Thiopental Sodium	肠道外给药 局部/皮肤给药	C C
硫普罗宁	Tiopronin	口服给药	C

续　表

药物通用名	英文名	用药方式	危害性分级
硫酸镁	Magnesium sulfate	肠道外给药	B
硫酸哌嗪雌酮	Estropipate	口服给药 阴部给药	X X
硫酸鱼精蛋白	Protamine Sulfate	肠道外给药	C
硫糖铝	Sucralfate	口服给药	B
硫唑嘌呤	Azathioprine	口服给药 肠道外给药	D D
柳氮磺吡啶	Sulfasalazine	口服给药 直肠给药	B；D—如在临近分娩时使用 B；D—如在临近分娩时使用
六甲蜜胺	Altretamine	口服给药	D
六氯酚	Hexachlorophene	局部/皮肤外用	C
氯䓬酸钾	Dipotassium Clorazepate	口服给药	D
氯胺酮	Ketamine	肠道外给药	B
氯贝胆碱	Bentanechol Chloride	口服给药 肠道外给药	C C
氯贝丁酯	Clofibrate	口服给药	C
氯倍他索	Clobetasol	局部/皮肤外用	C
氯苯那敏	Chlorphenamine	口服给药	B
氯吡格雷	Clopidogrel	口服给药	B
氯丙嗪	chlorpromazine	口服给药 肠道外给药	C C
氯氮䓬	Chlordiazepoxide	口服给药 肠道外给药	D D
氯氮平	Clozapine	口服给药	B
氯法齐明	Clofazimine	口服给药	C
氯胍	proguanil	口服给药	B
氯化铵	Ammonium Chloride	口服给药	B
氯化钙	Galcium Chloride	肠道外给药	C
氯化琥珀胆碱	Suxamethonium Chlorid	肠道外给药	C
氯化钾	Potassium chloride	口服给药	A
氯化筒箭毒碱	Tubocurarine Chloride	肠道外给药	C
氯环利嗪	Chlorcyclizine	口服给药	C
氯磺丙脲	Chlorpropamide	口服给药	C
氯己定	Chlorhexidine	口腔咽喉给药 亚洲植入	B C
氯喹	Chloroquinum	口服给药 肠道外给药	C C
氯雷他定	Loratadine	口服给药	B

续　表

药物通用名	英文名	用药方式	危害性分级
氯马斯汀	Clemastine	口服给药	B
氯霉素	Chloramphenicol	眼部给药 耳部给药 肠道外给药	C C C
氯米芬	Clomifene	口服给药	X
氯米帕明	Clomipramine	口服给药	C
氯普噻吨	Chlorprothixene	口服给药	C
氯噻嗪	Chlorothiazide	口服给药	C;D—如用于妊娠高血压患者
氯噻酮	Chlortalidone	口服给药	B;D—如用于妊娠高血压患者
氯沙坦	Losartan	口服给药	C;D—如在妊娠中、晚期用药
氯替泼诺	Loteprednol	眼部给药	C
氯烯雌醚	Chlorotrianisene	口服给药	X
氯硝西泮	Clonazepam	口服给药 肠道外给药	D D
氯乙酰胆碱	Acetylcholine Chloride	眼部给药	C
氯唑沙宗	Chlorzoxazone	口服给药	C
氯唑西林	Cloxacillin	口服给药	B
罗非昔布	Rofecoxib	口服给药	C;D—如在妊娠晚期或临近分娩时用药
罗格列酮	Rosiglitazone	口服给药	C
罗库溴铵	Rocuronium Bromide	肠道外给药	C
罗匹尼罗	Ropinirole	口服给药	C
螺内酯	Spironolactone	口服给药	C;D—如用于妊娠高血压患者
螺旋霉素	Spiramycin	口服给药 肠道外给药 直肠给药	C C C
洛度沙胺	Lodoxamide	眼部给药	C
洛伐他汀	Lovastatin	口服给药	X
洛拉卡比	Lolacarbef	口服给药	B
洛美沙星	Lomefloxacin	眼部给药 口服给药	C C;禁用于妊娠早期
雷莫司汀	Ranimustine	口服给药	D
洛哌丁胺	Loperamide	口服给药	B
洛匹那韦	Lopinavir	口服给药	C
洛沙平	Loxapine	口服给药	C
麻黄素	Ephedrine	口服给药	C
马拉硫磷	Malathion	局部/皮肤外用	B
马普替林	Maprotiline	口服给药	B

续 表

药物通用名	英文名	用药方式	危害性分级
马吲哚	Mazindol	口服给药	C
吗啡	Morphine	口服给药 肠道外给药	C;D—如在临近分娩时长期、大量使用 C;D—如在临近分娩时长期、大量使用
吗茚酮	Molindone	口服给药	C
麦角胺	Ergotamine	口含 口服给药 直肠给药	X X X
麦角骨化醇	Ergocalciferol	口服给药 肠道外给药	A;D—如剂量超过美国的每日推荐摄入量 A;D—如剂量超过美国的每日推荐摄入量
麦角新碱	Ergometrine	肠道外给药	X
麦考酚酸	Mycophenolic Acid	口服给药 肠道外给药	D D
毛果芸香碱	Pilocarpine	眼部给药 口服给药	C C
毛花苷丙	Lanatoside C	口服给药 肠道外给药	C C
美雌醇	Mestranol	口服给药	X
美法仑	Melphalan	口服给药 肠道外给药	D D
美格司他	Miglustat	口服给药	X
美金刚	Memantine	口服给药	B
美克洛嗪	Meclozine	口服给药	B
美罗培南	Meropenem	肠道外给药	B
美洛西林	Mezlocillin	肠道外给药	B
美洛昔康	Meloxicam	口服给药	C;D—如在妊娠晚期或临近分娩时用药
美沙拉嗪	Mesalazine	口服给药 直肠给药	B B
美沙酮	Methadone	口服给药 肠道外给药	C;D—如在临近分娩时长期、大量使用 C;D—如在临近分娩时长期、大量使用
美司钠	Mesan	肠道外给药	B
美索巴莫	Methocarbamol	口服给药	C
美索比妥	Methohexital	肠道外给药 直肠给药	B B
美索达嗪	Mesoridazine	口服给药	C
美托拉宗	Metolazone	口服给药	B;D—如用于妊娠高血压患者
美托洛尔	Metoprolol	口服给药 肠道外给药	C;D—如在妊娠中、晚期用药 C;D—如在妊娠中、晚期用药

续　表

药物通用名	英文名	用药方式	危害性分级
美西律	Mexiletine	口服给药	C
门冬酰胺酶	Asparaginase	肠道外给药	C
门冬胰岛素	Insulin Aspart	肠道外给药	B
孟鲁司特	Montelukast	口服给药	B
咪达唑仑	Midazolam	口服给药 肠道外给药	D D
咪康唑	Mirtazapine	局部/皮肤外用 阴道给药	C C
咪喹莫特	Imiquimod	局部/皮肤外用	B
米氯平	Mirtazapine	口服给药	C
米多君	Midodrine	口服给药	C
米非司酮	Mifepristone	口服给药	X
米力农	Milrinone	肠道外给药	C
米诺地尔	Minoxidil	口服给药	C
米诺环素	Minocyciline	牙科给药 口服给药 肠道外给药	D D D
米索前列醇	Misoprostol	口服给药	X
米托蒽醌	Mitoxantrone	肠道外给药	D
免疫球蛋白	Immunoglobulin	肠道外给药	C
莫达非尼	Modafinil	口服给药	C
莫罗克隆 CD3	Muromonab CD3	肠道外给药	C
莫米松	Mometasone	鼻腔给药 局部/皮肤外用	C C
莫匹罗星	Mupirocin	鼻腔给药 眼部给药 局部/皮肤外用	B B B
莫西沙星	Moxifloxacin	眼部给药 口服给药 肠道外给药	C C C
莫昔普利	Moexipril	眼部给药	C;D—如在妊娠中、晚期用药
那法瑞林	Nafarelin	鼻腔给药	X
那格列奈	Nateglinide	口服给药	C
那拉曲坦	Naratriptan	口服给药	C
那屈肝素钙	Nadroparin Galcium	肠道外给药	B
那他霉素	Natamycin	眼部给药	C
纳布啡	Nalbuphine	肠道外给药	B;D—如在临近分娩时长期、大量使用

续　表

药物通用名	英文名	用药方式	危害性分级
纳多洛尔	Nadolol	口服给药	C;D—如在妊娠中、晚期用药
纳洛酮	Naloxone	肠道外给药	B
纳曲酮	Naltrexone	口服给药	C
奈多罗米	Nedocromil	吸入给药 眼部给药	B B
奈非那韦	Nelfinavir	口服给药	B
奈替米星	Netilmicin	肠道外给药	D
奈韦拉平	Nevirapine	口服给药	B
萘丁美酮	Nabumetone	口服给药	C;D—如在妊娠晚期或临近分娩时用药
萘啶酸	Nalidixic Acid	口服给药	C
萘夫西林	Nafcillin	肠道外给药	B
萘普生	Naproxen	口服给药	B;D—如在妊娠晚期或临近分娩时用药
尼古丁	Nicotine	口服给药 经皮给药	C D
尼卡地平	Nicardipine	口服给药	C
尼鲁米特	Nilutamide	口服给药	C
尼莫地平	Nimodipine	口服给药 肠道外给药	C C
尼扎替丁	Nizatidine	口服给药	B
尿促卵泡素	Urofollitropin	肠道外给药	X
尿促性素	Menotrophin	肠道外给药	X
尿激酶	Urokinase	肠道外给药	B
凝血因子Ⅸ	Blood Coagulation Factors Ⅸ	肠道外给药	C
凝血因子Ⅷ	Blood Coagulation Factors Ⅷ	肠道外给药	C
凝血因子ⅩⅢ	Blood Coagulation Factors ⅩⅢ	肠道外给药	C
诺氟沙星	Norfloxacin	眼部给药 口服给药	C;妊娠期妇女慎用,尤其是妊娠早期 C;妊娠期妇女慎用,尤其是妊娠早期
诺龙	Nandrolone	肠道外给药	X
帕利珠单抗	Palivizumab	肠道外给药	C
帕罗西汀	Paroxetine	口服给药	D
帕米膦酸	Pamidronic Acid	肠道外给药	D
哌甲酯	Methylphenidate	口服给药	C
哌拉西林	Piperacillin	肠道外给药	B
哌立度酯	Piperidolate	口服给药	C
哌嗪	Piperazine	口服给药	B

续　表

药物通用名	英文名	用药方式	危害性分级
哌替啶	Pethidine	口服给药 肠道外给药	B；D—如在临近分娩时长期、大量使用 B；D—如在临近分娩时长期、大量使用
哌唑嗪	Prazosin	口服给药	C
泮库溴铵	Pancuronium bromide	肠道外给药	C
泮托拉唑	Pantoprazole	口服给药 肠道外给药	B B
培哚普利	Perindopril	口服给药	C；D—如在妊娠中、晚期用药
培干扰素 α—2a	Peginterferon Alfa—2a	肠道外给药	C
培干扰素 α—2b	Peginterferon Alfa—2b	肠道外给药	C
培高利特甲磺酸盐	Pergolide mesilate	口服给药	B
培美曲塞	Pemetrexed	肠道外给药	D
喷布洛尔	Penbutolol	口服给药	C；D—如在妊娠中、晚期用药
喷他脒	Pentamidine	吸入给药 肠道外给药	C C
喷他佐辛	Pentazocine	口服给药 肠道外给药 直肠给药	C；D—如在临近分娩时长期、大量使用 C；D—如在临近分娩时长期、大量使用 C；D—如在临近分娩时长期、大量使用
喷昔洛韦	Penciclovir	局部/皮肤外用	B
硼替佐米	Bortezomib	肠道外给药	D
匹莫林	Pemoline	口服给药	B
匹莫齐特	Pimozide	口服给药	C
泼尼松	Prednisone	口服给药	C；D—如在妊娠早期给药
泼尼松龙	Prednisolone	眼部给药 口服给药 肠道外给药	C C；D—如在妊娠早期给药 C；D—如在妊娠早期给药
扑米酮	Primidone	口服给药	D
扑灭司林	Permethrin	局部/皮肤外用	B
葡萄糖酸钾	Potassium Gluconate	口服给药	A
葡萄糖酸钙	Calcium Gluconate	肠道外给药	C
普伐他汀	Pravastatin	口服给药	X
普拉克索	Pramipexole	口服给药	C
普鲁卡因胺	Procainamide	口服给药 肠道外给药	C C
普鲁卡因青霉素	Procaine Penicillin	肠道外给药	B
普罗布考	Probucol	口服给药	B
普罗帕酮	Propafenone	口服给药	C

续　表

药物通用名	英文名	用药方式	危害性分级
普罗瑞林	Protirelin	肠道外给药	C
普萘洛尔	Propranolol	口服给药 肠道外给药	C;D—如在妊娠中、晚期用药 C;D—如在妊娠中、晚期用药
齐多夫定	Zidovudine	口服给药	C
齐拉西酮	Ziprasidone	口服给药	C
前列地尔	Alprostadil	肠道外给药 尿道给药	X C
羟保泰松	Oxyphenbutazone	口服给药	C;D—如在妊娠晚期或临近分娩时用药
羟钴素	Hydroxocobalamin	肠道外给药	C;D—如剂量超过美国的每日推荐摄入量
羟基脲	Hydroxycarbamide	口服给药	D
羟甲烯龙	Oxymetholone	肠道外给药	X
羟甲唑啉	Oxymetazoline	鼻腔给药 眼部给药	C C
羟氯喹	Hydroxycloroquine	鼻腔给药	C
羟嗪	Hydroxyzine	口服给药	C
青霉胺	Penicillamine	口服给药	D
青霉素 V	Penicilline V	口服给药	B
氢氟噻嗪	hydroflumethiazide	口服给药	C;D—如用于妊娠高血压患者
氢化可的松	Hydrocortisone	眼部给药 口服给药 耳部给药 肠道外给药 局部/皮肤外用	C;D—如在妊娠早期给药 C;D—如在妊娠早期给药 C;D—如在妊娠早期给药 C;D—如在妊娠早期给药 C;D—如在妊娠早期给药
氢可酮	Hydrocodone	口服给药	C;D—如在临近分娩时长期、大量使用
氢氯噻嗪	Hydrochlorothiazide	口服给药	B;D—如用于妊娠高血压患者
氢吗啡酮	Hydromorphone	肠道外给药	C
氢溴酸依来曲坦	Eletriptan Hydrobromide	口服给药	C
氰钴胺	Cyanocobalamin	口服给药	C
庆大霉素	Gentamicin	眼部给药 耳部给药 肠道外给药 局部/皮肤外用	C C C C
氢氧化铝	Aluminium hydroxide	口服给药	C
氢氧化镁	Magnesium hydroxide	口服给药	B
γ球蛋白	Gamma Globulin	肠道外给药	C
秋水仙碱	Calchiciue	口服给药 肠道外给药	D D
巯嘌呤	Mercaptopurine	口服给药	D

续　表

药物通用名	英文名	用药方式	危害性分级
曲安西龙	Triamcinolone	吸入给药 鼻腔给药 口服给药 肠道外给药 局部/皮肤外用	C C C;D—如在妊娠早期给药 C;D—如在妊娠早期给药 C
曲吡那敏	Tripelennamine	口服给药	B
曲伐沙星	Trovafloxacin	口服给药	C
曲伏前列素	Travoprost	眼部给药	C
曲氟尿苷	Trifluridine	眼部给药	C
曲马多	Tramadol	口服给药 肠道外给药	C C
曲米帕明	Trimipramine	口服给药	C
曲普利啶	Triprolidine	口服给药	C
曲普瑞林	Triptorelin	肠道外给药	X
曲妥珠单抗	Trastuzumab	肠道外给药	B
曲唑酮	Trazodone	口服给药	C
去氨加压素	Desmopressin	鼻腔给药 口服给药 肠道外给药	B B B
去甲肾上腺素	Norepinephrine	肠道外给药	C
去甲替林	Nortriptyline	口服给药	C
去羟肌苷	Didanosine	口服给药	B
去羟米松	Desoximetasone	局部/皮肤外用	C
去铁胺	Desferrioxamine	肠道外给药	C
去氧肾上腺素	Phenylephrine	口服给药	C
去乙酰毛花苷	Deslanoside	口服给药	C
炔雌醇	Ethinylestradiol	口服给药	X
炔诺酮	Norethisterone	口服给药	X
炔孕酮	Norgestrel	口服给药	D
群多普利	Trandolapril	口服给药	C;D—如在妊娠中、晚期用药
人免疫球蛋白	Human Immunoglobulin	肠道外给药	C
壬二酸	Azelaic Acid	局部/皮肤外用	B
绒促性素	Chorionic Gonadotropin	肠道外给药	X
柔红霉素	Daunorubicin	肠道外给药	D
鞣酸加压素	Vasopvessin Tannic	肠道外给药	B
乳果糖	Lactulose	口服给药	B
乳酸钙	Calcium Lactate	口服给药	C

续　表

药物通用名	英文名	用药方式	危害性分级
瑞肝素钠	Reviparin Sodium	肠道外给药	B
瑞格列奈	Repaglinide	口服给药	C
瑞舒伐他汀	Rosuvastatin	口服给药	X
塞来昔布	Celecoxib	口服给药	C;D—如在妊娠晚期或临近分娩时用药
塞替派	Thiotepa	肠道外给药	D
赛利洛尔	Celiprolol	口服给药	B;D—如在妊娠中、晚期用药
噻康唑	Tioconazole	阴道给药	C
噻氯匹定	Ticlopidine	口服给药	B
噻吗洛尔	Timolol	眼部给药 口服给药	C C;D—如在妊娠中、晚期用药
噻托溴铵	Tiotropium bromide	吸入给药	C
赛庚啶	Cyproheptadine	口服给药	B
赛克利嗪	Cyclizine	口服给药	B
三氟拉嗪	Trifluoperazine	口服给药	C
三甲曲沙	Trimetrexate	肠道外给药	D
三氯噻嗪	Trichlormethiazide	口服给药	C;D—如用于妊娠高血压患者
三唑仑	triazolam	口服给药	X
色甘酸	Cromoglicic Acid	吸入给药	B
沙丁胺醇	Salbutamol	吸入给药 口服给药 肠道外给药	C C C
沙格司亭	Sargramostim	肠道外给药	C
沙奎那韦	Saquinavir	口服给药	B
沙利度胺	Thalidomide	口服给药	X
沙美特罗	Salmeterol	吸入给药	C
舍曲林	Sertraline	口服给药	C
肾上腺素	Epinephrine	鼻腔给药 眼部给药 肠道外给药	C C C
生长激素	Somatropin	肠道外给药	B
生长抑素	Somatostatin	肠道外给药	B
舒芬太尼	sufentanil	肠道外给药	C;D—如在临近分娩时长期、大量使用
舒林酸	Sulindac	口服给药	C;D—如在妊娠晚期或临近分娩时用药
舒马普坦	Sumatriptan	鼻腔给药 口服给药 肠道外给药	C C C
鼠李蒽酚	Casanthranol	口服给药	C

续　表

药物通用名	英文名	用药方式	危害性分级
双硫仑	Disulfiram	口服给药	C
双氯非那胺	Dichlorphenamide	口服给药	C
双氯芬酸	Diclofenac	眼部给药 口服给药 肠道外给药 局部/皮肤用药	B;D—如在妊娠晚期或临近分娩时用药 B;D—如在妊娠晚期或临近分娩时用药 C;D—如在妊娠晚期或临近分娩时用药 C
双氯西林	Dicloxacillin	口服给药	B
双嘧达莫	Dipyridamole	口服给药	B
双氢麦角胺	Dihydroergotamine	口服给药	X
双氢速甾醇	Dihydrotachysterol	口服给药	A;D—如剂量超过美国的每日推荐摄入量
双水杨酯	Salsalate	口服给药	C;D—如用于妊娠晚期
水合氯醛	Chloral Hydrate	口服给药 直肠给药	C C
水杨酸铋	Bismuth subsalicylate	口服给药	C
顺铂	Cisplatin	肠道外给药	D
司来吉兰	Selegiline	口服给药	C
司帕沙星	Sparfloxacin	口服给药	C;禁用于妊娠早期
司他夫定	Stavudine	口服给药	C
司坦唑醇	Stanozolol	口服给药	X
司维拉姆	Sevelamer	口服给药	C
四环素	Tetracycline	眼部给药 口服给药 局部/皮肤外用	D D B
羧苄西林	Carbenicillin	肠道外给药	B
缩宫素	Oxytocin	肠道外给药	X
索他洛尔	Sotalol	口服给药 肠道外给药	B;D—如在妊娠中、晚期用药 B;D—如在妊娠中、晚期用药
他达拉非	Tadalafil	口服给药	B
他克林	Tacrine	口服给药	C
他克莫司	Tacrolimus	口服给药 肠道外给药 局部/皮肤外用	C C C
他莫昔芬	Tamoxifen	口服给药	D
他扎罗汀	Tazarotene	局部/皮肤外用	X
泰利霉素	Telithromycin	口服给药	C
坦洛新	Tamsulosin	口服给药	B
碳酸钙	Calcium Carbonate	口服给药	C

续　表

药物通用名	英文名	用药方式	危害性分级
碳酸氢钠	Sodium Bicarbonate	口服给药	C
特比萘芬	Terbinafine	口服给药 局部/皮肤外用	B B
特布他林	Terbutaline	吸入给药 口服给药 肠道外给药	B B B
特非那定	Terfenadine	口服给药	C
特康唑	Terconazole	阴道给药	C
特拉唑嗪	Terazosin	口服给药	C
特立帕肽	Teriparatide	肠道外给药	C
替奥噻吨	Tiotixene	口服给药	C
替加色罗	Tegaserod	口服给药	B
替卡西林	Ticarcillin	肠道外给药	B
替鲁膦酸	Tiludronic Acid	口服给药	C
替马西泮	Temazepam	口服给药	X
替米沙坦	Telmisartan	口服给药	C;D—如在妊娠中、晚期用药
替莫唑胺	Temozolomide	口服给药	D
替尼泊苷	Teniposide	肠道外给药	D
替特普酶	Tenecteplase	肠道外给药	C
萜品醇	Terpin Hydrate	口服给药	D
亭扎肝素钠	Tinzaparin Sodium	肠道外给药	B
酮康唑	Ketoconazole	口服给药 局部/皮肤外用	C C
酮咯酸	Ketorolac	眼部给药 口服给药 肠道外给药	C C;D—如在妊娠晚期或临近分娩时用药 C;D—如在妊娠晚期或临近分娩时用药
酮洛芬	Ketoprofen	口服给药	C;D—如在妊娠晚期或临近分娩时用药
酮替芬	Ketotifen	眼部给药	C
头孢氨苄	Cefalexin	口服给药	B
头孢吡肟	Cefepime	肠道外给药	B
头孢丙烯	Cefprozil	口服给药	B
头孢泊肟	Cefpodoxime	口服给药	B
头孢布烯	Ceftibuten	口服给药	B
头孢地尼	Cefdinir	口服给药	B
头孢呋辛	Cefuroxime	口服给药 肠道外给药	B B
头孢克洛	Cefaclor	口服给药	B

续　表

药物通用名	英文名	用药方式	危害性分级
头孢克肟	Cefixime	肠道外给药	B
头孢拉定	Cefradine	口服给药 肠道外给药	B B
头孢雷特	Ceforanide	肠道外给药	B
头孢美唑	Cefmetazole	肠道外给药	B
头孢孟多	Cefamandole	肠道外给药	B
头孢尼西	Cefonicid	肠道外给药	B
头孢哌酮	Cefoperazone	肠道外给药	B
头孢匹林	Cefapirin	肠道外给药	B
头孢羟氨苄	Cefadroxil	口服给药	B
头孢曲秦	Cefatrizine	口服给药	B
头孢曲松	Ceftriaxone	肠道外给药	B
头孢噻吩	cefalotin	肠道外给药	B
头孢噻肟	Cefotaxime	肠道外给药	B
头孢他啶	Ceftazidime	肠道外给药	B
头孢替坦	Cefotetan	肠道外给药	B
头孢托仑	Cefditoren	口服给药	B
头孢西丁	Cefoxitin	肠道外给药	B
头孢唑啉	Cefazolin	肠道外给药	B
头孢唑肟	Ceftizoxime	肠道外给药	B
土霉素	Oxytetracycline	口服给药	D
吐根	Ipecacuanhae	口服给药	C
托吡卡胺	Tropicamide	眼部给药	C
托吡酯	Topiramate	口服给药	C
托卡朋	Tolcapone	口服给药	C
托拉塞米	Torasemide	口服给药 肠道外给药	B B
托美汀	Tolmetin	口服给药	C;D—如在妊娠晚期或临近分娩时用药
托莫西汀	Atomoxetine	口服给药	C
托瑞米芬	Toremifene	口服给药	D
托特罗定	Tolterodine	口服给药	C
托西溴苄铵	Bretylium Tosilate	肠道外给药	C
妥布霉素	Tobramycin	吸入给药 眼部给药 肠道外给药	D B D
妥卡胺	Tocainide	口服给药	C

续 表

药物通用名	英文名	用药方式	危害性分级
妥拉磺脲	Tolazamide	口服给药	C
妥拉唑林	Tolazoline	肠道外给药	C
拓泊替康	Topotecan	肠道外给药	C
万古霉素	Vancomycin	口服给药 肠道外给药	B C
维甲酸	tretinoin	口服给药 局部/皮肤外用	D;禁用于妊娠早期 C
维库溴铵	Vecuronium Bromide	肠道外给药	C
维拉帕米	Verapamil	口服给药 肠道外给药	C C
维生素 D	Vitamin D	口服给药	A;D—如剂量超过美国的每日推荐摄入量
维生素 E	Vitamin E	口服给药	A;C—如剂量超过美国的每日推荐摄入量
维替泊芬	Verteporfin	肠道外给药	C
伪麻黄碱	Pseudopehedrine	口服给药	C
文拉法辛	Venlafaxine	口服给药	C
乌洛托品	Methenamine	口服给药	C
乌诺前列酮	Unoprostone	眼部给药	C
戊巴比妥	Pentobarbital	肠道外给药	D
戊四硝酯	Pentaerithrityl Tetranitrate	口服给药	C
西地那非	Sildenafil	口服给药	B
西多福韦	Cidofovir	肠道外给药	C
西甲硅油	Simethicone	口服给药	C
西拉普利	Cilazapril	口服给药	C;D—如在妊娠中、晚期用药
西立伐他汀钠	Cerivastatin Sodium	口服给药	X
西罗莫司	Sirolimus	肠道外给药	C
西洛他唑	Cilostazol	口服给药	C
西咪替丁	Cimetidine	口服给药 肠道外给药	B B
西诺沙星	Cinoxacin	口服给药	C
西曲瑞克	Cetrorelix	肠道外给药	X
西沙必利	Cisapride	口服给药	C
西司他丁	Cilastatin	肠道外给药	C
西酞普兰	Citalopram	口服给药	C
西替利嗪	Cetirizine	口服给药	B
西妥昔单抗	Cetuximab	肠道外给药	C
烯丙吗啡	Nalorphine	肠道外给药	D

续 表

药物通用名	英文名	用药方式	危害性分级
腺苷	Adenosine	肠道外给药	C
香豆素	Coumarin	口服给药	X
硝苯地平	Nifedipine	口服给药	C
硝普钠	Sodium Nitoprusside	肠道外给药	C
硝酸甘油	Glyceryl Trinitrate	经舌给药 经皮给药	C C
硝酸异山梨醇酯	Isosorbide Dinitrate	口含 口服给药 肠道外给药 经皮给药	C C C C
缬更昔洛韦	Valganciclovir	口服给药	C
缬沙坦	Valsartan	口服给药	C;D—如在妊娠中、晚期用药
辛伐他汀	Simvastatin	口服给药	X
新霉素	Neomycin	口服给药	C
新斯的明	Neostigmine	口服给药 肠道外给药	C C
A 型肉毒毒素	Botulinum toxin A	肠道外给药	C
胸腺法新	Thymalfasin	肠道外给药	C
熊去氧胆酸	Ursodeoxycholic acid	口服给药	B
溴苯那敏	Brompheniramine	口服给药	C
溴吡斯的明	Pyridostigmine Bromide	口服给药 肠道外给药	C C
溴丙胺太林	Propantheline Bromide	口服给药	C
溴美喷酯	Mepenzolate Bromide	口服给药	C
溴莫尼定	Brimonidine	口服给药	B
溴隐亭	Bromoeriptin	口服给药	B
血管加压素	Vasopressin	肠道外给药	B
亚胺培南	Imipenem	肠道外给药	C
亚叶酸钙	Calcium folinate	口服给药 肠道外给药	C C
烟酸	Nicotinic Acid	口服给药	C
烟酰胺	Nicotinamide	口服给药	A;C—如剂量超过美国的每日推荐摄入量
盐酸阿洛司琼	Alosetron hydrochloride	口服给药	B
盐酸吡布特罗	Pirbuterol Hydrochloride	吸入给药	C
盐酸奈法唑酮	Nefazodone Hydrochloride	口服给药	C
盐酸曲恩汀	Trientine Hydrochloride	口服给药	C
盐酸瑞芬太尼	Remifentanil Hydrochloride	肠道外给药	C

续　表

药物通用名	英文名	用药方式	危害性分级
盐酸罂粟碱	Papaverine Hydrochloride	口服给药	C
洋地黄毒苷	Digitoxin	口服给药	C
氧氟沙星	ofloxacin	眼部给药 口服给药 耳部给药 肠道外给药	C；妊娠期妇女慎用、尤其是妊娠早期 C；妊娠期妇女慎用、尤其是妊娠早期 C；妊娠期妇女慎用、尤其是妊娠早期 C；妊娠期妇女慎用、尤其是妊娠早期
氧烯洛尔	Oxprenolol	口服给药	C；D—如在妊娠中、晚期用药
氧雄龙	Oxandrolone	口服给药	X
叶酸	Folic Acid	口服给药	A；C—如剂量超过美国的每日推荐摄入量
伊班膦酸	Ibandronic Acid	口服给药	C
伊达比星	Idarubicin	肠道外给药	D
伊拉地平	Isradipine	口服给药	C
伊立替康	Irinotecan	肠道外给药	D
伊洛前列素	Iloprost	吸入给药	C
伊马替尼	Imatinib	口服给药	D
伊米苷酶	Imiglucerase	肠道外给药	C
伊曲康唑	Itraconazole	口服给药 肠道外给药	C C
伊维菌素	Ivermectin	口服给药	C
依法韦伦	Efavirenz	口服给药	D
伊法珠单抗	Efalizuma	肠道外给药	C
伊酚氯胺	Edrophonium Chloride	肠道外给药	C
依美斯汀	Emedastine	口服给药	B
依那普利	Enalapril	口服给药	C；D—如在妊娠中、晚期用药
依诺肝素	Enoxaparin	肠道外给药	B
依诺沙星	Enoxacin	口服给药	C
依匹斯汀	Epinastine	眼部给药	C
依前列醇	Epoprostenol	肠道外给药	B
伊索庚嗪	Ethoheptazine	口服给药	C
伊地尼酸	Etacrynic Acid	口服给药 肠道外给药	B；D—如用于妊娠高血压患者 B；D—如用于妊娠高血压患者
依他凝血素 α	Eptacog Alfa	肠道外给药	C
依他西普	Infliximab	肠道外给药	B
伊替巴肽	Eptifibatide	肠道外给药	B
依替膦酸	Etidronic Acid	口服给药 肠道外给药	B C

续　表

药物通用名	英文名	用药方式	危害性分级
依托泊苷	Etoposide	肠道外给药	D
依托度酸	Etodolac	口服给药	C;D—如在妊娠晚期或临近分娩时用药
依托咪酯	Etomidate	肠道外给药	C
依西美坦	Exemestane	口服给药	D
依折麦布	Ezetimibe	口服给药	C
胰岛素	Insulin	肠道外给药	B
胰脂肪酶	Pancrelipase	口服给药	C
乙胺丁醇	Ethambutol	口服给药	B
乙胺嘧啶	Pyrimethamine	口服给药	C
乙琥胺	Ethosuximide	口服给药	C
乙硫异烟胺	Ethionamide	口服给药	C
乙酰半胱氨酸	Acetylcysteine	吸入给药 口服给药 肠道外给药	B B B
乙酰唑胺	Acetazolamide	口服给药 肠道外给药	C C
异丙碘铵	Isopropamide	口服给药	C
异丙嗪	Promethazine	口服给药 肠道外给药	C C
异丙肾上腺素	Isoprenaline	肠道外给药	C
异丙托溴铵	Ipratropium Bromide	吸入给药	B
异环磷酰胺	Ifosfamide	肠道外给药	D
异克舒令	Isoxsuprine	口服给药	C
异美汀	Isometheptene	口服给药	C
异炔诺酮	Norethynodrel	口服给药	X
异维 A 酸	Isotretinoin	口服给药	X
异戊巴比妥	Amobarbital	口服给药	D
异烟肼	Isoniazid	口服给药 肠道外给药	C C
抑肽酶	Aprotinin	肠道外给药	B
益康唑	Econazole	局部/皮肤外用 阴道给药	C;不宜使用,尤其是妊娠早期 C;不宜使用,尤其是妊娠早期
吲哚洛尔	Pindolol	口服给药	B;D—如在妊娠中、晚期用药
吲达帕胺	Indapamide	口服给药	B;D—如用于妊娠高血压患者

续　表

药物通用名	英文名	用药方式	危害性分级
吲哚美辛	Indometacin	眼部给药	B；D-如持续使用超过 48 小时，或在妊娠 34 周以后用药
		口服给药	B；D-如持续使用超过 48 小时，或在妊娠 34 周以后用药
		肠道外给药	B；D-如持续使用超过 48 小时，或在妊娠 34 周以后用药
		直肠给药	B；D-如持续使用超过 48 小时，或在妊娠 34 周以后用药
茚地那韦	Indinavir	口服给药	C
英利昔单抗	Infliximab	肠道外给药	B
荧光素	Fluorescein	眼部给药 肠道外给药	C C
右芬氟拉明	Dexfenfluramine	口服给药	C
右氯苯那敏	Dexchlorpheniramine	口服给药	B
右美沙芬	Dextromethorphan	口服给药	C
右美托咪定	Dexmedetomidine	肠道外给药	C
右溴苯那敏	Dexbrompheniramine	口服给药	C
右旋糖酐	Dextran	肠道外给药	C
右旋糖酐铁	Iron Dextran	肠道外给药	C
愈创甘油醚	Guaifenesin	口服给药	C
孕酮	progesterone	口服给药	B
扎鲁司特	Zafirlukast	口服给药	B
扎那米韦	Zanamivir	吸入给药	C
扎西他滨	Zalcitabine	口服给药	C
樟脑	Camphor	局部/皮肤外用	C
植物甲萘醌	Phytomenadione	口服给药 肠道外给药	C C
制霉菌素	Nystatin	口腔咽喉给药 口服给药 局部/皮肤外用 阴道给药	C C C A
珠氯噻醇	Zuclopenthixol	口服给药 肠道外给药	C C
紫杉醇	Paclitaxel	肠道外给药	D
左布比卡因	Levobupivacaine	肠道外给药	B
左布诺洛尔	Levobunolol	眼部给药	C
左甲状腺素钠	Levothyroxine Sodium	口服给药	A
左卡巴斯汀	Levocabastine	眼部给药	C

续　表

药物通用名	英文名	用药方式	危害性分级
左炔诺孕酮	Levonorgestrel	口服给药 皮下给药	X X
左西替利嗪	Levocetirizine	口服给药	B
左旋巴多	Levondopa	口服给药	C
左旋咪唑	Levamisole	口服给药	C
左氧氟沙星	Levofloxacin	眼部给药 口服给药 肠道外给药	C;禁用,尤其是妊娠早期 C;禁用,尤其是妊娠早期 C;禁用,尤其是妊娠早期
左乙拉西坦	Levetiracetam	口服给药	C
佐米曲普坦	Zolmitriptan	口服给药	C
唑吡坦	Zolpidem	口服给药	B
唑来膦酸	Zoledronic acid	肠道外给药	D

Ⅷ 一些药物的治疗浓度、中毒浓度与致死浓度

药　　物	治疗浓度(µg/ml)	中毒浓度(µg/ml)	致死浓度(µg/ml)
对乙酰氨基酚	10～20	400	1500
氨茶碱	10～20	—	—
苯丙胺	0.02～0.03	—	2
巴比妥盐			
短效	1	7	10
中效	1～5	10～30	30
长效	1～10	40～60	80～150
溴化物	50	500～1500	2000
水合氯醛	10	100	250
氯氮䓬	1～3	5.5	20
氯丙嗪	0.5	1～2	3～12
氯普噻吨	0.04～0.3	—	—
可待因	0.025	—	—
地昔帕明	0.59～1.4	—	10～20
地西泮	0.5～2.5	5～20	＞50
洋地黄毒苷	0.02～0.035	—	0.32
地高辛	0.0006～0.0013	0.002～0.009	—
苯海拉明	5	10	—
乙琥胺	25～75	—	—
格鲁米特	0.2	10～80	30～100
丙米嗪	0.05～0.16	0.7	2
利多卡因	2	6	—
锂盐	4.2～8.3	13.5	13.9～34.7
哌替啶	0.6～0.65	5	30
甲丙氨酯	10	100	200
美沙酮	0.48～0.86	2	4
噻吩甲吡胺	0.002	30～50	50
甲喹酮	5	10～30	30
吗啡	0.1	—	0.05～4
呋喃妥因	1.8	—	—
去甲替林	0.0012～0.0016	5	13
罂粟碱	1	—	—
副醛	50	200～400	500
喷他佐辛	0.14～0.16	2～5	10～20
苯琥胺	10～15	—	—
保泰松	100	—	—
苯妥英	5～22	50	100
丙磺舒	100～200	—	—
普鲁卡因胺	6	10	—
丙氧吩	0.05～0.2	5～20	57
普奈洛尔	0.025～0.2	—	8～12
奎尼丁	3～6	10	30～50
水杨酸盐	20～100	150～300	500
磺胺	30～150	—	—
茶碱	10～20	—	—
硫利达嗪	1～1.5	10	20～80
华法林	1～10	—	—